JN415288

제2판

# 동물병원실무

김수연 · 김현주 · 김향미 공저

Veterinary Clinical Practice

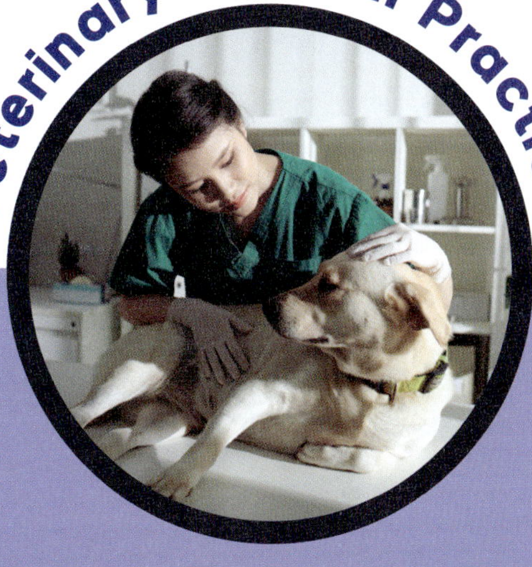

박영story

# 머리말

동물병원의 역할은 단순한 치료를 넘어 동물의 신체 건강과 더불어 감정적·심리적 요구, 보호자와의 유대관계에 중요한 영향을 주고 있습니다. 동물치료를 위해서는 단순한 의학적 접근뿐만 아니라 감정적인 이해와 노력이 필요합니다. 올바른 진단과 치료는 물론이고, 동물을 사랑하며 섬세하게 간호하고 보살핌으로써 환자들의 회복을 돕는 것이 중요합니다.

현재 우리나라의 동물병원에서 동물보건사와 동물간호를 수행하는 사람들에게 실무정보와 지식이 매우 부족한 실정입니다. 해외의 사례와 실무는 현재의 동물병원 실무와 맞지 않기도 합니다. 이 책은 그러한 갈증을 해소하고자 만들었습니다. 전문적인 지식을 가진 전문가들, 학생들, 그리고 동물을 사랑하는 분들을 위한 소중한 정보를 담고 있습니다. 이 책을 함께 만든 저자들은 수의학 분야에서 수년간 경험을 쌓아온 수의사, 연구자, 전문가들로 구성되어 있으며, 각 장을 통해 우리의 지식을 공유하고자 합니다.

이 책의 페이지를 통해 진단 절차와 간호 기술, 동물의 행동 이해, 보호자와의 소통 방법까지 다양한 주제를 찾아볼 수 있습니다. 이는 동물과 보호자 간의 신뢰와 감정적 연결, 스트레스 관리, 회복 촉진, 의료 시술 수행, 그리고 동반자로서 역할에 관한 것입니다. 우리는 여기서 단순히 의학적인 복잡성뿐만 아니라 동물 치료 전문가들이 직면하는 윤리적 딜레마, 정서적 어려움, 그리고 기쁨과 같은 측면을 함께 탐구하고 이해하게 될 것입니다. 책을 통해 동물간호의 중요성과 동물보건사의 역할을 깊이 있게 고민해보기를 바랍니다.

동물병원 임상에서 동물의 건강과 행복, 사람과 함께 건강한 생활을 할 수 있도록 끊임없이 노력하는 전문가들에게 감사한 마음을 전합니다.

우리는 생명을 돌보고, 동행하며, 미래를 만들어야 합니다. 여러분의 성장을 응원합니다.

저자 김수연, 김현주, 김향미

# 차례

## 제1부
## 기초실무

## 제2부 행정실무

제3부

# 상담실무

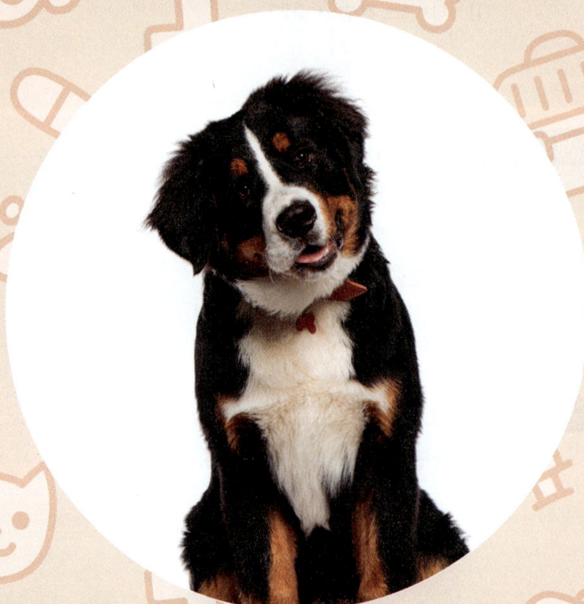

# 제 1 부

# 기초실무

제1장

# 동물병원과 동물보건사



우리나라에서는 1988년 올림픽을 계기로 외래품종의 개들이 본격적으로 수입되었으며, 1998년 IMF를 겪으며 힘든 경제상황을 위로해 줄 수 있는 반려동물의 수가 폭발적으로 증가하였다. 전에는 가축동물 위주의 혼합 진료의 동물병원이었다면 2000년부터 소형 애완동물 진료 전문 동물병원이 대다수를 차지하게 된 계기가 되었다. 그러나 반려동물 문화의식은 성숙하지 않은 시기라 사람들은 키우다 힘들면 학대나 유기를 하게 되었고 이것은 사회적으로도 문제가 되었다. 동물보호법의 강화와 반려동물 등록제의 확대, 그리고 반려동물 문화 의식 향상 노력이 꾸준히 이루어지면서, 반려동물을 단순한 '애완동물'이 아닌 가족 구성원으로 인식하는 많은 보호자들은 아이를 키우듯이 사랑과 정성을 다해 반려동물을 돌보고 있으며, 이에 따라 건강한 삶을 위한 전 생애 관리에 대한 관심도 높아지고 있다.

입양과 등록부터 사망에 이르기까지—즉, 반려동물의 '요람에서 무덤까지'의 전 과정에서 건강과 삶의 질을 유지하기 위해 보호자들은 동물병원을 찾게 된다. 이러한 흐름에 따라 동물병원은 보호자의 기대에 부응하여 더 깨끗하고, 더 친절하며, 더 전문적인 진료 환경으로 변화해 왔고, 그 결과 다양한 형태의 동물병원들이 등장하게 되었다.

이 장에서는 이러한 시대적 변화 속에서 동물병원의 기능, 다양한 병원 형태, 그리고 동물병원 경영의 변화와 미래 방향에 대해 살펴보고자 한다.

제1절

# 동물병원의 기능

## I 동물병원의 역할

국내의 동물병원은 '사육 동물의 진료업무를 하는 시설'로 명시하여 사람을 제외한 모든 동물을 진료하고 있다. 반려동물인 개, 고양이 등을 주로 진료하며, 기니피그, 페럿, 햄스터, 새, 이구아나와 같은 특수동물을 진료하는 동물병원, 닭, 소, 돼지 등과 같은 산업동물을 진료하는 동물병원 그리고, 환경부에서 지원받아 각 도에서 운영하는 야생동물을 위한 동물병원이 있다. 이러한 동물병원의 목적은 국내 반려동물과 산업동물 그리고 야생동물 모두에게 의료 및 치료를 제공하는 것이다. 동물병원은 동물의 건강을 책임지는 수의사를 중심으로, 진료 보조 및 간호를 담당하는 동물보건사, 보호자 응대와 병원 운영을 지원하는 동물병원 코디네이터 등 다양한 전문 인력으로 구성되어 있다.

1. **질병 진단**: 동물병원은 질병이나 부상을 입은 동물에게 의료 서비스를 제공한다. 동물 질병의 근본 원인을 판별하기 위해 동물의 기존 질병상태와 현재상태, 환경상태 등을 문진하고 혈액 검사, 소변검사, 대변검사, 내시경검사, 방사선검사, 초음파검사, CT·MRI검사와 같은 진단 서비스를 활용하며 수의학적 지식을 동원하여 질병을 진단한다.

그림 동물진료

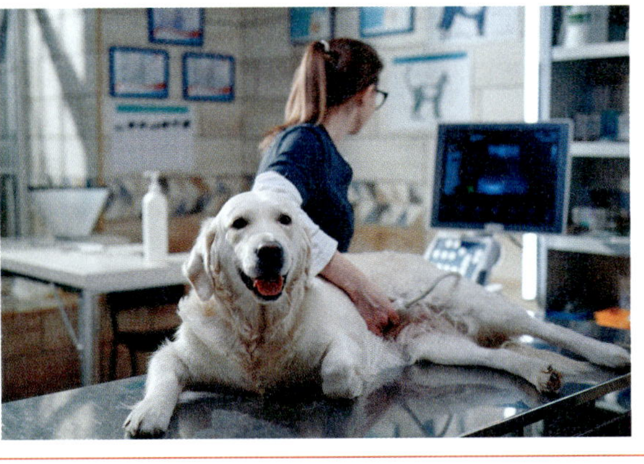

2. **치료 및 응급 치료**: 진단이 이루어진 동물은 질병과 상황에 맞는 처치방법으로 여러 가지 약물을 투약하여 치료를 받는다. 또한 동물병원은 교통사고, 기도 폐색, 고창증, 난산, 중증 질병에서의 응급상황 등 생명을 위협하는 상황에 즉각적인 치료가 필요한 동물에게 응급처치를 수행한다.
3. **동물 수술**: 일상적인 중성화 수술을 비롯하여 일반외과수술, 정형외과수술, 특수부위 안과수술, 종양 제거와 같은 복잡한 수술에 이르기까지 동물의료서비스를 제공한다.
4. **동물 간호**: 질병을 치료하는 과정에서 회복할 때까지 동물의 상태를 확인하고 돌보며 건강이 개선될 수 있도록 도와주며 간호를 한다.

## II 동물병원의 작용

동물병원은 동물에게 고품질 의료 서비스를 제공하는 외에도 전반적인 건강과 복지를 증진하며 전체 인류의 보건향상에 이바지하고 있다.

1. **동물건강 관리**(질병 예방): 동물병원은 바이러스, 세균, 곰팡이 등의 동종간 전염성 질병이 전염되는 것을 막는 데 중요한 역할을 한다. 개와 고양이의 종합예방접종을 통해 개와 고양이에서 치사율과 전염력이 높은 질병을 미리 차단하여 다른 개와 고양이에게 전염되지 않도록 관리한다. 산업동물에서도 전염병을 차단하고 군집의 위생과 보건상태를 파악하여 산업동물이 생산해내는 우유와 알이 건강한 상태로 제공될 수 있도록 한다. 또한 반려동물의 건강을 유지하도록 기생충 예방, 건강검진, 치과 치료와 같은 예방 치료 서비스를 제공한다.
2. **인수공통감염병 관리**: 원헬스 개념에서 동물에서 사람에게 전염될 수 있는 질병을 차단하고 관리하는 역할을 한다. 소의 부루셀라증, 돼지의 유행성 설사, 닭의 조류독감, 개의 광견병과 회충·구충, 고양이의 톡소플라즈마증과 같은 인수공통감염병을 예방하며 관리 실태를 파악하는 최전선의 역할을 한다.
3. **동물등록**: 반려동물의 동물등록을 실시하고 있다. 동물등록제의 도입 취지는 첫째, 키우던 개를 잃어버렸을 경우 신속하게 찾아주어 동물은 물론 보호자가 겪는 당혹감 또는 상실감을 덜어주는 데 있다. 둘째, 보호자에게 책임의식을 높여 동물의 유기를 방지하는 데 있다. 유기동물은 가까운 동물병원이나 동물보호센터에서 동물보호관리시스템을 통하여 동물등록번호를 조회하여 소유자를 찾을 수 있게 한다.

4. **보호자 교육**: 영양, 운동 및 예방 관리를 포함하여 동물을 적절하게 관리하는 방법에 대해 동물 보호자를 교육한다. 특정 의학적 상태와 이를 관리하는 방법에 대한 정보도 제공할 수 있다.

**그림** 광견병 예방접종

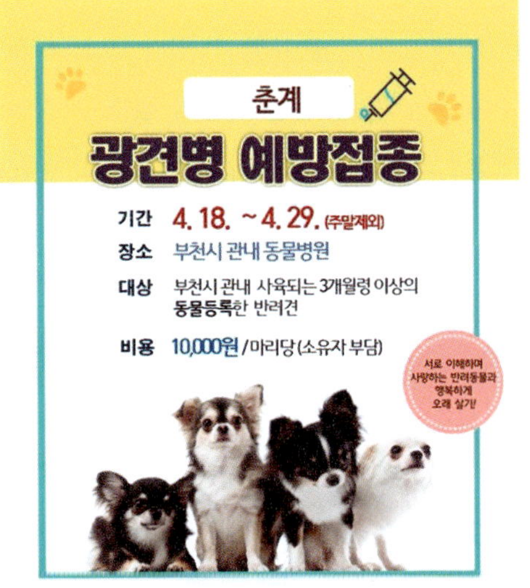
춘계
광견병 예방접종
기간 4. 18. ~ 4. 29. (주말제외)
장소 부천시 관내 동물병원
대상 부천시 관내 사육되는 3개월령 이상의 동물등록한 반려견
비용 10,000원 / 마리당 (소유자 부담)
서로 이해하며 사랑하는 반려동물과 행복하게 오래 살기!

출처: http://www.hkbs.co.kr/news/articleView.html?idxno=672363

**그림** 동물등록 안내포스터

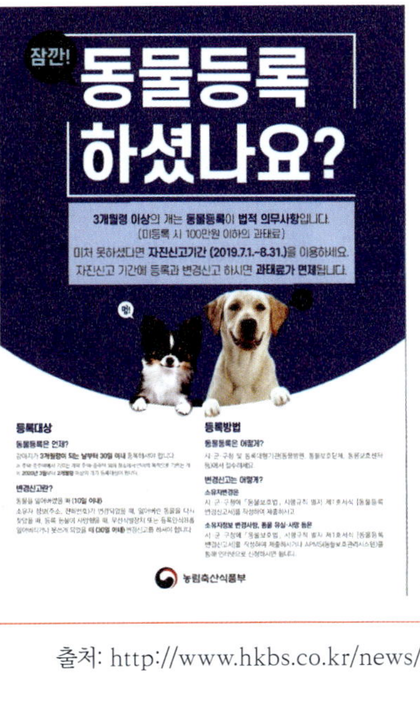
잠깐!
동물등록
하셨나요?
3개월령 이상의 개는 동물등록이 법적 의무사항입니다.
(미등록 시 100만원 이하의 과태료)
미처 못하셨다면 자진신고기간 (2019.7.1.~8.31.)을 이용하세요.
자진신고 기간에 등록과 변경신고 하시면 과태료가 면제됩니다.
등록대상
등록방법
농림축산식품부

출처: http://www.hkbs.co.kr/news/articleView.html?idxno=672363

제2절

# 동물병원의 분류

일반적으로는 진료하는 동물의 형태에 따라서 분류할 수 있으며, 동물병원의 규모에 따라, 진료과목에 따라 그리고 사업자형태에 따라 분류할 수 있다. 그러나 국내의 동물병원은 업무의 범위, 수의사 등 인력 구성, 시설 등에 따른 구분 기준이 없다. 심지어 축종 구분도 없다. 반려동물·소·가금·수생동물 등 축종별로 진료 양상이 다르지만 그저 다 같은 동물병원이다. 그러다 보니 해당 축종동물의 진료거부와 같은 부작용도 초래된다. 동물의료기관을 법적으로 구분하면 보호자는 동물의 품종, 상황과 중증도에 따라 이들 기관을 선택할 수 있게 될 것이며 정부 차원에서도 1,2차 동물의료기관에 맞는 지원과 규제를 할 수 있게 될 것이다.

## 1. 진료동물에 따른 분류

2000년 이후 반려동물의 양육수가 증가되고 반려동물 산업시장이 확대됨에 따라 국내의 동물병원은 일반적으로 개와 고양이를 위주로 진료를 하는 반려동물병원이 76.0%를 차지한다. 그러나, 지방의 소도시나 읍/면 지역에서는 가축병원이라는 이름으로 소, 말, 돼지, 닭 등의 농장 산업 동물을 위한 병원이 운영된다. 중소도시의 외곽에는 개와 고양이 그리고 농장동물도 진료하는 혼합동물병원도 있다. 그 외에는 특수 동물병원이 있는데, 이곳에서는 도마뱀과 같은 파충류나 페럿, 토끼, 앵무새, 햄스터 등을 비롯한 비주류 반려동물을 다룬다.

**표** 진료 동물에 따른 동물병원의 수(농림축산식품부 2025.4월 기준)

| 진료 형태 | 동물병원 수(개소) |
|---|---|
| 반려동물 | 4,159(76.0%) |
| 농장동물 | 911(16.6%) |
| 혼합진료 | 404(7.4%) |

## 2. 동물병원의 규모에 따른 분류

전국 동물병원의 4,985개소 중 3,672개소(73%)가 1인 동물병원으로 조사되었다(농림축산식품부 2023년. 1월 기준). 특히 농장동물병원이 대부분 1인 원장이라는 점을 감안하면 서울과 6대 광역시의 평균 비율은 66.6%가 된다. 3곳 중 1곳은 수의사 2인 이상을 둔 동물병원인 셈이다. 동물병원의 법적 구분이 없음에도 동물병원, 동물메디컬센터, 동물의료원 등으로 달리 표현되고 있다. 또한 CT가 있으면 1.5차, MRI가 있으면 2차급 동물병원으로 일컬어지고 있다. 수의미래연구소에서는 사람병원처럼 병상의 수에 따라 의원, 병원, 종합병원 등과 같은 기준을 마련하여 동물병원도 진료수의사의 수 또는 입원장의 수, 전문의제도 인증에 따라 1차동물의료기관(동물병원), 2차동물의료기관(종합동물병원), 전문 동물의료기관(전문동물병원)으로의 분류를 제안하고 있다.

## 3. 진료과목에 따른 분류

기존에는 종합적인 진료를 보는 곳이 대부분이었으나 특정 진료과목을 다루는 전문 동물병원이 등장하게 되었다. 안과동물병원, 치과동물병원, 정형외과·신경외과 동물병원, 한방동물병원, 동물요양병원, 동물영상의학센터, 동물혈액검사센터, 동물암센터 등이 생겨나고 있다. 이러한 전문 진료과목 동물병원도 전문의 제도 확립을 통한 전문 과목 정립에 따라 확립될 예정이다.

## 4. 사업자형태에 따른 분류

### (1) 개인사업자

가장 일반적인 형태의 동물병원으로 대부분의 동물병원이 개인사업자이다. 수의사만이 동물병원 개설허가를 낼 수 있기에 수의사가 개인사업자로 등록하여 운영하게 된다.

### (2) 비영리법인

동물병원은 현행 「수의사법」상 영리법인 명의로 개설할 수 없다. 이는 상업자본의 진입을 제한함으로써 동물진료의 공공성과 수의사의 전문성을 보호하기 위한 조치이다.

따라서 법인 명의로 운영되는 동물병원은 모두 비영리법인 형태로 운영되고 있다. 주요 형태로는 수의과대학에서 운영하는 부속 동물병원과 사회적 동물병원이 있다.

수의과대학 부속 동물병원은 각 대학의 학교법인 또는 비영리법인을 통해 설립·운영되며, 수의학 교육과 연구를 위한 기관인 동시에 고난도 및 전문 진료를 제공하는 상급 진료기관의 기능을 수행한다. 이들 병원은 일반 동물병원에서 감당하기 어려운 중증 질환이나 특수 검사·치료를 시행하며, 수의학 교육과 임상 수련의 장으로도 활용된다.

또한 사회적 동물병원은 「수의사법」상 공식적으로 정의된 기관은 아니지만, 비영리법인 형태로 설립되어 사회적 약자를 위한 동물 진료 접근성을 높이고, 동물복지 향상에 기여하기 위해 지자체 또는 시민사회의 주도로 설립·운영되는 경우가 많다. 법률상 명확한 지위는 없지만, 공공의 이익을 실현하는 수의서비스 모델로 주목받고 있다.

제3절

# 동물병원 경영환경 변화

## I 국내 동물의료시장 현황

반려동물 동물의료시장의 규모는 2023년 국회예산정책처에 따르면 반려동물병원의 매출(공급가액)은 2017년 9,176억원에서 2019년 1조 1,854억원으로 증가했다. 연평균 13.6% 증가율을 보였다. 2024년 국내 반려동물 시장 규모는 약 6조 원에 달하며, 반려동물용 의약품 시장은 2024년까지 약 2조 원에 이를 것으로 전망된다. 국립축산과학원 도윤정 수의연구관은 한국데이터거래소의 방문객 분석 플랫폼 '어데고'를 통해 동물병원에 얼마나 많은 차량이 도착했는지 분석한 결과 2022년 동물병원 방문량이 3년 전에 비해 2배 늘었다고 지목했다. 반려동물 의약품 시장도 활발한 움직임으로 한국동물의약품협회에 따르면 반려동물 전용 의약품의 판매액은 2016년 863억원에서 2021년 1,837억원으로 두 배 이상 늘었다고 발표했다. 반려동물이 노령화되고 노인성·대사성 질환이 늘어남에 따라 관련 약품도 많아지고 처방과 구입도 많이 이루어지기 때문이다.

국내 동물병원의 수는 2013년부터 2022년까지 10년간 1,400개가 증가하였으며 2017년까지 개원이 상대적으로 많아서 매년 350개 정도의 동물병원이 문을 열었으며 반면 폐업도 꾸준하여 50% 안팍을 유지하였다. 그러나 2018년부터 2019년에는 개원이 추춤하고 폐업이 80% 가까이 육박하기도 하였다. 지역적 동물병원 과밀화에 따른 경쟁으로 인해 자연스레 폐업이 나타난 것으로 유추되었다. 코로나 시기에는 개원 시장은 주춤하였으나 반려동물 분양이 늘어나고 재난지원금 지급 등으로 국내외적인 경기부양책으로 인해 동물병원 경기가 나쁘지 않았던 인식으로 폐업률이 오히려 낮아졌다. 그러나 2022년 하반기 금리인상여파로 동물병원 개원 관련 대출상품이

까다로워지고 국내 경기상황이 원활하지 않아 개원 시장도 얼어붙었지만 폐업률도 낮아지지는 않았다.

**그림** 2013~2022 전국 동물병원 개폐업 추이

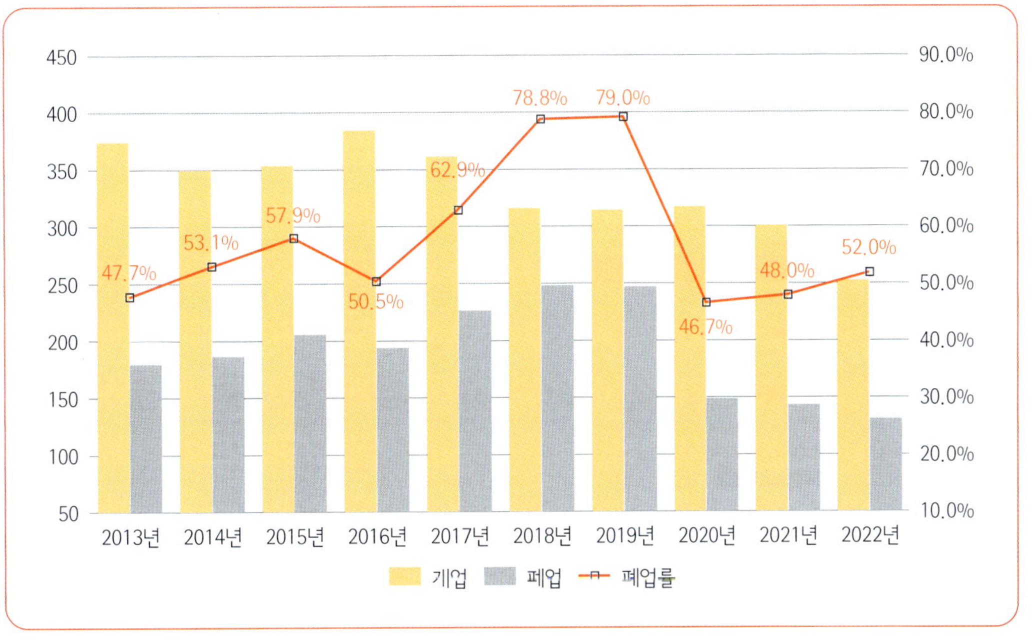


출처: 데일리벳

데일리벳에 따르면 국내 동물병원의 수는 2030년 5,948개소, 2040년 6,389개소, 2050년 6,567개소, 2060년 6,632개소에 이르게 될 것으로 전망하며 6,676개소인 시점에 완전 포화 상태에 이를 것으로 추정한다. 서울은 더 빨리 포화되어 서울시 동물병원 추정 임계값은 938개소인데 2022년 5월 서울시 동물병원은 900개 이상이며 2024년 동물병원 숫자의 추정치는 933개로 임계값의 95% 수준이 될 예정이다. 또한 경기도 동물병원 추정 임계값은 1,636개인데 2037년 임계값 95%인 1,554개에 도달할 것으로 예측하고 있어 반려동물 동물병원은 포화상태에 다다르고 있다. 따라서 포화시장에서 살아남기 위해 더욱 전문적이고 고도화된 동물병원 의료서비스시장으로 발전해나갈 것으로 예상된다.

**그림** 지역별 반려동물병원 분포(2025.6월 기준)

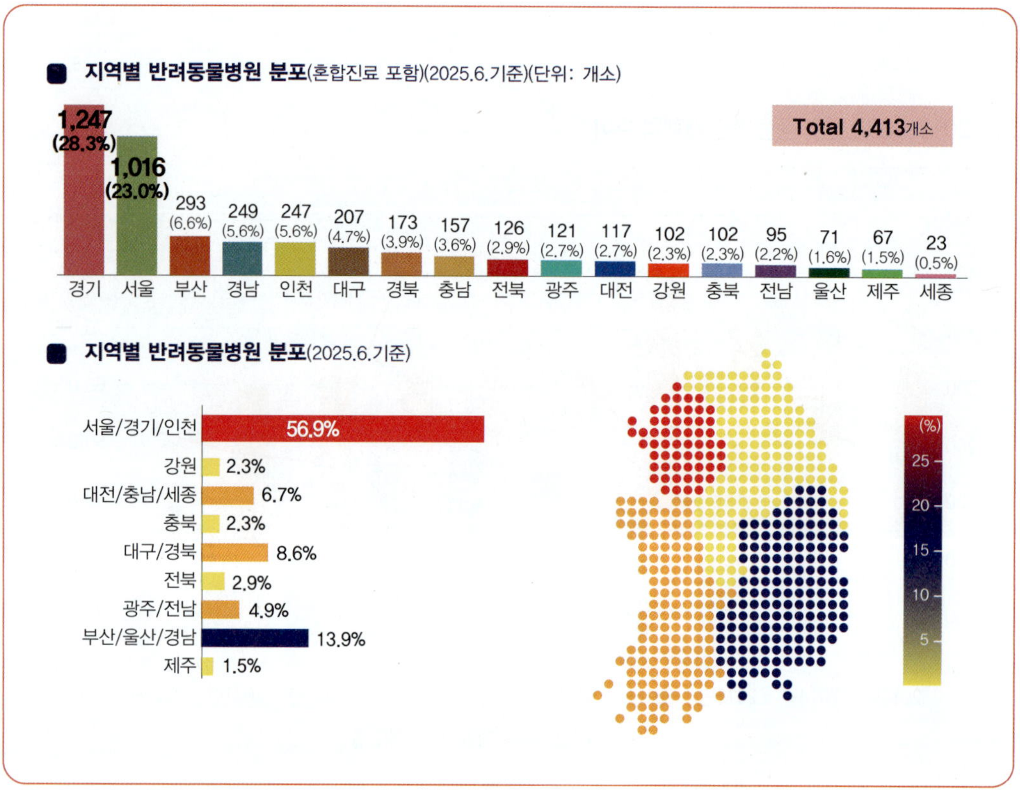


출처: 데일리개원

# Ⅱ 동물병원의 경영환경과 조직구성

## 1. 동물병원 경영의 효율화를 위한 서비스 구축

동물 의료서비스 시장은 지역 반려동물 인구, 반려동물 소유율, 경제적 조건과 같은 요인에 따라 달라질 수 있다. 또한 다른 동물 병원, 심지어 그들 지역의 전문적인 동물 병원과의 경쟁에 직면한다. 개인이 운영하는 기업이 대부분인 국내의 동물병원에서는 내부조직운영과 마케팅, 경영방침이 동물병원 서비스에 중요한 영향을 준다. 빠르게 변화하는 반려동물산업의 추세에 대응해 가면서, 고객을 만족시키기 위한 진료서비스를 효율적으로 제공하기 위한 활동으로 보다 전문적인 마케팅을 통해 고객의 욕구를 만족시킨다. 사업 환경과 조직의 구체적인 내용은 동물병원마다 다를 수 있다는 점에 유의해야 한다. 위치, 전문화, 규모 및 사업 모델과 같은 요소들은 동물병원의 운영 방식에 상당한 영향을 미칠 수 있다. 동물병원의 효율적인 조직운영을 통해 발전 방향과 부합하는 조직의 역할 및 기능 등의 체계를 구축하고 효율화를 위한 다음과 같은 체계를 고민해야 한다.

### (1) 조직의 역할 및 기능 등의 체계 구축

대부분의 동물병원은 수의사인 원장이 직접 운영하며, 병원의 운영 방향을 설정하고 진료뿐 아니라 인력 및 조직 관리까지 포괄적으로 책임진다. 동물병원은 수의사와 동물보건사를 비롯하여 다양한 분야의 전문가들로 구성되어 있으며, 직원 규모는 병원의 크기와 제공하는 서비스의 범위에 따라 달라질 수 있다. 병원이 원활하게 운영되기 위해서는 각 구성원의 역할이 명확히 구분되어야 하며, 효율적인 관리체계를 갖추는 것이 중요하다.

### (2) 성과창출단위 명확화

최근 동물병원은 각 병원의 시스템에 따라 조직이 구성되고 변화하고 있다. 동물병원의 규모에 따라 필요인력과 수를 조직하고, 각 조직 구성원에 따라 업무와 성과를 규정해야 한다. 전문병원에서는 종양 전문의나 외과 수의사와 같은 전문 진료 수의사를 고용할 수도 있다. 해당 수의사의 매출액, 동물보건사의 관리 마리수와 보호자 상담수 그리고 매출액, 동물코디네이터의 접수 및 안내 마리수, 물품 판매 독려 매출 등을 집계하여 성과단위를 명확히 하여야 한다.

### (3) 시스템 중심의 조직운영체계 구축

진료체계에 따른 수의사와 스텝조직의 운영체계가 구축되어 내과, 안과, 외과, 정형외과 등 진료케이스에 따라 빠르고 정확하게 구축된 시스템 매뉴얼에 따라 행동하며 또한 임상병리검사실의 관리체계, 수술실 관리체계 그리고 보호자 각 민원사항별에 대한 처리매뉴얼 등을 확립하여 조직운영체계를 구축하여야 한다.

### (4) 스텝기능전문화

**표** 동물병원의 업무별 분류

| 구분 | 내용 |
|---|---|
| 접수 | 예약, 고객 인사 및 서류 관리를 담당하는 직원. |
| 동물의료서비스 | 동물의료를 제공하고, 질병을 진단하고, 수술을 수행하고, 치료를 시행하는 수의사와 동물보건사 또는 그 역할을 하는 직원. |
| 검사실 및 진단 | 검사, 검체 분석 및 결과 해석을 담당하는 직원. |
| 약국 | 의약품의 조제 및 관리를 담당하는 직원. |
| 이동 및 미용<br>(선택 사항) | 반려동물 이동 및 미용 서비스를 제공하는 시설. |

| 매니지먼트 관리 | 청구, 회계, 인사 및 일반 관리 업무에 관련된 직원. |
|---|---|
| 고객 관리 및 서비스 (전자차트 활용) | 동물병원은 동물들에게 의료와 서비스를 제공하는 데 초점을 맞추고 있다. 여기에는 정기 검진, 예방 접종, 예방 관리, 응급 치료, 수술 절차, 치과 치료, 진단 및 전문 치료가 포함될 수 있다. |

여러 명의 수의사와 여러 명의 동물보건사, 동물간호인력이 근무하는 동물병원은 업무를 분담하고, 각 업무를 전문화하여 수행하는 반면, 수의사 1인으로 구성된 동물병원들은 모든 서비스를 적은 1~2인의 인원이 다양한 업무를 수행하므로 동물의료에 관한 다양한 지식과 고객상담 능력을 요구한다. 따라서 이러한 서비스를 체계적으로 지원하기 위해 내부적 조직운영에 힘써야 한다.

#### (5) 공정한 평가시스템 수립

수의사, 동물보건사, 동물간호인력, 동물병원코디네이터를 평가함에 있어 공정한 평가시스템을 수립하여 모든 인력이 상호교류와 소통, 협력에 있어 문제되는 부분이 없도록 하여야 한다. 또한 동물병원에 근무하는 동물보건사, 동물간호인력, 동물병원코디네이터 등의 스텝기능을 전문화하고 역할에 대한 책임감을 강화해야 한다.

## 제4절
## 동물병원 경영의 미래방향

### I 동물의료시장의 변수

동물의료시장의 변수는 동물병원에 대한 법률에 따라 달라져 왔다. 동물의료와 관련된 법의 제정을 살펴보면 1999년 '동물의료수가제'가 폐지되었다. 이에 따라 각 동물병원의 부동산과 의료기기 등의 투자에 따라 진료수가의 조정이 가능하게 되었다. 2011년부터 동물의료서비스에 부가가치세를 10% 부과하여 동물병원의 진료비가 상승하게 된 요인 중의 하나였다. 2021년 5월 농림축산식품부 보도자료에 따르면 반려동물 소유자 등은 진료 항목과 진료비를 사전에 알기 어려워 동물병원 진료와 관련한 불만이 증가함에 따라 2022년 7월부터 수술 등 중대진료를 하는 경우 사전에 동물보호자에게 진단명, 해당 중대진료의 필요성, 전형적으로 발생이 예상되는 후유증이나 부작용, 소유자 준수사항을 설명해야 하고 이를 서면으로 동의를 받게 되었으며 일부 동물병원에서 자율적으로 시행해 온 수술과 마취동의서가 법적 의무로 강화되었다. 사전설명이나 서면동의를 받지 않은 경우 100만원 이하의 과태료가 부과된다. 이렇듯 동물병원은 동물의료에 관련된 법에 의해 행정적, 경제적 변수가 발생하였다. 2023년부터 강화된 법에 대해서 알아보고 경영에 영향을 주는 요인들과 대응방안에 대해 생각해본다.

## 1. 규제 강화(수의사법)

동물병원에 대한 신설 규제는 지속적으로 시행중이다. 동물병원에 대한 규제는 반려동물을 양육하는 국민의 동물 의료비에 대한 부담을 줄여주고자 하는 정부의 목표에 따라 이루어지고 있다.

### (1) 진료비 게시

기존에는 수의사 2인 이상이 근무하는 동물병원에만 적용되던 진료비 게시 의무가 2024년 1월 5일부터 모든 동물병원으로 확대되었다. 이에 따라, 초진·재진 진찰료, 입원비, 예방접종비(개·고양이 종합백신, 광견병백신 등), 전혈구 검사비, 엑스선 촬영비 등의 항목에 대한 진료비를 병원 내부나 홈페이지에 게시해야 한다. 이를 위반할 경우 시정명령이 내려지며, 미이행 시 과태료 부과 대상이 된다. 동물병원도 사람의 피부과처럼 비보험으로 병원의 자율적으로 정하는 금액으로 진료하는 영역으로 인식됨으로써 보호자들은 동물병원 진료나 수술 전에 동물병원의 진료비 가격

그림 2023년 반려동물 규제 강화

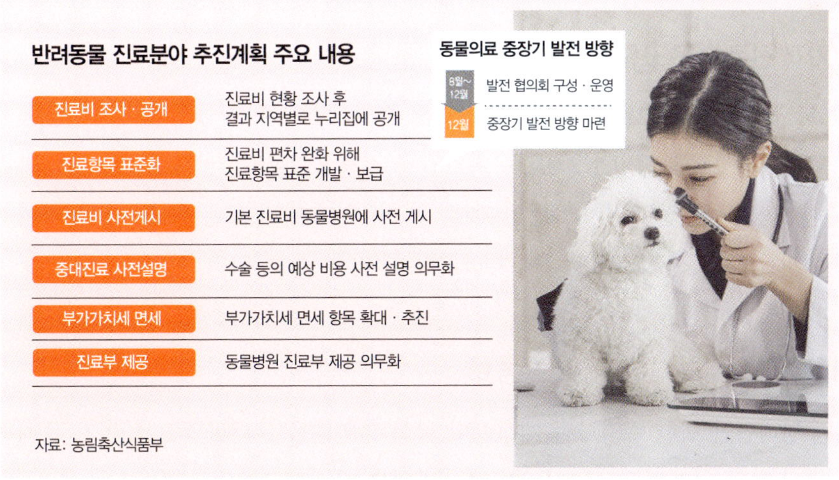
반려동물 진료분야 추진계획 주요 내용
진료비 조사 · 공개
진료비 현황 조사 후 결과 지역별로 누리집에 공개
진료항목 표준화
진료비 편차 완화 위해 진료항목 표준 개발 · 보급
진료비 사전게시
기본 진료비 동물병원에 사전 게시
중대진료 사전설명
수술 등의 예상 비용 사전 설명 의무화
부가가치세 면세
부가가치세 면세 항목 확대 · 추진
진료부 제공
동물병원 진료부 제공 의무화
동물의료 중장기 발전 방향
8월~12월
발전 협의회 구성 · 운영
12월
중장기 발전 방향 마련
자료: 농림축산식품부

출처: https://www.asiatoday.co.kr/view.php?key=20220906010003539

비교를 하게 되었다. 또한 기획재정부는 진료항목에 대한 진료비조사를 진행하여 진료비를 게시한 2인 이상 동물병원을 대상으로 온라인 조사를 시행하고, 한국소비자연맹의 추가 조사도 진행하여 농식품부 홈페이지에 지역별(전국/시도/시군구 별) 최저·최고·평균·중간 진료비용을 공개하였다. 만약, 진료비가 조정된다면 동물병원의 대기실 또는 접수공간에 변화된 진료비를 게시하여야 한다.

### (2) 진료비 사전 고지 의무화

2023년 1월 5일부터 수의사는 수술 등 중대진료를 시행하기 전에 예상 진료비를 보호자에게 사전 고지해야 한다. 다만, 진료 지연으로 동물의 생명이 위험해질 우려가 있는 경우에는 진료 후에 고지할 수 있다. 또한, 수술 중 진료비가 추가되는 경우에는 수술 후에 변경된 진료비를 안내할 수 있으나, 게시한 금액 이상으로 청구할 수 없다. 이러한 의무를 위반할 경우 과태료가 부과된다.

### (3) 100여개 질병 부가가치세 면제

2023년 10월 1일부터 정부 정책에 부가가치세 면제가 포함되어, 외이염, 결막염, 아토피성 피부염, 슬개골 탈구 등 다빈도 100여 개 질병에 대해 면세가 추진되었다. 이는 반려동물 양육가구의 동물진료비 부담 완화를 위한 조치로 반려동물 진료 시 진찰·투약·검사 등 동물병원에서 행해지는 기본적인 진료행위와 내과, 피부과, 안과, 외과, 응급중증의학과, 치과 등 진료 분야별 다빈도 질병을 폭넓게 포함하여 부가세 면제 대상이 확대되었다. 따라서 진료비 계산 시 부가가치세 면제 진료에 대해 체크가 꼼꼼히 이루어져야 한다.

### (4) 100개 진료 항목 표준화

반려동물 진료항목 표준화와 관련해서는 개정 수의사법에 따른 동물진료 표준화(동물 진료에 관한 표준화된 분류 체계 작성 및 고시)가 2년의 유예기간을 거쳐 2024년부터 시행된다. 건국대 윤헌영 교수팀이 수행 중인 '동물진료 절차 표준안 개발' 연구용역에 따라 표준 진료 프로토콜이 마련됐다. 동물병원에서는 표준 진료 프로토콜에 따라 진료와 검사, 수술, 입원, 처치가 이루어질 것이다.

## 2. 영리법인 동물병원 유예기간 종료

2013년 영리법인 제한 수의사법 개정안이 국회 본회의를 통과하였고 10년간 유예함에 따라 2022년 10월 31일 이리온 동물병원 청담점이 폐업했다. 한때 5개의 직영점을 운영하여 영리법인 동물병원 개설제한 수의사법 개정의 촉발제가 됐던 이리온 동물병원은 1개도 남지 않게 됐다. 영리법인 개설제한 수의사법 유예기간 종료에 따라 영리법인 동물병원들이 하나둘씩 생존에 대한 선택을 함에 따라 2023년 2월 해마루동물병원은 비영리법인 형태의 반려동물의료재단(동물진료법인) 설립을 추진하였다. 2023년 7월까지 영리법인이었던 동물병원들은 개인사업자의 형태 또는 비영리법인형태로 전환하게 되었으며, 대형 유명한 체인형태의 동물병원들이 사라져 감에 따라 또 다른 형태의 동물병원이 생겨나게 된 계기가 되었다.

## 3. 동물의료보험

반려동물의료보험은 현대해상에서 가장 먼저 출시되었으며, 반려동물이 다른 사람에게 상해

**그림** 반려동물보험

국내에서 출시된 펫보험은

| 회사 | 삼성화재 | 현대해상 | 롯데손보 |
|---|---|---|---|
| 상품명 | 파밀리아스 애견의료보험2 | 하이펫 애견보험 | 마이펫보험 |
| 가입대상 | 만 6세 이하 개 | 만 7세 이하 개 | 만 7세 이하 개, 고양이 |
| 보장내용 | 상해 · 질병치료비 | 상해 · 질병치료비 | 입원 · 수술 · 통원비 |
| 보상비율 | 70% | 70% | 70% 또는 50% |
| 보징제외 | 슬개골 고관절탈구, 백신접종, 불인 · 피임수술비, 치과치료, 마이크로칩 삽입비, 광견병, 중성화수술비 | | |
| 가입비* | 연 49만원 | 연 48만원 | 연 28만원(고양이22만원) |

*LS 1살 소형견 기준. 단, 품종 등에 따라 실제 가격과 차이 있을 수 있음. 자료:보험개발원, 각 사.

출처: http://news.mk.co.kr/newsRead.php?year=2018&no=155279

**그림** 각 나라별 반려동물보험 가입률

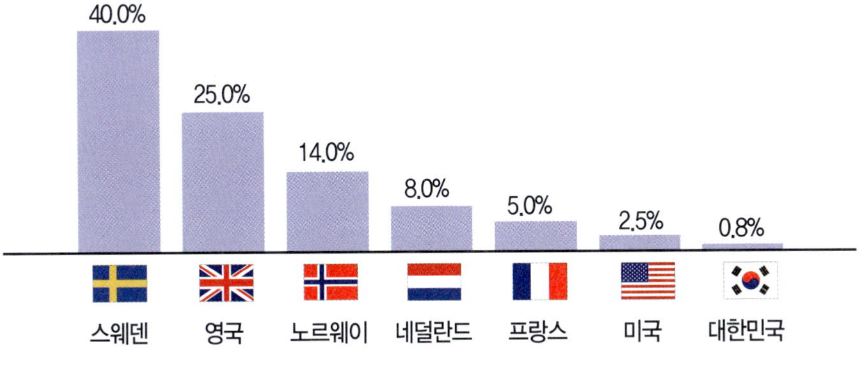


출처: ktv

를 입히면 보상해주는 대인보상의 보험이었다. 그러나 그 후 생겨난 메리츠화재의 반려동물보험은 사람의 질병보장상품처럼 반려동물의 질병에 대해 진료비·수술비 보장과 같은 보험으로 다른 보험사들도 이러한 질병보장형태의 보험을 개발하게 되었으며 많은 보호자들이 가입을 하게 되었다. 그러나 다른 선진국에 비하여 우리나라의 반려동물보험 가입률은 낮은 편이다. 2022년 보험연구원에 따르면 스웨덴 40.0%, 영국 25.0%에 이르지만, 우리나라는 0.8% 정도밖에 되지 않는다. 반려동물 질병보장보험의 문제점으로 대두되었던 개체식별, 진료비과다청구 등이 점차 동물등록제도 확대, 진료프로토콜 마련 등으로 개선되면서 동물병원에서 진료 받고 바로 진료비를 보험사에 청구하는 시스템도 생겨나고 있다. 표준수가제가 의무화되면 펫보험은 더욱 활성화될 것으로 보인다. 반려동물의 다양한 질병을 보장하는 보험이 출시되고 가입률이 증가된다면 동물병원 의료 서비스의 접근도 더욱 쉽게 여겨질 수 있을 것으로 예상된다.

## II 동물병원의 새로운 모델

### 1. 연합 동물병원

연합 동물병원은 개별 동물병원들이 협력하여 공동의 브랜드와 운영 체계를 갖추는 새로운 형태의 동물병원 모델이다. 이러한 모델은 진료의 표준화, 경영 효율성 향상, 브랜드 신뢰도 구축 등을 목표로 하며, 국내에서는 벳아너스(Vet Honors), 코벳(CoVet), 로얄그룹(Royal Group) 등이 대표적인 연합 동물병원 체계로 운영되고 있다.

VET HONORS는 50개 동물병원이 합류된 동물병원그룹으로 동물병원 클라우드 기반의 전자차트 진료시스템 구축과 병원 경영 환경 분석, 증상·진단별 AI 추천, 진료·서비스마케팅에 대한 교육으로 행복한 동물병원 운영을 위해 컨설팅하고 있다.

COVET은 IT 기술을 더한 현장 수의사 중심 동물병원 네트워크로 공동마케팅, 공동구매, 인사·노무·세무·법률 서비스, 진단 검사 및 교육지원을 하는 컨설팅 그룹이다.

로얄동물메디컬그룹은 국내 최초의 연합 동물병원으로 수의학적 교류를 중심으로 공동구매, 경영지원을 함께 지원하고 있다.

연합 동물병원에 속해 컨설팅을 받는 동물병원의 발전 방향이 귀추가 된다.

### 2. AI 와 원격의료

사람의 경우 비대면 진료 시범사업이 진행 중이며, 반려동물의 경우(주)에이아이포펫이 신청한

'AI를 활용한 수의사의 반려동물 건강상태 모니터링 사업 과제'가 ICT 규제 샌드박스 심의위원회를 통과해 2년간 실증사업을 벌인다. 수의학 분야의 인공지능 및 원격의료를 주제를 한 헨리유 박사의 특강에서도 'AI를 사용하는 임상수의사가 사용하지 않는 수의사를 점진적으로 대체할 것'이라고 한다. 보호자가 반려동물의 눈 사진을 찍으면 눈 건강을 체크할 수 있거나 소변검사를 하면 10가지 항목을 검사해 질병 이상 징후를 알려주고 이상이 발견될 시 동물병원으로 안내를 하고, 병원에서는 방사선 사진을 촬영하면 AI가 먼저 판독한 후 수의사가 체크하는 등 AI는 수의 진료업에 한 단계 발전을 이루며 진료의 편리성을 제공할 것으로 보인다.

**그림** 스마트폰에 연결한 진단의료기기

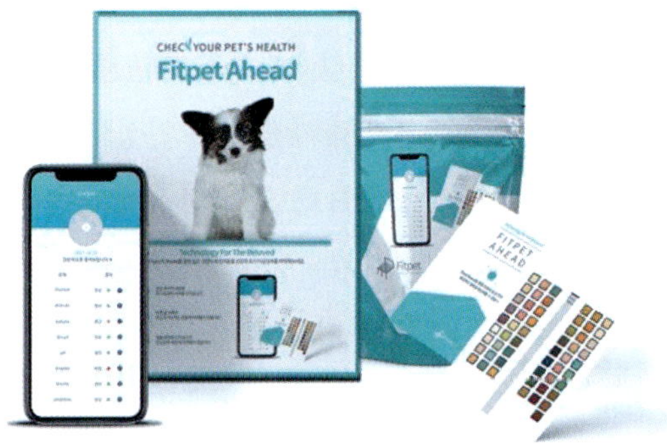


출처: 한경닷컴, https://v.daum.net/v/20221116100032297

**그림** SKT의 엑스칼리버

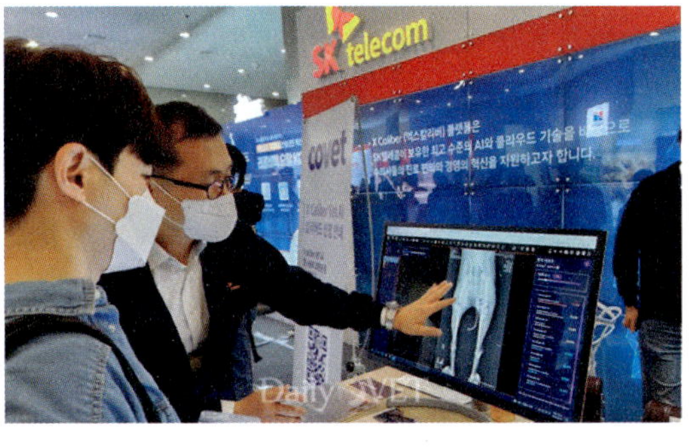


출처: 데일리벳

제5절

# 동물보건사와 직업윤리

## Ⅰ 동물보건사

### 1. 동물보건사의 정의

동물보건사는 수의사법에 '동물병원 내에서 수의사의 지도 아래 동물의 간호 또는 진료 보조 업무에 종사하는 사람'으로서 농림축산식품부장관의 자격인정을 받은 사람을 말한다.

동물보건사는 농림축산식품부장관의 평가인증을 받은 고등교육법 제2조 제4호에 따른 전문대학 또는 이와 같은 수준 이상의 학교의 동물간호관련학과를 졸업한 사람, 초증등교육법 제2종에 따른 고등학교 졸업자 또는 같은 수준의 학력이 있다고 인정되는 사람으로서 농림축산식품부장관의 평가인증을 받은 평생교육기관의 고등학교 교과 과정에 상응하는 동물 간호에 관한 교육과정을 이수한 후 농림축산식품부령으로 정하는 동물 간호 관련 업무에 1년 이상 종사한 사람, 농림축산식품부장관이 인정하는 외국의 동물 간호 관련 면허나 자격을 가진 사람이 동물보건사 자격시험에 합격한 후 농림축산식품부령으로 정하는 바에 따라 농림축산식품장관의 자격인정을 받아야 한다.

### 2. 동물보건사 제도의 도입

1990년대 후반 국내에서 소형동물을 진료하는 동물병원의 증가와 더불어 동물병원에서 수의사를 보조하고 동물을 간호하는 인력이 많이 필요하게 되었다. 동물병원에서 간호업무에 종사하던 인력은 동물간호사, 수의간호사, 수의테크니션(veterinary technician) 등으로 불렸으며 취업하는 데 있어 자격이나 조건은 없었다. 동물간호관련학과의 교수들이 학생들의 자격증 취득을 위해 2010년부터 '동물간호복지사'라는 민간자격증을 운영하였으며 2016년 박근혜정부의 신직종 2만개 창출이라는 어젠다 아래 '동물간호복지사'를 국가자격증으로 도입하는 작업이 시작되었다. '동물간호사'라는 자격증으로 명칭화하려 했으나 사람의 간호사협회의 반대로 인해 2019년 8월 '동물보건사' 자격증명이 결정되어 그로부터 2년 후인 2021년 8월 '동물보건사' 국가자격증 제도가 본격적으로 시행되었다. 동물보건사의 동물병원내 업무범위가 외국에 비해 폭넓지 않아 한국동물보건사대학교육협회와 한국동물보건사협회는 주사투약 및 침습 행위에 대한 업무범위의 확대와 동물병원 이외 국가기관에서 동물방역활동도 보조적으로 수행할 수 있도록 노력하고 있으며 또한 국가면허제도로 승격하기 위한 노력을 하고 있다.

## 3. 동물보건사의 직무

국내 동물병원의 1인 수의사 동물병원 체계에서 근무하는 동물보건사는 혼자서 근무할 가능성이 높다. 따라서 간호 및 진료보조 업무뿐만 아니라 동물병원의 다양한 업무도 맡아 수행하고 있다.

많은 인원이 근무하는 동물병원에서는 업무의 분업화가 되어 있지만 교대근무 또는 퇴직 등으로 인해 전체 업무 범위를 잘 이해하고 실행할 수 있어야 한다.

### (1) 원무

동물병원을 찾아오는 보호자와 내원 동물의 접수 및 수납, 전화응대, 그리고 차트 관리를 한다.

### (2) 보호자 상담 교육

내원 동물의 진료와 수술 진행에 대한 상황 안내, 가정 내 간호교육, 투약방법 교육, 동물 행동에 대한 상담을 한다.

### (3) 진료지원

진료실이나 처치실에서 수의사가 환자를 진료할 때 진료 지원을 한다. 진료와 검사하는 동안 동물보정뿐만 아니라, 동물진료를 위한 진료 전 검사도구를 세팅하고 진료 후 동물을 보호자에게 인수인계하고 진료실 정리와 소독으로 마무리한다.

그림 접수실

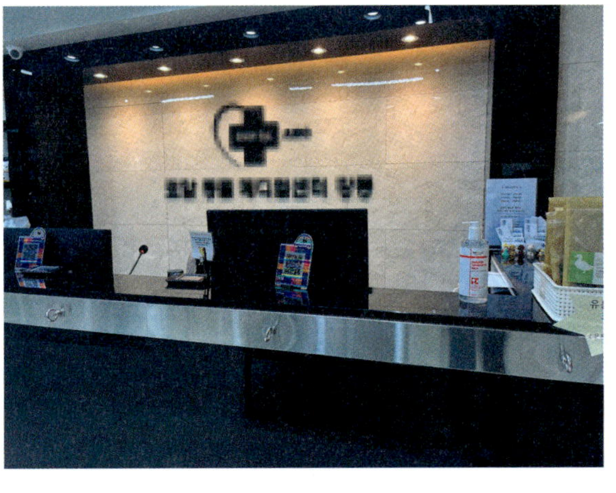

그림 진료 지원

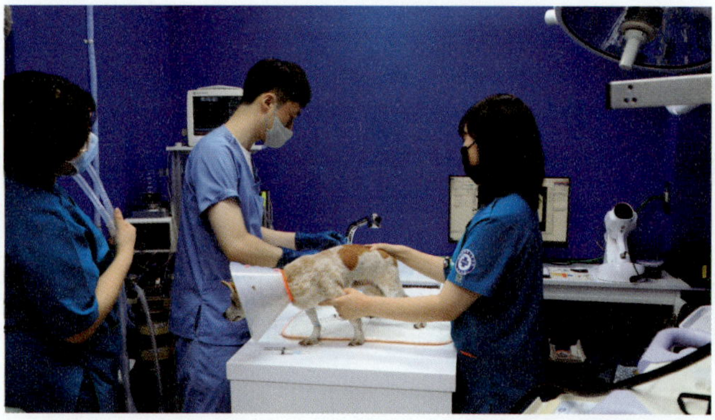

## (4) 검사지원

진단을 위한 여러 가지 검사를 돕고 관리한다. 키트 검사, 임상병리 검사, 영상진단검사를 지원하며 검사 결과를 관리하고, 검사실 및 기기 관리 업무를 한다.

그림 MRI검사 지원

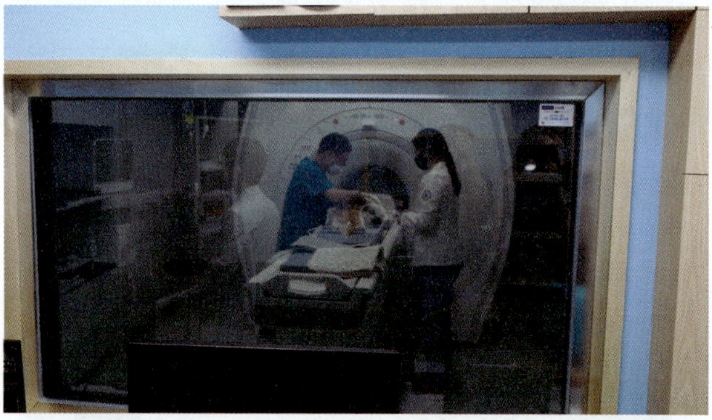

## (5) 수술 보조

수술실 관리와 수술실 업무의 보조를 진행한다. 수술 전 준비, 수술 진행 보조와 환자모니터링, 수술 후 환자 관리가 포함된다.

그림 수술 보조

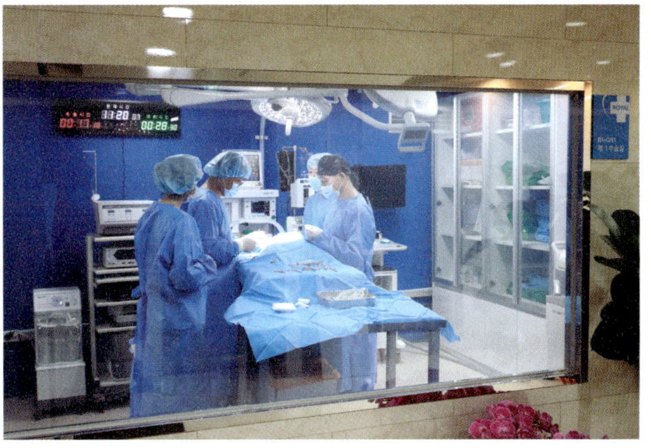

### (6) 간호업무

입원해있는 환자의 상태를 확인하고 동물의료진과 공유하여 개선될수 있도록 간호한다. 바이털사인을 체크하여 정상 상태 유지 및 회복할 수 있도록 체온관리, 영양관리, 수액관리, 의식상태관리, 활동상태관리 등의 업무를 실시한다.

그림 동물간호업무

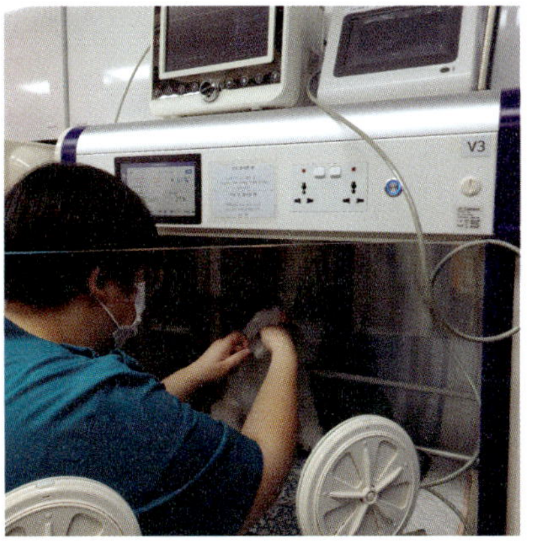

### (7) 동물병원 위생 관리

동물병원을 청결하고 깨끗하게 그리고 전염병이 퍼지지 않도록 관리하는 업무를 한다. 진료와 수술에 사용하는 물품을 소독·멸균하는 업무도 실행한다.

### (8) 동물병원 물품관리

동물병원에는 다양한 물품이 있다. 진료, 수술 및 치료에 사용되는 주사기, 수액, 약품, 소독제, 수술기구뿐만 아니라 보호자에게 판매하는 기생충 약, 보조제, 처방 사료, 그리고 용품이라 불리는 사료, 간식, 껌, 옷, 패드, 방석 등을 판매하기도 한다. 그리고 사무용품으로 볼펜, A4종이, 파일 등도 있으며, 동물병원 인력들이 사용하는 비누, 수건, 컵, 휴지 등 다양한 물품이 항상 부족하지 않도록 재고를 관리하는 업무도 담당한다.

### (9) 홍보마케팅

동물병원의 블로그, 인스타 홍보관리 및 내원고객이 재방문할 수 있도록 안내 마케팅업무를 하고 있다.

### (10) 동물병원 서비스 품질관리

동물병원에서 서비스 품질을 관리하는 것은 고객 만족도를 보장하고, 우수한 환자 관리를 제공하며, 긍정적인 평판을 형성하기 위해 매우 중요하다. 신입직원을 교육하고 표준 운영절차를 마련하며, 고객 의사소통과 환자관리 프로토콜, 모니터링 및 피드백, 지속적인 품질 개선을 위한 방향 모색, 전원(refer)과 소개 관리 등의 역할을 수행함으로써 동물병원 서비스 품질을 효과적으로 관리하고, 고객 만족도를 향상하여, 환자들에게 우수한 치료를 제공할 수 있다.

### (11) 경영/행정업무 지원

경영과 행정업무는 진료외의 중요한 부분을 차지하고 있으나 많은 동물병원들이 제대로 수행하지 못하는 경우가 많다. 이는 운영의 효율적인 관리를 보장하기 위해 관리 기술, 조직 능력 및 비즈니스 통찰력의 조합이 필요하다. 동물병원의 규모와 복잡성에 따라 일부 업무를 전문인력에게 위임하거나 외부 서비스 제공업체에 아웃소싱할 수 있다. 재무관리, 인적 자원관리, 시설 관리, IT 및 기술 관리, 수의사법, 의약품관리법 및 동물보호법규정 준수, 마케팅 및 비즈니스 개발 업무 등이 포함된다.

## 4. 동물보건사의 필요 역량

역량은 업무를 해낼 수 있는 힘 또는 기량, 능력을 말한다. 동물보건사 업무 및 역할에 적합한 사람은 조직 내 의사소통 및 동물 관리 기술을 모두 갖추고 있다. 동물보건사에게 필요한 역량은 다음과 같다.

### (1) 동물보건학적 지식

동물병원의 절차, 의학 용어, 동물 건강에 대한 확실한 이해는 중요하다. 이러한 지식을 통해 동물보건사는 수의사와 효과적으로 의사소통하고 치료 중인 동물에게 필요한 사항을 이해할 수 있다.

### (2) 조직 및 멀티태스킹

동물보건사는 고도로 조직화되어 여러 업무를 동시에 처리할 수 있어야 한다. 시간 관리 기술을 가지고 효과적으로 우선순위를 정하고, 빠른 속도의 환경에서 원활한 운영을 보장해야 한다.

### (3) 의사소통 기술

구두 및 서면 의사소통 기술은 동물보건사에게 매우 중요하다. 그들은 고객, 동물병원직원, 그리고 다른 이해관계자들과 상호작용하므로, 명확한 안내와 공감하는 지원, 그리고 정확한 정보를 제공할 수 있어야 한다.

### (4) 서비스마인드

동물보건사는 고객들이 가장 먼저 마주하는 사람이므로, 뛰어난 고객 서비스 기술이 중요하다. 인내심이 있어야 하고, 동정심이 있어야 하며, 감정 이입과 전문성으로 민감하거나 스트레스가 많은 상황을 다룰 수 있어야 한다.

### (5) 문제 해결 능력

동물보건사는 적극적인 문제 해결사가 되어야 한다. 그들은 동물들의 안녕과 고객들의 만족도를 염두에 두면서, 충돌이나 긴급 상황과 같은 예상치 못한 상황을 처리하고 효율적인 해결책을 찾을 수 있어야 한다.

### (6) 정확한 업무처리 능력

정확성과 꼼꼼한 업무처리 능력은 의료 기록 관리, 예약 및 적절한 문서화를 보장하는 데 매우 중요하다. 실수는 심각한 결과를 초래할 수 있기에 동물보건사는 일을 꼼꼼하게 해야 한다.

### (7) 컴퓨터 사용능력

전자차트와 의료기기 소프트웨어, 스케줄링 시스템 및 기타 관련 컴퓨터 응용 프로그램을 사용하는 숙련도는 필수이다. 전자 의료 기록 작업과 디지털 플랫폼에서 관리 업무를 수행하는 것이 어렵지 않아야 한다.

#### (8) 대인관계 기술

동물보건사는 팀에서 잘 일할 수 있는 능력이 중요하다. 내부의 직원들과 원활한 협업이 가능하고, 대인관계 능력과 긍정적인 업무 환경을 조성할 수 있는 역량이 중요하다.

#### (9) 공감과 인내

아프거나 다친 동물들과 그들의 보호자를 응대하는 것은 공감과 인내를 필요로 한다. 동물에 대한 진정한 사랑이 있어야 하며, 보호자가 느끼는 감정에 공감을 표시해야 하며, 스트레스를 받는 상황에서 침착하여야 한다.

#### (10) 유연성과 적응성

동물보건사는 변화하는 상황에 적응하고 일정에 유연해야 한다. 동물 관리는 예측 불가능할 수 있기에, 일상적인 작업 흐름에서 긴급한 사례나 조정을 기꺼이 수용해야 한다.

## II 동물보건사의 직업윤리

### 1. 윤리의 개념과 전문직 윤리의 특성

윤리는 무엇이 옳고 그른지를 구분하고, 어떤 선택이 바람직한지를 판단하는 기준이 되는 가치 체계이다. Guido(2009)는 윤리를 “개인이나 단체가 스스로 바람직한 방향으로 나아가는 방법을 지지해주는 원칙”으로 정의하였다. 윤리는 단순한 이론이 아닌, 실천적 판단과 행동에 직접적으로 영향을 미치는 기준이며, 특히 직업 현장에서 중요한 역할을 한다.

직업윤리는 사회적 규범이 내면화된 것으로서, 특정 직무에 종사하는 사람의 의식 속에 자리 잡은 도덕적 기준을 의미한다. 전문직은 일반적인 직업과 달리 사회적 책임과 공익성을 요구받으며, 그에 상응하는 윤리 강령을 갖추고 있다. 전문직은 두 가지 기준을 동시에 충족해야 하는데, 하나는 고도의 전문지식을 요구하는 기준이며, 다른 하나는 그 지식을 윤리적으로 사용하기 위한 도덕적 기준이다.

의사, 간호사, 수의사, 변호사 등은 오랜 역사 속에서 전문직 윤리규범을 발전시켜 왔으며, 각 직역별로 구체적인 행동 강령을 갖추고 있다. 동물보건사는 전문직으로 제도화되는 과도기에 있으며, 전문성과 함께 직업윤리를 수립하고 실천하는 노력이 매우 중요하다.

## 2. 윤리적 갈등과 도덕적 선택

동물보건사는 수의사의 지도 아래 업무를 수행하지만, 임상 현장에서는 윤리적 판단과 도덕적 갈등 상황에 자주 직면하게 된다. 치료비 문제, 보호자의 요청과 동물복지 간의 충돌, 치료 중단과 안락사 결정 등의 문제는 윤리적 기준이 없이는 대응하기 어려운 사례들이다.

이러한 상황에서는 수의사의 지시에만 의존하는 것이 아니라, 동물보건사 개인이 생명에 대한 존중, 직무의 책임, 보호자와의 신뢰를 바탕으로 합리적인 판단을 할 수 있어야 한다. 수의윤리학은 동물의 고통 경감, 생명의 질 유지, 공정한 진료 등을 중심 가치로 삼고 있으며, 동물보건사는 이를 이해하고 실제 업무에 적용할 수 있어야 한다.

윤리적 갈등 상황에서 요구되는 것은 감정적 반응이 아닌 체계적이고 논리적인 사고이며, 이를 위해서는 사전에 자기 가치관과 윤리관을 확립해 두는 것이 중요하다. 윤리 판단 능력은 반복적 훈련과 현장 사례 기반의 학습을 통해 강화될 수 있으며, 이는 결국 직무 수행의 질과 환자의 삶의 질 모두에 긍정적인 영향을 미친다.

## 3. 전문직의 목적과 선함의 가치

윤리적 직업인은 단순히 법과 규칙을 따르는 것에 그치지 않고, 선한 목적을 지향하는 태도를 가져야 한다. 아래와 같은 가치들은 직무 능력과는 별도로 평가되는 요소이며, 동물보건사가 진정한 전문직으로 인정받기 위한 핵심 기준이다. 직무 능력이 뛰어나더라도 윤리적 가치가 결여된다면 보호자와 사회로부터 신뢰를 얻기 어렵다.

### (1) 정직성(Integrity of Communication)

보호자와 환자에게 제공하는 정보는 반드시 정확하고 사실에 기반해야 하며, 불확실한 정보를 과장하거나 불리한 사실을 은폐해서는 안 된다. 진료 전후의 안내, 약물 복용 방법, 경과 설명 등에서 투명하고 신뢰받을 수 있는 정보 제공은 동물보건사의 기본 의무이다.

예 보호자에게 예후가 불확실한 상황을 과도하게 낙관적으로 전달하거나, 실수로 바뀐 약물 정보를 숨기는 행위는 정직성 위반이다.

### (2) 신뢰(Trustworthiness)

신뢰는 환자의 건강뿐 아니라 보호자와 의료진 간의 관계에서도 핵심 가치이다. 동물보건사는 병원 구성원 및 보호자와의 관계에서 약속을 지키고, 비밀을 보장하며, 의료정보와 개인정보를 외부에 유출하지 않는 태도를 가져야 한다.

예 환자의 진료기록, 보호자의 병원 이용 정보, 수의사의 판단 내용을 동의 없이 외부에 공유해서는 안 된다.

### (3) 진실성(Professional Sincerity)

진실성은 동물보건사가 스스로의 직업 정체성에 자부심을 갖고, 병원의 명예를 실추시키지 않도록 정직하고 일관된 태도로 직무를 수행하는 것을 의미한다. 이는 사소한 행동에서부터 말투, 복장, 태도에 이르기까지 직업인으로서의 자세 전반에 반영되어야 한다.

예 동물병원 외부에서 유니폼을 입고 음주하거나 불건전한 행동을 하는 것은 진실성에 반하는 행위이다.

### (4) 성실함(Diligence and Accountability in Routine Work)

눈에 띄지 않는 반복적인 업무라도 생명과 직결된 책임 있는 일이라는 점을 인식해야 하며, 소홀하거나 대충하는 태도는 직업적 태만이다. 입·퇴원관리, 소독, 환경정리, 기록 유지 등의 기본 업무에 성실하고 일관된 자세를 유지해야 한다.

예 퇴원 직전 환자에 대해 기록 정리를 미루거나, 약물 투여시간을 임의로 넘기는 것은 성실함을 결여한 행위이다.

### (5) 책임감(Responsibility and Ethical Ownership)

실수나 오류 발생 시 이를 숨기거나 회피하지 않고, 적절한 보고와 시정 조치를 수행할 수 있어야 한다. 책임감 있는 동물보건사는 문제가 생겼을 때 동료와 함께 해결방안을 모색하고, 재발 방지를 위한 개선 노력에 적극적으로 참여한다.

예 주사 용량 오류 발생 시 즉시 수의사에게 보고하고, 해당 환자의 상태를 점검하며, 동일 실수가 반복되지 않도록 매뉴얼을 수정하는 것 등이 포함된다.

## 4. 동물보건사의 역할 정립과 윤리 기준

의료 분야에서 의사가 진단과 처치를, 간호사가 돌봄과 중재를 담당하듯이, 수의료 분야에서도 수의사와 동물보건사의 역할 분담이 점차 명확해지고 있다. 동물보건사는 단순한 진료 보조자에 머물지 않고, 회복을 위한 간호중재의 주체로 성장하고 있으며, 이에 따라 고유한 윤리 기준이 필요하다. 동물보건사는 윤리적 기준을 실천함으로써 직무의 질을 높이는 동시에, 직역 전체의 전문성을 향상시키는 역할을 하게 된다. 특히 신규 종사자에게 윤리 기준을 전수하는 일은 직업 정체성을 강화하는 데 매우 중요한 과정이다.

### (1) 감염관리(Ethical Integrity in Infection Control)

감염관리 업무는 단순한 절차 수행이 아니라, 환자의 안전과 병원 전체의 위생 수준을 유지하기 위한 윤리적 책임 행위이다. 예방적 소독, 손 위생, 기구 멸균, 청결유지 등의 활동은 반복적이고 보이지 않는 업무일 수 있으나, 동물보건사는 "타협 없는 실행"을 기본 원칙으로 삼아야 한다.

예 보호자의 눈에 띄지 않더라도 환자 케이지 간 교차오염을 막기 위한 격리 원칙을 철저히 지키는 것이 윤리적 실천이다.

### (2) 보호자 교육(Responsibility in Client Education)

보호자에게 전달되는 정보는 단순한 설명이 아니라, 보호자의 판단과 동물의 치료 결정에 직결되는 핵심 자료이다. 동물보건사는 자신의 감정이나 주관이 개입되지 않도록 주의하며, 사실과 수의학적 근거에 기반한 명확하고 신뢰할 수 있는 정보를 제공해야 한다.

또한 보호자가 불안을 표현할 때 공감은 하되, 과장된 표현이나 비전문적 언급은 피하고, 수의사의 진단 및 처방 방향에 맞는 일관된 설명을 제공하는 것이 중요하다.

예 "이건 좀 위험할 수도 있어요." 같은 모호한 표현보다, "담당 수의사께서 권장한 이유는 이것입니다."처럼 신뢰 중심으로 설명한다.

### (3) 의사소통(Professional Communication and Ethical Neutrality)

의사소통은 모든 직무 수행의 기본이며, 직업윤리를 드러내는 창구이기도 하다. 동물보건사는 보호자, 수의사, 동료와의 소통 과정에서 정중함, 공정성, 투명성을 유지해야 하며, 특히 감정적인 상황이나 갈등 발생 시에도 중립성과 환자 중심의 윤리적 판단을 기반으로 대응할 수 있어야 한다. 보호자 앞에서는 병원 내부 갈등이나 다른 의료진의 실수를 언급하지 않는다. 동료 간 소통에서는 상하관계에 따른 위축 없이, 동물복지를 위한 의견은 정중히 제안할 수 있어야 한다.

예 보호자가 화를 내더라도 동물의 안전을 위협하는 요구(예: 마취 없이 시술해달라)에 대해서는 단호하되 공손하게 대응해야 한다.

### (4) 동료 간 책임의식(Ethical Collegiality and Mentorship)

병원 내에서 동료와 후배에 대한 태도는 동물보건사의 윤리의식 수준을 보여주는 중요한 지표이다.

업무 인수인계, 후배 교육, 팀워크 유지는 모두 직무 윤리의 일부로 간주되어야 하며, 자신의 경험과 실무 기준, 윤리적 가치들을 공유하고 지도할 책임이 있다.

후배가 실수했을 때 지적보다 지도에 초점을 두어야 하며, 인수인계 시 중요한 정보 누락 없이 정확하고 투명한 인계자료를 제공해야 한다. 동료가 어려움에 처했을 때는 공감과 협업을 통해 문제를 해결하려는 자세가 필요하다.

예 "그건 알아서 하세요."가 아닌 "이 부분은 이렇게 하면 돼요. 같이 해봐요."라는 태도가 윤리적 책임의 표현이다.

## 5. 직업윤리의 집단적 실행과 사회적 수용

직업윤리는 개인의 양심이나 가치관에만 의존하는 것이 아니라, 집단적으로 공유되고 실행될 때 사회적으로 인정받을 수 있다. 동물보건사가 하나의 전문직으로 제도화되고 안정적인 사회적 위상을 갖기 위해서는 다음과 같은 집단적 실행 체계가 필요하다. 또한 직업윤리의 집단적 실행은 결과적으로 동물보건사라는 직업의 정체성과 지속가능성을 강화하며, 사회로부터의 신뢰를 형성하는 핵심 요소가 된다.

### (1) 교육 체계화(Institutionalization of Ethical Education)

직업윤리는 단순한 직무 기술이 아니라, 전문직으로서의 정체성과 사회적 책임을 형성하는 기초 역량이다. 따라서 예비 동물보건사 교육과정에는 윤리 교육이 별도의 단원 또는 모듈로 정규화되어야 하며, 단순 암기가 아닌 사례 기반의 토론, 딜레마 분석, 윤리적 의사결정 훈련이 포함되어야 한다. 이를 통해 학생들이 실무에 들어가기 전, 윤리적 기준과 사고틀을 체득할 수 있도록 해야 한다.

### (2) 조직적 기준 확립(Establishment of Institutional Ethical Guidelines)

직업윤리 실천은 개인의 노력만으로는 지속되기 어렵다. 협회 차원의 윤리 강령 및 실무 지침이 구체적으로 마련되어야 하며, 병원에서도 이를 참조하여 실제 업무 상황에 적용 가능한 내부 규범과 행동 기준을 정비해야 한다.

윤리 강령은 선언적 문구에 그치지 않고, 교육자료, 근로계약서, 근무지침서, 평가항목 등 조직 전반에 반영되어야 하며, 정기적인 점검과 개정을 통해 현실에 맞게 유지·보완되어야 한다.

예 "환자의 생명을 위협하는 행동을 목격했을 때 보고할 의무"와 같은 구체 조항 명시

### (3) 헌신과 참여(Professional Commitment and Ethical Engagement)

동물보건사는 자신의 직무를 단순한 생계유지를 위한 노동으로 인식하는 것을 넘어, 생명 돌

봄을 실천하는 전문직으로서의 사명감을 내면화해야 한다. 이러한 인식은 일상적인 행동, 직무태도, 동료와의 관계, 보호자 응대 등에서 윤리적으로 일관된 태도로 나타나야 하며, 나아가 병원 운영과 직종 발전에 자발적으로 참여하려는 자세로 이어져야 한다.

자격 취득 이후에도 자기주도적 학습과 역량개발에 꾸준히 참여하고, 윤리 문제가 발생했을 때 회피하지 않고 적극적으로 대응하며, 사회적 약자나 동물복지 사각지대에 관심을 갖는 공공적 실천 태도도 전문직 헌신의 일환이다.

예 유기동물 캠페인 참여, 후배 멘토링, 윤리 강연 수강 등이 포함됨

### (4) 책임 있는 실천 문화 형성(Cultivating a Culture of Ethical Responsibility)

윤리적 직업문화는 단지 개인의 정직성만으로는 완성되지 않는다. 실수나 갈등 상황이 발생했을 때 책임 회피보다 문제 해결에 집중하는 분위기, 동료의 윤리적 어려움을 공감하고 지지할 수 있는 팀 문화, 실무상의 윤리적 쟁점을 자유롭게 논의할 수 있는 환경이 조성되어야 한다.

이러한 조직문화는 동물보건사의 윤리 감수성을 높이고, 직종 전체의 신뢰도를 향상시키는 핵심 기반이 된다. 관리자는 이를 위해 정기적 윤리교육, 피드백 시스템, 의견 제안 제도 등을 도입할 수 있다.

예 "실수해도 보고할 수 있는 분위기", "환자의 생명을 위협하는 상황에 병원 구성원 전체가 신속하게 대처하는 구조" 등

## 6. 동물보건사의 진료기록 및 개인정보 비밀유지에 관한 의무

동물 진료기록부(진료 차트) 중 진단서, 검안서, 증명서, 처방전 등에 대해서는 보호자가 요구할 경우 정당한 사유 없이 발급을 거부할 수 없다(수의사법 제12조). 일정한 증명서는 발급 의무가 있지만, 진료기록부 자체는 해당되지 않아 동물병원에서 열람이나 복사에 응할 법적 의무가 없다. 진료관련 증명서도 수의사가 발급하도록 되어 있어 동물보건사가 임의대로 발급하는 경우 벌금을 부과하게 되므로 주의해야 한다.

동물 진료기록에는 보호자의 성명, 연락처 등 개인정보가 포함될 수 있어서 보험회사 등 제3자가 보호자 동의 없이 진료기록 제출을 요구하는 것은 개인정보보호법 위반 소지가 있다. 따라서 보호자가 직접 동의하거나 서류를 발급받는 경우가 아니라면 보험사의 요구만으로 진료기록을 넘겨주어서는 안 된다. 진료 기록 및 내용에 관해서는 비밀을 유지해야 한다.

제2장

# 환자의 자세잡기(보정)



제1절

## 자세잡기의 개념과 고려사항

### I 자세잡기

#### 1. 자세잡기의 개념

자세잡기는 수의사가 진료, 검사, 처치, 수술하기 위해서 동물보건사가 환자의 자세를 고정하여 주는 것으로 보정이라고도 한다. 보정이 필요한 경우는 일반건강검진 및 진료(예. 신체검사, 백신접종), 병리 진단 검사(채혈, 채뇨, 피부나 귀 등에서 검체 채취), 영상 진단 검사(초음파, 방사선, CT, MRI), 약물 투여(경구, 피하, 근육내, 정맥내 투여), 외상처치나 드레싱을 할 때이다. 수의사가 관찰하기 편한 방향으로 또는 처치하기 좋은 방향으로 환부를 노출시켜 주고 환자의 움직임을 잠시 제한한다. 환자는 사람과 달리 움직임을 말로 다스릴 수 없기에 자세를 잡아주는 동물보건사의 역할이 매우 중요하다.

동물보건사는 자세잡기를 숙달해야 한다. 여러 검사나 투약·주사를 위한 다양한 자세잡기를 하는 기술과 방향이 있으므로 충분히 연습하여 환자가 최대한 편안하게, 수의사가 안전하게, 처치받고 처치할 수 있도록 해야 한다.

보정의 실수로 보정자, 수의사, 환자가 다칠 수 있으며, 특히 무리한 억제는 호흡곤란이나 질식사, 관절 탈구를 야기할 수 있기에 환자의 반응을 관찰할 수 있어야 하며 환자의 상태에 따라 세심한 주의가 필요하기도 하다.

환자의 자세를 잡을 때는 보호자의 동의가 필요하며, 보호자의 도움이 필요할 수도 있고 또는 보호자와 함께 있지 않는 게 좋을 때도 있다.

## 2. 환자의 고려사항

환자의 자세잡기는 다음의 조건에 영향을 받기에 고려하여야 한다.

### (1) 행동

1) 종 (개인지 고양이인지에 따라 다르다)
2) 품종 (치와와인지 골든리트리버인지에 따라 다르다)
3) 성별 (완전한 수컷인지 중성화한 수컷인지 또는 발정기 암컷 고양이인지에 따라 다르다)
4) 연령 (한살 이하의 활발한 강아지인지 13살의 쇠약한 개인지에 따라 다르다)
5) 서열 (여러 마리를 키우는 곳에서 일순위인지 낮은 서열인지에 따라 다르다)
6) 이전의 경험 (병원을 방문해서 아파서 고생했던 경험이 있는지 없는지에 따라 다르다)
7) 현재 건강상태 (전신질환이냐 국소손상이냐에 따라 다르다)
8) 성격 (원래의 성격이 온순한 편인지 사나운 편인지에 따라 다르다)

### (2) 절차

1) 절차 전후의 통증 정도 (무통증 대 중증, 만성 대 급성)
2) 시간 (1분 이내인지 5분 정도 긴 시간인지)
3) 신체부위 (손상받기 쉬운 구조에 근접한 부위, 예. 눈)
4) 고정이 필요한 정도 (전체고정 대 약간의 움직임을 용인할 수 있는 정도 예. 정맥채혈인지 피하주사인지)

### (3) 취급자

1) 숙련 정도 (초보자 또는 전문자)
2) 신체적인 힘 (10~15kg을 들 수 있는 사람 또는 40kg 이상을 들 수 있는 사람)
3) 인원 (한 명 또는 그 이상, 최소의 직원수, 최소 비용의 보정법)

### (4) 유용한 장비

1) 보정줄과 가죽끈

2) 수건과 캣백
3) 플라스틱입마개와 거즈입마개
4) 가죽장갑
5) 이동장

### 3. 동물보건사의 고려사항

#### (1) 안전

사납거나 거친 환자를 다룰 때는 보조도구를 사용하여 안전에 유의해야 한다. 또한 인수공통 감염성 질환(예. 링웜 같은 피부병)이 의심되는 경우에도 장갑을 착용하여야 한다.

무거운 동물을 들거나 옮길 때 허리를 다치지 않도록 하여야 하며, 장시간 보정하는 경우도 되도록 편한 자세를 유지할 수 있도록 해야 한다.

#### (2) 치료범위의 노출

머리나 얼굴로 수의사의 시야를 가리지 않아야 하며, 손으로 치료범위를 덮지 않도록 해야 한다.

## II 다가가기

내원 동물을 대할 때 자신감이 있어야 한다. 특히 사회적 서열 동물인 개는 동물보건사가 불안정해 보이는 경우 개가 무시하거나 말을 듣지 않을 수 있다. 질환을 가진 동물의 경우는 대부분 얌전하지만, 어떤 경우엔 더 난폭해지기도 한다. 고양이의 경우도 아프면 더 예민해지고 사나워진다. 하지만 진료를 위해 놓치지 않고 끝까지 보정하리라는 마음가짐이 필요하다.

가능한 갇힌 공간에서의 핸들링은 피하는 것이 좋다. 이동장 안으로 손을 불쑥 들이밀어 넣으면 동물이 불안감을 느끼고 공격성을 나타내게 된다. 이동장에서 나오지 않으려는 경우 보호자에게 꺼내도록 요청하거나 이동장을 흔들어 불안하게 만든 후 수건과 같은 보조도구를 이용한다. 또는 간식을 먹을 수 있는 경우라면 간식으로 유인하여 머리와 몸통이 살짝 나오면 몸통을 잡고 꺼낸다. 다리를 잡고 꺼내려면 다리에 더 힘을 주며 나가지 않으려고 버티게 된다.

겁이 많은 환자에게 다가갈 때는 놀라게 해서는 안 된다. 조용히 다가가며 몸을 동물의 높이에 맞추어 낮추는 것이 좋다. 놀라지 않도록 옆쪽으로 접근하며 이름을 불러 편안하게 해주고 환자의 시야에서는 주먹손을 내밀어 서서히 접근하며 동물이 냄새를 인지하도록 하여 다가가도록 한다.

그림 옆으로 다가가기

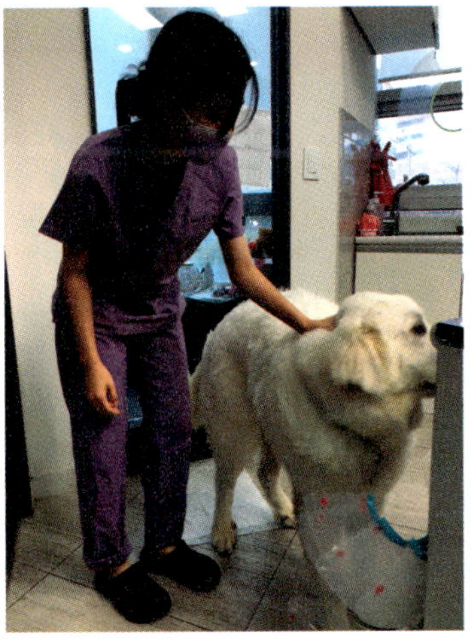

## Ⅲ 심리적 제어

심리적 보정은 동물과 동물보건사간의 유대관계로 시작된다.

훈련된 동물은 시각, 청각으로 된 명령에 반응하기 때문에 '앉아', '기다려'와 같은 지시어로 최소한의 보정을 시작한다. 그러나 잘 훈련된 환자라고 하더라도 보호자 또는 한 명의 동물의료진의 지시에만 반응하기도 하며, 동물병원과 같은 불안한 장소에서는 지시를 따르지 않기도 한다. 다른 동물이 있어 주의를 기울이지 못 하거나 다른 냄새와 소음으로 지시어를 잊어버리게 된다.

그럼에도 심리적 제어는 물리적 제어를 보완하는 방법이다. 특히 개는 비교적 영리한 동물로 사람의 언어를 이해하기 때문에 부드럽고 낮은 목소리로 다독이는 소리(예. 잘했어. 괜찮아, 착하다)나 쓰다듬는 것이 중요하다. 고양이에게는 귓가에서 상냥하게 말하며, 턱을 쓰다듬는 것이 좋다. 개도 부드럽게 칭찬하며 턱 아래에서 손을 뻗어 친해진 다음, 턱에서 배쪽으로 쓰다듬는다. 일부 성격이 강한 개는 좀 더 짧고 단호한 목소리와 강하게 쓰다듬는 것이 필요하기도 한다(위험한 경우는 보호자가 다루도록 해야 한다). 천천히 조용한 움직임에 환자들은 편안하고 차분해진다. 온순한 동물에게는 심리적 제어만으로도 가벼운 진료가 가능하기도 하다. 환자가 동물병원을 방문할 때마다 간식주기, 칭찬하기, 그리고 부드러운 쓰다듬기로 되도록 좋은 기억이 남도록 노력해야 한다. 그러면 동물보건사와 유대관계가 형성되어 다음 진료 때에도 협조적으로 반응하게 된다.

## 1. 심리적 제어 방법

### (1) 준비

1) 환자에 대하여 파악한다.

2) 진료 과정을 이해하고 필요한 도구를 준비한다.

3) 진료실의 문과 창문은 모두 닫는다.

4) 환자에게 부드러운 태도를 갖는다.

5) 부드럽고 조용한 태도를 유지한다.

* 특히 고양이는 진료실을 약간 조도를 낮추어 어둡게 하고 조용하게 유지하여야 안정된 상태로 진료할 수 있다.

### (2) 방법

1) 보호자에게 이동장에서 동물을 꺼내도록 요청한다.

2) 동물의 이름을 불러 환영한다. (예. 또리야 안녕)

3) 주먹을 내주어 냄새를 맡게 하고, 턱아래에서 손을 펴서 천천히 조용히 쓰다듬는다.

4) 부드러운 목소리를 사용하고, 칭찬한다. (예. 에구구구, 잘했어, 아이 착하다)

5) 진료가 끝나면 보호자에게 인계하거나 이동장에 넣어준다.

* 고양이는 간단한 진료의 경우 진료대 위에 놓는 대신 자신의 체취가 있는 크레이트 안에서 처치하는 것이 심리적으로 안정된다.

그림 안정감을 주는 고양이 보정

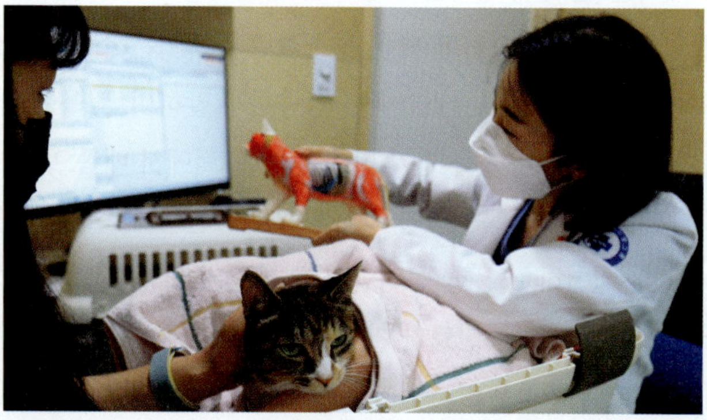

## Ⅳ 물리적 제어

환자 중에는 겁이 많거나 공격적이거나 협조적이지 않은 경우가 있다. 이런 동물을 다루려면 심리적 제어만으로 부족하다. 움직임을 제어할 수 있는 여러 가지 보정도구를 사용하면 동물보건사는 상해를 입지 않게 되고 환자도 스트레스를 줄일 수 있다.

개의 공격무기는 이빨이다. 공격의 순간을 예측하기가 어려워 동물보건사는 계속 환자를 관찰해야 한다. 윗입술을 씰룩거리며 으르렁거리거나 목덜미의 털이 서거나 근육의 긴장이 강해지면 공격 신호를 나타낸다. 어떤 경우는 순진하고 얌전한 것처럼 있다가 이러한 신호도 없이 공격하기도 한다. 이빨로 물기 때문에 입을 사용하지 못하게 하는 것이 좋다.

고양이의 공격무기는 이빨(송곳니)과 발톱이다. 고양이는 자신의 감정을 솔직하게 나타내기 때문에 귀를 내리거나 아치형으로 구부리는 행동, 등쪽의 갈기털을 세우는 행동으로 공격신호를 파악할 수 있다. 이동장이나 입원장의 끝 쪽에서 동물보건사를 보며 하악질을 하며 경계를 한다. 바로 손을 넣으면 발톱으로 할퀴고 이빨로 물기 때문에 매우 주의해야 한다.

**그림** 하악질 하는 고양이

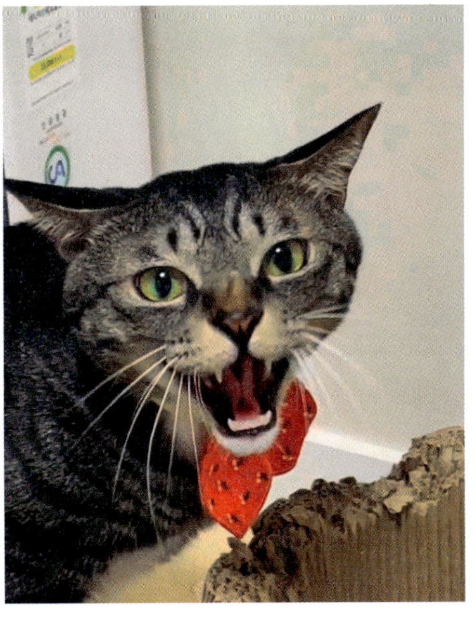

## 1. 보정 도구와 사용 방법

### (1) 입마개

개와 고양이는 무는 행위로 방어 또는 공격하므로 주로 입마개를 사용한다. 개는 플라스틱입마개, 고무입마개가 있으며 단두종의 개는 머즐이 짧아서 입마개를 사용하기가 어렵다. 고양이는 천으로 된 얼굴마개를 씌운다. 붕대로 만든 것은 고양이에서 사용하기가 어렵다. 벨크로 입마개는 사용이 쉬워서 더 적합하며, 여러 가지 크기가 있지만 고양이의 눈을 덮는 것이 적당한 크기이다.

1) 올바른 크기의 입마개를 선택하고 머리 크기에 맞게 줄을 조절한다.

2) 옆쪽으로 접근하여 목덜미를 잡는다.

3) 입마개를 코 위쪽에서 씌우고 머리 뒤쪽에서 잠근다.

4) 머즐에 꼭 맞게 줄을 한 번 더 조절한다.

**그림** 입마개

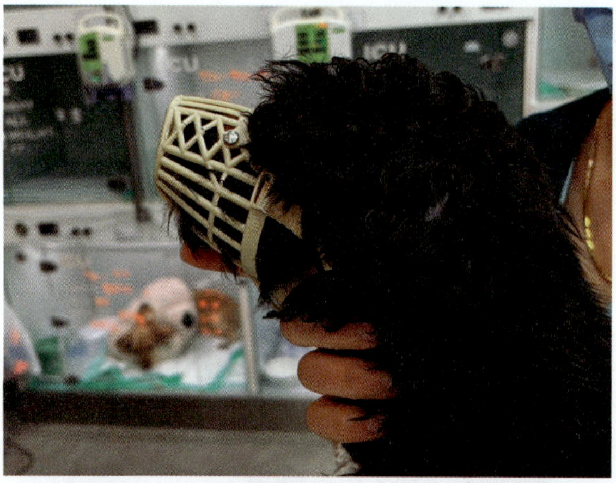

### (2) 목줄

내원 동물이 하고 있던 목줄을 임시로 사용하여 고정할 수 있다.

1) 목에 채워진 목줄을 확인한다.

2) 목둘레에 손가락 두 개 정도 들어가게 하여 조절한다.

3) 목줄을 아래쪽에서 잡아당긴 상태로 머즐을 두 바퀴 감고 끝부분을 목둘레줄에 끼운다.

그림 목줄

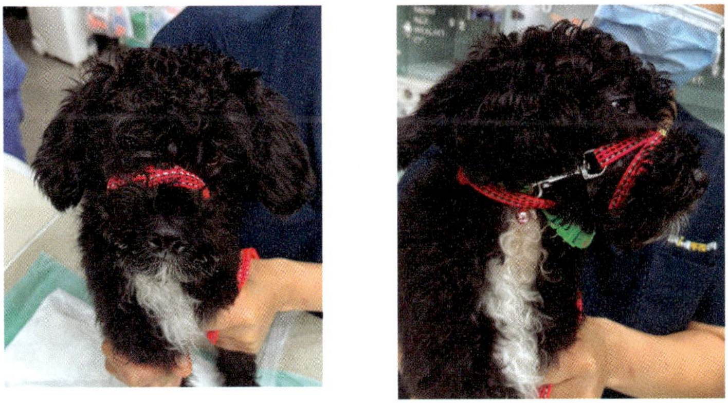

### (3) 거즈붕대, 수액줄

병원에서 진료 또는 검사 시에 잠깐 동안 머즐을 묶을 수 있다.

1) 동물의 머리와 주둥이 주변을 묶을 수 있는 적절한 길이의 거즈 붕대를 준비한다.
2) 입 크기의 2~3배 정도의 둥근 고리를 만들어 매듭짓는다.
3) 앉아있는 개의 옆쪽으로 접근하여 매듭을 코 아래쪽으로 하여 씌운다. 더욱 단단하게 하기 위해서는 매듭을 코 위로 하고 아래에서 한번 더 교차한다.
4) 매듭을 조여 입을 완전히 움직일 수 없도록 한다.
5) 목덜미 뒤쪽에서 최종 매듭을 묶는다.
6) 매듭은 리본 형태로 묶어 응급 상황에서는 빨리 풀 수 있도록 한다.

그림 거즈붕대

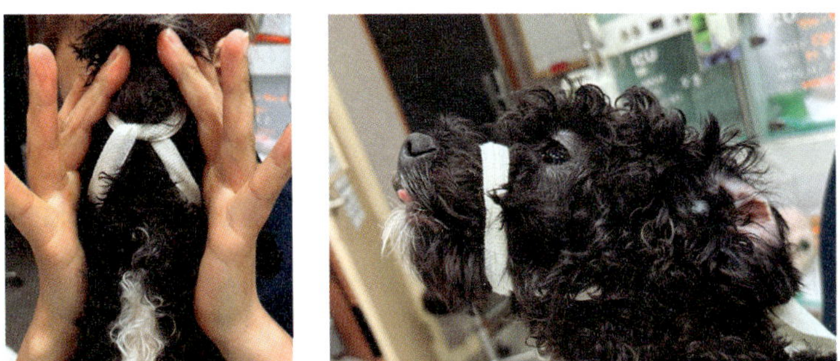

### (4) 엘리자베스 칼라

1) 동물의 목둘레를 대략적으로 측정한다.
2) 손가락이 한두 개 들어갈 수 있을 정도로 목둘레에 맞는 엘리자베스 칼라를 선택한다.
3) 얼굴둘레에 엘리자베스 칼라를 씌우고 똑딱이를 잠근다. 엘리자베스 칼라를 지속적으로 해야 하는 경우에는 물을 마실 수 있도록 코끝까지 오는 정도로 길이를 조정한다.

그림 엘리자베스 칼라

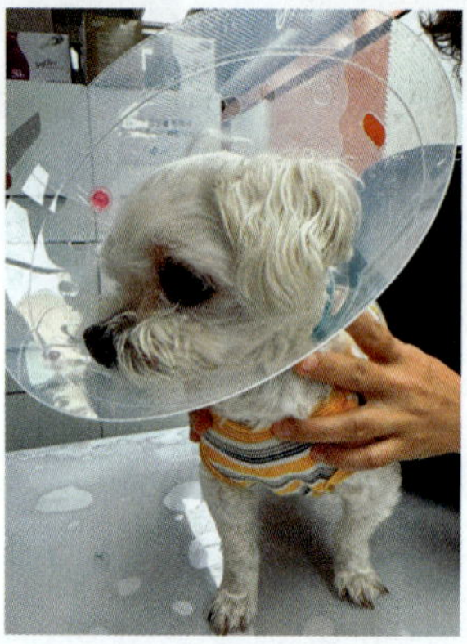

### (5) 수건 또는 담요

사나운 고양이에게 필수적인 보조도구이다. 고양이는 수건을 덮으면 목표물을 찾지 못한다. 수건을 덮고 머리 쪽으로 접근해서 한 손으로 머리와 어깨를 누르고, 다른 손으로 수건을 펼쳐 몸 쪽을 덮는다. 테이블로 옮긴 후 머리와 어깨는 누르고 수건을 들어 젖혀 주사 부위를 노출시킨다. 또는 움직이지 못하게 해야 하는 경우는 수건으로 돌돌 말아 감은 후 치료 부위를 노출시킨다.

1) 이동장이나 입원장의 문을 연다.
2) 수건을 손에 씌운 후 손이 드러나지 않게 하고 수건을 고양이에게 씌운다.
3) 수건으로 동물의 머리와 어깨를 단단히 잡아 감싸 안아 꺼낸다.
4) 테이블 위에 올려놓고 수건을 테이블에 펼친다. 수건 위로 고양이를 올리고 돌돌 감는다.
5) 수건은 얼굴을 감싸야 하고, 보조자는 뒷발이 젖혀진 채로 수건을 만다.
6) 처치가 필요한 부위를 노출시키고 처치를 한다.
7) 안아야 할 경우는 한 손으로는 가슴부위를 잡고, 다른 손으로는 머리부위를 잡아 동물보건사 몸에 밀착하여 안는다.

그림 수건

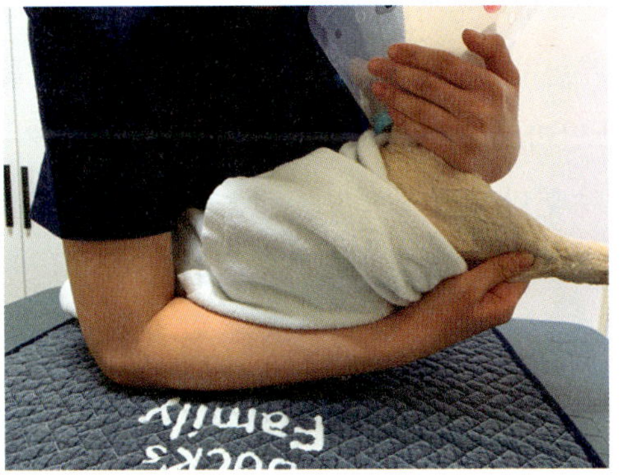

### (6) 보호망

매우 사나운 고양이에게는 판매되거나 집에서 만든 철망을 이용하는 방법이 있다. 철망으로 고양이의 몸을 누르며 마취제를 근육주사한다.

### (7) 캣백(고양이 주머니)

캣백은 상품으로 제작되어 나와 있으며 정맥주사 할 때 유용하다. 주머니는 각각의 발쪽에 지퍼가 있어 각각의 부위를 꺼내어 치료가 가능하다. 그러나 머리를 다룰 때는 물리지 않도록 주의해야 한다.

그림 캣백

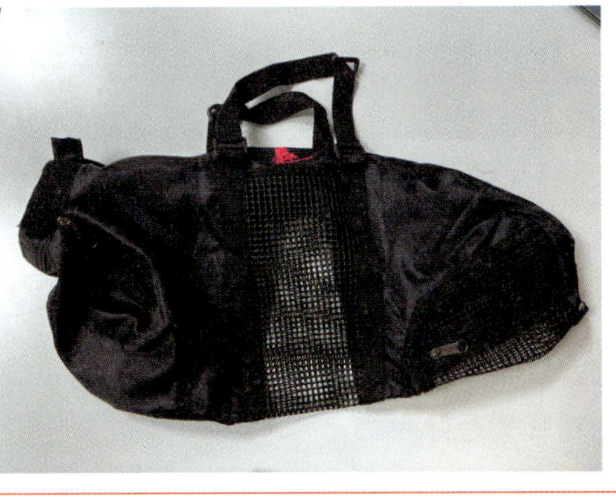

## 2. 들어올리기

진료 또는 검사를 위해 진료대와 검사대, 수술대로 들어 올리는 과정 또는 이동하는 과정에서도 의식이 있는 동물은 몸부림치며 도망가려고 한다. 동물보건사의 물리적 힘을 사용한 보정이 필요하다. 환자를 안전하게 안아서 들어올리거나 이동해야 한다. 환자를 안을 때에는 언제나 동물보건사의 몸에 밀착하여야 한다. 가볍게 안으면 버둥거리는 환자를 떨어뜨릴 수 있다. 15kg 이상의 큰 동물을 들어 올릴 때는 혼자서 들어올리기 어려울 뿐더러 보정자의 허리가 손상 될 수 있어 주의해야 한다. 2인 1조로 시행하며 서로 박자를 맞추어 동시에 들어 올려야 한다. 의식이 없는 동물은 들것, 큰 담요, 바퀴가 달린 테이블을 사용하여 들어 올리고 이동해야 안전하다.

### (1) 15kg 이하의 개 환자

1) 환자는 서 있는 상태로 만든다.
2) 동물을 동물보건사의 몸에 밀착시키며 한 손은 가슴부위를 감싼다.
3) 다른 팔로 엉덩이를 받히며 손으로 뒷다리를 잡아 허리 근처로 들어올리고 안는다.

**그림** 혼자서 들어 올려 안기

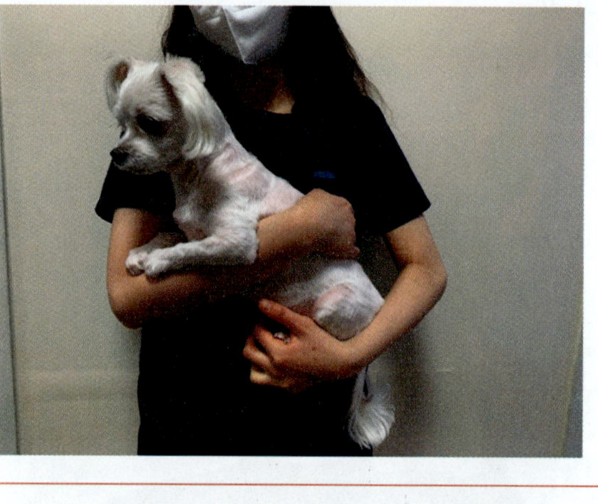

### (2) 15kg 이상의 개 환자

1) 두 명의 동물보건사가 준비한다.
2) 환자는 서 있는 상태로 만든다.
3) 두 명의 동물보건사는 환자의 같은 편에 선다.

4) 머리 쪽의 동물보건사는 환자의 목을 감고, 다른 팔로 가슴 아래로 뻗어 두 손이 맞닿게 하고 가슴에 밀착하도록 당긴다.

5) 꼬리 쪽의 동물보건사는 한손은 동물의 배 아래쪽 가슴과 골반 사이로 뻗고, 다른 손은 꼬리와 다리 사이 무릎부위로 가져간 가슴에 밀착하도록 당긴다.

6) 두 명이 동시에 들어 올리고 이동한다.

7) 한 명이 자리를 떠나도 다른 사람은 반드시 동물을 잡고 있는다.

그림 두 명이 들어올리기

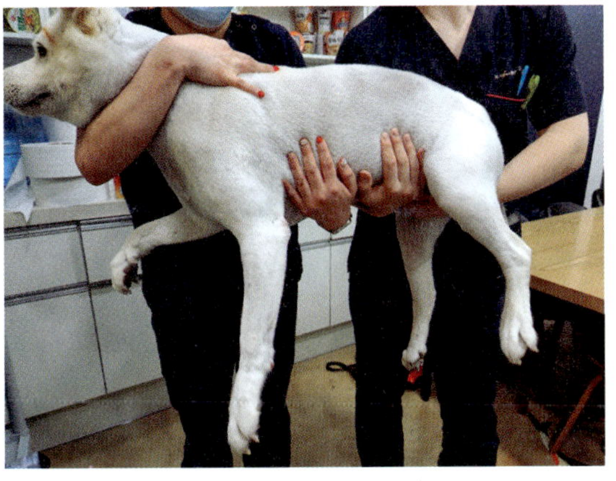

### (3) 척추손상 또는 의식이 없는 환자

1) 들것(담요)과 이동식바퀴테이블을 준비한다.

2) 환자와 들것이 평행하게 있어야 한다.

3) 환자의 손상부위 및 중증상태를 확인한다.

4) 2명의 동물보건사가 옆으로 누워있는 환자의 뒤쪽에서 한 명의 동물보건사가 머리 쪽에서 동물의 갈비뼈 밑으로 손을 넣고 다른 손으로 동물환자의 위로 손을 뻗어 앞몸통을 껴안는다.

5) 다른 동물보건사는 엉덩이 뒤쪽에서 엉덩이 밑으로 손을 넣고 다른 손으로 환자의 위로 손을 뻗어 뒤몸통을 껴안는다.

6) 동시에 환자를 들어서 들것으로 옮긴다.

7) 들것의 양쪽 끝부분을 잡고 이동테이블로 들어 올린다.

8) 붕대로 이동테이블에 환자를 고정한 후 이동한다.

### (4) 순한 고양이환자

1) 고양이환자에게 조용하게 접근한다.
2) 고양이를 쓰다듬어도 안전한지 확인하고 순한 고양이의 경우 먼저 머리 윗부분을 부드럽게 쓰다듬고 그 다음 등을 따라 부드럽게 쓸어준다.
3) 한 손으로 목덜미를 단단히 잡고 고양이를 들어올리며 다른 한 손으로는 고양이의 가슴 또는 복부 아래에 놓고 고양이를 받쳐준다. 옆구리에 끼우고 이동한다.
4) 고양이환자를 진료대 위 수건이나 담요위로 올려놓는다.

**그림** 순한 고양이 환자

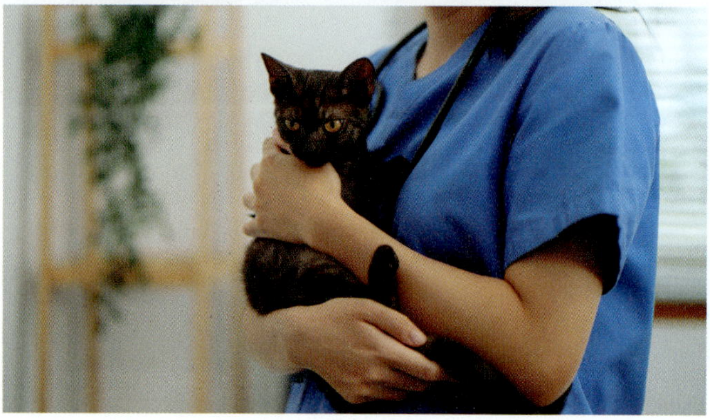

### (5) 사나운 고양이

1) 고양이의 목덜미를 신속하고 확실하게 잡는다.
2) 한 손으로 고양이의 목덜미를 들어 올려 몸의 뒷부분이 아래로 늘어뜨리게 한다.
3) 고양이환자를 진료대위에 놓고 적절한 방법으로 제어한다. 사나운 고양이환자는 수건이나 담요를 이용하여 움직임을 제어하는 것이 안전하다.

## V 화학적 제어

심리적 제어나 도구를 이용한 물리적 제어로도 동물을 다루기 힘들 때에는 약물을 이용한 화학적 제어방법을 고려한다. 화학적 제어는 수의사가 실시하며 진정제 또는 상황에 따라 마취제를 사용한다. 환자의 질환상태에 따라 사용하기 어려울 수도 있고, 보호자의 동의가 필요한 경우도 있다. 약물투여 후 몇 분 동안은 환자에게 호흡곤란, 경련, 심정지와 같은 부작용 증상이 있는지 관찰한다. 만약 부작용이 발생한다면, 상태를 완화하기 위한 조치를 취하고 즉시 수의사에게 알린다.

(1) 동물의 몸무게는 이동장과 함께 체크한 후 알고 있는 이동장의 무게를 빼서 측정한다.

(2) 체중에 맞게 약물을 준비한다.

(3) 수건을 이동장 안으로 밀어 넣어 환자의 몸을 단단히 잡고 꺼낸다.

(4) 주사를 주입하는 부위에 수건을 살짝 열어 놓는다. 주사가 어려운 경우 다른 약물 주입 방법(호흡 등)에 따른 이동을 준비한다.

제2절

# 개의 자세잡기

## I 신체검사 시 자세잡기

### 1. 머리

동물보건사는 수의사가 머리에 있는 구조물인 귀, 눈, 코, 입을 검사하기 쉽도록 자세를 잡아야 한다.

(1) 진료대 위로 개를 올려놓아 위치시킨다.

(2) 개의 옆으로 선다.

(3) 한 손은 개의 목 아래에 놓고 손으로 머리를 가슴 가까이로 당겨 동물이 물지 못하게 머리를 고정한다.

(4) 반대쪽 손으로 개의 엉치엉덩관절을 뒤로 밀며 누르면서 개를 앉힌다.

(5) 동물보건사의 몸으로 누르면서 머리를 양손으로 고정한다. 몸부림이 심한 경우는 개를 겨드랑이에 끼운다.

(6) 검사할 부위(귀, 눈, 코, 입)를 수의사에게 노출시키고 편하게 관찰할 수 있도록 자세를 잡는다.

그림 귀검사 시 자세잡기

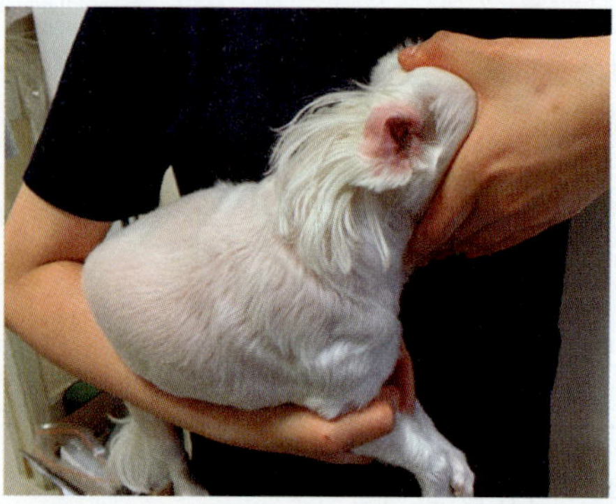

## 2. 등

등의 피부질환, 종괴, 탄력도검사를 실시할 때 등이 수의사에게 노출될 수 있도록 자세를 잡아야 한다.

### (1) 움직임이 심하지 않은 순종적인 개

1) 개의 전면에 선다.
2) 머리를 양손으로 잡고 등 부위를 수의사가 관찰하기 쉽게 자세를 잡는다.
3) 다리를 움직이지 못하게 한 후 다리를 고정했던 손으로 엉치엉덩관절을 눌러 앉게 한 후 엉덩이 부분을 고정한다.

그림 등검사 시 자세잡기

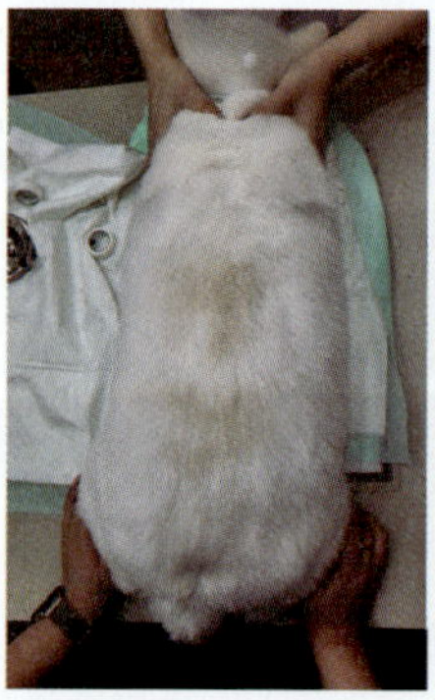
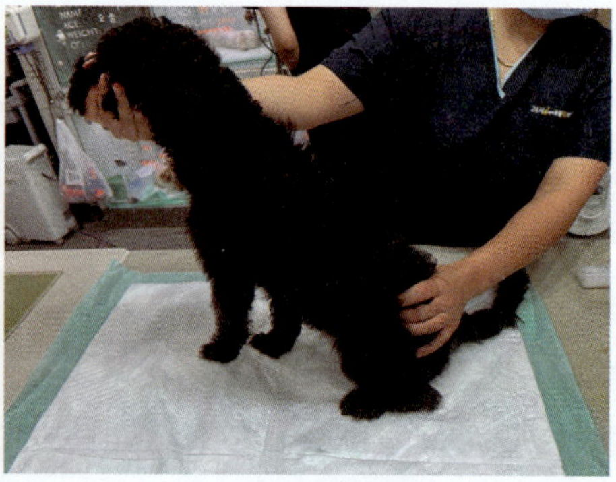

### (2) 몸부림을 치거나 사나운 개

1) 개의 옆면에 서서 몸에 밀착시킨다.
2) 머리를 동물보건사의 겨드랑이에 끼고 다른 손으로는 뒷다리를 팔로 감싸 껴안아 버둥거리지 못하게 한다.

그림 몸부림치는 강아지 자세잡기

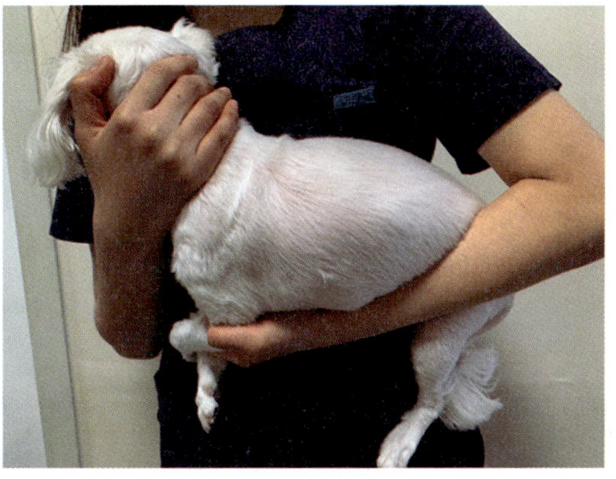

## 3. 흉복부

흉복부의 피부상태, 유선과 유두, 복부의 통증여부, 흉복부 초음파 검사 등을 검사하기 쉽도록 자세를 잡아야 한다. 옆으로 눕힌 후 뒤로 눕는 자세를 만드는 것으로 동물이 순응하지 않는 경우가 많아 숙련된 기술이 필요하다. 특히 힘이 좋은 개는 한 명의 동물보건사가 하기에 힘들기 때문에 2명의 동물보건사가 실시하는 것이 좋다.

### (1) 몸무게가 8kg 미만 적게 나가는 개

1) 개의 옆으로 서서 동물을 몸에 붙여 밀착시킨다.
2) 개의 머리를 왼쪽 겨드랑이에 끼우고 몸통 위로 왼팔을 뻗어 앞발을 엄지손가락과 중지손가락 사이에 끼워 단단히 잡는다.
3) 오른팔을 개의 몸통 위로 뻗어 뒷발을 엄지손가락과 중지손가락 사이에 끼워 단단히 잡는다.
4) 왼쪽 겨드랑이에 개의 머리를 고정한 채 양손가락과 양팔로 개를 살짝 들어 올려 앞다리와 뒷다리를 동물보건사의 전면으로 밀어내면서 개를 옆으로 눕힌다.

5) 개의 머리는 동물보건사의 팔날로 누르고 앞다리와 뒷다리를 멀리 떨어지도록 하고 고정한다.

### (2) 몸무게가 8kg 이상 많이 나가는 개

1) 한 명의 동물보건사는 개의 머리 쪽에 위치하고, 다른 동물보건사는 꼬리 쪽에 위치한다.
2) 개의 옆면에 서서 동물보건사의 몸에 가까이 당겨 붙이고, 개의 몸통 위로 팔을 뻗어 한 명은 앞다리를 잡고, 다른 한 명은 뒷다리를 잡는다.
3) 눕힐 방향을 정하고 동시에 옆으로 눕힌다. 머리 쪽의 동물보건사는 목 부위를 팔과 몸통으로 가볍게 눌러 일어나지 못하게 한다.
4) 옆으로 눕힌 개를 뒤집어 뒤로 눕히고 머리 쪽의 동물보건사는 머리를 팔과 상체로 가볍게 눌러 누워 있는 자세를 유지하게 한다.

그림 흉복부검사 시 자세잡기

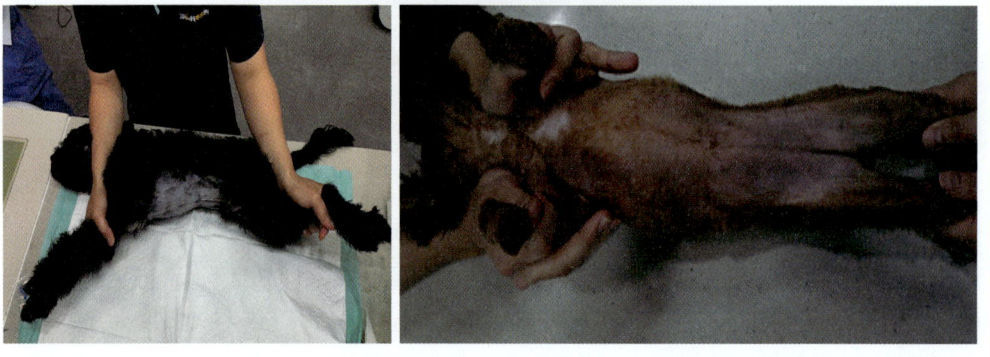

## 4. 항문, 사지

체온측정, 외음부, 항문, 항문낭을 검사하기 쉽도록 자세를 잡아야 한다.

(1) 개의 옆면에 선다.
(2) 한 팔을 개의 목 아래서 머리를 잡고 동물보건사의 상체에 가깝게 당긴다.
(3) 다른 팔을 개의 복부 아래에 놓고 서 있는 자세를 만든다.
(4) 복부를 살짝 들어 올려 서 있는 자세를 유지한다.

그림 항문검사 시 자세잡기

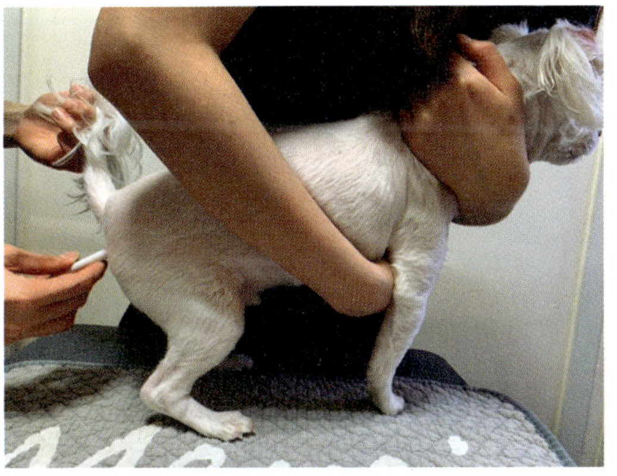

## Ⅱ 검체물 채취 시 자세잡기

### 1. 소변

#### (1) 카테터 삽입

카테터를 삽관하여 채뇨를 하는 과정은 동물이 위협을 크게 느끼는 과정이므로 난폭해지기 쉽다. 개의 암컷과 수컷에서 보정법이 다르다.

1) 암컷 개

① 암캐의 요도는 외음부와 연결되어 있기 때문에 외음부가 잘 보이게 자세잡기 하여야 한다.

② 개의 옆면에 선다.

③ 개의 머리는 동물보건사의 겨드랑이 사이에 끼우고 꼬리는 수의사를 향하도록 세운다.

④ 테이블의 끝 쪽으로 밀어 복부를 테이블에 걸치고 다리를 내려뜨린다. 외음부가 잘 보이도록 한 손으로 꼬리 아래쪽을 확실히 잡는다.

⑤ 다른 한 손은 상체를 잡아 움직이지 못하도록 자세잡는다.

⑥ 다른 동물보건사는 늘어뜨린 다리를 잡아 버둥거리지 않도록 한다.

그림 암컷 개 카테터 삽입 시 자세잡기

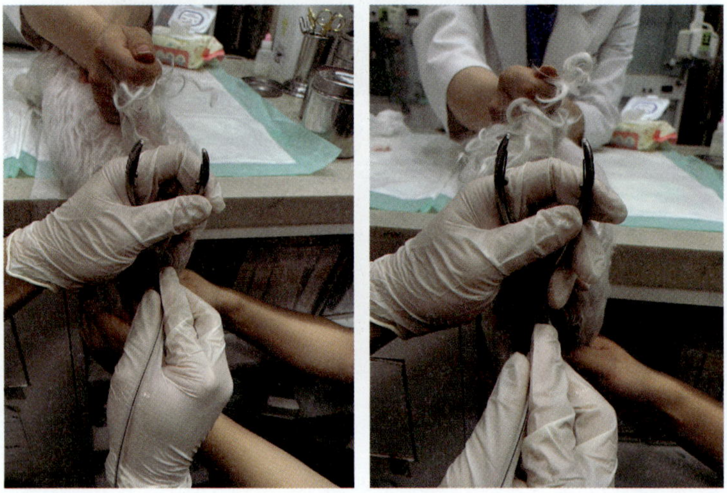

2) 수컷 개

수컷의 요도는 음경으로 연결되어 있기 때문에 음경이 노출되도록 한다.

① 개의 옆면에 선다.

② 머리를 겨드랑이에 끼고 몸통 위로 팔을 둘러 양팔로 각각 앞발와 뒷발을 잡고 다리를 들어올려 다리를 벌리며 옆으로 눕힌다.

③ 일어나지 못하도록 머리를 팔과 상체로 가볍게 누른다.

④ 수의사에게 음경이 잘 보이도록 하며 카테터를 삽입하는 동안 옆으로 눕힌 자세를 유지한다.

그림 수컷 개 카테터 삽입 시 자세잡기

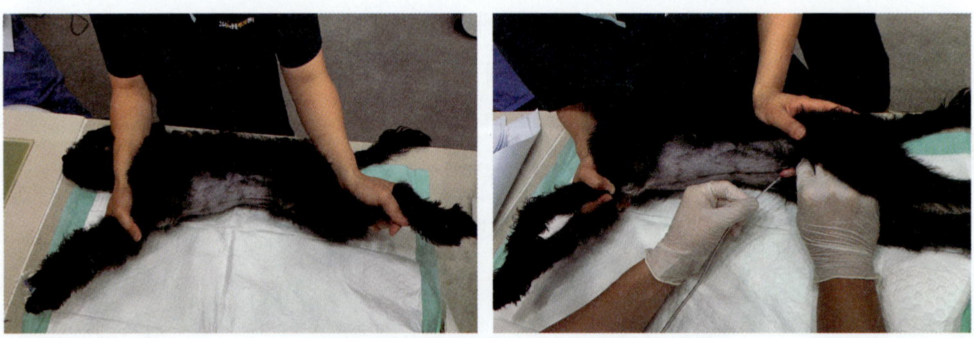

### (2) 방광천자

소변의 미생물학적 검사가 필요할 경우 방광에서 직접 주사기로 채취한다. 이때 초음파로 방광의 위치를 확인하며 실시하기 때문에 개는 뒤로 누운 자세를 유지한다.

1) 한 명의 동물보건사는 개의 머리 쪽에 위치하고, 다른 동물보건사는 꼬리 쪽에 위치한다.
2) 개의 옆면에 서고 동물보건사의 몸에 가까이 당겨 붙이고, 개의 몸통 위로 팔을 뻗어 한 명은 앞다리를 잡고, 다른 한 명은 뒷다리를 잡는다.
3) 눕힐 방향을 정하고 동시에 옆으로 눕힌다. 머리 쪽의 동물보건사는 목 부위를 팔과 몸통으로 눌러 일어나지 못하게 한다.
4) 옆으로 눕힌 개를 뒤집어 뒤로 눕히고 머리 쪽의 동물보건사는 머리를 팔과 상체로 눌러 누워 있는 자세를 유지하게 한다. 주사기를 이용한 침습행위이기 때문에 개가 움직이지 않도록 주의한다.

**그림** 방광천자 시 자세잡기

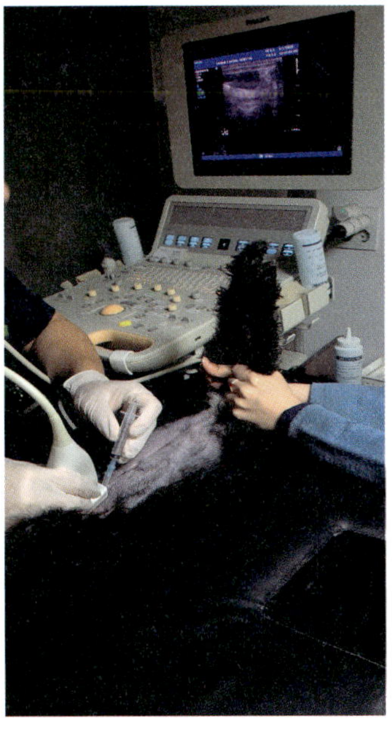

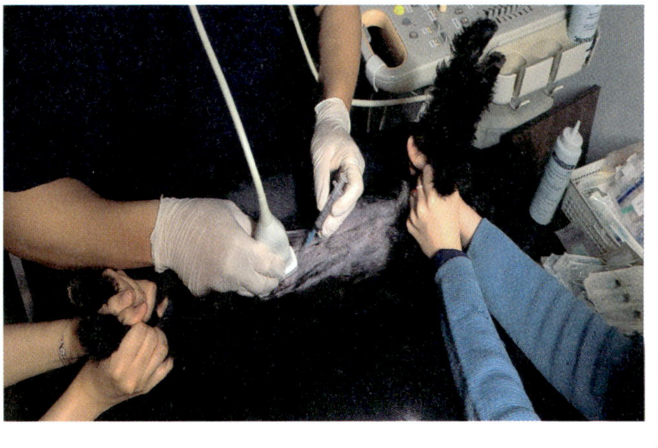

## 2. 혈액

혈액검사를 위해서 혈액을 채취하는 것을 채혈이라고 한다. 채혈하기 위한 부위는 목정맥, 요골쪽(노쪽) 피부정맥, 복재정맥, 대퇴정맥이 있다. 가장 일반적으로 사용하는 정맥은 목정맥이며, 정맥주사를 하거나 정맥 카테터를 장착하는 경우 요골쪽피부정맥에서 채혈한다. 그 외 상황에 따라 복재정맥, 대퇴정맥에서도 채혈한다. 각 정맥에 따라 자세잡기가 다르다. 채혈을 하는 수의사의 움직임에 따라 보정 강도를 조절하며 끝마칠 때까지 움직임 없이 보정하여야 혈관 밖으로 주사기가 빠지지 않는다. 혈관에서의 출혈은 혈종을 유발하며 혈관이 보이지 않게 되므로 다른 혈관으로 재시도를 해야 한다.

**그림** 채혈을 위한 정맥의 위치

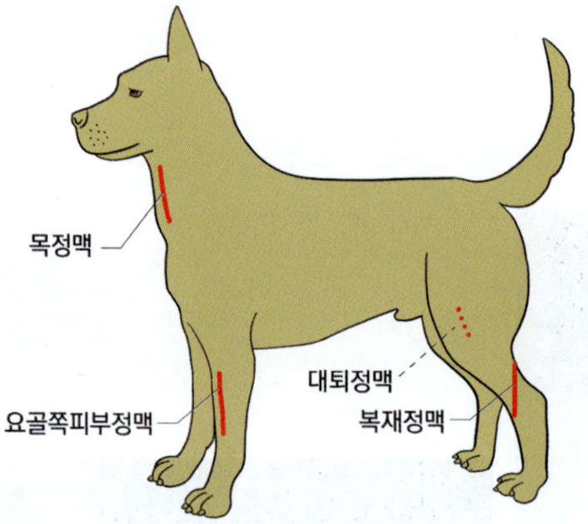


**채혈에 사용되는 주요 혈관의 주행 위치**

채혈 전에는 검사대를 소독하고, 정맥 채혈을 위한 기구를 준비해야 하며, 채혈튜브에 이름표기가 특히 중요하다.

### (1) 목정맥 채혈

1) 동물보건사가 환자의 뒤에서 밀착하고 개의 가슴이 검사대의 끝에 가깝게 위치하게 한다.
2) 한 손은 코와 입을 잡고 머리를 위로 향하게 한다. 목을 손으로 덮지 않도록 주의한다.
3) 목을 앞발과 평행하게 하고 너무 뒤로 젖혀지지 않게 한다.
4) 채혈하는 동안 자세를 유지한다.

* 대형견의 경우 엎드리게 한 후 머리를 들게하고 머리를 한 쪽으로 기울이면 정맥천자하기 편하다.

그림 목정맥 채혈 시 자세잡기 순서

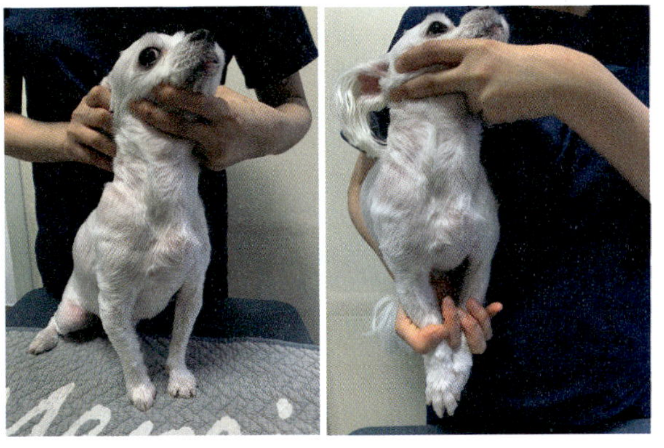

### (2) 앞다리굽이(요골쪽피부정맥) 채혈

1) 채혈할 앞다리를 결정한다.
2) 채혈하려는 앞다리의 반대편에 선다.
3) 반대편의 한 손은 머리를 보정하고 채혈하지 않는 방향을 보게 한다.
4) 채혈하려는 방향의 손은 채혈하려는 앞다리의 겨드랑이에서 손을 밀어 넣어 굽이관절 뒤쪽의 꿈치머리에 엄지와 검지 사이를 받치고 앞다리를 뒤로 빼지 못하도록 고정한다.
5) 채혈을 할 동안 자세를 고정한다.

**그림** 앞다리피부정맥 채혈 시 자세잡기 순서

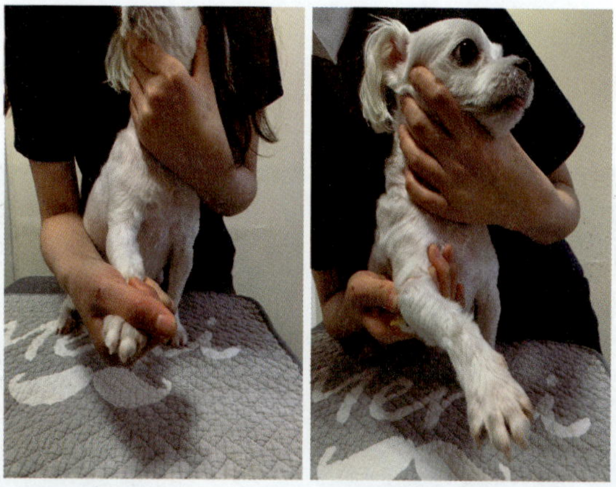

### (3) 무릎뒤(복재정맥) 채혈

1) 채혈하려는 뒷다리를 결정한다.
2) 개를 옆으로 누운 자세로 눕히고 채혈하려는 뒷다리가 위로 가게 한다.
3) 채혈할 다리의 무릎 위를 잡고 다리 표면을 압박한다.
4) 채혈하는 동안 자세를 유지한다.

### (4) 샅부위(대퇴정맥) 채혈

1) 채혈하려는 뒷다리를 결정한다.
2) 개를 옆으로 눕히고 채혈하려는 뒷다리가 아래로 가게 한다.
3) 한 손의 세 손가락으로 앞발을 단단히 잡는다.
4) 다른 한 손은 펴서 사타구니 쪽으로 손을 깊게 집어 넣는다.
5) 뒤쪽에서 다리를 강하게 잡고 혈관을 압박한다.
6) 채혈하는 동안 자세를 유지한다.

그림 복재정맥, 대퇴정맥 채혈 시 옆으로 눕힌 자세잡기 순서

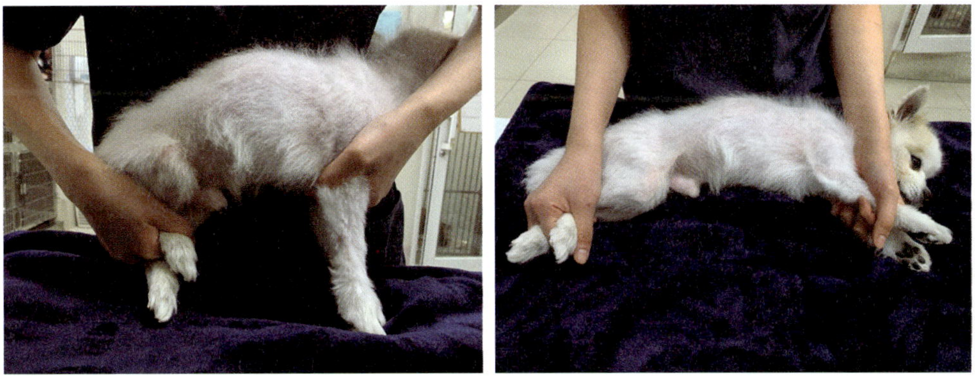

## Ⅲ 방사선 검사 시 자세잡기

방사선검사는 각 촬영에서 최소 2장의 사진을 직각으로 촬영한다. 방사선 촬영자세용어에서 먼저 나오는 단어는 엑스선 빔이 체내에 처음 접하는 부분을 말한다. 두 번째 나오는 단어는 엑스선 빔이 통과하여 나가는 부분을 말한다. 방사선 사진을 적절하게 촬영하기 위해서는 해부학적 위치를 유지하면서 자세를 고정하고 촬영하여야 한다.

- VD(Ventro-Dorsal) 배가 위로 올라오고 등이 아래에 닿아있는 자세 - 뒤로 누운 자세
- DV(Dorso-Ventral) 등이 위로 올라오고 배가 아래에 닿아있는 자세 - 엎드린 자세
- LL(Left-Lateral) 왼쪽이 바닥면에 닿게 향하고 옆으로 누운 자세
- RL(Right-Lateral) 오른쪽이 바닥면에 닿게 향하고 옆으로 누운 자세

| V | Ventral | 배 |
|---|---|---|
| D | Dorsal | 등 |
| L | Lateral | 옆면 |

* 방향에 관련된 단어는 매우 많지만 여기서는 주로 사용하는 몇 가지의 용어와 촬영자세만 예시하겠다. 자세한 것은 동물영상진단학을 참고하기 바란다.

## 1. 머리

### (1) RL view

1) 개의 오른쪽이 바닥을 향하고 왼쪽이 위를 향하도록 위치시킨다.
2) 머리 부분을 테이블에 수평으로 위치시키기 위해 방사선 투과성 스펀지를 목 아래에 끼운다.
3) 앞에 있는 보정자는 기도, 경추, 광대뼈 쪽을 촬영할 시에는 앞쪽 턱을 잡아 보정하며 턱 쪽을 촬영할 시에는 귀 쪽을 잡아 보정한다.
4) 뒤에 있는 보정자는 개의 몸과 밀착시키고 앞다리 어깨관절을 잡아 조사범위에 노출되지 않도록 아래로 잡아 당겨 보정한다.

**그림** 머리 RL view 촬영 시 자세잡기

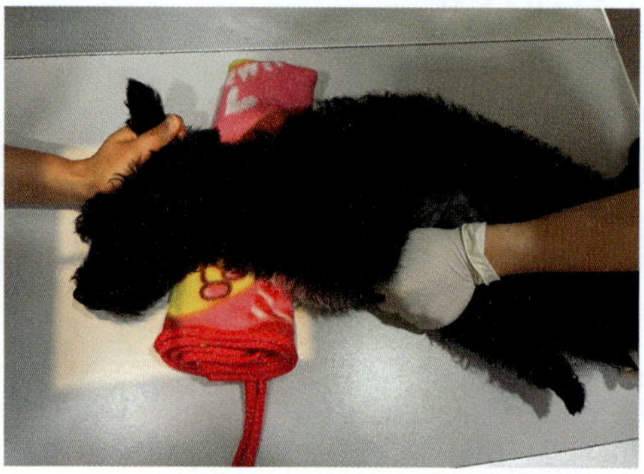

### (2) DV view

1) 개를 엎드리게 하여 테이블에 밀착시키고 좌우대칭을 맞춘다.
2) 앞에 있는 보정자는 양쪽 귀를 잡아 밑으로 눌러 하악골을 테이블에 밀착시키고 머리가 흔들리지 않도록 보정한다.
3) 뒤에 있는 보정자는 동물의 몸에 밀착시켜 고정시키고 중지와 검지 사이로 뒷다리의 엉덩관절을 잡아 옆으로 벌려 조사범위에 노출되지 않도록 한다.

**그림** 머리 DV view 촬영 시 자세잡기

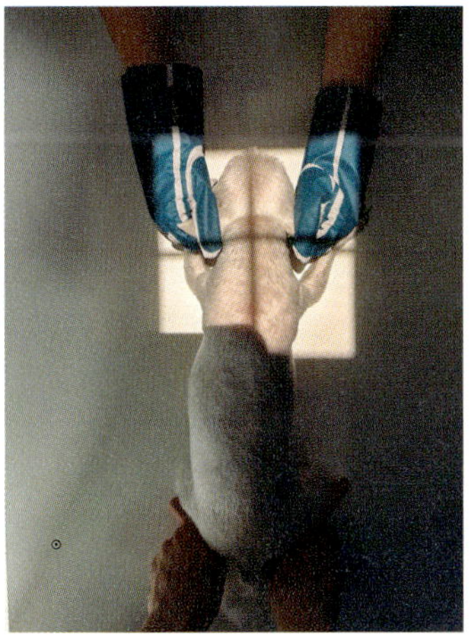

### (3) VD view

1) 개를 눕혀 테이블에 밀착시키고 좌우대칭을 맞춘다.
2) 앞에 있는 보정자는 양쪽 귀를 잡고 밑으로 눌러 얼굴이 흔들리지 않도록 보정한다.
3) 뒤에 있는 보정자는 앞다리의 관절을 보정자 쪽으로 잡아 당겨 조사범위에 노출되지 않도록 한다.

**그림** 머리 VD view 촬영 시 자세잡기

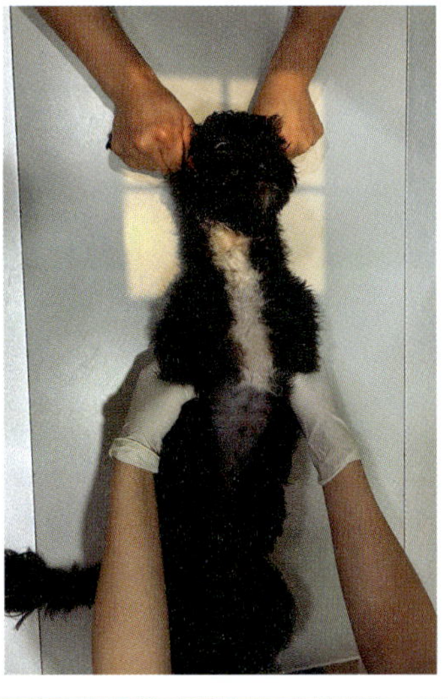

## 2. 흉부

식도, 기도, 심장, 폐를 촬영할 때 진행하며, 흉곽입구에서 마지막 갈비뼈까지의 부위를 함께 촬영해야 한다. 빔의 중앙부위는 칼돌기로, 흉부의 살짝 아래 부분이다. 되도록 흡기에 촬영하면 폐에 공기가 들어차 까맣게 나와 연부조직의 구별이 더 쉽다. 호흡곤란이 있는 환자는 흥분하지 않도록 하며 흉부가 압박되지 않도록 주의한다.

### (1) RL view

1) 개의 오른쪽이 바닥을 향하고 왼쪽이 위를 향하도록 위치시킨다..
2) 앞에 있는 보정자는 얼굴 앞쪽을 잡아 지그시 눌러 보정한다. 동물이 움직이지 않게 하기 위해서는 얼굴 보정이 중요하며 얼굴 보정 시 손가락이 경부까지 노출되지 않도록 주의한다. 기관과 식도를 관찰하기 위해서 목이 굽혀지지 않도록 한다.
3) 앞다리의 발을 보정자 쪽으로 잡아 당겨 몸이 일자가 되도록 자세를 보정한다.
4) 뒤에 있는 보정자는 꼬리를 옆쪽으로 잡아당기고 뒷다리는 보정자 쪽으로 잡아당겨 몸이 일자가 되도록 자세를 유지하여 촬영한다.

**그림** 흉부 RL view 촬영 시 자세잡기

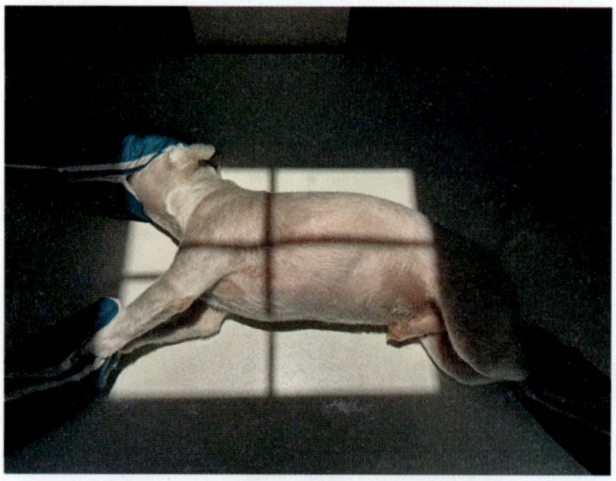

### (2) VD view

1) 개를 눕혀 테이블과 밀착시키고 좌우대칭을 맞춘다.
2) 앞에 있는 보정자는 앞다리를 귀 부위에 밀착시켜 앞다리와 귀를 동시에 잡아주면서 얼굴이 흔들리지 않도록 보정한다.

3) 뒤에 있는 보정자는 동물의 뒷다리를 잡아 본인 쪽으로 잡아 당겨 몸이 일자가 되도록 보정한다. 다리가 좋지 않은 경우 대퇴골과 골반관절 쪽을 잡아 보정한다.

그림 흉부 VD view 촬영 시 자세잡기

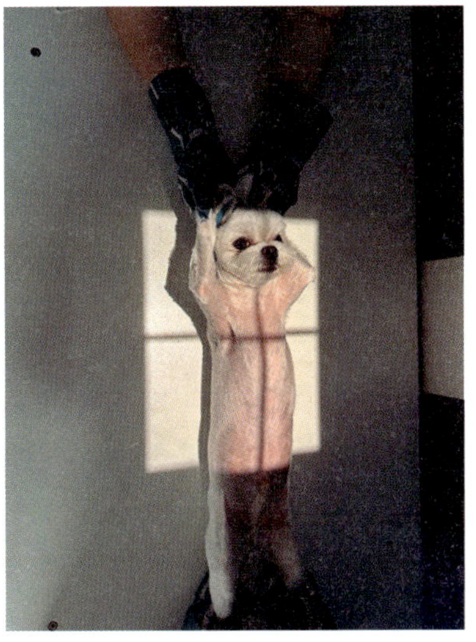

## 3. 복부

가로막(횡격막) 앞부분에 위치한 간과 위, 장 그리고 고관절을 포함해서 촬영해야 한다. 빔의 중앙부위는 배꼽 쪽 부분이다. 정확도를 높이기 위해서는 금식 후 촬영하는 것이 좋으며, 되도록 호기 시에 촬영하면 복강의 부피가 넓어져서 복강 장기가 눌리지 않고 촬영된다.

### (1) RL view

1) 몸을 옆으로 눕혀 개의 오른쪽이 바닥에 닿고 왼쪽이 위를 향하도록 눕힌다.
2) 개의 몸을 테이블과 밀착시키고 몸이 일자가 되도록 잡아 당겨 자세를 보정하는 것이 중요하다.
3) 앞에 있는 보정자는 동물의 얼굴을 지그시 눌러 잡아 흔들리지 않도록 보정하고 앞다리는 조사범위에 노출되지 않고 몸이 일자가 되도록 잡아 당겨준다.
4) 뒤에 있는 보정자는 꼬리를 옆으로 잡아 눌러 주고 뒷다리는 본인 쪽으로 잡아 당겨 몸이 일자가 되도록 자세를 잡는다.

그림 복부 RL view 촬영 시 자세잡기

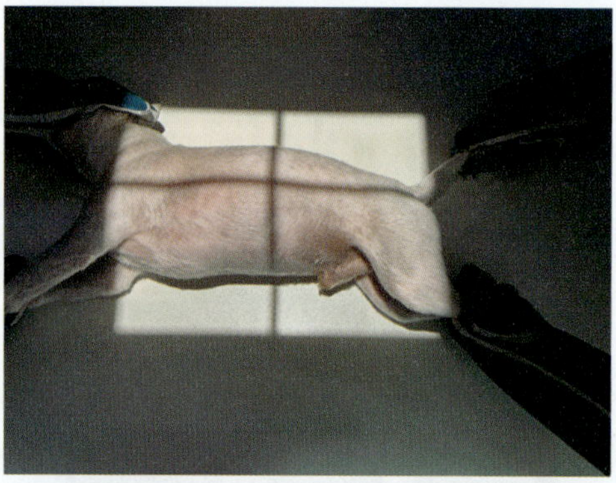

### (2) VD view

1) 개를 눕혀 테이블에 밀착시키고 좌우대칭을 맞춘다.
2) 앞에 있는 보정자는 앞다리를 귀 쪽에 밀착시켜 잡아주어 얼굴이 흔들리지 않도록 보정하고 동시에 본인 쪽으로 잡아당겨 몸이 일자가 되도록 보정한다.
3) 뒤에 있는 보정자는 뒷다리를 본인 쪽으로 잡아 당겨 몸이 일자가 되도록 자세를 잡는다.

그림 복부 VD view 촬영 시 자세잡기

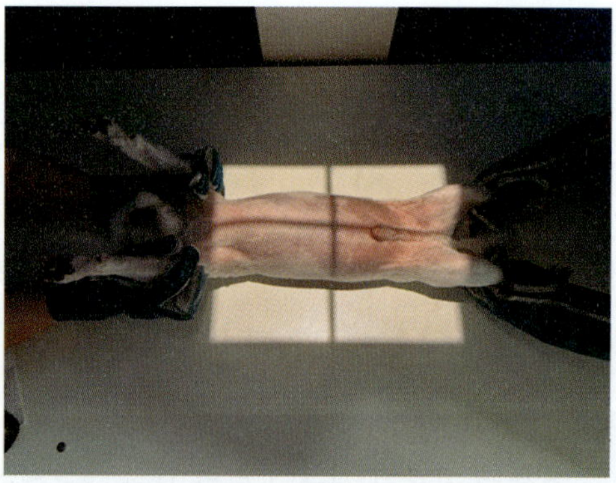

## 4. 뒷다리, 넙다리뼈(대퇴골), 무릎뼈(슬개골)

### (1) 뒷다리 바깥쪽의 Lateral view

촬영부위는 뒷다리 바깥쪽의 옆면 촬영이고, 빔의 교차점 부위는 무릎이다.

1) 증상이 나타나는 다리의 바깥쪽 옆면이 바닥에 닿게 위치시킨다.
2) 앞에 있는 보정자는 양손으로 앞다리의 관절을 잡아 테이블로 밀착시키고 이때 환자의 목 쪽을 지그시 눌러 움직이지 못하도록 보정한다.
3) 뒤에 있는 보정자는 촬영할 뒷다리는 발끝을 잡고 테이블에 밀착되도록 지그시 눌러준다. 그리고 촬영하지 않는 뒷다리는 뒤로 잡아당겨 테이블에 밀착시키고 촬영 범위에 들어가지 않도록 한다.

그림 뒷다리 바깥쪽 Lateral view 촬영 시 자세잡기

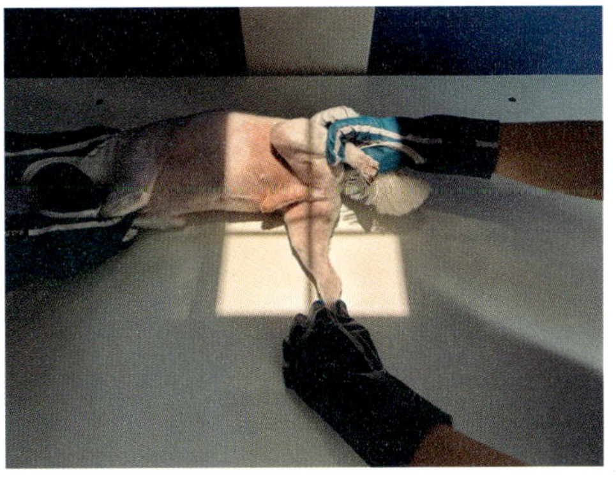

### (2) 골반 VD view

촬영 부위는 골반 및 넙다리뼈이며 빔의 교차점은 골반 엉치뼈(천골)이다.

1) 환자의 몸을 눕히고 테이블에 밀착시킨다. 골반이 테이블에 밀착이 되도록 몸을 45도 정도 세우고 골반의 좌우대칭을 맞춰서 자세를 잡아주는 것이 중요하다.
2) 앞에 있는 보정자는 앞다리의 관절을 잡고 골반이 바닥으로 안착이 되도록 몸을 45도 정도 세워 보정한다.
3) 뒤에 있는 보정자는 고관절과 무릎관절이 일렬로 배열되도록 뒷다리를 안쪽으로 살짝 모아 주면서 잡아 당겨 자세를 잡아준다.

그림 골반 VD view 촬영 시 자세잡기

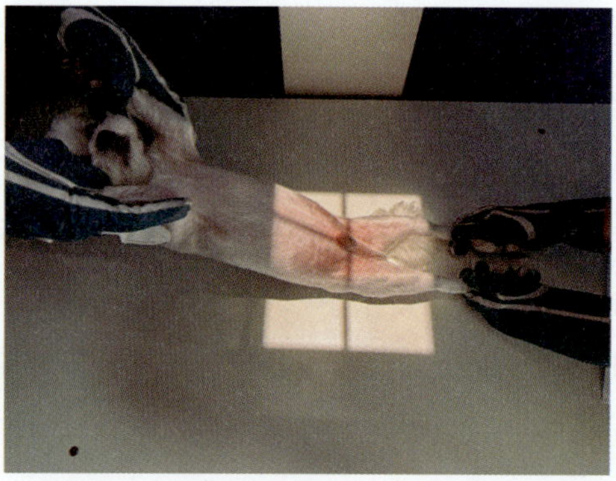

### (3) 십자인대 pressure view

십자인대 질환을 확인하기 위해 촬영하며 정강이뼈와 넙다리뼈가 밀리는지 확인한다.

1) 증상이 나타나는 다리를 안쪽 방향으로 위치시킨다.
2) 앞에 있는 보정자는 앞다리와 촬영하지 않는 바깥쪽 뒷다리를 동시에 잡아 지그시 눌러 주고 몸을 밀착시켜 안정적으로 보정한다.
3) 뒤에 있는 보정자는 촬영할 뒷다리의 안쪽 면을, 인위적으로 정강이뼈를 넙다리뼈 쪽으로 지그시 밀어 넣어 촬영한다. (십자인대가 끊어졌다면 밀리는 영상이 촬영된다)

그림 십자인대 pressure view 촬영 시 자세잡기

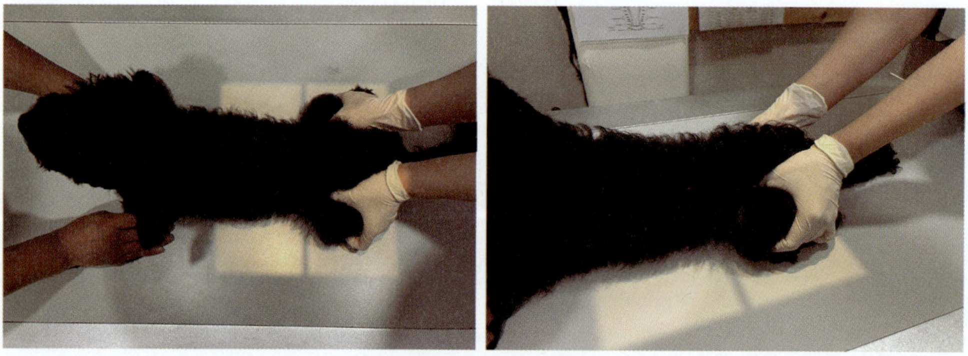

### (4) 십자인대 TPA view

1) 증상이 나타나는 다리를 안쪽 방향으로 위치시킨다.
2) 앞에 있는 보정자는 앞다리와 촬영하지 않는 뒷다리를 동시에 잡아 지그시 눌러주고 몸을 밀착시켜 안정적으로 보정한다.
3) 뒤에 있는 보정자는 안쪽 뒷다리의 발목 관절부터 넙다리뼈까지 테이블과 밀착시키고 발목 관절과 정강이뼈가 수직이 되도록 잡아주어야 정확한 십자인대 평가가 가능하다.

## Ⅳ 초음파 검사 시 자세잡기

대부분의 사람은 여성의 임신 진단 때문에 초음파에 익숙하다. 동물도 임신진단과 난소, 자궁질환을 진단할 때 초음파를 사용하고, 심장질환이나 판막이상에 따른 혈액흐름검사, 방광결석과 슬러지, 간·담낭·비장·신장·부신과 같은 복부 질환의 검사를 위해 초음파를 사용한다.

1인 보정자와 수의사가 하는 경우가 있고, 2인 보정자와 수의사가 하는 경우도 있다. 초음파검사는 흉부검사와 복부검사 모두 VD(배가 위로 보이는 뒤로 누운 자세)를 하는 경우가 많기 때문에 보정자는 혼자서도 옆으로 눕히는 자세와 뒤로 눕히는 자세를 능숙하게 할 수 있도록 연습을 하는 것이 좋다.

초음파 검사는 방사선 검사와 다르게 시간을 가지면서 자세잡기가 이루어지기 때문에 정확한 자세를 익히는 것이 중요하며 초음파 검사할 때는 초음파 검사용 테이블, 쿠션을 준비해서 검사하는 것이 좋다.

### 1. 흉부-심장

심장검사를 위해서는 왼쪽이 위로 올라오게 약간 옆으로 누운 자세를 만든다. 심장질환이 의심되는 환자는 과도한 힘이나 스트레스를 주지 않도록 유의해야 한다.

1) 한 명의 동물보건사는 개의 머리 쪽에 위치하고, 다른 동물보건사는 꼬리 쪽에 위치한다.
2) 개의 옆면에 서고 동물보건사의 몸에 가까이 당겨 붙이고, 개의 몸통 위로 팔을 뻗어 한 명은 앞다리를 잡고, 다른 한 명은 뒷다리를 잡는다.
3) 오른쪽 바닥에 닿게 동시에 옆으로 눕힌다. 머리 쪽의 동물보건사는 목 부위를 팔과 몸통으로 지그시 눌러 일어나지 못하게 한다. 앞다리는 머리 쪽으로 당겨주고, 뒷다리는 아래로 뻗게 한다.

4) 왼쪽 흉부가 45도 각도로 살짝 위로 올라오게 자세를 잡아 유지한다.

* 1인 보정 시는 손목이나 팔꿈치로 앞다리를 잡는 손으로 턱관절을, 뒷다리를 잡는 손으로는 골반 쪽을 지그시 눌러 자세를 유지한다.

**그림** 심장 초음파 검사 시 자세잡기

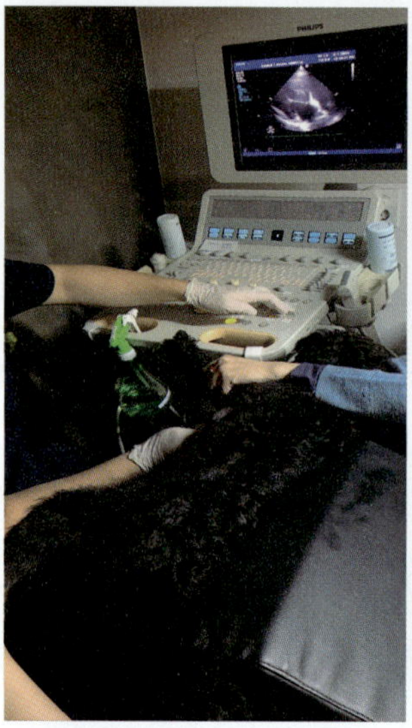

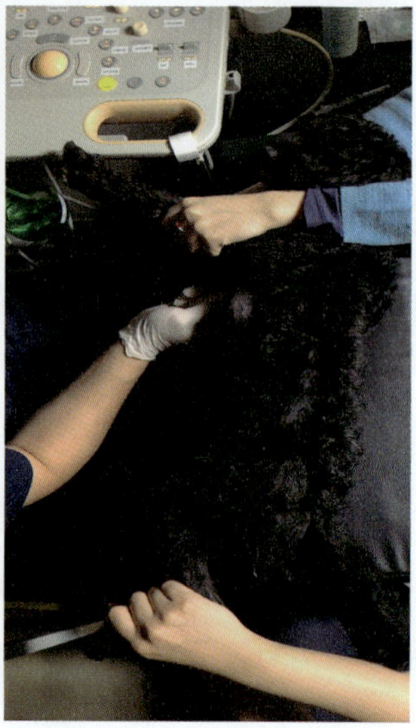

## 2. 복부

1) 한 명의 동물보건사는 개의 머리 쪽에 위치하고, 다른 동물보건사는 꼬리 쪽에 위치한다.
2) 개의 옆면에 서고 동물보건사의 몸에 가까이 당겨 붙이고, 개의 몸통 위로 팔을 뻗어 한 명은 앞다리를 잡고, 다른 한 명은 뒷다리를 잡는다.
3) 눕힐 방향을 정하고 동시에 옆으로 눕힌다. 머리 쪽의 동물보건사는 목 부위를 팔과 몸통으로 눌러 일어나지 못하게 한다.
4) 옆으로 눕힌 개를 뒤집어 뒤로 눕히고 머리 쪽의 동물보건사는 머리를 팔과 상체로 눌러 누워 있는 자세를 유지하게 한다.
5) 앞다리는 위로, 뒷다리는 아래로 뻗게 한다.

그림 복부 초음파 검사 시 자세잡기

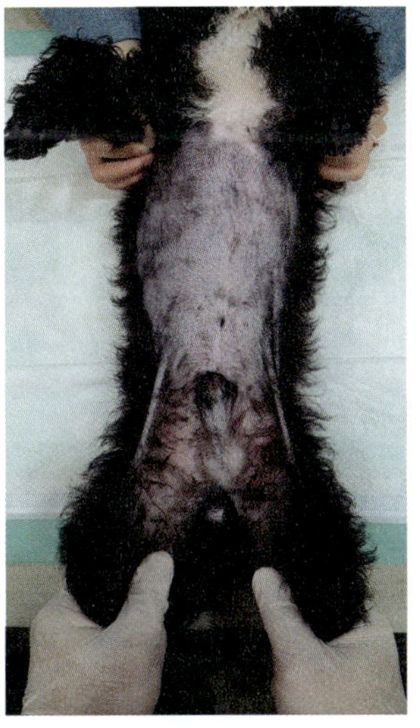

## Ⓥ 투약 시 자세잡기

동물병원에서 처방하는 약제는 전신으로 작용하는 경구제제와 주사제제 그리고 국소용으로 작용하는 외용제가 있다.

### 1. 경구제제

간단하게는 사료에 뿌려서 먹이는 방법과 보조제에 섞여서 먹이는 방법이 있다. 그러나 식이 자체에 흥미가 없는 환자의 경우 사료에 약을 뿌려주면 사료를 먹지 않아 약을 정해진 양을 먹지 못하게 된다. 따라서 정해진 시간에 정해진 양의 약을 먹여야 한다.

#### (1) 가루약을 현탁액으로 만들어 투약

1) 가루약봉지를 뜯어 1~1.5ml 물을 넣고 섞는다.
2) 주사기로 물에 섞인 가루약을 흡인한다.
3) 보정자는 개를 앉히고 얼굴을 잡는다.
4) 투약자는 윗입술과 아랫입술을 벌려 송곳니 뒤쪽 공간으로 주사기 팁을 넣고 조금씩 넣어 준다.

### (2) 가루약을 캡슐약으로 만들어 투약

1) 가루약봉지를 뜯어 캡슐에 가루약을 넣는다.
2) 투약기 끝에 캡슐을 고정한다.
3) 보정자는 개를 앉히고 얼굴을 잡는다.
4) 투약자는 좌우송곳니뒤쪽으로 엄지와 검지손가락을 넣어 입을 벌리고 투약기를 구강 깊은 곳 목구멍까지 넣은 다음 캡슐을 밀어 넣는다.
5) 투약기를 꺼내고 입을 재빨리 닫는다. 개가 혀로 코를 핥으면 약을 삼켰는지 확인한다.

그림 경구투여 시 자세잡기(좌: 주사기(현탁액)/우: 투약기(알약)

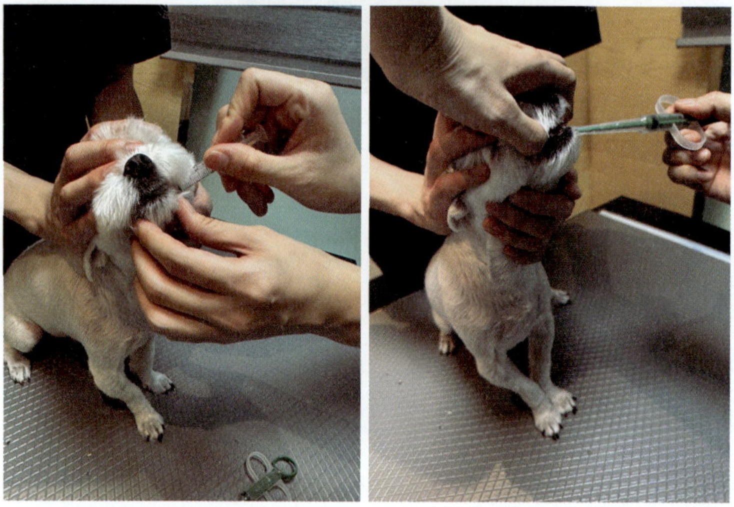

## 2. 주사제제

### (1) 피하주사

피하주사는 목덜미 뒤 등의 느슨한 피부 아래 공간에 주사한다. 따라서 등 목덜미 부위를 수의사에게 잘 보이도록 한다. 통증이 심하지 않은 주사이기 때문에 동물보건사는 온순한 동물은 머리만 가볍게 잡아도 된다. 그러나 몸부림이 심하거나 사나운 동물은 물리지 않기 위해 머리를 강하게 고정한다.

1) 진료대 위에 개를 올려놓고 앉게 한다.
2) 순한 개는 입과 머리를 잡고 등을 수의사에게 노출시킨다.

3) 사나운 개는 입마개를 하고, 개를 겨드랑이에 끼워안고 머리를 고정한 후 등부위를 수의사에게 드러나게 한다.

그림 피하주사 시 자세잡기

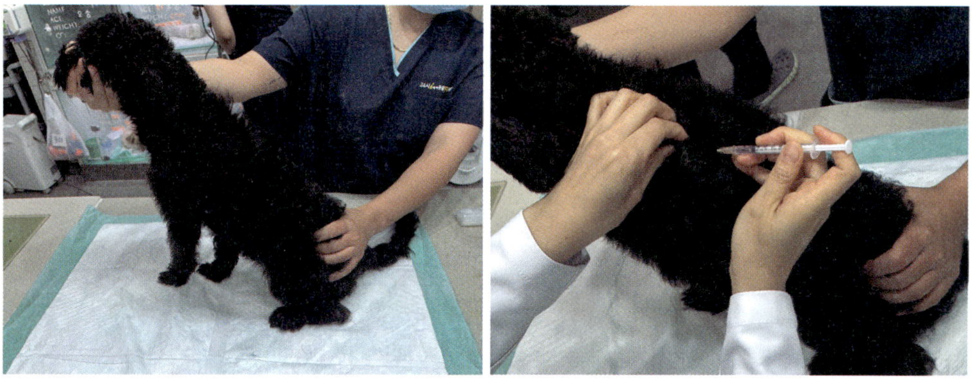

### (2) 근육주사

뒷다리의 대퇴두갈래근에 주사한다. 따라서 동물보건사는 환자가 주저앉지 않도록 자세를 유지하여야 한다.

1) 개를 진료대 위에 올려놓는다. 사나운 개는 입마개를 한다.
2) 얌전한 개는 선자세로 만들고 자세를 유지한다. 동물보건사는 한 손으로 머리를 잡고 다른 손으로 꼬리를 잡거나 복부를 받쳐 주저앉지 않도록한다. 뒷다리가 수의사에 잘 보이도록 한다.
3) 약간 몸부림을 치는 개는 선자세로 만들고 한손은 머리를 잡고 다른 손으로 주사할 뒷다리를 꽉 잡아 다리를 움직이지 않게 고정한다.
4) 사나운 개는 동물보건사의 겨드랑이에 몸통을 끼우고 한 손으로 배를 받치고 엉덩이와 뒷다리가 수의사에게 보이도록 한다. 다른 손으로 주사할 뒷다리를 아래 방향으로 잡아당겨 다리를 움직이지 않도록 꽉 잡는다.

그림 근육주사 시 자세잡기

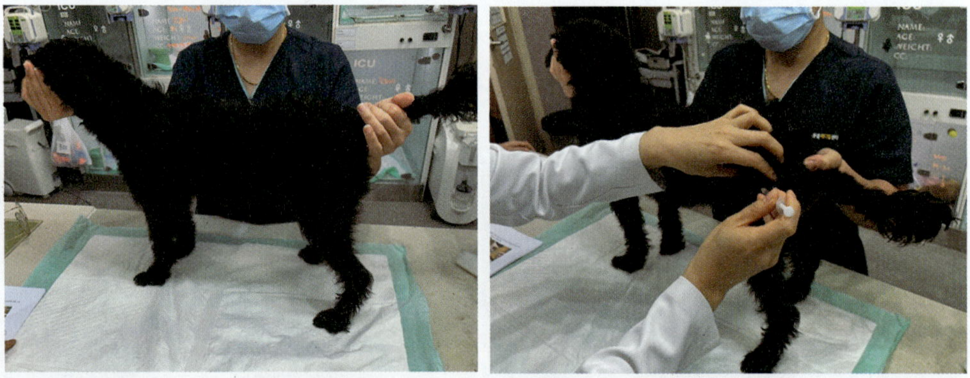

### (3) 정맥주사

채혈과 자세잡기가 같다. 주사하는 동안 앞다리 굽이관절을 펴고 있도록 자세를 유지한다.

## 3. 외용제

### (1) 안약

점안액과 안연고가 있다. 점안액은 눈의 안각에 투여하며, 안연고는 눈꺼풀 라인 하단을 따라 작은 줄기로 바른다. 안약은 눈의 부속물, 즉 안구나 결막에 닿지 않도록 주의해야 한다. 세균이 묻게 되어 번식하게 되면 오히려 눈에 염증을 야기하게 된다.

1) 개를 진료대 위에 올려놓고 엉치엉덩관절을 잡고 약간 뒤로 눌러서 앉게 한다.
2) 안약을 투약할 수의사 또는 동물보건사에게 얼굴이 잘 보이도록 머리의 좌우를 잡고 고정한다.
3) 투약할 동물보건사는 상안검과 하안검을 벌린 후 투약한다.
4) 눈꺼풀을 살짝 덮어 약이 고루 퍼지게 한다.

그림 안약투여 시 자세잡기

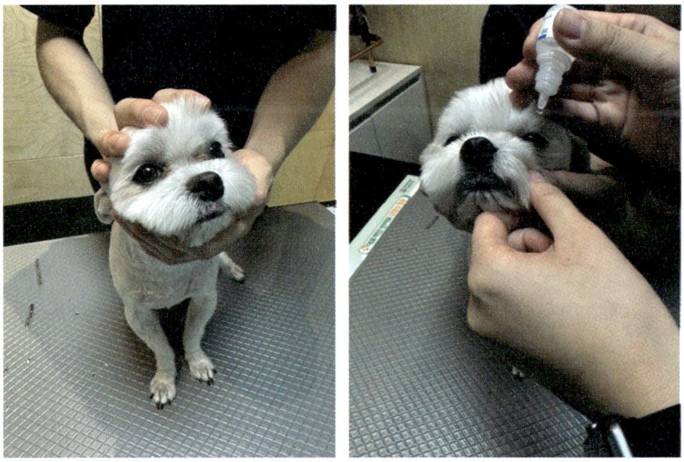

### (2) 귀약

귀세정제와 귀연고가 있다. 귀세정이나 연고를 처치할 때는 귀에 대해 예민한 개가 많기 때문에 보정을 잘 해야 한다.

1) 개를 진료대위에 올려놓고 개의 엉치엉덩관절을 눌러 앉게 한 후 상체를 눌러 엎드리게 한다.

2) 한쪽 팔로 머리와 입을 잡고, 다른 팔로 몸통을 껴안아 움직이지 못하게 잡는다.

3) 다른 동물보건사는 귀세정제로 귀내의 분비물을 세척하고 귀 연고를 바른다.

그림 귀약투여 시 자세잡기

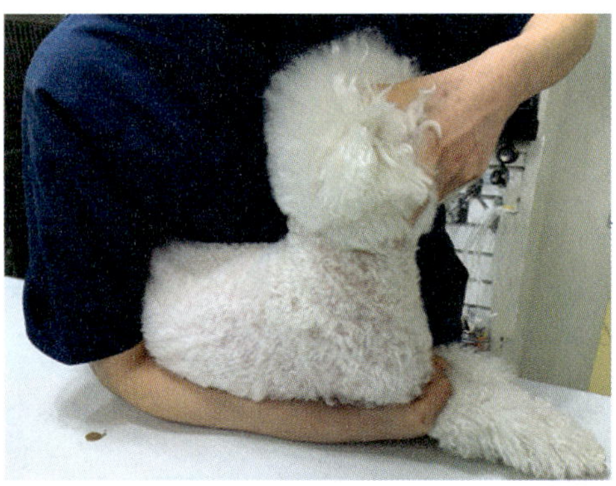

제3절

# 고양이의 자세잡기

## I 고양이 병원

고양이는 진료를 위해 병원에 오는 것만으로도 스트레스를 받기 때문에 병원에 내원하기 전에 스트레스완화제 또는 페로몬요법을 사용하는 것이 좋다. 고양이를 양육하는 보호자들은 고양이 진료를 전문으로 하는 고양이 동물병원으로 가는 경향이 있다. 고양이를 전문적으로 진료하거나 고양이를 위한 대기실과 진료실을 별도로 운영하고 있다면 고양이 친화병원으로 인증받는 것이 좋다. 고양이 친화병원으로 인증받기 위한 인증절차는 다음과 같다.

1. 고양이 친화병원 인증을 위해선 먼저 국제고양이수의사회(ISFM, https://icatcare.org/isfm-membership/join/practice)에 병원 정회원(practice membership)이어야 한다. 이를 위해선 205파운드(약 29만원)의 가입비가 필요하다.
2. 그다음은 아래 링크된 사이트에 들어가 고양이 친화병원 신청을 위한 동물병원 등록을 마쳐야 한다. https://fabcats.wufoo.com/forms/mxcfzo07xzz6n/ 동물병원 이름, 주소, 이메일을 포함한 연락처, 수의사 수, 직원 수 등을 기입하면 된다.
3. 작성한 양식을 제출하면 신청자 이메일로 고양이 친화병원 접수사이트 링크를 받게 되고 (http://forms.isfm-cfc.org), 링크를 따라 들어가 우선 사용자 등록(이름, 비밀번호, 이메일 주소)과 함께 로그인을 한다.
4. 그러면 본격적으로 고양이 친화병원 등록을 할 수 있는 페이지가 나온다. 이 페이지에선 친화병원 인증절차에 필요한 여러 자료들을 다운로드할 수 있으며, 이 중 '고양이 친화병원 가이드라인' 등의 자료를 읽어보면 좋다.
5. 인증받으려 하는 동물병원에 적합한 친화병원 레벨(금, 은, 동)을 설정하여, 신청 양식을 작성한다(대부분 '적합' 및 '부적합' 버튼만 클릭하면 된다).
6. 작성하여야 하는 항목에는 직원교육, 고양이 핸들링, 보호자 대화 등에서부터 대기실, 진료실, 입원장, 수술실, 방사선실, 실험실 등을 포함한다.
7. 인증 레벨에 따라 특히 금메달로 인증을 원하는 경우 추가적인 만족사항들이 있으니 꼼꼼히 읽어보고 챙겨야 한다.
8. 신청 양식을 작성함에 있어, 각 항목을 검증하기 위해 실사를 나오진 않지만, 신청자 양심에 근거하여 선택하여야 한다.

9. 하지만 일부 항목에 있어선, 사진을 첨부하여 고양이 친화병원임을 검증하기도 한다. 이러한 사진들에는 여러 병원 검사 장비와 고양이와 개를 물리적으로 분리할 수 있는 대기실, 진료실, 고양이 친화적인 핸들링과 보정, 입원실, 입원장, 고양이 친화적으로 입원 중인 환자, 격리입원실, 마취 모니터링 중인 환자, 병원 평면도 등이 포함된다.

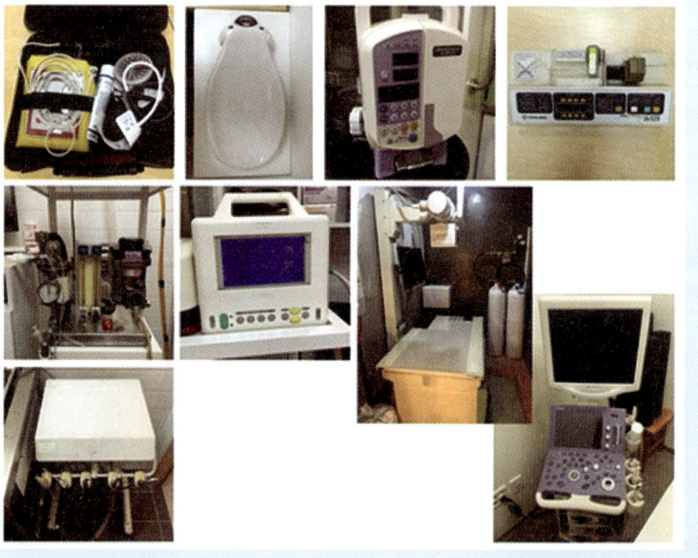

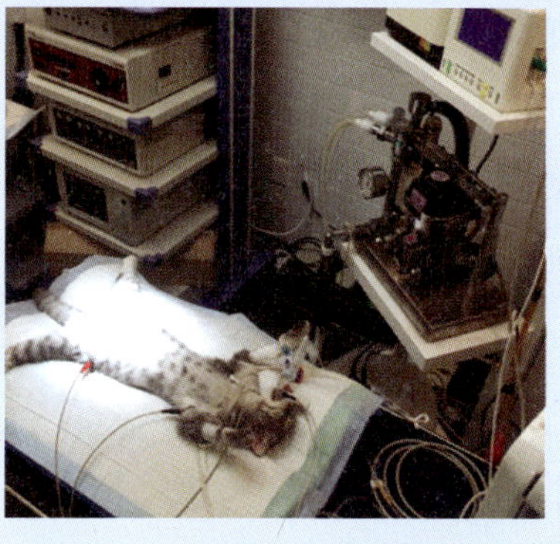

10. 이러한 양식을 한 번에 작성하지 못했다면 저장을 클릭하여 페이지를 나오면 되고, 나중에 이전 링크(http://forms.isfm-cfc.org)에 다시 들어가 초기 로그인할 때 사용했던 사용자 이름과 비밀번호를 입력하면 이전 것에 이어 양식을 다시 작성하거나 수정할 수 있다.
11. 최종적으로 양식 작성을 마무리했다면 제출을 클릭하면 되고, 내부 심사를 거쳐 약 한 달 정도면 인증결과를 우편으로 받을 수 있다.
12. 우편으로는 인증서와 인증 스티커를 포함한 여러 홍보물이 배달된다.

**그림** 고양이 친화병원 인증서와 스티커

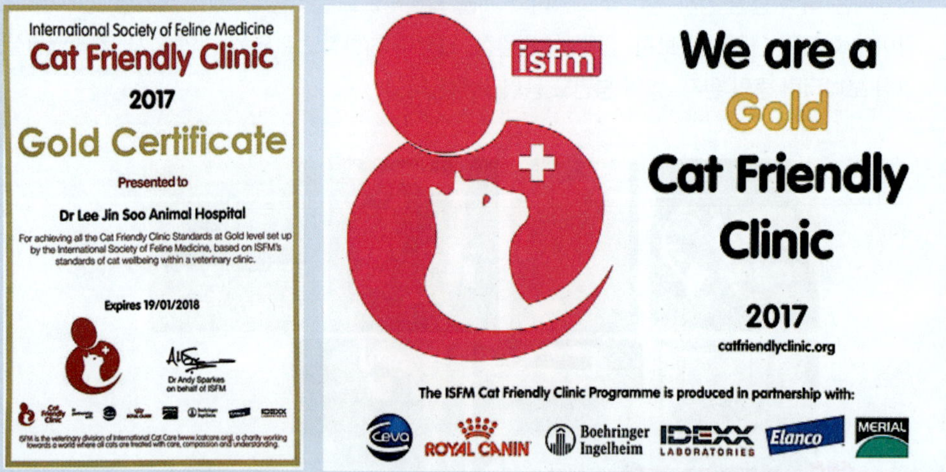
International Society of Feline Medicine
Cat Friendly Clinic
2017
Gold Certificate
Presented to
Dr Lee Jin Soo Animal Hospital
For achieving all the Cat Friendly Clinic Standards at Gold level set up by the International Society of Feline Medicine, based on ISFM's standards of cat wellbeing within a veterinary clinic.
Expires 19/01/2018
isfm
We are a
Gold
Cat Friendly
Clinic
2017
catfriendlyclinic.org
The ISFM Cat Friendly Clinic Programme is produced in partnership with:
Ceva
ROYAL CANIN
Boehringer Ingelheim
IDEXX LABORATORIES
Elanco
MERIAL

출처: 데일리벳, 이진수

## 1. 고양이 환자 진료 전 스텝 준비 사항

(1) Feline Pheromone diffuse(Feliway)를 사용한다.

(2) 갑작스러운 소음은 내지 않도록 유의한다.

(3) 대기실에서 진료실로 빠른 이동을 권장한다.

(4) 조광장치로 밝기를 조율해서 고양이를 안정시킨다.

(5) 진료대 위에 담요(개체마다 다른 담요)를 준비한다.

## 2. 병원 내원 전 보호자 안내 사항

(1) 크레이트를 사용하여 내원한다.

(2) 내원 시 최대한 소음이 적은 공간에서 대기한다.

(3) 15분 정도면 고양이는 주위 환경에 적응을 하니 조용히 기다린다.

(4) 독립된 진료실로 입장한다.

## Ⅱ 고양이 보정도구

### 1. 크레이트

고양이는 크레이트의 윗면을 여는 제품을 사용하는 것이 좋다. 고양이환자가 자신의 체취가 있는 크레이트에서 진료를 받을 수 있어 스트레스가 덜하고 안정적이다.

그림 고양이 크레이트

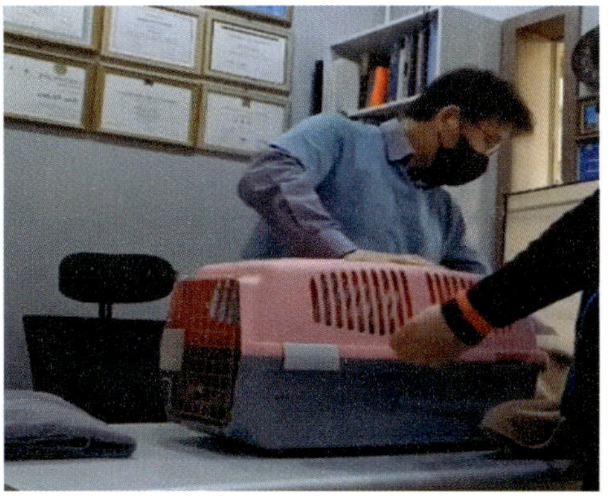

### 2. 수건, 담요

진료, 채혈과 같은 검사, 처치를 할 때 수건이나 담요를 사용하여 고양이를 감싸는 방법을 주로 사용한다. 고양이의 체형 및 크기에 따라 수건을 사용할 건지 담요를 사용할 건지 결정한다. 수건과 담요는 고양이의 체취가 묻어나기 때문에 각 고양이환자마다 다른 수건과 담요를 사용해야 한다.

#### (1) One – person wrap(1인 랩 보정)

1) 순한 고양이를 보정할 때 사용하며 가장 약한 수준의 래핑이다.
2) 수건 위에 고양이를 올리고 목 쪽을 가볍게 눌러주어 제압한다.
3) 머리 쪽부터 덮어준다. 손으로 머리 쪽은 계속 눌러준다.
4) 양쪽 옆면의 수건을 각각 고양이환자 위쪽으로 덮는다.
5) 왼쪽 팔을 사용하여 옆구리에 고양이를 끼우고 움직이지 않게 고정한다.
6) 예방접종처럼 피하주사 할 부위만 노출시키고 접종한다.

그림 One-person wrap(1인 랩 보정)

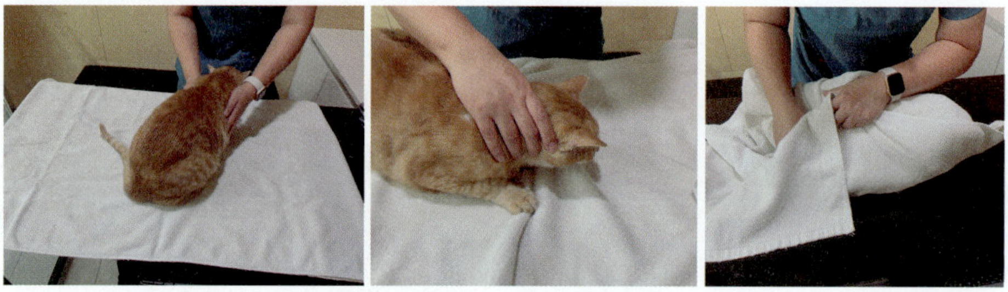

### (2) Burrito wrap(부리또랩 보정)

1) 긴장한 고양이를 보정할 때 사용하며 심장 청진, 복부 촉진, 뒷다리 채혈 시 활용하는 래핑이다.
2) 수건을 펼치고, 가운데에 고양이환자를 놓는다.
3) 고양이환자의 목 뒤를 손으로 잡아서 누르고 뒤로 도망가지 못하게 몸으로 밀착하여 막는다.
4) 머리 쪽 수건을 머리 위로 덮는다. 숨을 쉴 수 있는 공간 정도는 여유있게 둔다.
5) 왼쪽 옆면을 고양이환자 몸 위로 덮고 끝면을 반듯하게 정리한 후 오른쪽 옆면으로 고양이 몸체를 돌돌 감는다. 쉽게 풀리지 않을 정도로 돌돌 감는다.

그림 Burrito wrap(부리또랩 보정)

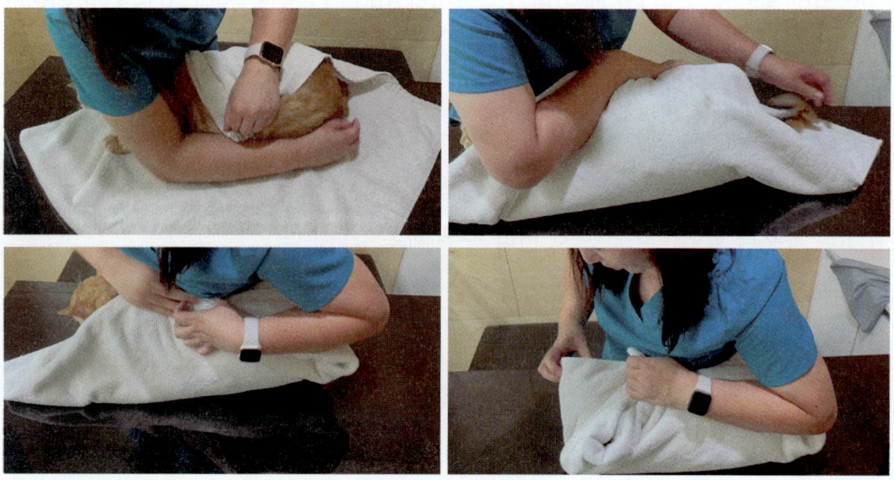

### (3) Scarf wrap(스카프랩 보정)

1) 긴장한 고양이를 보정할 때 사용하며, 귀, 눈, 입 검사 및 처치 시 사용하는 래핑이다.
2) 수건을 펼치고 중앙에 고양이환자를 올려놓는다.
3) 고양이환자의 목 뒤를 손으로 누르고 뒤로 도망가지 못하게 몸을 밀착하여 막는다.
4) 고양이환자의 왼쪽 끝의 수건을 스카프처럼 목 뒤로 둘러주고 목 뒤에서 수건을 잡는다. 수건을 정리한다.
5) 손을 바꾼 후 오른쪽 끝의 수건을 목 뒤로 둘러주고 목 뒤쪽에서 양쪽의 수건을 꽉 잡는다.

그림 Scarf wrap(스카프랩 보정)

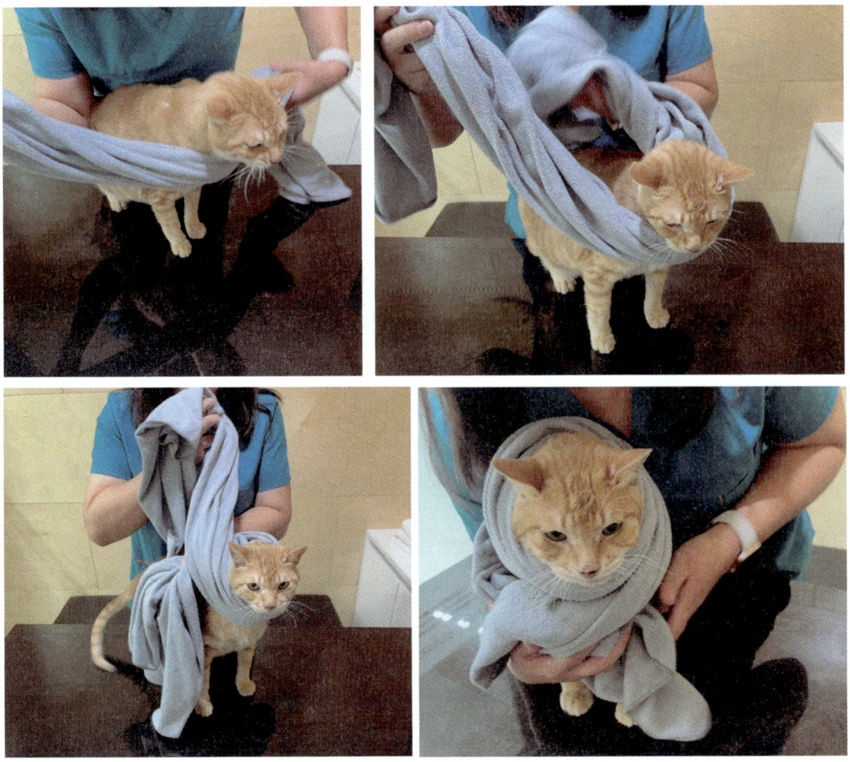

### (4) Modified scarf wrap(변형된 스카프랩 보정)

1) 긴장한 고양이환자를 보정할 때 사용하며, 채혈이나 카테터 장착을 위한 앞다리 보정 시 사용하는 래핑이다.
2) 수건을 펼치고 1/3 지점에 고양이환자를 올려놓는다.
3) 고양이환자의 목 뒤를 손으로 누르고 뒤로 도망가지 못하게 몸을 밀착하여 막는다.
4) 짧은 쪽 수건의 모서리를 잡고 목과 머리를 감싸두른다.
5) 반대쪽 모서리를 잡고 다리를 내놓은 상태에서 목 주위를 두른다.
6) 채혈하는 쪽 수건을 넓게 펴서 고양이환자의 얼굴과 다리를 막아 채혈하는 동안 보호한다.

그림 Modified scarf wrap(변형된 스카프랩 보정)

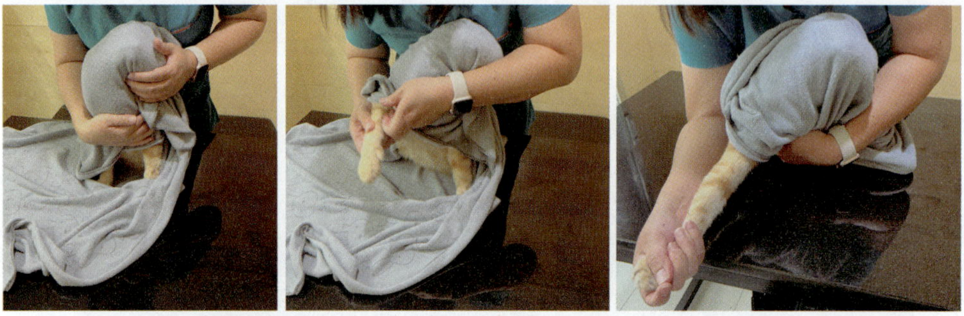

### (5) Blanket wrap(담요 보정)

1) 고양이환자가 탈출하거나 케이지 밖에서 비상상황 시 사용하는 방법이며 가장 어려운 방법이다. Burrito wrap과 유사하나 속도가 빠르다.
2) 고양이 뒤에서부터 수건으로 덮는다.
3) 남은 수건을 고양이 머리 아래로 접어 넣는다.
4) 수건을 모아 잡은 후 양팔을 사용해 고양이를 옆으로 눕힌다.
5) 손을 바꿔 잡은 후 수건을 정리해서 감싼다.

그림 Blanket wrap(담요 보정)

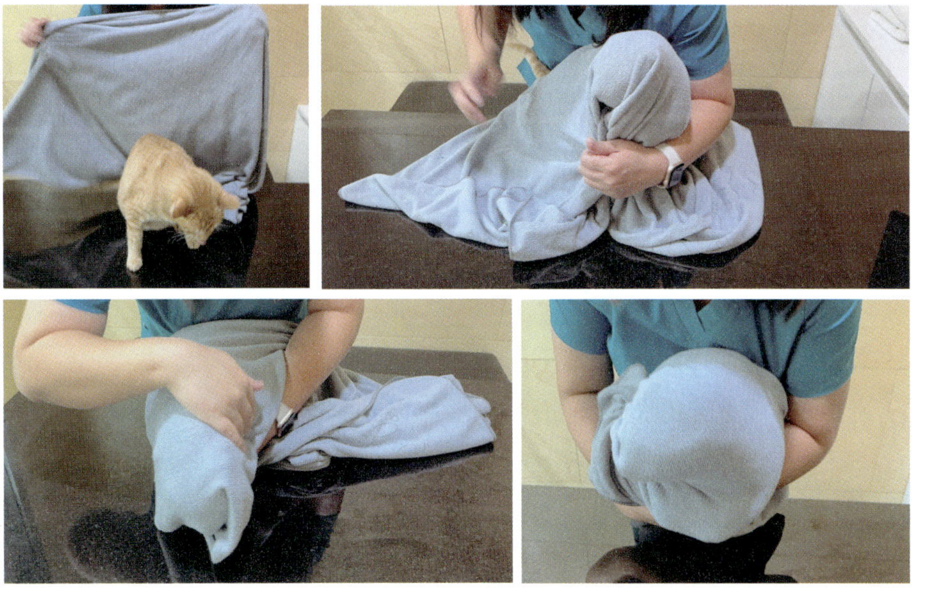

### (6) Emergency blanket(응급/탈출방지 보정)

1) 고양이가 탈출하거나 응급상황에서 사용하는 방법이며 이것도 역시 매우 빠르게 진행해야 한다.
2) 수건으로 고양이를 덮는다.
3) 양팔을 모으며 들어올린다.
4) 앞쪽을 잡은 후 몸 쪽으로 붙여서 안는다.

그림 Emergency wrap(응급/탈출방지 보정)

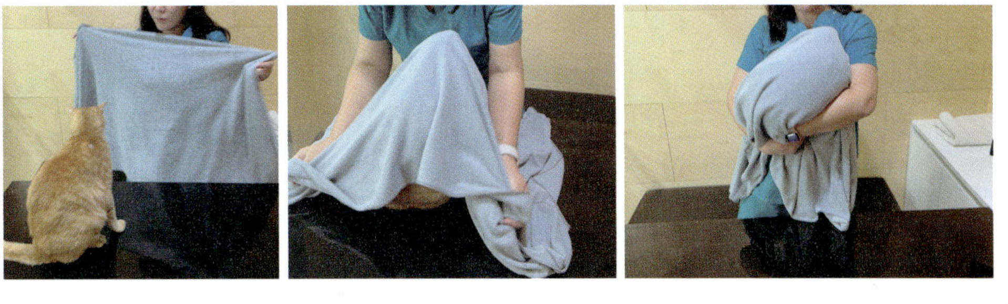

## Ⅲ 신체검사 시 자세잡기

### 1. 순한 고양이환자

(1) 고양이환자를 진료대 위에 앉은 자세로 만든다.

(2) 고양이의 옆면에 서서 고양이의 등과 털을 쓰다듬고 머리 뒤쪽에 손을 놓는다. 고양이가 몸부림을 치면 목덜미를 잡아 움직임을 제한한다.

(3) 다른 한 손은 고양이환자의 앞다리 위로 올려 다리 움직임을 제한한다.

### 2. 사나운 고양이환자

(1) 한 손으로 고양이환자의 목덜미를 단단하게 잡는다.

(2) 고양이를 들어 올리고 다른 손으로 뒷다리를 단단하게 잡는다.

(3) 고양이를 옆으로 누운 상태로 처치대 위에 놓고 머리와 뒷다리를 길게 뻗게 한다.

(4) 고양이가 몸부림칠 때, 그 자세를 유지하기 위해 보정자의 양팔을 더 넓게 벌리도록 한다.

**그림** 사나운 고양이 환자 Stretch hold

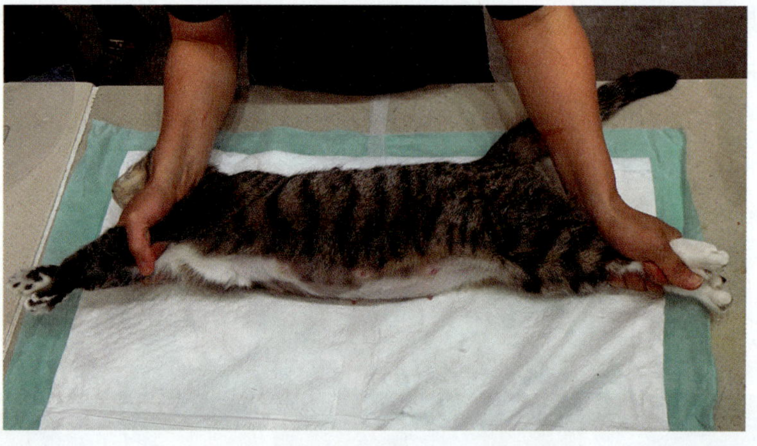

# Ⅳ 검체 채취 시 자세잡기

## 1. 소변

### (1) 카테터 삽입

1) 수고양이

① 고양이를 진료대 위에 올리고 옆으로 누운 자세로 만든다.

② 한 손으로 고양이 머리를 누르고 앞다리를 손으로 잡고 움직이지 못하게 고정한다.

③ 다른 손으로 뒷다리를 앞으로 잡아당기고 뒷다리와 꼬리 시작 부위를 잡아서 고정한다.

④ 일어나지 못하도록 팔로 몸을 누르고 음경이 잘 보이도록 자세 잡는다.

2) 암고양이

① 고양이의 머리는 동물보건사의 겨드랑이 사이에 끼고 꼬리는 수의사를 향하도록 세워 보정한다.

② 고양이환자를 테이블 끝으로 밀어 복부를 테이블에 걸치고 다리를 늘어뜨린다. 다른 보정자는 음부가 수의사에게 잘 보이도록 테이블 아래로 늘어뜨린 다리가 움직이지 않도록 단단하게 잡는다.

**그림** 암고양이 카테터 삽입 시 자세잡기

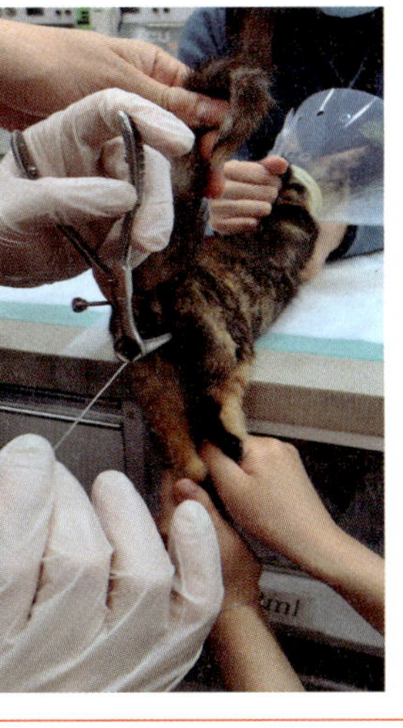

## 2. 혈액

### (1) 목정맥 채혈

1) 고양이 환자를 수건으로 돌돌 만다.
2) 넥칼라를 씌운다.
3) 엎드리게 하고 한 손으로 몸통을 고정한다.
4) 다른 손으로 머리를 들어올려 목정맥을 노출시킨다.

그림 고양이 목정맥 채혈 자세잡기

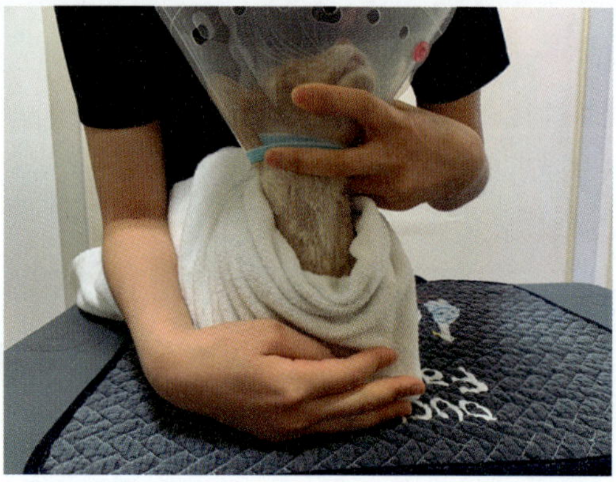

### (2) 앞다리굽이(노쪽피부정맥) 채혈

1) 진료대 위에 고양이를 올려놓고 눕히거나 앉힌다.
2) 한 손으로 목덜미를 단단하게 잡고 고양이가 수의사를 향하도록 한다.
3) 팔뚝과 팔꿈치를 사용하여 고양이의 몸통을 보정자에게 밀착시킨다.
4) 다른 손을 사용하여 앞다리를 채혈자를 향해 뻗어준다.
5) 엄지손가락으로 부드럽게 쥐고 바깥쪽으로 약간 회전시킨다.
6) 채혈이 끝날때까지 자세를 유지한다.

그림 고양이 앞다리피부정맥 채혈 자세잡기

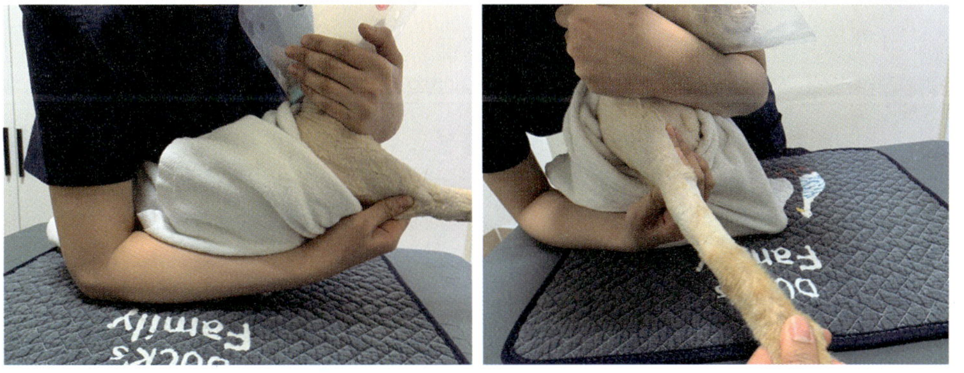

### (3) 대퇴정맥 채혈

1) 진료대 위에 고양이를 올려놓고 고양이를 옆으로 누운 자세를 만든다.
2) 세 손가락으로 앞발을 잡거나 목의 갈기를 잡는다.
3) 한 손은 펴서 샅 부위 쪽으로 손을 깊게 넣는다.
4) 뒷다리를 길게 펴서 잡아당긴다.

그림 고양이 대퇴정맥 채혈 자세잡기

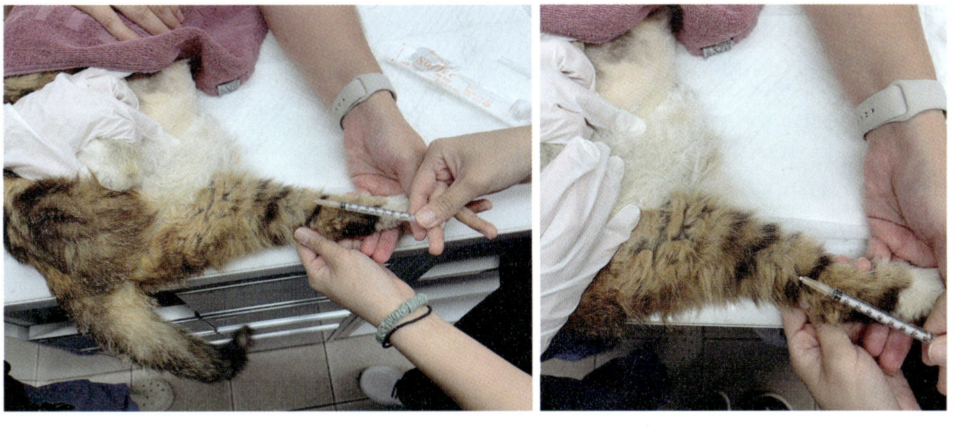

### (4) 복재정맥 채혈

1) 진료대 위에 고양이를 올려놓고 옆으로 누운 자세를 만든다.
2) 한 손으로 목덜미를 단단하게 잡는다.
3) 다른 손으로 뒷다리를 뒤로 쭉 당기면서 몸을 길게 만든다.
4) 정강이뼈와 종아리뼈의 중간 부위에 손을 넣고 부드럽게 압력을 가하면서 자세를 잡아준다.
5) 손가락으로 정강이뼈 말단부위를 눌러 정맥을 확장시킨다.

그림 고양이 복재정맥 채혈 자세잡기

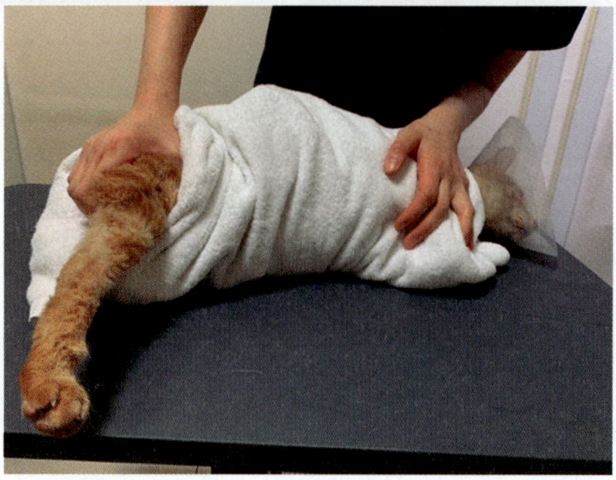

## V 투약 시 자세잡기

### 1. 경구제제

### (1) 알약

1) 진료대 위에 고양이를 앉은 자세로 놓는다.
2) 머리 위로 손바닥을 놓고 아래턱 쪽에 엄지와 검지손가락으로 머리를 잡아 고정한다.
3) 머리를 약간 뒤쪽으로 기울여 턱이 들리도록 한다.
4) 다른 손의 엄지와 검지 사이에 알약을 쥔다.
5) 두 번째와 세 번째 손가락을 사용하여 고양이환자의 아래턱을 벌린다.

6) 턱이 벌려지면 혀 뒤쪽에 알약을 놓거나 목구멍 쪽으로 밀어넣는다. 투약기를 사용하면 더 간편하다.
7) 입을 닫고 손으로 막는다.
8) 고양이가 알약을 삼킬 때까지 부드럽게 쓰다듬어 준다.
9) 알약을 투여한 후 고양이의 상태를 관찰한다.

**그림** 고양이에게 투약기로 알약 먹이기

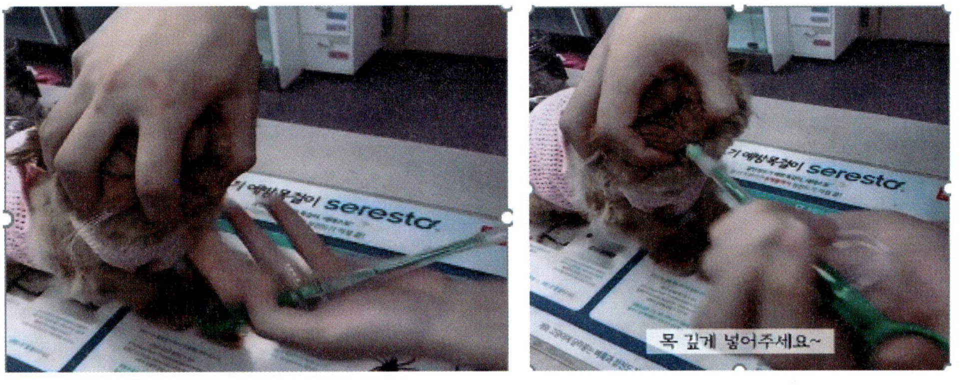


## (2) 현탁액

1) 고양이를 무릎 위에 올려놓고 머리를 마주 보게 한다.
2) 한 손으로 고양이의 머리를 감싸고 엄지와 검지손가락으로 아래턱을 고정한 후 머리를 한쪽으로 약간 기울인다.
3) 입을 살짝 벌려 아래턱 쪽에 공간을 만든 후 주사기의 끝을 아래턱 입안으로 부드럽게 넣는다.
4) 액체가 입으로 흘러 들어가도록 천천히 주입한다.
5) 투약이 완료되면 고양이의 입, 발 그리고 액체로 젖은 부분을 닦아준다.
6) 잠시 동안 고양이의 상태를 관찰한다.

그림 고양이에게 물약 먹이기

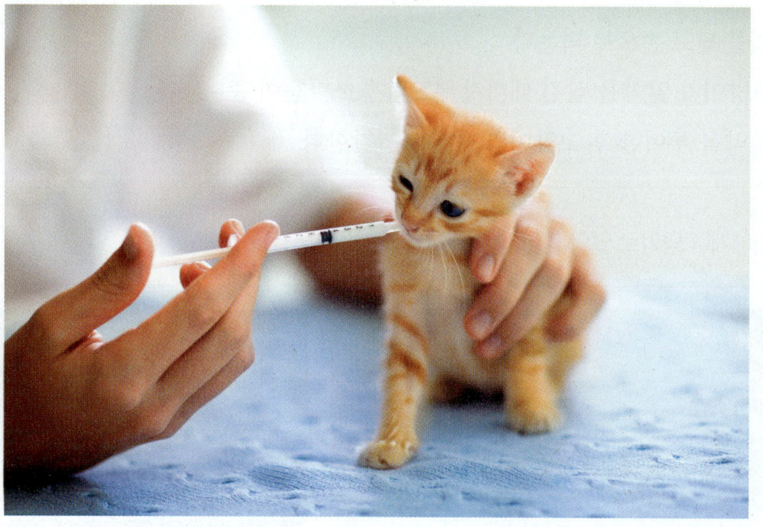

## 2. 주사제제

### (1) 피하주사

1) 진료대 위에 고양이를 엎드린 자세로 만든다.
2) 한 손으로 목덜미를 단단히 잡는다.
3) 고양이의 등을 수의사에 노출한다.

그림 피하주사 시 자세잡기

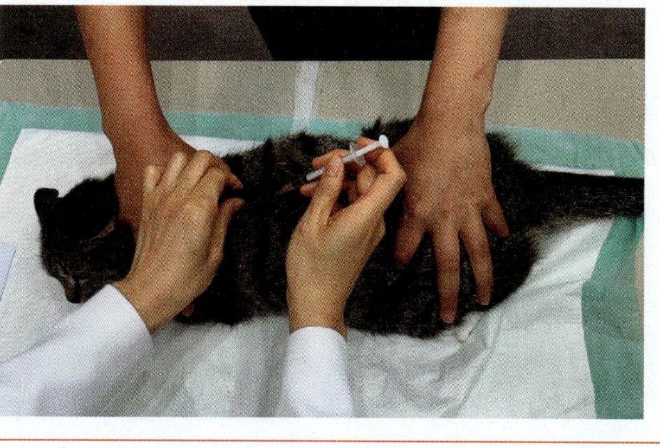

### (2) 근육주사

1) 진료대 위에 고양이를 올려놓고 서 있거나 누운 자세로 만든다.
2) 고양이의 한쪽에 서서 목덜미를 잡고 머리를 단단히 고정한다.
3) 고양이의 앞다리와 몸통을 지그시 눌러서 고정한다.
4) 뒷다리를 길게 잡아당겨 대퇴두갈래근을 수의사에게 노출한다.

그림 근육주사 시 자세잡기

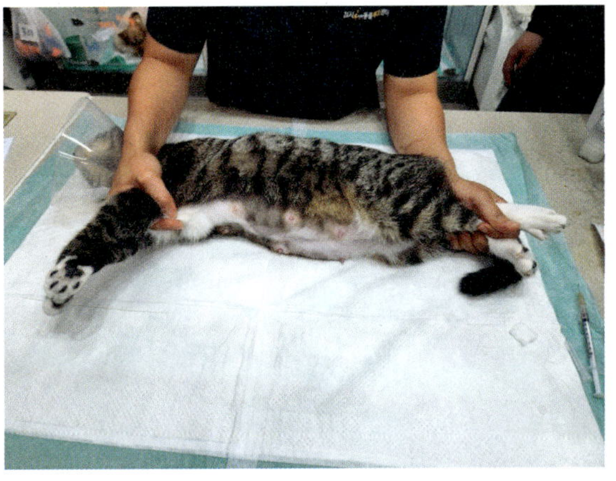

### (3) 정맥주사

1) 앞다리 굽이(요골쪽피부정맥)

혈액채취와 같다.

## 3. 외용제

### (1) 안약 넣기

1) 진료대 위에 고양이를 앉은 자세로 만든다.
2) 한 손을 고양이 양쪽 엉덩이 위에 올린다.
3) 고양이 앞에 서서 한 손으로 엄지손가락을 머리 위로 올리고 다른 손가락들은 턱 아래로 두어 고양이의 머리를 잡는다. 안약을 넣을 눈은 손바닥과 반대편에 위치해야 한다.
4) 엄지손가락과 검지손가락으로 눈 주위의 피부를 누른 후 눈을 뜨도록 손가락으로 벌린다.

5) 다른 한 손을 사용하여, 결막의 가장자리에 약을 떨어뜨린다.

6) 눈과 눈꺼풀 주변의 긴장을 완화해준다.

7) 약이 도포된 위로 눈꺼풀을 닫아주고 고양이가 눈을 바닥에 비비지 않도록 1분 정도 잡는다.

**그림** 안약 넣을 때 자세잡기

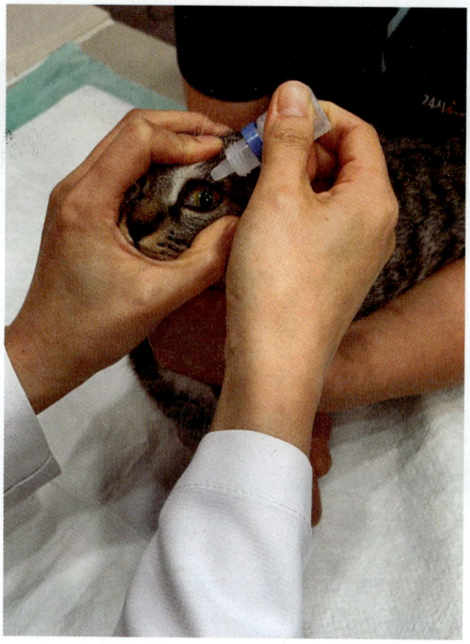

### (2) 귀약 넣기

1) 진료대 위에 고양이를 앉은 자세로 만든다.

2) 손을 고양이의 양쪽에 놓고, 손을 앞으로 내밀어 테이블 위의 고양이를 잡는다.

3) 고양이 앞에 서서 한 손으로 치료할 귓바퀴를 엄지손가락과 검지손가락으로 잡는다.

4) 고양이의 머리가 위로 향하도록 부드럽게 돌린다.

5) 다른 한 손으로 귀에 약을 넣는다. 귀약을 투여한 후 바깥귓바퀴길(외이도)에 고루 발리게 귀 바깥쪽에서 가볍게 문질러준다.

그림 귀약 넣을 때 자세잡기

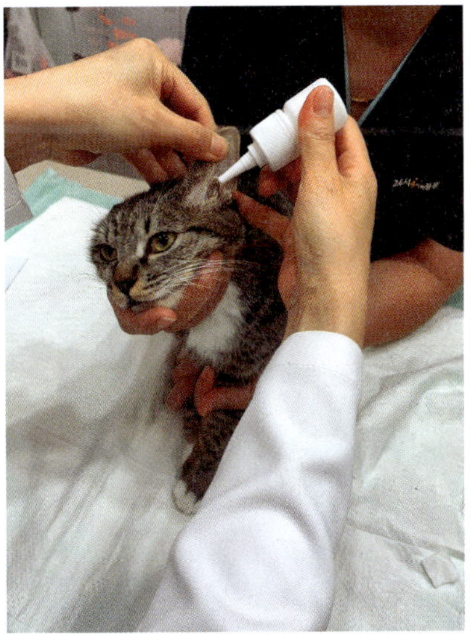

제4절

# 기타 반려동물의 치료 시 자세

## I 토끼

토끼는 몸집이 큰 대형종부터 작은 소형종까지 다양하다. 토끼의 귀를 잡아 이동하는 것은 절대 해서는 안 된다. 토끼는 기다란 줄을 씹는 것을 좋아한다. 진료대 위에 있는 전선이나 전화선은 코드를 뽑고 되도록 치워야 한다. 토끼를 다룰 때에는 날카로운 발톱에 다치지 않도록 주의해야 한다. 잘 물지 않아 사람이 다치는 경우는 적으나 오히려 토끼가 도망가려다 다치는 경우가 있다. 일반적으로 병원에 내원하는 토끼는 순종적이다.

### 1. 장에서 꺼내기

한 손으로 목덜미를 잡고 다른 손을 몸 아래로 넣어 들어올려 꺼낸다. 이동할 때는 머리를 숙이게 하고 몸이 구부러지게 팔과 몸으로 감싸서 편안한 상태에서 이동한다.

자세를 잡을 때는 수건을 사용한다. 수건으로 돌돌 만 후 검사에 필요한 부위를 노출한다. 한 손은 목덜미를 잡고 한 손은 엉덩이를 받친다. 토끼는 강한 보정에 의해 척추 골절이 생길 수 있으니 주의해야 한다.

그림 토끼 안는 방법

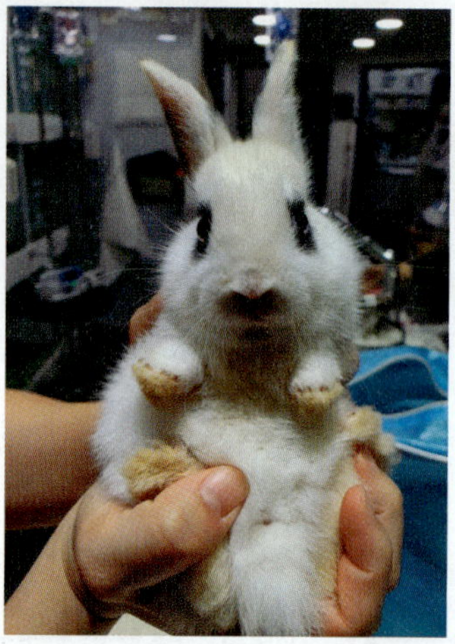

# Ⅱ 새

새는 동물병원의 환경에서 쉽게 스트레스를 받고, 크기에 따라서 영향을 받기에 작은 새일수록 포획할 때 다칠 수 있다. 애완용인 경우 사람의 손에 익숙한 정도, 훈련된 정도를 보호자에게 확인한다.

작은 새를 다룰 때 손에 힘을 많이 주어 가슴을 누를 수 있으니 주의하여야 한다. 이런 경우 호흡곤란이 일어나 저산소증을 유발할 수 있고 사망하게 된다. 큰 새들은 부리나 발톱으로 신체적 피해를 줄 수 있으며 역시 너무 강하게 다루면 상처를 입힐 수 있다.

새장의 문을 열기 전 진료실의 모든 문과 창문을 닫아야 밖으로 도망가지 않는다. 새장의 문도 손이 들어갈 만큼만 연다.

손가락으로 '뛰어 오르기' 훈련이 되어 있다면, 동물보건사의 손가락을 새의 발보다 살짝 위쪽으로 놓아 나뭇가지를 발가락으로 잡고 위로 올라가듯이 동물보건사의 손가락으로 올라오게 된다.

그림 작은 새 손가락 위에 올리기

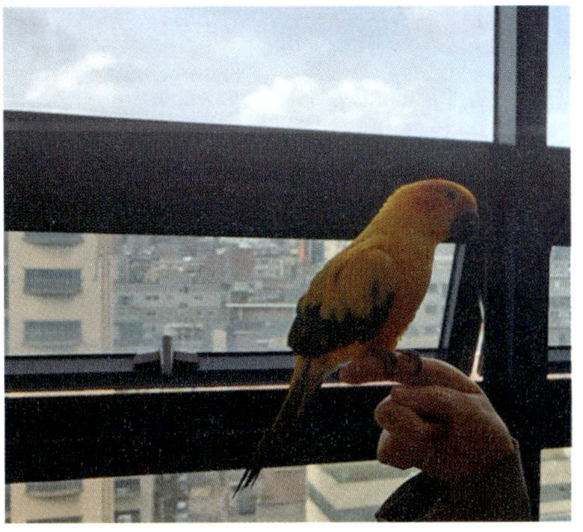

새가 맨손으로 잡을 수 있게 훈련되어 있지 않다면, 손을 새장에 넣고 새의 뒤쪽에서 재빨리 엄지와 검지 손가락을 이용하여 머리의 양옆을 잡는다. 일반적으로는 새의 뒤나 위에서 접근하여 날개와 함께 몸을 감싸야 한다. 머리는 엄지와 검지손가락을 사용하여 하악관절 부위를 잡아 머리가 좌우로 움직이는 것을 제어할 수 있다. 뒤쪽의 손은 날개를 감싸 안아서 다리를 위로 향하게 하며 새끼손가락을 몸 쪽으로 살짝 누른다.

새가 예민하여 잡기 힘들다면, 방의 불을 끄거나 어둡게 하면 시력이 약한 새들은 움직임이 느려진다. 수건은 새를 잡을 때 도움이 된다. 작은 수건을 새에게 덮어서 시야를 차단하고 새의 뒤쪽을 잡고, 두 손가락으로 머리를 고정한 후 새를 꺼낸다. 꺼낸 후 뒤집고 수건의 끝을 열어젖혀 몸통이 노출되도록 한다.

발톱이 있는 큰 새들은 가죽장갑이 반드시 필요하다. 양손을 사용하여 한 손은 엄지와 검지로 머리를 고정하고, 다른 팔의 손으로 날개를 잡고 발을 눌러 몸과 꼬리에서 떨어지게 한 후 부드럽게 뒤로 돌려 눕힌다.

새를 새장에 다시 넣을 때는 바닥이나 나뭇가지에 놓고 설 수 있도록 한다. 손을 치우고, 문을 충분히 열어 횃대, 장난감과 모이통을 넣어준다. 항상 새장을 잘 닫고 확인한다.

## 1. 새장에서 빼고 넣는 방법

### (1) 작은 새

1) 진료실의 창문과 문을 모두 닫고 살짝 어둡게 한다.
2) 새장의 문을 열고 손을 새의 뒤로 가져간다.
3) 엄지손가락과 검지손가락을 이용하여 새의 하악 관절부위를 잡는다.
4) 손으로 새의 몸을 감싸고 날개를 몸에 고정시켜 잡는다.
5) 새끼손가락으로 발을 고정시킨다.
6) 가슴을 강하게 압박하지 않도록 주의하며 새장에서 새를 꺼낸다.
7) 검사와 치료를 하는 동안만 새를 뒤집은 채로 유지한다.

그림 작은 새 잡기

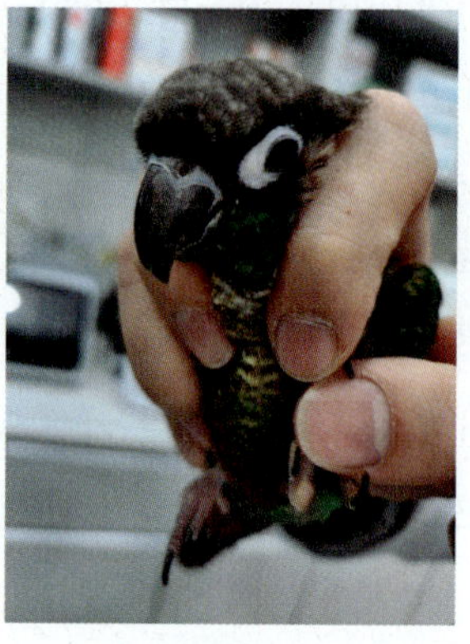

### (2) 큰 새

1) 진료실의 창문과 문을 모두 닫고 살짝 어둡게 한다.
2) 수건을 준비하고 가죽장갑을 착용한다.
3) 새장의 문을 열고 수건으로 새의 머리와 몸을 덮는다.
4) 왼손으로 재빨리 새의 머리 뒤를 잡고 엄지손가락과 검지손가락으로 머리를 고정한다.
5) 다른 손은 새의 몸을 감아 발 앞쪽으로 가져가 날개를 몸에 고정시킨다.
6) 새를 장에서 들어내고 뒤집어서 가슴이 위로 오게 하고 팔로 새를 감싸 안는다.

그림 큰 새 잡기

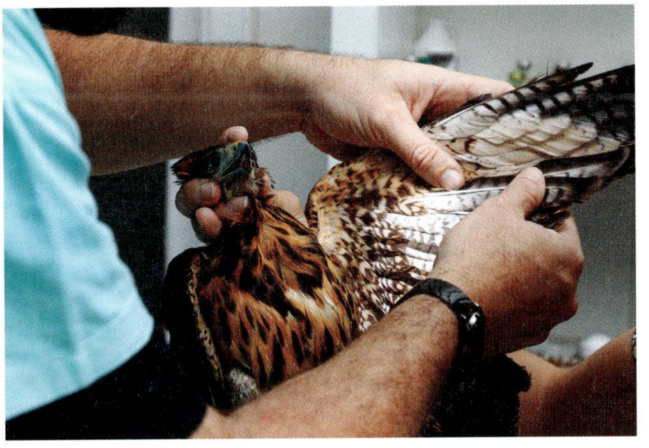

제3장

# 기초문진과 신체검사



제1절

## 기초문진의 목적과 방법

### I 문진이란?

문진은 '물을 問, 진찰할 診'으로 질문을 통해 진료를 보기 위해 내원한 동물에 대한 기본적인 정보를 얻는 것이다. 동물병원에 내원한 동물은 갓난아이와 같아서 보호자에게서 정보를 얻게 되며, 보호자도 자신만의 생각으로 잘못된 정보를 의료진에게 전달할 수 있으므로 문진을 통해 보다 더 객관화된 정보를 얻도록 노력해야 한다. 진료를 하는 동안 간단한 문답 형식으로 진행하기도 하고, 보다 전체적인 내용을 파악하기 위해서 보호자가 진료 전에 문진표를 작성하기도 한다.

#### 1. 문진의 목적

기본적으로는 병원에 내원한 목적과 환자의 상태를 파악하는 것이며, 현재의 증상이 일어나게 된 원인과 관련된 물리적 요인, 정신적 요인, 질병력, 생활습관까지도 질병과의 연계성을 규명하기 위한 것이며, 진단의 정확성을 높이기 위해서 실시한다. 진료 전에 차트에 문진표를 살펴보고 환자에 대한 사전지식으로 진료 시에는 더 정밀한 신체검사와 추가질문으로 치료계획을 세울 수 있다. 또한 진료 시 질문시간을 줄임으로써 진료시간을 단축할 수도 있다.

## 2. 문진의 고려사항

문진표는 주로 초진, 즉 첫 방문 시에 고객등록카드와 함께 작성한다. 보호자들은 무엇인가를 오랫동안 작성하는 것을 귀찮아한다. 인의병원의 경우 종목별로 분류되어 있어 아픈 부위에 따라 진료과를 찾아가며 어디가 아픈지 언제부터 그러했는지 상태가 어떠했는지 의사소통도 확실하다. 병원에 가서 작성해야 하는 경우는 새로운 병원에 첫 방문했을 때 인적사항을 적는 경우일 뿐이다. 물론 정신과나 건강검진의 경우를 제외하고는 말이다. 심지어 의료기록도 보존이 되어 있어 이 환자가 어느 병원을 다녔었는지 어느 약을 처방받았었는지 병원끼리 공유도 되어 있다. 하지만 동물병원에 오는 환자는 일단 의사소통이 되지 않고 보호자가 원인으로 생각하는 정보가 원인이 아닌 경우도 있고, 보호자가 대수롭지 않게 생각하는 조건이나 상황이 원인인 경우도 있다. 따라서 동물보건사는 문진표 작성이 왜 필요한지 보호자에게 충분히 설명하고 세세히 작성할 수 있도록 안내해야 한다.

문진과정에서 알게 된 보호자의 개인 정보는 보안을 신중히 한다. 보호자와의 신뢰감 형성을 위해 보호자를 최대한 배려하고 편안하게 집중할 수 있도록 분위기를 조성하며 정중하고 친절한 자세로 기초문진을 실시한다.

> "이거 작성하기 귀찮은데 꼭 작성해야 하나요?"
> "문진표를 작성하면 수의사선생님이 OO이에 대한 정보를 자세히 알 수 있어서 진료를 더 정확히 보실 수 있어요. 번거로우시겠지만 작성 부탁드릴게요"

보호자의 기억이 정확하지 않다면 추측으로 작성하지 않도록 하여야 한다. 그리고 문진표에 작성된 각종 정보를 전자차트에 기록한다. 보호자의 주관적인 내용도 객관적인 내용으로 바꾸어 작성해야 한다. 예를 들어 사료량을 '적당량'이라고 적으면 적당량이 얼마만큼인지 물어보고 동물병원에 있는 사료를 대략적으로 쥐어보도록 하고, '그램' 단위로 바꾸도록 해야 한다. 산책 횟수를 '가끔' 이라고 적으면 주1회, 월1회, 불규칙 등으로 변환한다. 불명확한 것은 삭제한다.

또한 무는지, 할퀴는지, 예민한지, 겁이 많은지 등 성격에 대한 특성도 파악하여 진료와 처치 시 의료진들 간의 필요한 소통도 접수 시 문진을 통해 얻을 수 있다.

# Ⅱ 문진표의 종류

동물병원마다 진료 보는 과목이 특수해지고 있어 문진표의 종류도 다양해지고 있으며 진료 오는 환자마다 다른 문진표를 적용하기도 한다.

## 1. 간단 문진표

접수등록카드와 체크표시가 있는 문진표로 간단하게 동물의 종합적인 질병 상태와 예방접종 상태를 확인할 수 있다. 병원 입장에서는 진료를 보고자 하는 과목을 파악할 수 있고 그에 맞는 수의사선생님을 지정해 줄 수 있다.

**그림** 고객등록카드와 문진표

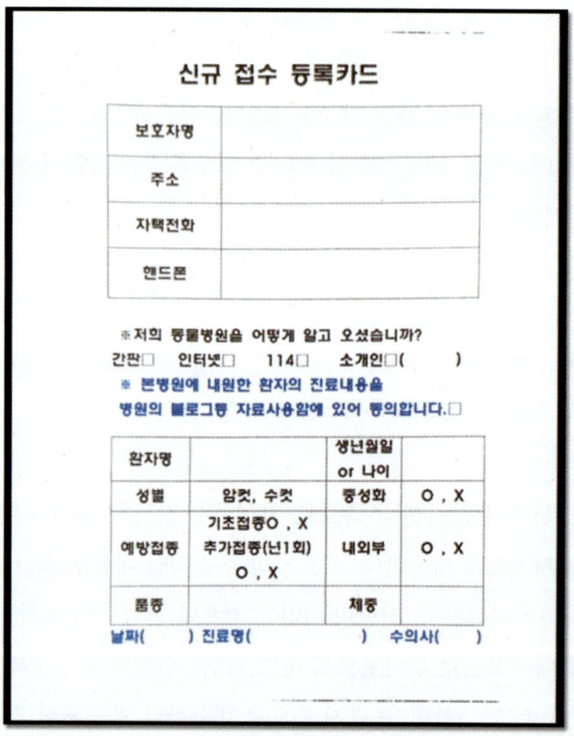

신규 접수 등록카드

| 보호자명 | |
|---|---|
| 주소 | |
| 자택전화 | |
| 핸드폰 | |

※저희 동물병원을 어떻게 알고 오셨습니까?
간판□ 인터넷□ 114□ 소개인□( )
※ 본병원에 내원한 환자의 진료내용을
병원의 블로그등 자료사용함에 있어 동의합니다.□

| 환자명 | | 생년월일 or 나이 | |
|---|---|---|---|
| 성별 | 암컷, 수컷 | 중성화 | O , X |
| 예방접종 | 기초접종O , X<br>추가접종(년1회)<br>O , X | 내외부 | O , X |
| 품종 | | 체중 | |

날짜( ) 진료명( ) 수의사( )

♣ 간단한 건강체크

| 전신상태 | 피부/피모 | 귀/눈 | 구강 | 소화기/영양 |
|---|---|---|---|---|
| □정상 | □정상 | □정상 | □정상 | □사료명 |
| □마름(경, 중, 고도) | □건성지루 | □귀지(좌,우) | □구취 | ( ) |
| □비만(경, 중, 고도) | □유성지루 | □냄새(좌,우) | □치열이상 | □사료량/횟수 |
| □가시점막 창백 | □악취 | □귀 발적(좌,우) | □치아흔들림 | ( ) |
| □호흡이상 | □탈모, 털빠짐 | □비후/협착(좌,우) | □치은염 | □영양제 |
| □심박이상 | □종괴(mass) | □시력이상(좌,우) | □치석 | ( ) |
| □심잡음 | □외부기생충 | □안구충혈(좌,우) | □구내염 | □식욕변화 |
| □잦은기침 | □피부색변화 | □눈물분비(좌,우) | □궤양 | □구토 |
| □탈수 | □지간, 패드이상 | □안구분비물(좌,우) | □치주질환 | □설사 |
| *의견* | | | | |

♣ 예방접종(최근에 접종한 예방접종약의 접종일을 적어주세요)

| 종 합 | | 켄 넬 | | 인플루엔자 | | 내부기생충 | |
|---|---|---|---|---|---|---|---|
| 코로나 | | 광견병 | | 사이토포인트 | | 외부기생충 | |

보호자가 말하기 어렵거나 미처 인식하지 못했던 증상들을 알아차릴 수 있어 증상들을 적어 놓은 체크 문진표도 잘 활용할 수 있다.

**그림** 문진표

❖ 다음은 기본 건강과 관련된 증상들입니다. 관련 증상에 'V'표시해 주세요.

- □ 예전과 같지 않음
- □ 행동 또는 활동 변화
- □ 다리를 절음
- □ 식욕이 변함
- □ 수면 주기의 변화
- □ 피부에 종괴 발생
- □ 전신 떨림
- □ 가족들과 잘 놀려 하지 않음
- □ 계단을 오를 때 힘들어함
- □ 전에 비해 물을 많이 마심
- □ 현저한 체중 증가 또는 감소
- □ 멍하거나 방향감각 상실
- □ 피부를 좀더 가려워 함
- □ ______________________
- □ 반응이 떨어지고 덜 활기참
- □ 뛰어 오를 때 힘들어 함
- □ 전에 비해 소변을 많이 봄
- □ 화장실을 가리지 못함
- □ 모질, 모색의 변화
- □ 입냄새가 심하거나 잇몸이 부음

❖ 진료 전 사전 정보 제공

출처: 2013 동물병원 임상 프로토콜

## 2. 질환별 문진표

세부 진료과목별 문진표도 활용되고 있다. 외이염 문진표의 경우 외이염에 대한 정보를 제공할 뿐만 아니라 진료 시 묻게 되는 증상에 대한 보호자의 의견을 체크하게 되어 있어 진료시간을 단축시키며 검사로 바로 들어갈 수 있게 된다.

**그림** 외이염 문진표

Date.  .  .    NO.    동물이름.

**외이염 문진카드**

문진표는 선생님께 드리고 잠시만 기다려 주세요.

| | |
|---|---|
| (1) | **외이염과 관련된 증상으로 현재 보이는 증상을 모두 표시해 주세요**<br>○ 머리를 자주 흔듦 ○ 귀를 바닥에 비빔 ○ 귀를 긁음 ○ 귀를 만지면 아파함<br>○ 귀가 부어 있음 ○ 귀가 붉음 ○ 귀지가 심함 ○ 귀에서 분비물이 나옴<br>○ 귀에서 냄새가 남 ○ 기타( ) |
| (2) | **외이염과 관련된 피부증상 여부에 모두 표시해 주세요**<br>○ 발을 핥음 ○ 얼굴을 비빔 ○ 등을 바닥에 비빔 ○ 엉덩이를 핥음<br>○ 팔꿈치나 무릎을 물어 뜯음 ○ 피부 냄새가 심함 ○ 전신에 피부병이 있음<br>○ 기타( ) |
| (3) | **현재 먹고 있는 음식들에 대해 모두 표시해 주세요..**<br>○ 일반건사료 ○ 캔/파우치 ○ 간식/껌 ○ 영양제 ○ 처방건사료 ○ 처방캔 |
| (4) | **이전에 귀치료를 받은 적이 있나요?**<br>① 수년 전 ② 수개월 전 ③ 수주 전 ④ 며칠 전 ⑤ 없음 |
| (5) | **현재까지 받았던 치료 방법을 모두 고르세요.**<br>① 먹는 약 ② 외용제 ③ 주사제 ④ 귀 청소 ⑤귀 수술 |
| (6) | **평소 귀청소 방법은 무엇인가요?**<br>① 청소하지 않음 ② 면봉과 귀청소액을 이용 ③ 귀청소액 이용 |
| (7) | **귀청소는 어느정도 간격으로 진행하나요?**<br>① 청소하지 않음 ② 한달에 한번 ③ 1~2주에 한번 ④ 1주일에 1회 이상 |

출처: 한국동물보건사협회 자료실

피부질환 문진표의 경우에는 언제부터 증상이 나타났는지, 털빠짐은 있는지, 어디를 긁는지, 발적은 어디가 심한지, 주로 언제 긁는지, 사료는 어떤 걸 먹는지, 식기는 어떤 걸 사용하는지, 침구는 어떤 걸 사용하는지, 외부기생충약은 정기적으로 실시하는지 문진표를 작성할 수 있으며 정형외과 문진표의 경우 불편한 증상과 위치, 빈도, 운동종류, 주기, 시간 등에 대해 미리 작성할 수 있다.

## 3. 행동 및 인지장애문진표

반려동물의 문제행동을 측정하고 진단하기 위한 문진표가 있다. 반려견의 공격문제, 대소변문제, 분리불안, 강박행동, 파괴적행동, 노령동물의 인지기능장애 또는 반려묘의 대소변문제, 공격성문제, 파괴적행동, 앵무새와 같은 특수동물도 강박성 털 뽑기 등 심리적 스트레스에 따른 행동문제가 나타나므로 여러 상황을 다각적으로 파악하며 증상 단계를 진단할 수 있는 참고자료로 활용할 수 있다.

그림 반려견 인지기능장애 문진표

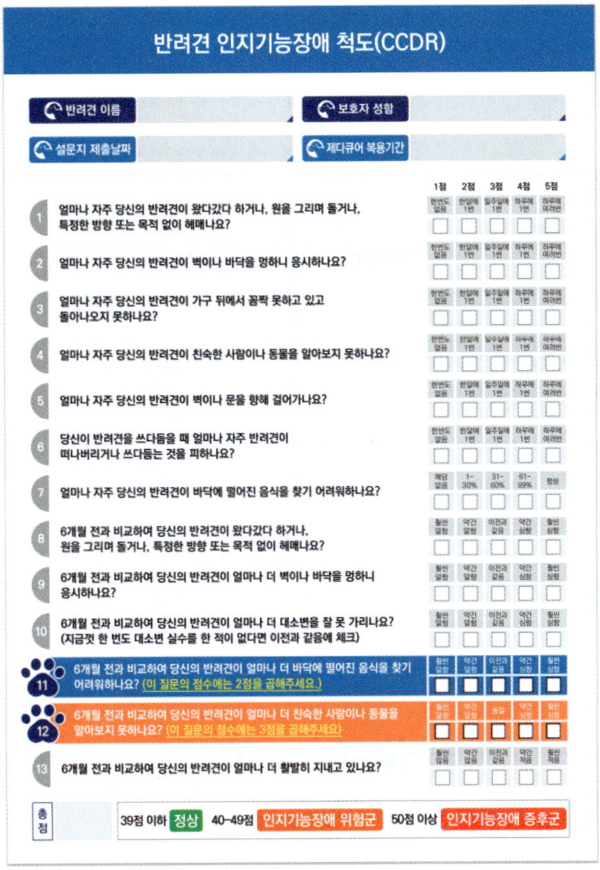

반려견 인지기능장애 척도(CCDR)

반려견 이름 / 보호자 성함 / 설문지 제출날짜 / 제다큐어 복용기간

| | 문항 | 1점 | 2점 | 3점 | 4점 | 5점 |
|---|---|---|---|---|---|---|
| 1 | 얼마나 자주 당신의 반려견이 왔다갔다 하거나, 원을 그리며 돌거나, 특정한 방향 또는 목적 없이 헤매나요? | 한번도 없음 | 한달에 1번 | 일주일에 1번 | 하루에 1번 | 하루에 여러번 |
| 2 | 얼마나 자주 당신의 반려견이 벽이나 바닥을 멍하니 응시하나요? | 한번도 없음 | 한달에 1번 | 일주일에 1번 | 하루에 1번 | 하루에 여러번 |
| 3 | 얼마나 자주 당신의 반려견이 가구 뒤에서 꼼짝 못하고 있고 돌아나오지 못하나요? | 한번도 없음 | 한달에 1번 | 일주일에 1번 | 하루에 1번 | 하루에 여러번 |
| 4 | 얼마나 자주 당신의 반려견이 친숙한 사람이나 동물을 알아보지 못하나요? | 한번도 없음 | 한달에 1번 | 일주일에 1번 | 하루에 1번 | 하루에 여러번 |
| 5 | 얼마나 자주 당신의 반려견이 벽이나 문을 향해 걸어가나요? | 한번도 없음 | 한달에 1번 | 일주일에 1번 | 하루에 1번 | 하루에 여러번 |
| 6 | 당신이 반려견을 쓰다듬을 때 얼마나 자주 반려견이 떠나버리거나 쓰다듬는 것을 피하나요? | 한번도 없음 | 한달에 1번 | 일주일에 1번 | 하루에 1번 | 하루에 여러번 |
| 7 | 얼마나 자주 당신의 반려견이 바닥에 떨어진 음식을 찾기 어려워하나요? | 해당 없음 | 1-30% | 31-60% | 61-99% | 항상 |
| 8 | 6개월 전과 비교하여 당신의 반려견이 왔다갔다 하거나, 원을 그리며 돌거나, 특정한 방향 또는 목적 없이 헤매나요? | 훨씬 덜함 | 약간 덜함 | 이전과 같음 | 약간 심함 | 훨씬 심함 |
| 9 | 6개월 전과 비교하여 당신의 반려견이 얼마나 더 벽이나 바닥을 멍하니 응시하나요? | 훨씬 덜함 | 약간 덜함 | 이전과 같음 | 약간 심함 | 훨씬 심함 |
| 10 | 6개월 전과 비교하여 당신의 반려견이 얼마나 더 대소변을 잘 못 가리나요? (지금껏 한 번도 대소변 실수를 한 적이 없다면 이전과 같음에 체크) | 훨씬 덜함 | 약간 덜함 | 이전과 같음 | 약간 심함 | 훨씬 심함 |
| 11 | 6개월 전과 비교하여 당신의 반려견이 얼마나 더 바닥에 떨어진 음식을 찾기 어려워하나요? (이 질문의 점수에는 2점을 곱해주세요.) | 훨씬 덜함 | 약간 덜함 | 이전과 같음 | 약간 심함 | 훨씬 심함 |
| 12 | 6개월 전과 비교하여 당신의 반려견이 얼마나 더 친숙한 사람이나 동물을 알아보지 못하나요? (이 질문의 점수에는 3점을 곱해주세요) | 훨씬 덜함 | 약간 덜함 | 동일 | 약간 심함 | 훨씬 심함 |
| 13 | 6개월 전과 비교하여 당신의 반려견이 얼마나 더 활발히 지내고 있나요? | 훨씬 많음 | 약간 많음 | 이전과 같음 | 약간 적음 | 훨씬 적음 |

총점: 39점 이하 정상 / 40–49점 인지기능장애 위험군 / 50점 이상 인지기능장애 증후군

출처: 유한양행 제다큐어

## 4. 건강검진 문진표

건강 검진 시에 작성할 수 있는 기본 건강관리문진표이다. 반려동물을 양육하는 보호자의 관리방법을 확인할 수 있으며, 항목을 추가하여 기존의 질병력도 확인한다.

**그림** 건강검진 문진표

**기 본 문 진 표**

**보호자 정보**
- 이름 :
- 주소 :
- 연락처 :
- E-mail :

**환자 정보**
- 이름 :
- 나이 or 생년월일 :
- 성별 :
- 동물종류 및 품종 :
- 중성화수술 유무 : Y / N
- 마이크로칩 유무 : Y / N

1. 주거지내 다른 반려동물을 더 기르고 계신가요?
   (기르고 계시다면 동물의 종류, 품종, 마리수를 적어주세요)

2. 급여하는 음식은 어떤 것입니까?
   1) 시판되는 사료 → [illegible]
   2) 기타 ( ) → [illegible]

3. 사료의 경우, 회사명과 제품명을 적어주세요.

4. 사료나 음식 일일 급여 횟수
   1) 하루 한 번 2) 하루 두 번 3) 하루 세 번 이상 4) 자율배식

5. 하루에 얼마정도의 사료나 음식을 급여하십니까?

6. 간식을 주십니까? 주신다면 어떤 간식을 어느 정도 주십니까?

7. 현재 복용중인 영양제와 보조제가 있다면 적어주세요.

8. 최근에 체중의 변화가 있었나요?
   1) 체중 증가 2) 체중 감소 3) 변화 없음

9. 식욕의 변화가 있었나요?
   1) 식욕증가 2) 식욕감소 3) 변화 없음

10. 최근 구토나 설사가 있었나요?
    1) 구토가 있었음 2) 설사가 있었음 3) 구토나 설사가 없었음

11. 양치질은 어떻게 하십니까?
    1) 식사 후 매번 2) 하루 한 번 3) 며칠에 한 번 4) 하지 않음

12. 스케일링은 언제 받으셨나요?
    1) 1년 이내 2) 2년 이내 3) 3년 이내 4) 하지 않음

13. 목욕을 얼마나 자주 하시나요?
    1) 1주일에 두 번 이상 2) 1주일에 한 번 3) 2주일에 한 번 4) 기타

14. 놀이나 운동은 얼마나 자주 시키시나요?
    1) 주 3회 이상 2) 주 1~2회 3) 주 1회 미만

15. 최근에 접종한 예방접종약을 체크해 주시고, 접종일을 적어주세요.
    (예방접종 양식 활용)

16. 정기적으로 심장사상충 예방약을 투약하십니까?

17. 정기적으로 외부기생충 구제제를 사용하십니까?

출처: NCS 외래동물 수의간호

제2절

# 신체검사

## I 신체검사란

신체검사란 '동물의 현재 건강 상태를 검사하는 것'으로 머리부터 꼬리끝까지 시진·촉진·타

진·청진의 방법으로 세심하게 관찰하여 결과를 신체검사지와 전자차트에 기록하는 것을 말한다. 신체검사는 전신신체검사와 부분신체검사로 구분할 수 있다. 전신신체검사는 전신상태를 파악하는 것으로 정신·의식상태, 체형·영양상태, 혈액순환상태, 질병감염상태 등을 검사할 수 있으며, 부분신체검사는 신체장기의 각각을 평가하는 것을 말한다. 활력상태는 바이털사인이라고 한다.

신체검사표를 다음과 같이 항목별로 작성한다.

**그림** 신체검사표

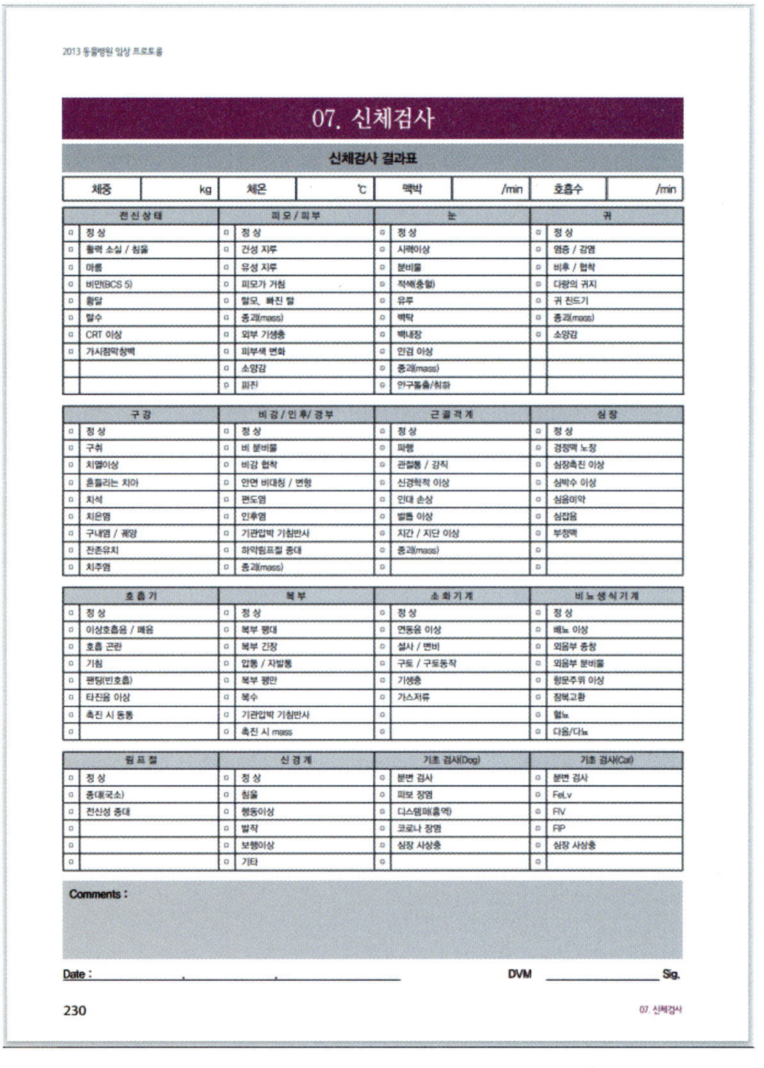

2013 동물병원 임상 프로토콜

## 07. 신체검사

**신체검사 결과표**

| 체중 | kg | 체온 | ℃ | 맥박 | /min | 호흡수 | /min |
|---|---|---|---|---|---|---|---|

| 전신상태 | 피모 / 피부 | 눈 | 귀 |
|---|---|---|---|
| □ 정 상 | □ 정 상 | □ 정 상 | □ 정 상 |
| □ 활력 소실 / 침울 | □ 건성 지루 | □ 시력이상 | □ 염증 / 감염 |
| □ 마름 | □ 유성 지루 | □ 분비물 | □ 비후 / 협착 |
| □ 비만(BCS 5) | □ 피모가 거침 | □ 적색(충혈) | □ 다량의 귀지 |
| □ 황달 | □ 탈모, 빠진 털 | □ 유루 | □ 귀 진드기 |
| □ 탈수 | □ 종괴(mass) | □ 백탁 | □ 종괴(mass) |
| □ CRT 이상 | □ 외부 기생충 | □ 백내장 | □ 소양감 |
| □ 가시점막창백 | □ 피부색 변화 | □ 안검 이상 | |
| | □ 소양감 | □ 종괴(mass) | |
| | □ 피진 | □ 안구돌출/위축 | |

| 구강 | 비강 / 인후/ 경부 | 근골격계 | 심장 |
|---|---|---|---|
| □ 정 상 | □ 정 상 | □ 정 상 | □ 정 상 |
| □ 구취 | □ 비 분비물 | □ 파행 | □ 경정맥 노장 |
| □ 치열이상 | □ 비강 협착 | □ 관절통 / 강직 | □ 심장촉진 이상 |
| □ 흔들리는 치아 | □ 안면 비대칭 / 변형 | □ 신경학적 이상 | □ 심박수 이상 |
| □ 치석 | □ 편도염 | □ 인대 손상 | □ 심음이약 |
| □ 치은염 | □ 인후염 | □ 발톱 이상 | □ 심잡음 |
| □ 구내염 / 궤양 | □ 기관압박 기침반사 | □ 지간 / 지단 이상 | □ 부정맥 |
| □ 잔존유치 | □ 하악림프절 종대 | □ 종괴(mass) | □ |
| □ 치주염 | □ 종괴(mass) | □ | □ |

| 호흡기 | 복부 | 소화기계 | 비뇨생식기계 |
|---|---|---|---|
| □ 정 상 | □ 정 상 | □ 정 상 | □ 정 상 |
| □ 이상호흡음 / 폐음 | □ 복부 팽대 | □ 연동음 이상 | □ 배뇨 이상 |
| □ 호흡 곤란 | □ 복부 긴장 | □ 설사 / 변비 | □ 외음부 충창 |
| □ 기침 | □ 압통 / 자발통 | □ 구토 / 구토동작 | □ 외음부 분비물 |
| □ 팬팅(빈호흡) | □ 복부 팽만 | □ 기생충 | □ 항문주위 이상 |
| □ 타진음 이상 | □ 복수 | □ 가스저류 | □ 잠복고환 |
| □ 촉진 시 동통 | □ 기관압박 기침반사 | □ | □ 혈뇨 |
| □ | □ 촉진 시 mass | □ | □ 다음/다뇨 |

| 림프절 | 신경계 | 기초 검사(Dog) | 기초 검사(Cat) |
|---|---|---|---|
| □ 정 상 | □ 정 상 | □ 분변 검사 | □ 분변 검사 |
| □ 종대(국소) | □ 침울 | □ 파보 장염 | □ FeLv |
| □ 전신성 종대 | □ 행동이상 | □ 디스템퍼(홍역) | □ FIV |
| □ | □ 발작 | □ 코로나 장염 | □ FIP |
| □ | □ 보행이상 | □ 심장 사상충 | □ 심장 사상충 |
| □ | □ 기타 | □ | □ |

Comments :

Date : ______ . ______ . ______ DVM ______ Sig.

230 07. 신체검사

출처: 2013 동물병원 임상 프로토콜

## II 전신 신체검사

### 1. 정신 및 의식 상태 평가

반려동물이 동물병원에 내원하면 낯선 곳이거나 병원에 대한 아픈 기억 때문에 겁을 먹거나 조용히 있는 경우가 많다. 움직임이나 의식의 반응, 감각기능(청각: 이름을 부르면 반응하는지, 시각: 소리가 들리는 곳으로 반응하는지, 후각: 간식을 주면 반응하는지)이 있는지를 확인한다.

### 2. BCS 평가

개와 고양이의 저체중과 과체중을 평가하는 지표로 신체충실지수(Body Condition Scoring, BCS) 측정 방법을 이용한다. 갈비뼈의 윤곽, 허리의 윤곽, 복부의 늘어짐, 피부 아래 지방의 축적 정도에 따라 평가하고 1~5단계 평가표에서 정상은 3단계를 기준으로 하고, 1~9단계 평가표에서는 4~5단계를 정상으로 한다.

**표** 반려동물 BCS 측정표

| 단계 | 체형 | 분류 기준 |
|---|---|---|
| BCS 1 | 야윔 (very thin) | 갈비뼈를 쉽게 촉진 가능하고 피하지방이 없다. |
| BCS 2 | 저체중 (under weight) | 골격이 드러나 보이고 피부와 뼈 사이에 최소한의 조직만 있다. |
| BCS 3 | 정상 체중 (ideal weight) | 갈비뼈를 볼 수 있고 쉽게 만질 수 있다. |
| BCS 4 | 과체중 (overweight) | 갈비뼈를 보기가 어렵고 피부에 지방이 촉진된다. |
| BCS 5 | 비만 (obese) | 갈비뼈를 볼 수 없고 지방이 두껍게 덮여 있다.<br>고양이는 복부에 지방이 쳐져 있다. |

그림 반려동물 BCS 측정단계표

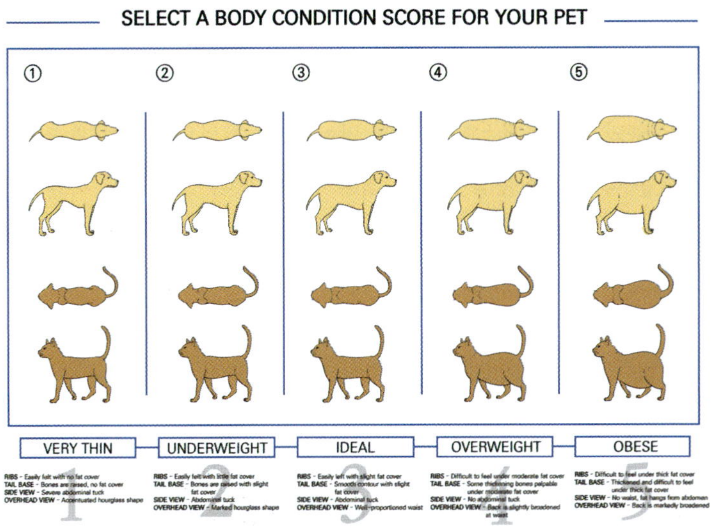


## 3. 탈수 평가

동물의 외견의 변화와 피부탄력으로 확인할 수 있다. 노령동물의 경우 목마름을 잘 느끼지 못 하고 체내수분함량도 적기 때문에 코가 촉촉하지 않은 경우가 많다. 코의 상태, 눈의 상태, 피부탄력도를 체크한다. 특히 탈수는 체내수분함량과 관련이 있고, 심각한 탈수로 세포외수분이 부족하게 되면 혈액순환량이 떨어지게 되어 혈압저하, 심박수의 증가, 저혈량성 쇼크로 이어지게 된다.

표 탈수 정도의 평가

| 탈수 정도 | 임상증상 | 피부탄력 회복시간 | CRT |
|---|---|---|---|
| 5% 이하 | 증상 없음 | 1초 전후 | 1초 전후 |
| 5~8% | 코거울의 건조, 구강점막의 건조 | 2~3초 | 2~3초 |
| 8~10% | 안검결막의 건조, 안구 함몰 | 6~10초 | 2~3초 |
| 10~12% | 차가운 사지와 입, 심한 침울 및 누워있음.<br>축 늘어져 있는 피부 | 20~45초 | 3초 이상 |
| 12~15% | 빈사상태, 심각한 쇼크 | - | - |
| 15% 이상 | 사망 | - | - |

## 4. 점막색깔 및 모세혈관재충만시간 평가

점막색깔은 혈액의 상태를 간접적으로 파악할 수 있다. 주로 구강의 잇몸점막, 눈의 공막이나 귀의 안쪽면에서 색깔을 볼 수 있다. 점막의 색깔은 정상적으로는 밝은 핑크색을 띠며 촉촉한 상태여야 한다. 산소가 부족한 빈혈의 경우 잇몸의 색이 평소보다 옅은 창백한 색을 띠며, 혈액 내 산소농도가 더욱 저하되거나 혈액순환이 되지 않는 경우 청색으로 변하게 된다. 간질환에 의한 황달의 경우 노란색을 띠며 중독증상이 있는 경우 반점출혈이 있는 붉은 적갈색을 띤다. 물론, 잇몸 점막의 경우 구강내 치주질환과 같은 염증이 있을 때, 귀의 외이도점막은 외이도염일 때 붉은 발적을 나타낸다.

**그림** 잇몸 점막색깔확인, 모세혈관재충만시간 평가

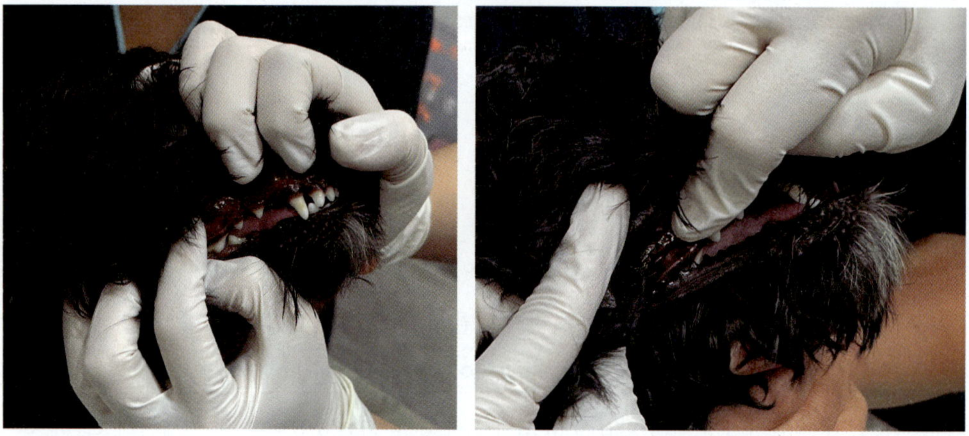

모세혈관재충만시간(capillary refill time, CRT)은 혈액순환상태를 알 수 있다. 혈관내 혈액량이 얼마나 빨리 채워지는지를 확인하는 방법이며, 엄지손가락으로 잇몸을 가볍게 눌렀다 떼었을 때 잇몸의 색깔이 정상적으로 돌아오는 시간을 측정한다. 이때 잇몸은 1초 이내에 흰색에서 분홍색으로 회복된다. 사람의 경우 손톱의 색깔과 손톱을 눌렀다 떼는 것으로 확인하는 것과 같은 방법이다. 강아지나 고양이는 발톱의 색깔이 존재하며, 발톱과 발톱아래 모세혈관이 잘 나타나지 않아 잇몸의 점막으로 확인한다.

## 5. 림프절 평가

림프절은 면역학적 기관으로 염증 시 병원체와 백혈구가 파괴되는 장소이다. 체내에는 550여 개의 크고 작은 림프절이 있다. 신체검사상 확인할 수 있는 림프절은 표층에 위치하고 있는 림프절이며 일반적인 경우 촉진이 잘 되지 않으나 염증이 있는 경우 팥크기 정도로 촉진된다. 전신 림프절 부종은 전신적인 질병의 지표(전신성 곰팡이 감염, 면역매개성 질병, 종양)가 되는 반면에 국소 림프절의 종대는 보통 국소적인 감염의 지표가 된다. 예를 들어 폐렴인 경우 얕은목림프절과 겨드랑 림프절이 뚜렷이 촉진되는 경우가 많다. 또한 림프종인 경우도 있으니 반드시 확인해야 한다.

그림 표층림프절의 위치

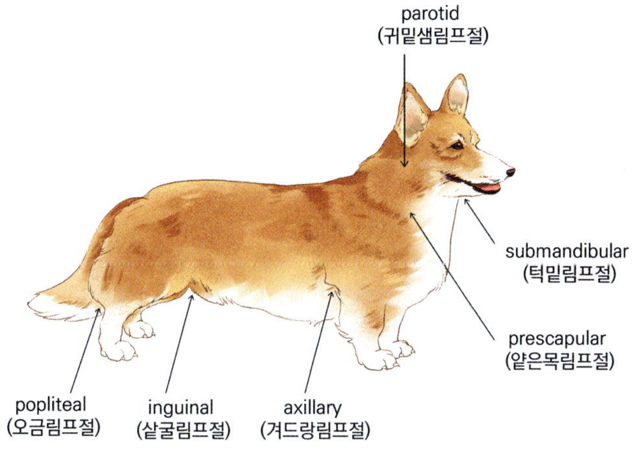


## 6. 피부상태 및 피하 종괴 평가

피모의 윤기, 빽빽함, 탈모 등의 일반적인 소견을 관찰한다. 피부염의 원인은 다양하며, 복합적인 경우가 많다. 또는 원발성과 속발성으로 나타난다. 피부병적인 문제에 접근할 때에는 신체의 모든 부위를 검사한다. 병변의 위치는 진단에 있어 중요한 지표가 되기 때문이다. 예를 들어 국소적인 피부병은 쉽게 긁기 때문에 머리와 앞다리에 소양감이 있는 부위가 전형적으로 나타난다. 내분비의 이상 시에는 대칭성 탈모가 일어난다. 아토피·알레르기 같은 면역매개성인 경우에는 점막과 피부가 연결되는 부위(눈주위, 입술주위, 음부, 항문주위)에 다발한다.

그리고 몸통과 각 신체부위 말단에 종괴나 종창이 있는지 촉진한다. 종괴가 발견되면 위치, 크기, 경도, 정확한 위치 등을 기록한다. 종괴가 근육, 근막 또는 뼈에 부착되어 있는지 자유롭게 움직이는지를 검사한다.

## 7. 사지 평가

### (1) 개의 보행

보행을 분석하기 위해서는 관련 용어를 이해해야 한다. 다리를 들어 올려 멀어지는 점을 '거지점', 지면에 닿는 점을 '착지점'이라 한다. 다리가 지면에서 떨어져 전방으로 움직여 착지할 때까지를 '유주기', 착지하여 체중을 지탱하고 다시 들어 올릴 때까지를 '착지기(하중기)'라고 하며, 각 시간은 '유주시간', '착지시간'이라 한다. 착지점에서 착지점까지의 거리를 '보폭'이라 한다. 일반적으로 착지기에 통증이 있으면 착지시간이 짧아지고, 체중을 싣지 않기 위해 절뚝거리거나 깡충 뛰는 보행이 나타난다.

개의 보행 종류와 보행 순서에 대해 알아본다. 먼저, 보행을 나타내는 다리에 대한 약어는 좌우와 앞뒤가 있다. 좌-L-left, 우-R-right, 앞-F-front, 뒤-R-rear로 나타내며, RR-오른쪽 뒷다리, RF-오른쪽 앞다리, LR-왼쪽 뒷다리, LF-왼쪽 앞다리를 의미한다.

#### 1) Walk(상보)

가장 느리고 안정된 4박자 걸음걸이로, 하나 또는 두 개의 다리를 들고 나머지 다리에 체중을 싣는 보행이다. 좌우 대칭적인 순서로 다리를 딛는다(RR → RF → LR → LF → RR).

**그림** 개의 보행 순서

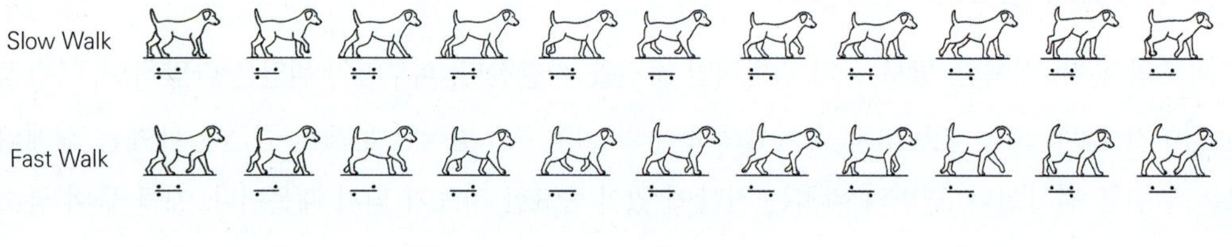


#### 2) Amble/Pace(측대보/측대속보)

좌우 같은 쪽 다리가 함께 움직이는 보행으로, 몸통이 긴 견종에서 흔하다. 신경계 이상 시 비정상적으로 나타나기도 한다(LF+LR → RF+RR).

그림 개의 측대보 순서

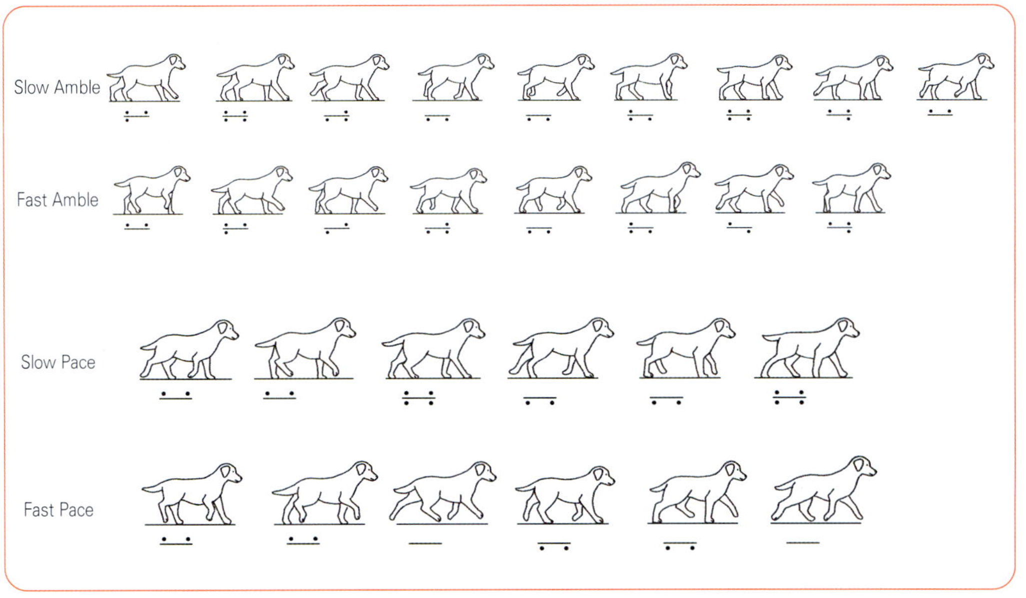


### 3) Trot(속보)

두 다리가 대각선 방향으로 동시에 움직이는 2박자 걸음걸이다. 빠르고 안정적이며, 도그쇼에서 자주 관찰된다(RF+LR → LF+RR).

그림 개의 속보 순서

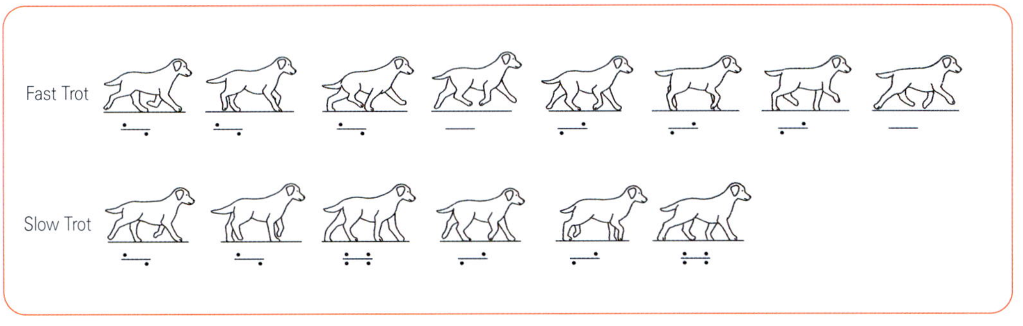


### 4) Canter(구보)

3박자의 비대칭 보행으로 속보보다 빠르고 습보보다 느리다. 회전형과 횡형이 있다. 일반적으로 개에서는 잘 나타나지 않지만 습보의 전단계에서 관찰된다.

5) Gallop (습보)

모든 다리가 공중에 뜨는 전력질주 보행으로, 가장 빠른 속도를 가진다. 회전습보에서는 RR → (LR+LF) → RF 순이며, 더블 서스펜션이 가능해 뒷다리가 앞다리 위치까지 뻗을 수 있다.

그림 개의 습보 순서

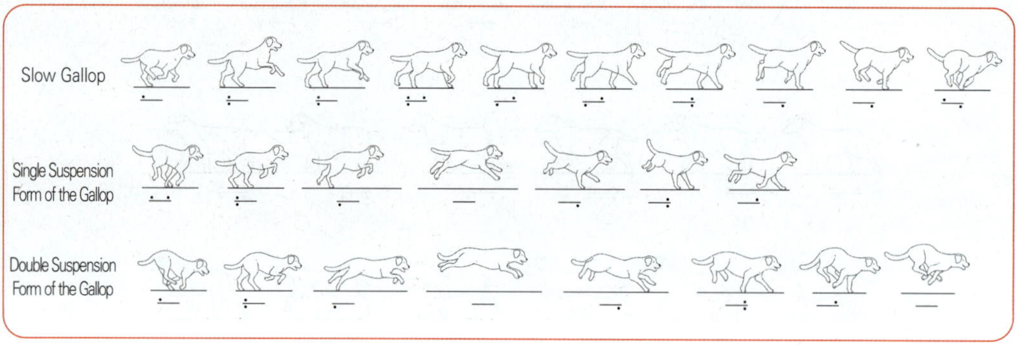


### (2) 파행 평가

1) 정적 관찰

서 있는 상태에서 앞뒤 다리의 위치와 체중을 지지하는 다리의 대칭 여부를 본다. 비대칭, 근육 위축, 부종 여부를 확인한다.

2) 동적 관찰

걷기, 빠른 걷기, 달리기, 경사로, 계단 오르내리기를 통해 보행 대칭성, 보폭, 리듬, 흔들림, 절뚝거림, 다리 끌기, 발등 위치 등을 평가한다.

이상 보행의 유형은 다음과 같다.

① Asymmetric stride: 비대칭적 보폭

② Ataxia: 운동 실조

③ Dragging: 다리 끌기

④ Knuckling: 발등 걷기

⑤ Limpling: 절뚝거림

⑥ Stiff gait: 강직성 보행

⑦ Weight shifting: 무게 회피 보행

촉진은 환자가 서 있을 때와 누워 있을 때 골격, 근육, 신경계의 이상 여부를 모두 검사한다.

### (3) 근골격계

1) 파행의 증거가 명백하지 않은 경우 완전한 근골격계 검사를 위해서는 병력청취와 내원 동물에 대한 주의 깊은 초기관찰이 필요하다. 만일 파행이 있다면 영향을 줄 것으로 의심되는 사지의 국소적인 부위를 조직적으로 검사한다. 우선적으로 발에 창상이 있는지, 비정상적인 발톱의 유무, 그리고 각각의 발가락 사이에 홍반, 종창 또는 고름이 차 있는 부위가 있는지 검사한다.
2) 발끝에서 몸통쪽으로 촉진해간다. 긴뼈에 통증, 종창, 종괴, 골절 부위가 있는지 검사한다.
3) 관절에 유출물, 종창, 공기방울음, 굽히고 펼 때 통증은 없는지 검사한다. 무릎을 굽혀 보고 펼 때 무릎뼈가 비정상적인 위치에 놓인다면 내측과 외측 중 어느 쪽으로 탈구가 되는지 확인한다.

**그림** 사지검사

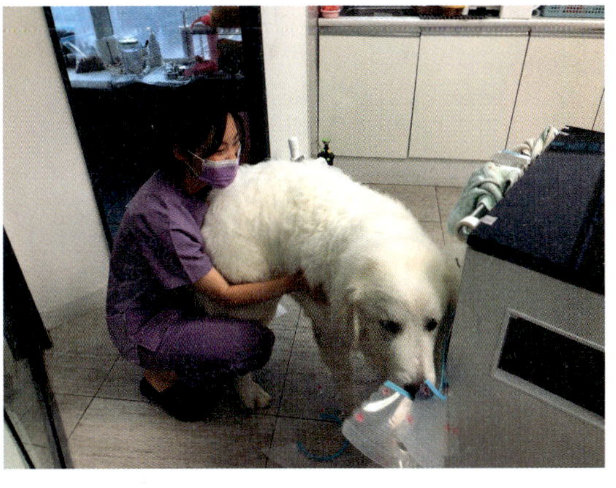

### (4) 근골격계와 연관된 신경계

1) 근골격계 검사에서 특별한 이상을 발견할 수 없다면 병력청취와 신체검사를 통해 신경계 검사를 해야 할 필요가 있다. 척추에 통증이 있는지 촉진한다. 통증의 유출이 필요하다면 척추의 등쪽 가시돌기 좌우를 지긋이 눌러가면서 검사한다.
2) 환축이 걷거나 서 있는 동안 걷는 모양과 자세를 검사한다. 긴장감, 대칭성, 근육의 움직

임 등에 유의해서 관찰한다. 신경증상을 나타낼 때는 언제나 세심하게 두개부의 신경검사를 해야 한다. 환축을 평온하게 외측으로 눕혀 놓고 척추반사들을 비교, 평가한다.

## Ⅲ 부분 신체검사

일관된 방법으로 진행해야 빠트림 없이 신체검사 할 수 있다. 예를 들어 한 번에 한 부분씩, 머리에서 몸통 뒤쪽으로 그리고 사지검사로 진행해 간다.

### 1. 머리

#### (1) 머리

1) 대칭인지 먼저 검사하며 국소적인 종창이 있는지 검사한다. 이러한 곳은 시진과 촉진을 이용해서 미세한 종창이나 종괴를 발견해야 한다. 촉진은 종창이나 종괴의 정도(경도 또는 파동감, 유동성 또는 부착여부)를 파악하는 데 필요하다.
2) 나이가 어린 경우에는 천문이 잘 닫혔는지도 확인한다. 치와와 품종에서는 천문이 열려 있는 경우가 종종 있다.
3) 머리와 목의 자세를 평가한다. 머리를 배쪽으로 굽히고 있거나, 머리 드는 것을 꺼리는 것, 또는 비스듬히 기울이고 있는지 체크한다.

그림 머리의 대칭형태

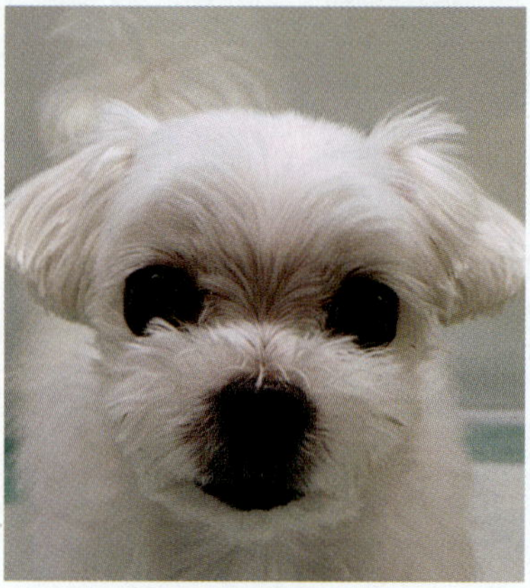

### (2) 눈

1) 먼저 양쪽의 눈의 상태를 관찰하고, 양쪽 눈의 크기와 위치의 대칭성을 비교 관찰한다. 눈의 크기가 정상보다 더 작은지, 정상보다 큰지 확인한다. 안구함몰, 안구돌출, 사시로 인해 눈의 위치가 변했는지 검사한다.
2) 눈에 분비물이 있는지 확인하고, 장액성인지, 점액성인지, 점액화농성인지를 구별한다.
3) 눈꺼풀(안검)에 종양, 첩모중생, 안검내번, 안검외번이 있는지 확인한다.
4) 결막의 충혈, 결막부종, 창백, 황달의 증상이 있는지 확인하고, 일반적으로 위쪽 결막은 아래쪽보다 충혈된 것처럼 더 붉게 보인다. 공막이나 결막에 비정상적인 색소침착이나 종괴가 관찰되는지 확인한다.
5) 각막에 혼탁, 색소침착, 혈관신생, 명백한 외상이 있는지 확인한다.

### (3) 구강

환축이 공격적이어서 검사를 수행할 수 없다면 진정을 시켜서 검사한다.

1) 구강점막의 색, 습윤함, CRT는 탈수의 정도를 파악할 수 있는 지표가 되므로 언제나 주의 깊게 검사한다. 잇몸의 궤양, 이물질, 종괴, 색의 변화 역시 관찰해야한다.
2) 구강 내 출혈, 충혈, 청색증, 황달, 창백 또는 점상출혈은 환자의 이상소견을 나타내는 지표가 된다.
3) 치석이나 이와 잇몸 경계부에서 삼출물의 유무를 검사하고, 치근의 농양이 의심되면 손가락으로 잇몸을 눌러보아서 삼출물의 유무를 확인한다.
4) 구강 내 출혈이 의심될 때는 혀의 창상이나 종괴가 있는지 검사하며, 고양이에서 구토가 나타나면 혀 아래 또는 목구멍 부분의 이물존재 여부를 검사한다.
5) 경구개에 구개열이 있는지 검사한다.
6) 연구개가 신장되어 있거나 종괴가 있는지도 검사한다.
7) 인두부의의 대칭성, 종괴, 이물, 염증 또는 창상이 있는지 검사한다.
8) 편도의 종대 유무도 검사하고, 혀의 뒤쪽을 눌러서 인두의 뒤쪽면도 확인한다.

그림 구강검사

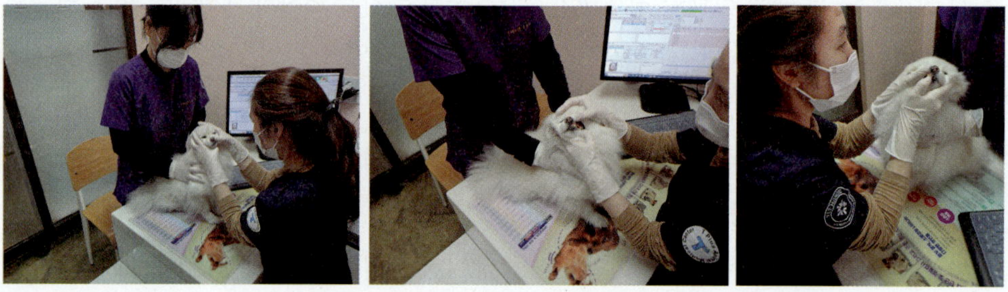

### (4) 코와 비강

1) 코의 대칭성 또는 종창을 관찰하고 만약에 종창이나 종괴가 있다면 경도와 파동감을 촉진한다.
2) 분비물의 여부, 위치와 성상을 확인한다. 코의 종창이나 분비물이 있다면 호흡 시 솜이나 휴지조각을 코앞에 놓고 공기의 흐름 개통성을 확인한다.

그림 콧물, 코피

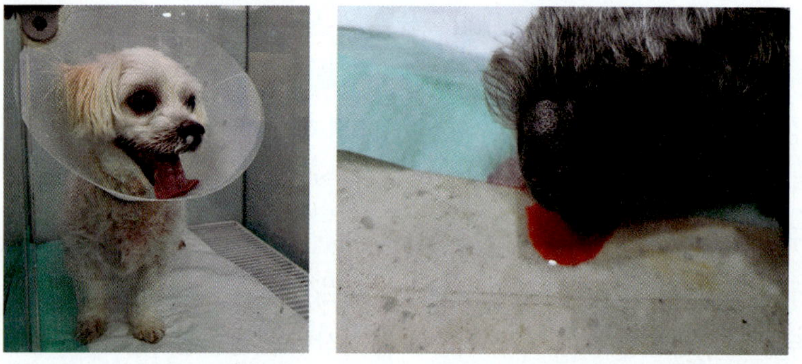

### (5) 귀

1) 양쪽 귓바퀴의 외측, 내측 피부에 피모의 소실, 홍반, 종창의 유무를 검사한다. 귀 연골의 통증 또는 다른 이상을 촉진한다.
2) 외이도의 귀지여부, 냄새, 소양감이 있는지도 확인한다.

그림 귀검사

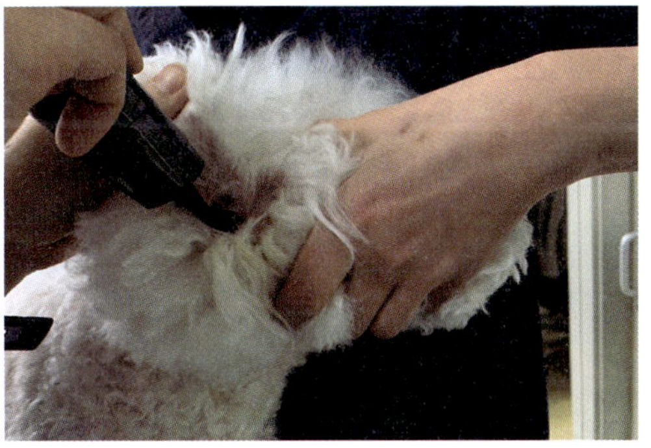

### (6) 목

1) 갑상선의 크기를 촉진하여 확인한다.
2) 기관 연골의 편평한 곳이 있는지 촉진하여 확인한다.

## 2. 몸통

### (1) 흉부

1) 호흡 양상을 확인한다.
2) 갈비뼈골절, 선천성 기형(pectus excavatum; 함몰흉), 피하기종, 종괴가 있는지 촉진한다. 네 번째에서 여섯 번째 갈비뼈 사이는 심박동을 느낄 수 있는 point of maximum intensity(PMI, 4~6 갈비뼈 사이 폐가 없는 부위)이므로 여기를 촉진한다. 심음의 리듬이 규칙적으로 뛰는지 확인한다.

### (2) 복부

1) 외측복벽의 긴장감 또는 대칭성을 검사한다. 만약 긴장이 보이면 복강내 유출물, 공기, 비만 또는 종괴 등을 의심해 볼 수 있다. 복부는 앞쪽에서 뒤쪽으로 부드럽고 일정한 힘으로 세심하게 촉진한다. 작은 동물인 경우에는 한손을 사용하고, 큰 동물일 경우에는 복부의 양측을 두 손을 이용한다.
2) 유두의 형태와 개수를 확인한다. 유두아래 유선을 촉진하여 유선염이나 종괴가 있는지

확인한다. 환자가 암컷인 경우 유선에 종괴가 있는지 주의 깊게 촉진한다. 만일 병력 청취에서 위임신의 가능성이 있다면 젖꼭지에서 분비물이나 젖이 나오는 것을 관찰할 수 있다. 새끼를 양육하는 암캐나 암고양이에서는 종기가 생긴 유선에서 보여지는 비정상적인 종창이나 견고함 또는 발열 유무를 검사한다.

3) 위팽창의 경우는 앞쪽 복부에서 촉진된다. 정상 위는 좀처럼 촉진되지 않는다. 촉진이 되면 위확장 또는 장염전의 지표가 된다. 과식의 경우에는 앞쪽 복부의 좌측부위에서 반죽 또는 액체로 충만한 듯한 느낌을 촉진할 수 있다.
4) 정상 간은 촉진하기가 어려워 꼬리엽의 부드러운 부분이 간신히 촉진된다. 간비대가 되면 종대되어 그 끝은 뾰족하기보다는 둥글게 느껴진다. 동물을 외측으로 눕히거나 서있게 하는 것은 촉진에 도움을 준다.
5) 지라(비장)는 복부의 중간에 위치하며 언제나 촉진되지 않는다. 만일 지라비대가 있다면, 그때는 촉진된다. 지라가 불규칙하거나 종괴가 있을 때는 주의 깊게 검사한다.
6) 장벽의 두께와 가스, 액체, 이물 또는 종괴가 있는지 촉진한다. 끈과 같은 이물의 존재는 소장에 주름과 덩어리를 만들어낸다.
7) 콩팥은 고양이에서 복부의 등쪽면에서 촉진된다. 오른쪽 콩팥은 왼쪽 콩팥보다 더 앞쪽에 있으며 마지막 늑골에 거의 가려져 있다. 그러므로 촉진하는 동안에 다른 손으로 상부를 들어올려라. 이러한 행동은 콩팥을 촉진할 수 있는 위치로 가져올 수 있다. 양쪽 콩팥의 크기, 모양, 경도, 표면 상태를 비교한다. 왼쪽 콩팥은 특히 움직임이 많으므로 중간복부의 종괴로 오인하지 않도록 주의한다. 개에서는 신장이 쉽게 촉진되지 않는다.
8) 일반적으로 방광의 촉진에는 저항을 받지 않는다. 방광의 크기, 팽창감, 벽의 두께를 평가한다. 정상 방광 벽은 얇아서 주의 깊게 촉진하면 결석을 찾을 수도 있지만, 과한 압력은 방광이 파열될 수 있으니 주의해야 한다.
9) 정상 자궁 또한 촉진되지 않는다. 만일 자국축농증과 임신말기에 종대되어 있다면 촉진 가능하다. 이러한 자궁은 튜브모양으로 만져지며, 임신중기에는 각각의 태아가 촉진되기도 한다.
10) 전립선은 뒤쪽 복부 곧창자(직장) 중간부위와 방광 뒤쪽에서 가끔 촉진된다. 만약 이 위치에서 발견된다면 크기, 모양, 표면을 촉진해라.

그림 복부검사 시 자세

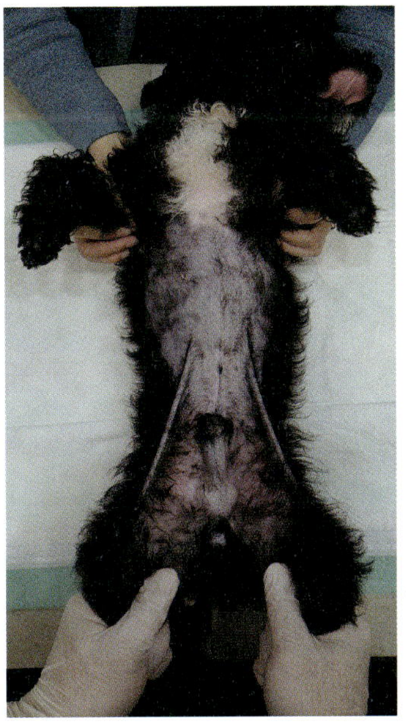

### (3) 외음부

1) 암컷환자에서 외음부에 형태이상, 종창 또는 분비물이 있는지 검사한다. 분비물이 있는 경우 색, 농도, 냄새를 확인한다.
2) 수컷환자에서는 포피와 음경을 검사한다. 포피를 당겨서 음경에 창상이나 종괴가 있는지 검사한다. 음경은 황달, 청색증, 점상출혈, 궤양이 있는지를 검사한다. 고양이 음경 끝이 막히지는 않았는지 확인한다. 양쪽 고환의 대칭성, 경도, 불규칙함을 촉진하고 음낭에 고환이 모두 있지 않으면 샅 부위에 고환이 빠지지 않았는지 검사하고, 복부의 종괴로 오인하지 않았나를 확인한다.

그림 외음부검사와 음부의 분비물

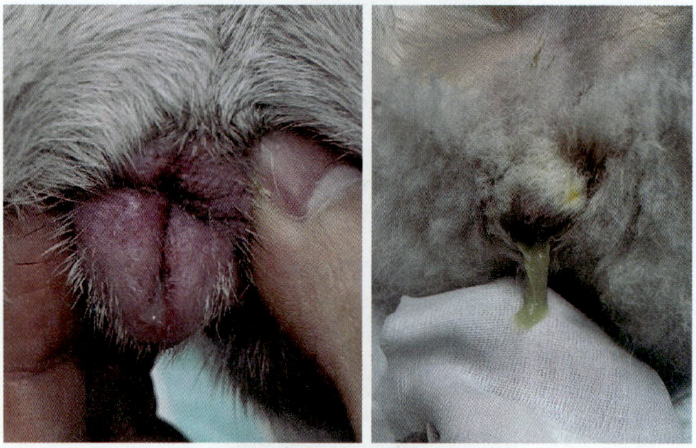

### (4) 항문검사

1) 골반의 대칭성을 확인한다. 외상이 있거나 편측 신경의 문제가 있으면 골반의 문제점을 확인할 수 있다.
2) 항문의 지저분함, 괄약근 긴장감의 상태를 확인한다.
3) 항문낭의 팽창감, 발적, 파열, 색소침착 또는 종괴 유무를 검사한다.

그림 항문검사 시 항문낭의 파열

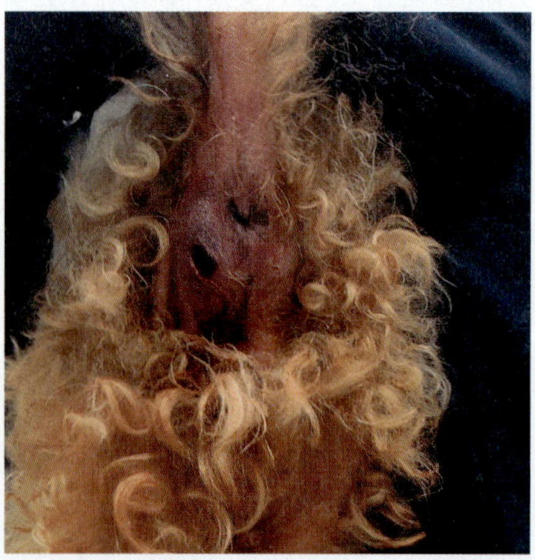

제3절

# 활력징후 측정

## Ⅰ 활력징후

바이탈사인이라고 하며, TPR로 표시하기도 한다. TPR은 체온(temperature), 맥박수(pulse rate), 호흡수(respiratory rate)의 머리글자를 사용한다. 그리고 환자의 정보로 체중(body weight)과 혈압(blood pressure)이 포함된다. TPR을 측정하여 동물의 신체기능이 변화하여 정상범위를 벗어난 몸의 이상을 감지할 수 있다. 각 수치의 중요도는 증상에 따라 다르지만, 입원하여 치료를 할 때도 활력징후를 모니터링하고 질병 진행 상태를 파악할 수 있다.

## Ⅱ 체중

내원동물의 체중을 측정하는 것은 영양상태와 투약량을 확인하기 위해서이다. 동물병원에서는 환자 체중에 따라 보통 2가지의 체중계가 있다. 10kg 미만인 경우는 소아용 체중계를 사용하고, 그 이상인 경우는 성인용 체중계를 사용한다.

### 1. 준비물

체중계, 크레이트 혹은 이동장

### 2. 방법

(1) 체중계에 영점을 맞춘다.

(2) 내원동물을 체중계 위로 올린다.

동물이 체중계 위로 올라가지 않는 경우에는

- 고양이처럼 튀어나갈 수 있는 동물의 경우 이동장에 들어있는 상태로 무게를 재고, 이동장의 무게를 빼서 동물의 체중을 계산한다.
- 보호자가 내원동물을 안고 측정한 후 보호자의 체중을 빼서 내원동물의 체중을 계산한다.

(3) 체중을 기록한다.

(4) 소독제를 뿌려 닦고 소독한다.

### 3. 고려할 점

기존에 방문했던 환자도 동물병원을 방문할 때마다 체중을 체크해야 한다.

체중계 옆에 소독제, 종이 타월, 장갑 등을 준비해놓고 사용할 때마다 소독하고 청결하게 관리한다. 또한 BCS(body condition score)를 확인할 수 있는 포스터나 표본을 준비해 놓아 보호자가 반려동물의 BCS에 관심을 갖고 정상 건강상태를 유지할 수 있도록 교육한다. 특히 성장기의 반려동물은 정상 체중의 성장곡선을 유지하며 성장하는지 확인하여 비만이 되지 않도록 관리하여야 한다.

## III 체온

동물의 체온은 직장(항문)에서 측정한다. 피부 모세혈관의 온도를 적외선파장으로 측정하는 비접촉식 체온계는 동물의 털 때문에 정확한 측정이 어렵고, 귀에 삽입하는 체온계의 경우 강아지는 체온을 귀로 발산하는데 귓바퀴의 크기에 따라 발산되는 양이 달라 체온을 정확하게 측정하기가 어렵기 때문이다.

### 1. 준비

디지털체온계, 알콜솜

**그림** 디지털체온계

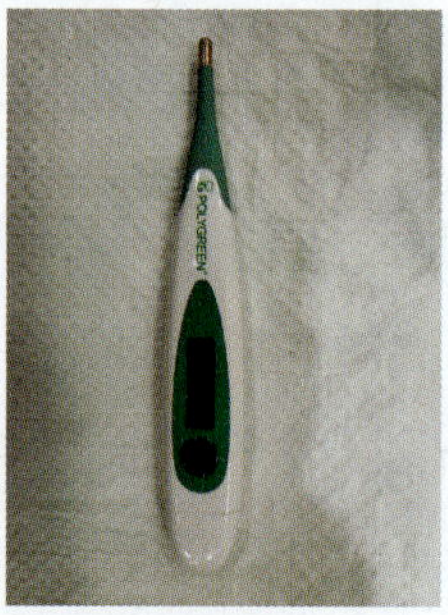

## 2. 방법

(1) 체온계의 전원을 켜고 '0'이 되는지 확인하고 윤활제를 바른다.

(2) 한 손으로 환자의 꼬리 밑부분을 잡고 들어올리고 항문이 드러나게 한다.

(3) 체온계를 돌려가며 직장에 부드럽게 삽입한다. 환자의 체형크기에 따라 삽입의 정도가 다르다. 일반적으로 체온계의 프로브(probe)가 완전히 삽입되게 하며, 큰 환자의 경우 프로브의 2~2.5배 깊이로 삽입한다. 직장 벽에 닿는다는 느낌으로 삽입한다.

(4) 체온계를 고정하고 체온값이 더 이상 변동되지 않고 "삐" 알림음이 들릴 때까지 또는 약 1분 정도 직장 내에 충분히 오랫동안 놓아둔다.

(5) 체온계를 꺼내고 체온 측정 숫자를 확인하고 기록한다.

(6) 알콜솜으로 닦아낸 후 소독제 용기에 담가놓는다.

## 3. 고려할 점

혼자서 체온측정하기 힘든 경우에는 2명이 측정한다. 보정하는 사람은 개의 경우 한 팔은 머리를 잡고, 다른 한 팔은 개의 복부를 들어 올려주듯이 감싸 안아 주저앉지 못하게 한다. 고양이는 수건으로 감싸고 가볍게 안아 올린 후 한 손은 머리를 고정하고 다른 손은 꼬리를 붙잡고 가슴을 감싸 안아 몸에 붙인다.

**표** 동물 종에 따른 정상 체온

| 동물 종 | 정상범위(℃) | 평균(℃) |
|---|---|---|
| 개 | 37.7 ~ 39.0 | 38.5 |
| 고양이 | 37.7 ~ 39.0 | 38.5 |
| 토끼 | 38.5 ~ 39.3 | 39.0 |
| 페럿 | 37.8 ~ 39.2 | 38.5 |

출처: 황인수, 동물간호학개론, 아카데미아

개와 고양이의 정상 평균 체온은 38.5℃이다. 정상 체온보다 1℃ 이상 상승하면 약간 미열이 있는 상태이고, 2℃ 이상 또는 3℃ 이상 상승하면 고열이 일어나는 것으로 주로 열사병, 내부 염증질환 또는 병원체 감염에 의한 경우에 발생한다. 41℃ 이상의 고열이 장시간 지속되면 세포내에서 작용하는 효소가 파괴되어 체내의 세포활동이 원활하게 일어나지 않아 기능적 마비가 오고, 그런 현상이 심장근육에도 일어나면 심정지가 일어나게 되어 생명의 위협을 일으킨다.

## IV 심박수, 맥박수

심박수(heart rate)는 심장박동수를 의미하며, 심장박동은 심장 우심방의 굴심방결절(sinoatrial node, SA node)에서 박동이 시작되어 방실결절, 히스속다발, 가지묶음, 심장전도근육섬유를 거쳐 좌심실과 우심실의 심장섬유로 전달되어 심장의 좌심실과 우심실이 수축하는 것으로 심장이 수축하면 좌심실과 우심실에 가득 차 있던 혈액은 대동맥과 폐동맥으로 이동하게 된다. 이 심장박동이 1분에 몇 회 뛰는지를 측정하는 것을 심박수라고 한다.

맥박수(pulse rate)는 심장이 수축하고 이완할 때 만들어지는 혈액의 흐름에 의해 동맥이 팽창하고 이완하는 것으로 심박수와 같은 의미이며 1분 동안 뛰는 맥박의 수이다. 맥박수는 일반적으로 대퇴동맥과 발가락허리동맥에서 측정한다. 그러나 맥이 너무 약한 경우나 살이 많이 찐 경우에는 맥박수를 측정하기가 어렵다.

### 1. 준비물

시계, 청진기, 알콜솜

**그림** 청진기

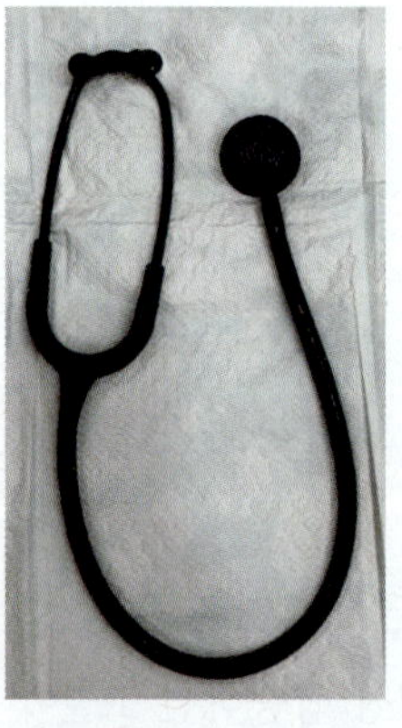

## 2. 방법

### (1) 심박수 측정하기

1) 청진기를 준비한다.
2) 청진기의 헤드부분을 왼쪽 겨드랑이 가슴 아래, 팔꿈치 바로 뒤쪽(3~6번째 갈비뼈 사이-심장의 위치)에 놓는다.
3) 럽-덥 소리를 1회로 세고, 30초 동안 측정하고 측정값에 2를 곱한다.
4) 1분당 심박수를 기록한다.

**그림** 심장 청진부위

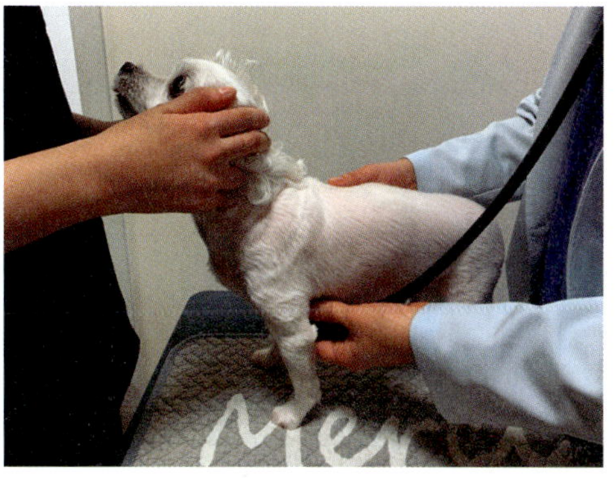

### (2) 맥박수 측정하기

1) 환자를 편안한 상태로 만든다. 개는 한 팔로 머리를 잡고 다른 팔로 몸통을 잡고 선자세를 유지한다.
2) 개의 뒤편에서 샅부위 대퇴골두 앞쪽에 중지 또는 약지를 대고 근육사이로 깊게 누르듯이 대퇴동맥을 찾는다.
3) 30초 동안 맥박수를 측정한다.
4) 측정된 맥박수에 2를 곱하고 1분당 맥박수를 기록한다.

그림 대퇴동맥 부위

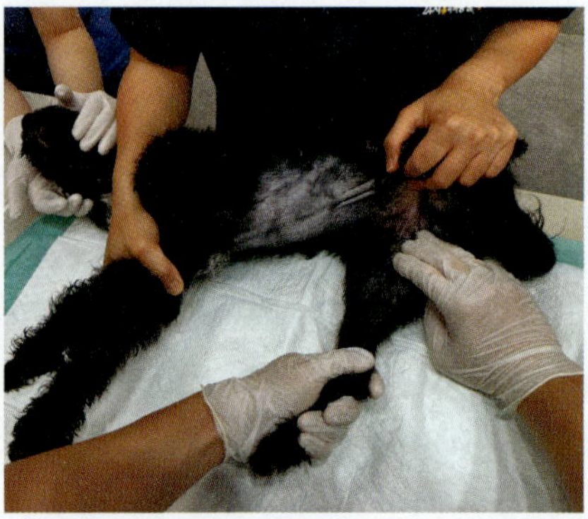

## 3. 고려할 점

혼자서 측정하기 어려운 경우 2인이 실시한다. 보정하는 사람은 환자를 편안한 상태로 만들어 준다. 개는 한 팔로 머리를 잡고 다른 팔로 몸통을 잡아 쓰다듬어주며 선자세 또는 앉은자세를 유지한다. 고양이는 양손으로 안거나, 한손은 머리 다른 한손은 가슴을 감싸고 몸에 붙인다.

개와 고양이의 대퇴동맥을 촉진하는 것이 숙달되어야 한다.

표 개와 고양이의 정상 심박·맥박수

| 구분 | 크기 | 맥박수(회/분) |
|---|---|---|
| 개 | 소형 | 90-160 |
| | 중형 | 70-110 |
| | 대형 | 60-90 |
| 고양이 | | 140-220 |

정상 심박수 또는 맥박수는 개체마다 약간씩 차이가 있다. 체중이 적게 나가고 어린 연령의 동물일수록 빨리 뛰고, 체중이 많이 나가고 나이든 동물일수록 느리게 뛴다. 날씨가 추운 곳에 있었던 경우는 느리게 뛰고, 날씨가 덥거나 운동을 한 경우 그리고 흥분한 경우는 빨리 뛴다. 따라서 동물병원에 들어온 직후보다는 환경에 적응하고 차분해지면 측정한다.

맥박이 빠른 경우는 빈맥, 느린 경우 서맥이라고 한다.

## Ⅴ 호흡수

호흡은 공기 중의 산소를 받아들이고 이산화탄소를 내보내는 가스 교환 과정이다. 호흡을 통해 폐의 허파꽈리(폐포)에서 산소를 받아들여 혈액 속에 적혈구의 헤모글로빈에 결합하게 하고, 혈액 속에 녹아있는 이산화탄소의 분압차이를 통해 농도가 낮은 쪽으로 배출하게 한다. 호흡을 조절하는 수용기는 화학적수용기와 기계적수용기가 있다. 화학적 수용기는 혈액속의 이산화탄소의 양이 증가하여 pH 산도가 낮아지면 호흡을 빠르게 하고, 기계적 수용기는 폐 확장을 조절하는 것으로 특히 세기관지 말단부위의 뻗침수용기는 허파꽈리가 터지지 않도록 보호하는 역할을 한다.

호흡을 위한 공간의 확장과 수축은 가로막(횡격막)과 갈비뼈 사이의 근육(바깥갈비사이근, 속갈비사이근)에 의해 일어나며, 공기를 들이마시고 폐가 확장되는 것을 흡기라고 하고 폐가 수축하여 공기를 내뱉는 것을 호기라고 한다. 흡기와 호기가 반복되는 것이 1회 호흡이다.

호흡수는 동물이 최대한 편안한 상태에서 측정하고 가슴과 배부위의 움직임 즉, '흉곽이 올라갔다 내려갔다'를 1분간 관찰하여 측정한다.

### 1. 준비물

시계

### 2. 방법

(1) 환자를 검사대 위에 올리고, 편안해지길 조금 기다린다.
(2) 흉각의 움직임 호흡을 관찰하여 안정적으로 흡기-호기를 하는지 관찰한다.
(3) 30초 동안 호흡횟수를 확인하고 2를 곱한다.
(4) 1분당 호흡수를 기록한다.

**표** 개와 고양이의 정상 호흡수

| 구분 | 호흡수(회/분) |
|---|---|
| 개 | 10-30 |
| 고양이 | 20-30 |

### 3. 고려할 점

동물이 흥분상태이거나 헐떡거리는 경우에는 호흡이 빨라지기 때문에 정확한 측정이 어렵다. 호흡수를 측정한 뒤 '호흡이 가쁨' 또는 '헐떡임'이라고 기록한다. 얕은 호흡을 하는 경우에는 호흡수를 측정하기가 어렵다. 늑골 뒤쪽의 복부를 관찰하여 호흡수를 측정한다.

흉부과 복부의 통증이 있는 경우 가슴과 배의 확장이 안정적으로 이루어지지 않는다. 예를 들어 췌장염과 같은 복부의 통증이 있는 경우에는 얕은 흉식호흡을 하게 된다. 또한 체온이 높을 때에도 열을 발산하기 위해 혀를 내밀고 가쁜 호흡을 한다.

제4절

# 처치실 내 의료기기 사용법

## I 혈압계

혈압은 사람병원에서는 심박수와 함께 간단하게 검사장비로 활력징후를 측정할 수 있으나 동물병원에서는 별도의 검사장비와 테크닉이 필요하다. 동물의 혈압측정은 심장질환이나 콩팥질환을 가진 환자를 선별하고 상태를 관리하는 데 있어 매우 유용하다.

혈압이란 혈액이 혈관 속을 흐를 때 혈관 속에 가득 채워짐에 따라 압력이 생긴다. 심장의 심실이 수축할 때 생기는 수축기 혈압과 심실이 확장할 때 형성되는 확장기 혈압이 있다.

혈압계의 종류에는 도플러 혈압계, 오실로메트릭 혈압계가 주로 사용되고 있다. 동물은 혈압 측정도 스트레스가 될 수 있으므로 첫 번째 값은 높게 나올 수 있다. 여러 번 측정하여 평균값을 계산한다.

### 1. 준비물

(1) 도플러 혈압계, 초음파 젤, 알콜솜

(2) 커프 선택

정확한 측정을 위해서는 알맞은 크기의 커프를 사용해야 한다. 환자의 측정하고자 하는 부위 둘레의 약 40% 크기(개), 약 30% 크기(고양이)를 확인한다. 커프의 사이즈를 선택한다.

**표** 개와 고양이에서 커프 선택

| 커프 번호 | 커프 크기(cm) | 다리 둘레(cm) |
|---|---|---|
| sv1 | 2.0 | 3 ~ 6 |
| sv2 | 2.5 | 4 ~ 8 |
| sv3 | 3.5 | 6 ~ 11 |
| sv4 | 4.0 | 7 ~ 13 |
| sv5 | 5.0 | 8 ~ 15 |

**그림** 도플러 혈압계와 측정법

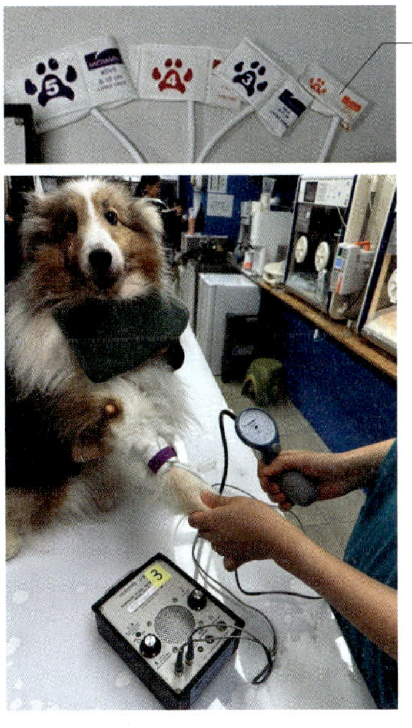


## 2. 방법

(1) 강아지의 앞발바닥부위의 앞발가락허리동맥의 위치를 찾는다. 알콜솜으로 충분히 적신다.

(2) 앞발목 둘레를 확인하고 맞는 커프를 준비한다. 커프를 공기압력계에 연결한다.

(3) 도플러 센서 끝의 오목한 부위에 초음파 젤을 바르고 앞발목 동맥 혈관에 센서를 장착한다.

(4) 도플러 혈압계를 켜고 볼륨을 올리면서 혈류의 소리가 들리는지 확인하고, 들리지 않는 경우 측정 센서를 조금씩 이동시켜 측정 위치를 확인한다.

(5) 커프를 장착하고 압력계를 펌프하여 200mmHg 이상으로 커프를 팽창시킨다. 혈류가 차단되어 소리가 들리지 않으면 혈압계의 밸브 버튼을 천천히 누르면서 공기압을 빼내고 다시 혈류 소리가 들리는 압력(수축기 혈압)을 확인한다.

**표** 개와 고양이의 평균 혈압

단위: mmHg

| 구분 | 수축기혈압 | 확장기혈압 | 평균혈압 | 고혈압 |
|---|---|---|---|---|
| 개 | 110 - 160 | 60 - 90 | 133/75 | 180 이상 |
| 고양이 | 110 - 160 | 60 - 90 | 124/84 | 170 이상 |

### 3. 고려할 점

고양이의 경우 상완부위의 상완동맥부위 또는 앞다리굽이관절과 앞발목 부위 사이의 정중동맥 부위에서 측정한다.

환자의 안정이 특히 중요하다. 조용하고 편안한 공간에서 측정하며, 동물이 불안해하지 않도록 부드럽게 보정하는 것이 좋다. 5번 정도 반복 측정하여 최고·최저값은 삭제한 후 나머지 값으로 평균을 구한다.

개와 고양이의 정상 혈압은 품종별로 약간씩 차이가 있다. 일반적으로 대형 품종은 혈압이 조금 낮은 편이나 활동량이 많은 품종은 혈압이 평균보다 높다.

혈압이 정상보다 높은 경우에는 고혈압, 혈압이 낮은 경우는 저혈압이라고 한다. 심장질환, 콩팥질환, 당뇨병, 부신피질기능항진증, 갑상샘기능항진증에서는 고혈압이 동반되며, 빈혈, 출혈, 저체온, 의식이 없는 경우에는 저혈압이 동반된다. 심각한 고혈압과 저혈압은 즉각적인 대처가 필요하다.

## II 수액속도조절기

수액속도조절기는 진통제, 항암제와 같은 고위험 약물과 소량의 약물을 일정하게 주입해야 하는 경우 속도를 조절하기 위해서 사용한다. 반려동물은 사람에 비해 체중이 적게 나가기 때문에 수액투여속도가 느릴 수밖에 없고, 또한 사람은 수액의 투여가 원활히 되는지 관찰하여 간호사에게 내용을 전달할 수 있지만 반려동물은 말을 할 수가 없다. 이러한 상황에서 수액속도조절기는 수액투여가 막히거나 수액투여량이 완료되면 알람소리를 울려 동물보건사가 빠르게 대응할 수 있다.

수액투여조절기는 실린지펌프와 인퓨전펌프가 있다.

## 1. 실린지펌프

약물이 담긴 주사기를 실린지펌프에 연결하여 일정한 속도로 주입되도록 하며 실린지플런저를 일정한 압력으로 밀어 넣는 방식을 이용하여 약물을 주입한다.

### (1) 준비물

IV pole, 약물 처방되어 세팅된 주사기실린지(5cc, 10cc, 20cc, 30cc, 50cc), 실린지펌프

### (2) 방법(TERUMO TE-SS700)

1) IV pole에 실린지펌프를 설치한다.
2) 전원 연결 후 on-off 스위치를 켜 대기화면을 확인한다.
3) 클램프를 당겨 시계 반대방향으로 돌려준다.
4) 클러치를 잡고 슬라이더를 끝까지 빼준다.
5) 실린지플런저를 플린저홀더 슬릿에 잘 맞추어 끼워 넣어준다.
6) 클램프를 시계방향으로 돌려 실린지를 고정시킨다.
7) 연결 튜브를 튜브홈에 위치시키고 홀더에 걸어준다.
8) 클러치를 눌러 후크를 열고 슬라이드를 이동시켜 실린지플런저를 후크사이에 고정시킨다.
9) 전원을 2초간 눌러 켠다.
10) 실린지 종류에 따른 설정을 선택하여 입력한다.
11) Flow rate(수액속도 ml/h)를 입력하고 디스플레이 버튼을 눌러서 Set volume(목표 주입용량)을 설정한다.
12) Start 버튼을 눌려 장비를 작동시킨 후 녹색불이 깜빡이는지 확인한다.
13) 실린지펌프 사용이 끝나면 전원 버튼을 3초간 눌러 종료시킨다.

**그림** 실린지펌프 구조

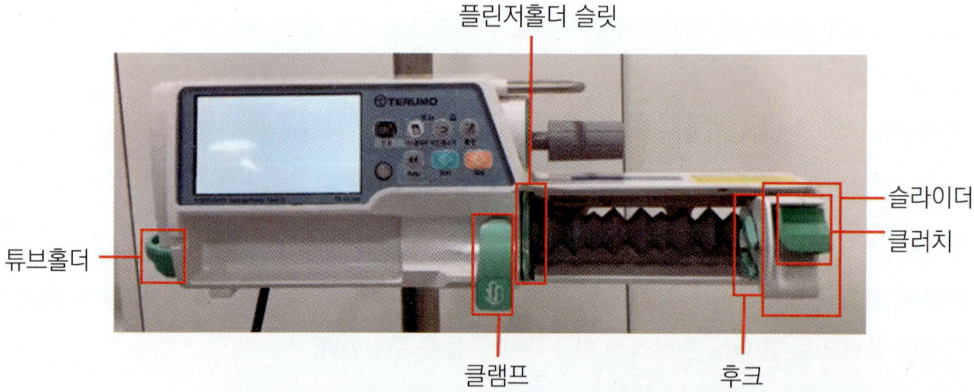


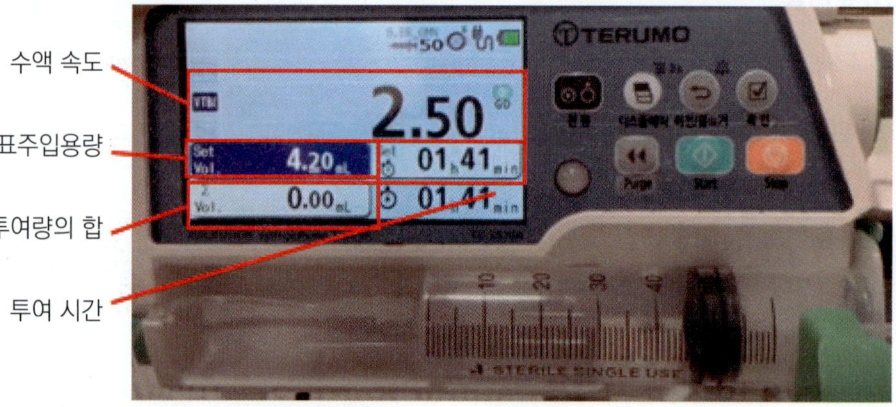


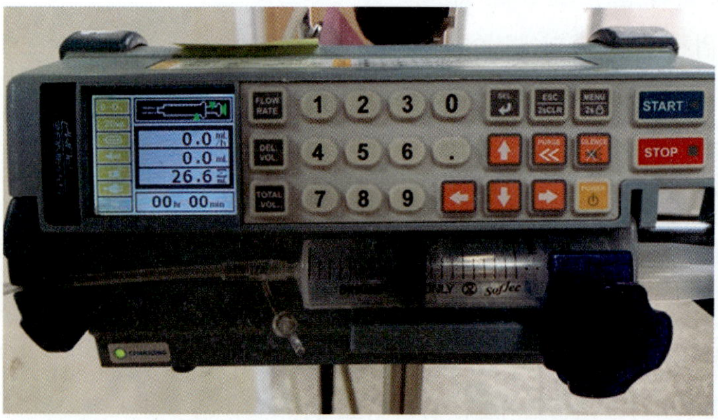


1. flow rate: 속도
2. DEL vol: 정해진 수액량
3. Total vol: 총 들어간 양
4. sel: 선택
5. Esc/CLR
   - 한번 누르면 취소
   - 길게 누르면 지우기
6. Menu: 기기 메뉴
7. Purge: 빠르게 넣어주기
8. Silence: 알림 끄기
9. Start: 시작
10. Stop: 정지

## 2. 인퓨전펌프

### (1) 준비물

IV pole, 환자에게 세팅된 수액, 인퓨전펌프

### (2) 방법

1) IV pole에 인퓨전펌프를 설치한다.
2) 전원 연결 후 뒤편의 on-off 스위치를 켠다.
3) 앞면의 전원 스위치를 3초간 눌러 켠다.
4) 수액세트를 pole에 걸고, 기계의 문을 열고 홈 부분에 맞춰서 수액줄을 꼭꼭 눌러 끼운다.
5) 문을 닫고 걸쇠를 눌러 문을 고정한다.
6) 선택버튼을 차례대로 눌러 수액 투여할 양과 수액 속도를 설정한다.
7) 수액세트의 도르래를 완전히 위로 올려 열고, Start 버튼을 누른다.
8) 녹색 LED가 깜빡이며 정상 작동되는지 확인한다.
9) 정해진 양의 수액을 다 주입하면, 알람이 울린다.
10) 전원스위치를 눌러 끄고 수액줄을 기기에서 제거한다.

**그림** 인퓨전펌프 구조

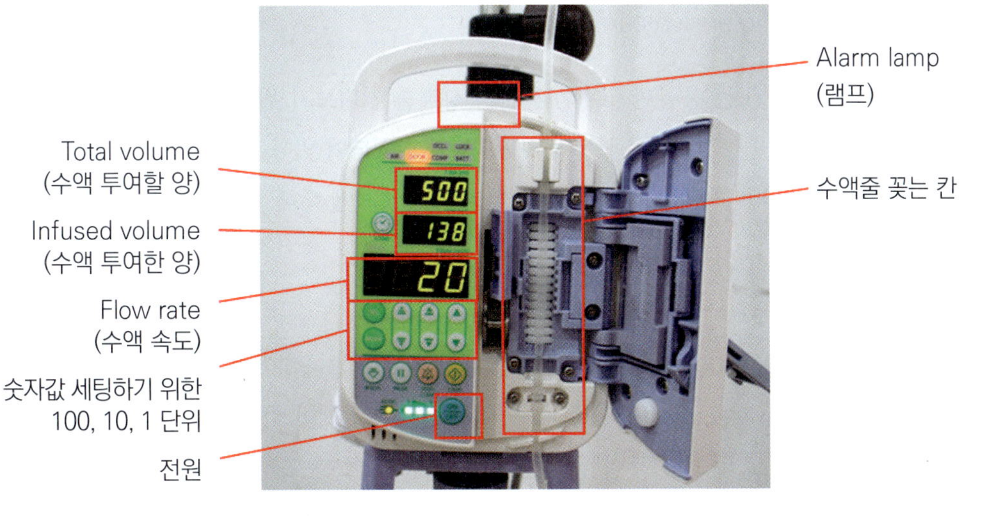

## 3. 고려할 점

### (1) 수액 주입 시 환자 상태 확인

1) 수액 맞고 있는 다리를 흔드는지
2) 혀를 핥거나 깨무는 행동을 보이는지
3) 호흡곤란이 있는지

### (2) 펌프에서 알람이 울리는 경우

1) 알람의 종류를 확인하고 해결한다.
2) 펌프의 세팅이 잘못된 경우, 시작버튼을 누르지 않는 경우, 총 볼륨이 완전히 들어간 경우
3) 수액줄이 꼬이거나 막혔을 때, 혈관이 폐색되었을 때

### (3) 모니터링 사항

1) 수액줄이 막혀 투여되지 않는 경우 알람이 울리지만, 반려동물이 수액줄을 물어뜯어 정상적인 투여되는 것으로 인지되면 알람이 울리지 않는다. 펌프 주입 시작 후 주기적으로 주입 상태를 살펴봐야 한다.
2) 수액 세팅된 다리의 카테터 장착 부위의 염증 여부를 살펴봐야 한다.

# Ⅲ 집중치료실(Intensive care unit, ICU)

집중치료실은 위급 또는 응급한 고위험 환자의 상태를 지켜보기 위한 전용 입원 시설이며, 온도, 습도, 산소 농도 등을 조절할 수 있는 인큐베이터가 설치되어 있다.

오토일렉스사의 큐레이들과 옥서스인터시스템사의 C-ICU에 대해 알아본다.

## 1. 오토일렉스사의 큐레이들(Curadle)

산소($O_2$)와 이산화탄소($CO_2$) 농도에 대해 원격 감시 기능이 탑재되어 있어 40%까지의 산소 농도 제어 및 이산화탄소 농도 제어와 자동 배출 기능, 원적외선 케어 기능, 냉온 및 가습 기능뿐만 아니라 자체 UV 살균 소독 기능 등이 있다. 산소와 이산화탄소 농도의 변화를 줄이기 위해 문을 열지 않고 처치자의 손이 들어가는 원형 구멍(핸드 액세스)이 설치되어 있다.

## (1) 방법

### 1) 온도 설정 방법

홈 스크린 화면에서 바닥 온도 수치를 터치하면 바닥 온도 설정과 섭씨/화씨 변경화면이 나타난다. 바닥 온도 설정에서 위아래 화살표 버튼을 이용하여 원하는 온도를 설정할 수 있다. 기본값은 30℃이고 설정범위는 15~50℃이다. 설정한 후 저장 버튼을 누르면 저장된 후 홈 화면으로 이동한다. '켜짐', '꺼짐' 버튼으로 온도 작동을 제어할 수 있다.

### 2) 습도 설정 방법

홈 화면에서 습도 수치를 터치하면 가습 설정과 환기 설정을 변경할 수 있는 팝업창이 나타난다. 가습 설정에서 위아래 화살표 버튼을 이용하여 원하는 습도를 설정할 수 있다. 기본값은 55%이고, 설정범위는 30~70%이다. 환기 설정에서 위아래 화살표 버튼을 이용하여 환풍기가 동작할 때의 원하는 습도를 설정할 수 있다. 기본값은 60%이고, 설정범위는 50~80%이다. 원하는 값을 설정한 후 저장 버튼을 누르면 저장된 후 홈 화면으로 돌아간다. '켜짐', '꺼짐' 버튼으로 습도 작동을 제어할 수 있다.

### 3) 이산화탄소 농도 설정

홈 화면에서 이산화탄소 농도 수치를 터치하면 농도를 변경할 수 있는 설정창이 나타난다. 이산화농도 설정에서 위아래 화살표 버튼을 이용하여 원하는 농도를 설정한다. 기본값은 1500ppm이고, 설정범위는 500~4000ppm이다. 설정한 후 저장 버튼을 누르면 저장된 후 홈 화면으로 돌아간다.

### 4) 산소 공급 모드 설정 방법

기기와 연결된 산소 공급 장치에 맞는 모드를 설정해야 한다. 설정 화면에서 산소 공급 모드 버튼을 선택한다. A는 산소 발생기 모드이고, B는 산소탱크 또는 산소 발생 설비이다. 원하는 모드로 설정한 후 저장 버튼을 누르면 저장된 후 홈 화면으로 이동한다.

### 5) 산소 농도 변경

홈 스크린 화면에서 산소 농도 수치를 터치하면 팝업창이 나타난다. 농도 설정에서 화살표 버튼을 이용하여 원하는 값으로 변경한다. 40% 설정해놓으면 해당 값으로 자동 제어된다. 산소공급을 원하지 않으면 기본값 20%로 설정한다.

**그림** 큐레이들의 제어판

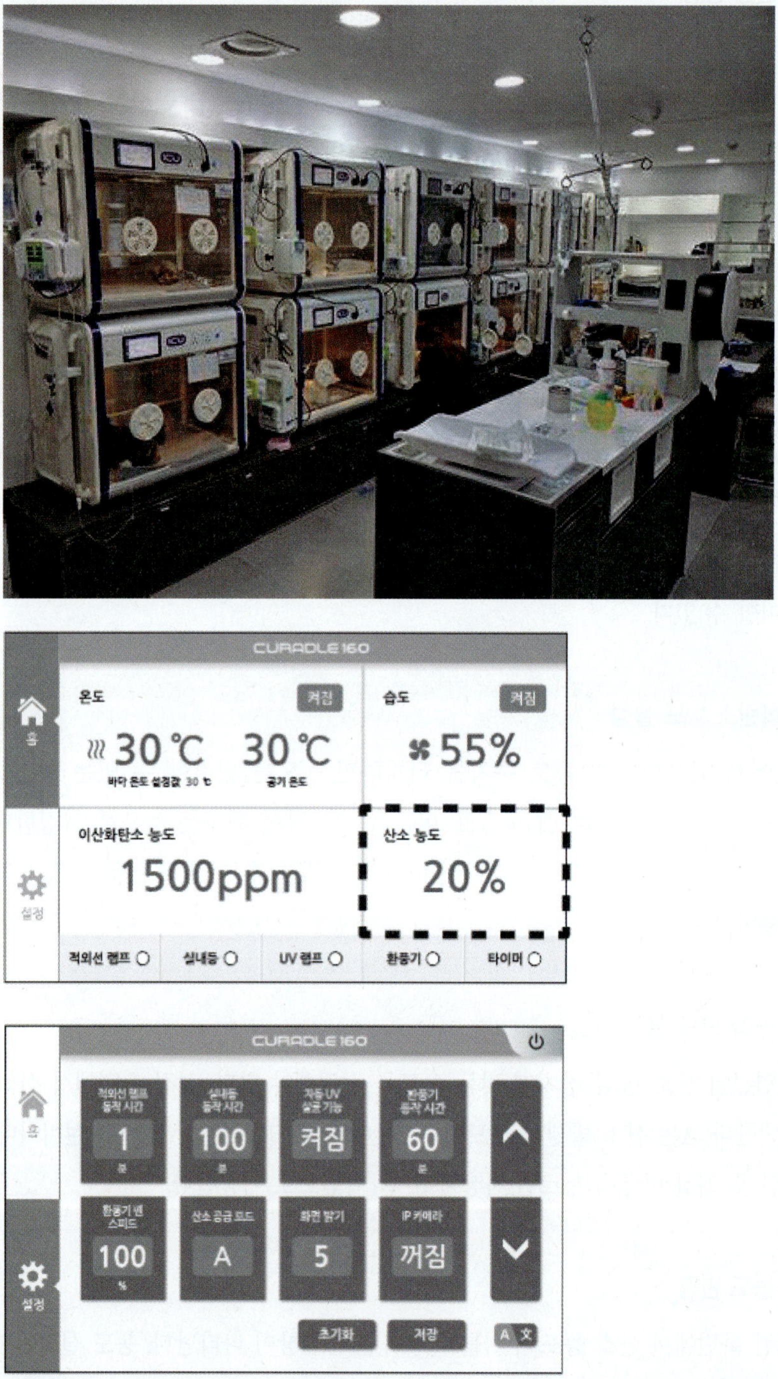


출처: https://www.curadle.com

## 2. 옥서스인터시스템사의 C-ICU

C-ICU는 고위험 환축을 위한 전용 입원 시설로, 입원실 전체를 양압실로 구성하여 외부의 세균이나 바이러스 침투를 방지한다. 또한, '부스터샷' 시스템을 통해 케이지 내부의 산소 농도를 빠르게 높여 반려동물이 편안하게 호흡할 수 있도록 도와주며 FIO2 ICU 컨트롤러 모니터에서 각 입원장의 산소농도와 공급시간 등 상태 확인이 가능하다. 산소 처치한 농도의 변화 데이터 상태를 확인하여 환자의 호흡 상태와 산소포화농도를 유추할 수 있다.

### (1) 사용 방법

1) 컨트롤러 오른쪽 하단부의 전원버튼을 누른다.
2) 컨트롤러의 화면이 켜지며 메인 화면이 실행된다.
3) 이름을 변경할 케이지의 SET 버튼을 터치한다.
4) 설정화면이 뜨면 RENAME 버튼을 누르고 가상키보드 사용 물음이 나타나면 예 버튼을 터치하여 선택한다. 가상키보드에 환자의 이름을 입력하고 변경 버튼을 누르고 X 버튼을 눌러 메인화면으로 나온다.
5) 메인화면에서 SET 버튼을 터치한다. 설정화면으로 들어가 왼쪽의 단계별 MAINTENANCE 30~40%, HYPOXIA 40~50%, EMERGENCY 60~80% 중 하나의 산소 농도를 선택한다. 산소를 공급할 시간을 터치하여 설정한다. EMERGENCY의 경우 고농도 산소를 장시간 흡입 시 산소중독과 같은 부작용이 발생할 수 있어 1시간 이상의 설정이 불가능하다. BOOKING 버튼을 터치하여 처방리스트에 업데이트한다. 리스트에 설정된 모드와 시간을 확인한 후 SAVE 버튼을 터치하여 저장한다. X 버튼을 눌러 메인 화면으로 나온다. 설정한 케이지 상태화면 하단에 STAND BY 버튼을 터치하면 설정한 단계로 산소공급이 시작된다. 정상적으로 작동하면 화면 우측 상단의 순도상태표시가 파란색으로 변하는 것을 확인한다.
6) 케이지 이름 우측에 위치한 그래프 아이콘을 터치한다. 그래프 인쇄 버튼을 터치하여 처방 데이터를 출력 인쇄한다.

**그림** C-ICU

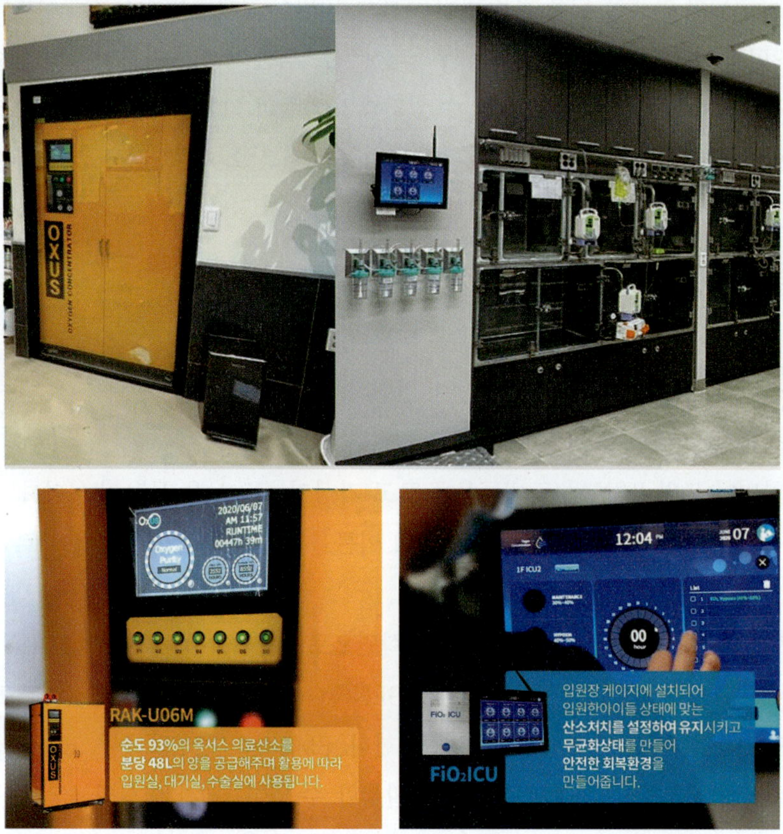
OXUS
OXYGEN CONCENTRATOR
RAK-U06M
순도 93%의 옥서스 의료산소를
분당 48L의 양을 공급해주며 활용에 따라
입원실, 대기실, 수술실에 사용됩니다.
FiO₂ICU
입원장 케이지에 설치되어
입원한아이들 상태에 맞는
산소처치를 설정하여 유지시키고
무균화상태를 만들어
안전한 회복환경을
만들어줍니다.

출처: http://www.oxusin.com

메모

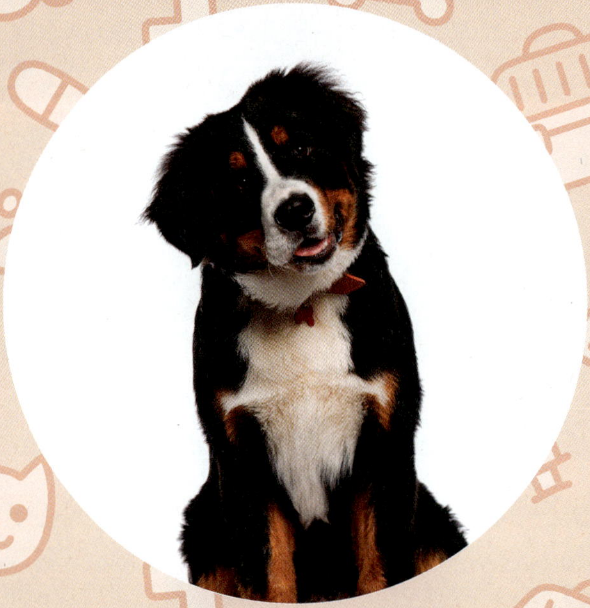

제 2 부

# 행정실무

제1장

# 동물병원 의무기록



## Ⅰ 동물병원 의무기록의 개념과 기능

동물병원 의무기록은 수의사 또는 동물보건사에 의해 동물의 건강 및 치료와 관련된 문서 및 정보를 종합적으로 수집한 것을 말한다. 의무기록은 의료계에서만 작성하는 것뿐 아니라, 다양한 분야에서 사용한다. 예를 들어, 변호사는 자신이 담당하는 사건에 대한 기록을 남기고 보관해야 하며, 법원에서도 기록을 남긴다. 군인들도 군대에서 복무하는 동안 의무기록을 작성한다. 이와 같이 의무기록은 의료계뿐만 아니라 다양한 분야에서 작성된다. 동물병원에서 작성되는 기록들은 개별 동물들을 위해 유지되며 적절한 의료를 제공하고, 동물의 건강을 모니터링하며, 전문가들 사이의 정확한 의사소통을 보장하는 데 필수적인 도구의 역할을 한다.

### 1. 동물병원 의무기록의 정의

동물병원 의무기록은 동물병원에서 수의사가 진료를 할 때 기록할 의무가 있는 기록이다. 이 기록은 환자의 상태와 진료 과정을 기록하며, 환자의 건강 상태를 파악하고 치료에 대한 정보를 제공한다. 이러한 동물병원 의무기록은 동물보건사와 관련 업무를 하는 구성원들이 읽고 관리하고 필요에 따라서 기록해야 한다. 전자의무기록은 종이로 작성된 의무기록을 전산화하여 관리하는 것으로, 종이로 작성된 의무기록과 같은 내용을 갖고 있으며, 전산화된 의무기록은 보관 및 검색이 용이하고, 정보의 정확성과 일관성을 유지할 수 있다.

## 2. 동물병원 의무기록의 기능

동물병원 의무기록은 환자의 상태와 진료 과정을 기록하며, 환자의 건강 상태를 파악하고 치료에 대한 정보를 제공한다. 또한, 의무기록은 의료사고가 발생했을 경우에 의료인의 과실 유무를 판단하는 기초자료로 활용될 뿐만 아니라 법적증거자료로 중요한 기능을 수행한다. 동물병원 의무기록은 환자의 상태와 진료 과정을 기록하며, 환자의 건강 상태를 파악하고 치료에 대한 정보를 제공한다. 이러한 기록은 환자에게 일관성 있는 치료를 제공하기 위한 근거자료가 될 수 있다.

### • 동물병원 의무기록에 포함되는 사항

① **환자 정보**(Patient Information): 동물등록번호와 동물의 이름, 종, 품종, 나이, 성별, 몸무게 및 기타 식별 가능한 세부 사항이 포함

② **의료 기록**(Medical History): 동물의 과거 의학적 상태, 이전 치료, 수술, 예방 접종 및 알레르기에 대한 상세한 기록

③ **신체 검사 결과**(Physical Examination Findings): 동물의 전반적인 건강 상태, 활력징후 및 특정 신체 소견에 대한 관찰을 포함하여 수의사가 수행한 각 검사의 참고 사항

④ **진단 테스트**(Diagnostic Tests): 임상병리 검사, 실험실 검사, 영상 검사(X선, 초음파, CT, MRI 등) 및 환자의 건강을 평가하는 데 사용되는 기타 진단 절차의 결과

⑤ **치료계획**(Treatment Plans): 처방받은 약, 복용량, 치료기간 등 수의사가 권장하는 치료 방법에 대한 세부 사항

⑥ **진행 상황 노트**(Progress Notes): 치료에 대한 동물의 반응에 대한 지속적인 기록, 상태의 변화, 수의사의 추가 권장 사항

⑦ **수술 기록**(Surgical Records): 수행한 수술 절차, 사용한 마취 및 수술 후 관리에 대한 정보

⑧ **예방접종 기록**(Vaccination Records): 동물에게 투여된 모든 예방접종과 각각의 날짜에 대한 문서화

⑨ **상담 내용**(Client Communications): 진단 및 치료 계획에 대한 설명을 포함하여 수의사와 동물의 주인 또는 보호자 간의 대화 노트

⑩ **동의서**(Consent Forms): 특정 절차 또는 치료에 대한 허가를 부여하는 소유자 또는 보호자가 서명한 동의서 ex)입원동의서, 수술동의서, 수술 등 중대 진료 동의서, 마취동의서, 임의 퇴원동의서 등

⑪ **가정관리 지침**(Discharge Instructions): 방문 또는 시술 후 가정 내 관리를 위해 보호자에게 제

공되는 지침

⑫ 소개 정보(Referral Information): 환자가 타 동물병원 또는 관련기관에 의뢰된 경우 관련 자료 및 보고서 포함

## 3. 동물병원 의무기록의 활용

### 1) 질병에 대한 정보제공

동물의 건강에 대한 정확한 진단, 치료, 그리고 모니터링을 위해 질병에 대한 정보를 기록한다. 이 과정에는 질병 상태와 관련된 관련 세부 정보의 체계적인 문서화가 포함된다.

① **주 호소 증상**(Chief Complaint): 동물의 방문이나 상담의 주된 이유를 기록하는 것으로 시작한다. 이 증상은 고객이 동물병원에 방문하게 된 특정 증상 또는 조건일 수 있다.

② **현재 질병의 병력**(History of Present Illness): 증상의 시작, 지속 기간 및 보호자가 관찰한 모든 변경 사항을 포함하여 질병의 진행에 대한 자세한 설명을 문서화한다.

③ **의료 기록**(Medical History): 현재 질병 또는 치료와 관련이 있을 수 있는 모든 기존 의료 상태를 기록한다.

④ **신체검사**(Physical Examination): 질병과 관련된 이상 징후나 증상을 포함하여 신체검사 결과를 기록한다.

⑤ **진단 테스트 결과**(Diagnostic Test Results): 검사실 테스트, 영상 검사, 생체 검사 또는 질병을 확인하거나 추가로 조사하는 데 사용되는 기타 진단 절차의 결과를 포함한다.

⑥ **진단**(Diagnosis): 임상 징후, 병력 및 진단 결과를 토대로 확인되거나 의심되는 진단이 작성된다. 진단을 확인하기 위해 추가 테스트가 보류 중인 경우 임시 진단(Tentative diagnosis)으로 표시된다.

⑦ **감별진단**(Differential Diagnoses): 고려되었지만 제외되었거나 아직 조사 중인 다른 잠재적 질병을 나열한다.

⑧ **치료계획**(Treatment Plan): 질병 관리를 위한 치료계획을 상세히 기술한다. 처방된 약물, 용량 및 치료 빈도가 포함된다.

⑨ **진행 상황 노트**(Progress Notes): 치료에 대한 동물의 반응, 증상의 변화 및 약물에 대한 부작용에 대한 경과 기록으로 의료 기록을 정기적으로 업데이트한다.

⑩ **예후**(Prognosis): 동물의 예후(질병의 예상 결과와 회복 가능성)에 대한 평가를 제공한다.

⑪ **상담 내용**(Client Communication): 질병, 치료 방법 및 제공된 지침과 관련하여 동물의 보호자와의 모든 대화를 문서화한다.

⑫ **사후 관리**(Follow-up Care): 동물의 진행 상태를 모니터링하고 필요한 경우 치료계획(treatment plan)을 조정하기 위해 권장되는 재진, 검사 또는 절차를 개략적으로 설명한다.

### 2) 의사소통의 수단으로 활용

동물병원 기록은 동물을 돌보는 데 관여하는 동물병원 전문인력 사이에서 중요한 의사소통 수단의 역할을 한다. 기록에 포함된 명확하고 포괄적인 문서는 모든 구성원이 중요한 정보에 쉽게 접근하고 이해할 수 있도록 한다. 동물병원 내부에서 효과적인 의사소통을 보장하고 환자에게 가능한 최선의 치료를 제공하기 위해서는 질병 정보에 대한 명확하고 간결하며 정확한 기록을 유지하는 것이 중요하다. 또한 동물병원의 지침에 따르고 기록 보관용으로 설계된 특정 템플릿 또는 소프트웨어 시스템을 사용하여 질병 관련 정보를 문서화하는 데 있어 일관성과 조직성을 유지한다. 동물병원 기록을 통한 효과적인 의사소통은 환자의 관리에 관련된 모든 이해관계자가 잘 알고 있음을 보장하며, 협력적이고 응집력 있는 접근법을 촉진한다. 동물병원의 환자 관리의 질을 향상하고 동물의 건강과 행복을 위한 더 나은 결과를 제공할 수 있다.

① **관리의 연속성**: 여러 동물의료진이 협력하여 환자에게 치료와 간호를 제공할때 시간의 흐름에 따라 적정한 자료로 작용한다. 그것은 과거의 치료와 간호 방법에 대한 반응을 이해할 수 있도록 하며, 환자가 일관되고 적절한 치료를 받을 수 있도록 보장한다.

② **인수인계**: 다수의 전문가가 함께 근무하는 동물병원 환경에서는 교대 근무로 인해 환자의 인계가 정기적으로 발생한다. 잘 문서화 된 의료 기록은 환자의 상태와 진행 중인 치료에 대한 중요한 정보가 정확하게 전달되도록 한다.

③ **환자의 정보전달**: 다른 진료 과목의 수의사 또는 다른 동물병원에 의뢰할 때, 의료 기록은 동물의 건강 상태, 이전 치료 및 관련 검사 결과에 대한 포괄적인 정보를 제공한다. 이를 통해 관리를 원활하게 계속할 수 있으며 진단 작업이 중복되지 않는다.

④ **팀 협업**: 진료팀, 간호팀, 원무팀, 검사팀 등 다양한 팀 구성원들이 동물을 돌보는 데 관여할 수 있다. 의료 기록을 통해 팀원들은 정보를 공유하고 효과적인 진료를 제공할 수 있다.

⑤ **상담**: 다양한 전문가의 의견이 필요한 복잡한 경우 또는 상황에서 의료 기록은 상담의 기초가 된다. 전문가는 문서화 된 정보를 검토하여 전문가 의견과 치료 권장 사항을 제공할 수 있다.

⑥ **응급 치료**: 응급 상황에서는 의료 기록에 신속하게 접근하는 것이 중요하다. 필요한 정보를 즉시 이용할 수 있도록 함으로써 담당 수의사는 정보에 입각한 결정을 신속하게 내릴 수 있다.

⑦ **보호자 상담**: 환자의 보호자들과 의사소통에 도움이 된다. 동물의 상태, 치료계획, 진행 상황에 대한 상세한 설명을 제공하여 상황을 철저히 설명하고 질문이나 우려 사항을 해결할 수 있도록 한다.

### 3) 법률적 효력

동물병원 의무기록은 법적 효력으로 중요한 의의가 있다. 동물에게 제공되는 보살핌과 치료의 증거로 사용 가능하다. 동물보건사는 필요할 때 법적 조사에 활용할수있도록 정확하고 완전하며 조직적인 의료 기록을 유지하는 것이 중요하다. 적절한 기록 보관은 동물의 관리와 치료의 연속성뿐만 아니라 동물병원의 명성을 보호하고 법적 위험을 완화하는 데도 중요한 요소이다.

① **관리 기준**: 동물에게 제공되는 관리 기준을 확립하기 위해 동물병원 의무기록이 필수적이다. 법적 분쟁이나 의료 과실 클레임이 발생하는 경우, 기록을 사용하여 프로토콜에 따라 행동 했는지 여부를 판단할 수 있다.

② **사전 동의**: 특정 절차나 치료에 대한 허가를 부여하는 보호자의 서명된 동의서가 포함될 수 있다. 동의서는 보호자가 제안된 행동 방침에 대해 통지받고 자발적으로 동의했음을 보여준다.

③ **치료 문서화**: 동물에게 수행된 치료, 약물 및 절차에 대한 자세한 설명을 제공한다. 이 문서는 적절한 관리가 이루어졌음을 입증하는 데 중요할 수 있으며 법적 문제가 발생하는 경우 수의사와 동물보건사의 행동을 변호하는 데 사용할 수 있다.

④ **상담 내용 기록**: 동물병원과 고객과의 의사소통을 기록한다. 진단, 치료 계획 및 제공된 지침에 대한 설명이 포함된다. 동물병원 의무기록에서 명시된 명확한 의사소통은 주인이 애완동물의 건강과 치료에 대해 잘 알고 있다는 것을 보장한다.

⑤ **의뢰**: 다른 진료 과목의 팀이나 다른 동물병원에 의뢰하는 경우, 진료기록카드에는 의뢰와 관련된 의사소통과 보고가 포함될 수 있다.

⑥ **법적 분쟁 및 소송**: 과실치사나 과실치사 혐의가 있는 경우 동물병원 의무기록을 소환해 법적 절차에서 증거로 활용할 수 있다.

**그림** 법적 분쟁에서 자료로 사용

원고(반소피고, 이하 '원고' 라 합니다)는 다음과 같이 준비서면을 제출합니다.

**다 음**

**1. 원고의 주장사실**

피고(반소원고, 이하 '피고' 라 합니다)는 "원고 병원에서의 수술은 '반려견의 양안에 렌즈를 삽입하는 조건' 이라는 전제 하에서, 수술이 정상적인 수술시간보다 길었다는 점, 실제 렌즈를 삽입하지 않았다는 점, 수술 과정에서 양안 모두 후낭과 망막이 손상되고 망막 모서리의 파편이 제거되지 않았다는 점, 원고들의 수술로 인하여 피고의 반려견이 실명에 이르렀다는 점 등을 주장하며 원고에게 치료비 및 위자료 등의 손해배상 책임이 있다" 고 주장하는 듯 합니다.

### 4) 동물병원 경영 활용

동물병원의 운영에 있어 동물병원 의무기록은 중요한 역할을 한다. 동물병원 관리의 다양한 측면에 도움이 되는 귀중한 정보를 제공하여 궁극적으로 시설의 효율적이고 효과적인 운영에 기여한다. 동물병원은 동물병원 의무기록을 활용하여 환자 관리를 개선하고 운영을 간소화하며 시설의 전반적인 효율성과 관리를 개선할 수 있다.

① **관리 품질**: 동물을 위한 높은 수준의 관리를 보장한다. 동물의 건강과 치료의 모든 측면을 문서화함으로써, 동물병원의 내부 구성원들은 정보에 입각한 결정을 내리고, 실수를 피하고, 지속적인 관리를 제공할 수 있다. 이것은 동물병원에서 제공되는 전반적인 치료의 질을 향상한다.

② **관리의 지속성**: 동물들은 잘 관리된 의료기록을 통해 여러 동물의료진의 지속적이고 일관된 치료와 간호를 제공받는다. 환자를 인계받은 전문가들이 동물의 건강 상태와 이전의 치료와 간호를 이해할 수 있도록 참고 자료로 사용된다.

③ **치료계획 및 후속 조치**: 동물병원 기록은 각 환자에 대한 종합적인 치료 계획을 개발하는 데 도움이 된다. 수의사의 치료방법, 검사 결과 및 진행 기록을 검토하여 동물보건사는 간호 계획을 조정할 수 있다. 각 환자의 상태에 따라 치료와 간호 계획이 조정되도록 보장한다.

④ **시간 관리**: 동물병원 의무기록은 상시 확인이 쉬워 동물병원 내부 구성원의 시간을 절약할 수 있다. 기록들은 정보를 반복적으로 요구하는 대신 동물의 건강 상태와 치료 이력에 대한 빠른 개요를 제공한다.

⑤ **재고 및 소모품 관리**: 각 동물에게 사용되는 약물, 치료법 및 공급품에 대한 정보가 포함될 수 있다. 이 데이터는 재고 수준을 추적하고, 미래의 필요성을 예측하며, 병원이 다양한 사례를 처리할 수 있는 충분한 장비를 갖추고 있는지 확인하는 데 사용된다.

⑥ **청구 및 영수증 발행**: 정확하고 상세한 의료 기록은 청구 과정을 용이하게 한다. 이 기록은 제공된 서비스의 내역, 약물 투여 및 수행된 진단 테스트를 제공하여 정확한 영수증(계산서) 발행에 도움이 된다.

⑦ **준수 및 규정**: 적절하게 관리된 의료 기록은 동물병원이 법적 및 규정적 요구 사항을 준수하는 데 도움을 준다. 병원이 윤리적으로 그리고 국가 및 관련 부처에서 정한 지침 내에서 운영되도록 한다.

⑧ **의사소통 및 협업**: 병원 직원 간의 효과적인 의사소통과 협업을 촉진한다. 기록은 환자 사례에 대한 논의를 촉진하여 팀원들이 통찰력, 지식 및 전문 지식을 공유할 수 있다.

⑨ **고객 만족도**: 잘 보관된 의료 기록은 고객에게 신뢰를 제공한다. 동물병원에서 동물들이 철저하고 세심한 보살핌을 받고 있다는 것을 확인할 때, 병원의 서비스를 더 신뢰하고 만족할 가능성이 높다.

### 5) 연구자료 활용

동물병원 의무기록은 과학 연구 및 수의학과 동물보건학 발전에 기여하는 풍부한 정보를 제공한다. 연구 목적으로 동물병원 의무기록을 사용하는 것은 윤리적 기준과 개인 정보 보호 규정을 준수해야 한다는 점에 유의해야 한다. 동물과 고객 모두의 사생활을 보호하기 위해 개인 식별자를 제거하거나 익명화해야 한다. 또한, 연구자들은 의료 기록과 관련된 연구를 수행할 때 적절한 동의와 승인을 받아야 한다. 전반적으로, 연구를 발전시키고, 동물의 건강을 향상시키며, 다양한 질병과 치료에 대한 이해를 높이는 데 중요한 역할을 한다.

① **역학 연구**(Epidemiological Studies): 동물병원 의료 기록은 특정 집단에서 질병의 패턴, 원인 및 영향에 초점을 맞춘 역학 연구를 수행하는 데 사용될 수 있다. 연구자들은 다양한 동물

들의 의료 기록을 분석하여 질병 경향, 위험 요소 및 유병률을 식별할 수 있다.

② **종단 연구**(Longitudinal Studies): 장기에 걸친 수의학적 의료 기록은 종단 연구에 사용될 수 있다. 이 연구들은 시간이 지남에 따라 질병의 진행과 치료의 영향을 관찰하여 연구자들이 다양한 조건의 장기적인 결과와 관리를 이해하는 데 도움을 준다.

③ **비교 의학**(Comparative Medicine): 동물과 인간 모두에게 영향을 미치는 질병을 연구하는 것을 포함한다. 서로 다른 종의 의료 기록을 분석함으로써, 연구자들은 이러한 질병의 메커니즘, 치료법 및 잠재적인 동물학적 영향에 대한 통찰력을 얻을 수 있다.

④ **치료 효과**(Treatment Efficacy): 의료 기록은 실제 임상 환경에서 다양한 치료 및 약물의 효과를 평가하는 데 사용될 수 있다. 연구자들은 어떤 치료법이 특정 조건에 가장 효과적인지를 더 잘 이해하기 위해 결과, 반응률 및 부작용을 분석할 수 있다.

⑤ **위험 요소 식별**(Identifying Risk Factors): 연구자들은 의료 기록을 분석하여 특정 질병과 관련된 잠재적 위험 요소를 식별할 수 있다. 이 정보는 예방 조치를 개발하고 동물의 건강을 개선하는 데 사용될 수 있다.

⑥ **유전자 연구**(Genetic Research): 동물병원 의무기록에는 유전자 검사 결과와 유전 상태에 대한 정보가 포함될 수 있다. 연구원들은 이 데이터를 유전적 특성, 유전성 및 품종별 건강 문제를 연구하는 데 사용할 수 있다.

⑦ **의료 결과**(Healthcare Outcomes): 의료 기록은 연구자들이 특정 인구 또는 지역의 동물들의 전반적인 건강 결과를 연구할 수 있게 해준다. 이 데이터는 수의학적 관리의 개선이 필요한 분야를 식별하는 데 도움이 될 수 있다.

⑧ **약물 안전 모니터링**(Drug Safety Monitoring): 동물병원 의무기록은 약물 안전 모니터링 및 약물 부작용 보고에 기여할 수 있다. 기록을 분석함으로써 연구자들은 잠재적인 약물 관련 문제를 파악하고 더 안전한 방법을 추천할 수 있다.

⑨ **임상 시험 및 연구**(Clinical Trials and Studies): 동물병원 의무기록은 동물과 관련된 임상 시험과 연구 연구를 촉진하고 문서화하는 데 필수이다. 그 기록들은 동물의 자격을 평가하고, 치료 진행을 추적하고, 연구 결과를 기록하기 위한 근거를 제공한다.

## Ⅱ 동물병원 의무기록의 작성 방법

동물병원 의무기록을 포함한 진료 기록을 작성하려면 정확한 의사소통과 진료의 연속성을 보장하기 위해 명확하고 정확한 문서화가 필요하다. 의료 기록의 내용과 형식은 동물병원의 특정 요구 사항에 따라 달라질 수 있다. 정보를 문서화할 때는 항상 환자 기밀을 유지하고 관련 법률 및 규정을 준수해야 한다. 정확하고 철저한 진료 기록은 양질의 진료를 제공하고, 전문가들 간의 의사소통을 촉진하며, 연구와 교육을 위한 귀중한 자원의 역할을 하기 위해 필수다.

### 1. 기록의 구성

동물 의료 기록의 구성에서 공통적인 두 가지 접근법은 정보중심기록(source-oriented records)과 문제중심기록(problem-oriented records)이 있다. 이러한 방식은 동물의 의료 기록 내에서 정보를 구성하고 표시하는 방법에 차이가 있다. 정보 지향적인 기록과 문제 지향적인 기록 모두 장점이 있으며, 형식의 선택은 동물병원의 선호도와 사용되는 전자 건강 기록 시스템에 따라 달라질 수 있다. 형식과 관계없이 의료 기록의 주요 목표는 환자 치료, 의료 제공자 간의 의사소통 및 치료의 연속성을 지원하기 위해 정확하고 포괄적이며 조직적인 정보를 제공하는 것이다.

#### 1) 정보 중심 기록(Source-oriented veterinary medical record, SOVMR)

정보 중심의 의료 기록에서 정보는 보다 전통적이고 간단한 방식으로 구성된다. 일반적으로 정보 또는 문서 유형별로 구성되며, 각 섹션에는 특정 세부 정보가 들어 있다. 정보는 정보의 출처 또는 제공자를 기반으로 구성된다. 이 형식에서는 정보의 출처에 따라 항목이 함께 그룹화되는 경우가 많다.

**그림** 정보중심의 기록

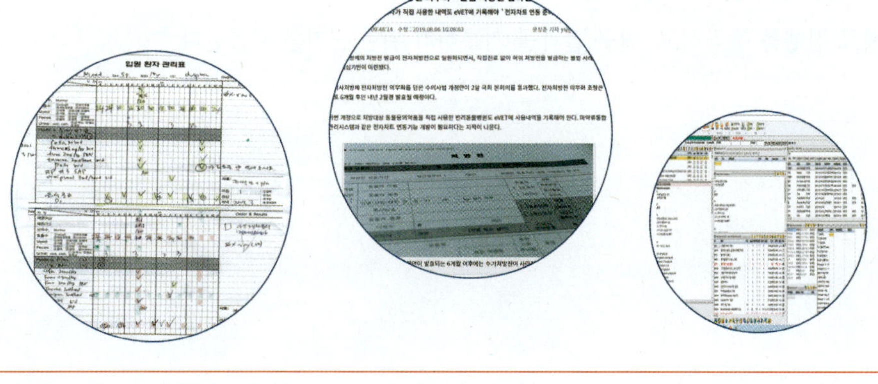

① SOVMR 포함 사항

- **환자 정보**(Patient Information): 이름, 나이, 성별, 연락처 정보 및 관련 식별자와 같은 환자에 대한 기본 정보
- **병력 및 신체검사**(History and Physical Examination): 과거 질병, 수술 및 유전적 병력을 포함한 환자의 병력에 대한 포괄적인 설명. 신체검사 결과, 활력징후 및 기타 관련 관찰 결과
- **진단 검사**(Diagnostic Tests and Imaging): 검사실 테스트, 방사선 보고서, 병리학 보고서 및 기타 진단 절차의 결과
- **진행 상황**(Progress Notes): 환자의 경과, 치료에 대한 반응 및 의료 상태의 변화에 대한 지속적인 기록, 전문가 또는 기타 의료 제공자와의 상담에서 얻은 참고 사항
- **치료계획**(Treatment Plan): 처방된 약물, 용량, 수술 절차 및 기타 개입을 포함한 치료계획의 세부 사항.
- **퇴원 요약**(Discharge Summary): 최종 진단, 제공된 치료 및 사후 관리에 대한 모든 권장 사항을 포함하여 환자의 체류 또는 방문에 대한 요약

② SOVMR의 장점

동물병원 의료 기록 시스템에서 간단하고 쉽게 구현할 수 있다. 다양한 의료 기관이 기록에 기여한 정보를 쉽게 찾고 액세스할 수 있으며, 각각 기록에 지정된 섹션을 가질 수 있기 때문에 동물을 돌보는 데 여러 전문가나 부서가 관여할 때 유용할 수 있다.

③ SOVMR의 단점

이 정보는 문제에 초점을 맞춘 방식으로 표시되지 않을 수 있으며, 이로 인해 동물의 전반적인 건강 상태와 진행 상태를 이해하는 것이 어려울 수 있다.

일부 세부 정보는 서로 다른 공급자와 관련된 경우 여러 섹션에 기록될 수 있으므로 정보가 중복될 수 있다.

### 2) 문제 중심 기록(Problem-oriented veterinary medical record, POVMR)

문제 지향 수의학 의료 기록(POVMR)에서 정보는 동물의 특정 건강 문제 또는 우려 사항을 중심으로 구성한다. 이 형식은 SOAP(Subjective, Objective, Assessment, Plan) 노트 시스템을 따른다. 여기서 각 문제나 문제는 구조화된 방식으로 처리되며, 환자의 건강 문제, 평가 및 치료계획을 문서화하는 체계적이고 조직적인 접근법을 제공한다.

① POVMR 장점

문제 중심의 기록은 환자의 현재 문제에 초점을 맞춘 기본 데이터를 수집하여 포괄적인 문제 목록을 작성하고 진행 기록을 통해 진행 상황을 추적하는 것이다. 특정 건강 문제를 중심으로 모든 환자 데이터를 구성함으로써 모든 의료 서비스 제공업체가 필요로 하는 필수 의료 정보에 신속하게 액세스할 수 있다. 이는 의료 기관이 동물의 개별적인 건강 문제에 우선순위를 두도록 장려하여 문제 해결 및 보다 효과적인 관리로 이어진다.

② POVMR의 단점

POVMR 시스템을 구현하려면 의료 제공자와 직원을 위한 초기 교육 및 조정이 필요할 수 있다. 바쁜 업무에서 각 동물의 문제 목록을 업데이트하고 유지하는 데는 추가적인 노력과 시간이 필요하다.

## 2. 기록의 형식

동물병원 의무기록을 작성할 때 방법은 서술형식과 SOAP형식을 사용한다. 두 방법 모두 환자 정보를 문서로 변환하는 역할을 하지만 구조와 초점이 다르다. 궁극적으로, 자발적 의료 기록으로서 서술형과 SOAP형 사이의 선택은 전문가 또는 동물병원의 선호도와 관행에 따라 달라진다. 일부는 상세하고 표현력 있는 문서화를 위해 설명 유형의 유연성을 선호하는 반면, 다른 전문가는 일관성과 의사소통의 용이성을 보장하기 위해 SOAP 유형의 구조화된 접근 방식을 선택할 수 있다. 선택한 방법과 상관없이, 환자 정보를 정확하게 문서로 변환하여 최적의 환자 관리를 지원하고 전문가 간의 의사소통을 촉진하는 것이 주요 목표이다.

### 1) 서술형식

① **구조**: 의료 기록의 서술적 유형은 서술적이고 산문적인 형식이 특징이다. 환자의 병력, 검사 결과, 진단, 치료 및 기타 관련 정보를 설명하는 자세한 단락 또는 문장을 작성하는 것을 포함한다.

② **초점**: 서술형의 주요 초점은 환자의 의학적 상태, 치료 및 경과에 대한 포괄적이고 서술적인 설명을 제공하는 것이다. 각 항목에 대해 구조화된 특정 형식을 따르지 않는다.

③ **장점**: 기술 유형을 통해 동물병원은 자연스럽고 표현적인 방식으로 정보를 전달할 수 있다. 복잡한 의료 조건과 개별화된 치료계획을 전달하는 데 적합하다.

④ **단점**: 표준화된 형식이 없으면 정보가 표시되는 방식에 일관성이 없을 수 있다. 구조화된 골격 없이 특정 세부 정보나 동향을 신속하게 파악하는 것은 어려울 수 있다.

### 2) SOAP형식

문제 중심의 의료 기록에서 정보는 환자의 특정 건강 문제 또는 문제를 중심으로 구성된다. 이 형식은 1960년대 로렌스 위드 박사가 "SOAP"(주관적, 객관적, 평가 및 계획) 노트 시스템의 일부로 도입했다. 문제중심기록은 현대 EHR 시스템(modern Electronic Health Record systems(EHR))[1]에서 일반적으로 사용되며 환자 치료에 대한 체계적이고 문제 중심적인 접근 방식을 장려하도록 설계되었다. 문제 중심의 기록 시스템은 환자의 현재 건강 문제를 중심으로 구성되어 있어 의료 제공자가 특정 문제에 더 쉽게 집중하고 시간 경과에 따른 경과를 추적할 수 있다.

#### ① SOAP 구조

- **주관적**(Subjective): 환자의 주관적인 불만, 증상 및 환자 또는 보호자가 제공하는 모든 정보이다. 측정하기 어려운 정보인 행동, 자세, 식욕 등이 포함된다.
- **객관적**(Objective): 신체검사, 진단 테스트 및 환자의 건강과 관련된 기타 측정가능한 데이터의 결과다. 체온, 맥박, 호흡수, 체중, CRT 등이 포함된다.
- **평가**(Assessment): 환자의 건강 상태와 확인된 문제 또는 진단에 대한 의료 제공자의 평가 및 분석을 제공한다.
- **계획**(Plan): 투약, 절차, 후속 예약 및 추가 검사 또는 상담을 포함하여 제안된 치료계획이 요약되어 있다.

#### ② SOAP 장점

환자 정보를 문서화하는 표준화되고 체계적인 접근 방식을 제공한다. 이를 통해 전문가집단의 일관성과 명확한 의사소통이 가능해져 특정 세부 정보를 쉽게 찾을 수 있다.

#### ③ SOAP 단점

일부 의료 서비스 제공업체는 SOAP 형식이 너무 복잡하고 환자 정보를 문서화할 때 사용의 어려움이 있다. 특정 사례의 전체 복잡성을 항상 포착하는 것은 아니다.

## 3. 전자의무기록(Electronic Medical Record, EMR)

EMR은 주로 동물병원 내에서 사용되며 일반적으로 환자 정보를 다른 동물병원으로 공유하도록 설계되지 않았다. 서로 다른 의료 시설 또는 시스템 간에 환자 데이터를 교환하기 위해 상호

---

1 EHR(Electronic Health Record): 환자 건강 정보를 디지털로 캡처, 저장, 관리 및 교환하도록 설계된 기술적으로 진보된 소프트웨어 플랫폼

운용성이 필요한 경우 전자 건강 기록(EHR)이나 전자메일을 통해 이루어진다. 현재 대부분의 동물병원에서 전자의무기록이 사용되고 있으며, 전문가 간의 의사소통을 촉진하며, 문서 정확성을 향상하고, 의료 조직 내에서 관리 작업을 간소화하는 데 중요한 역할을 한다. 자료의 보관 및 관리가 수월하고 환자접수, 진료, 청구, 수납, 고객, 재고 등 통합 관리가 가능하다. EMR은 환자 관리를 개선하고, 종이 기반 기록에서 EMR로 전환함에 따라 동물병원에서 효율성이 향상되고 의료 오류가 감소하며 환자 결과가 개선되고 있다.

**• EMR의 주요 기능**

① **환자 정보**: 고객의 기본 정보와 환자의 정보(이름, 나이, 품종, 성별, 동물등록 번호 등)와 같은 필수 정보를 저장 한다.

② **의료 기록**: 과거의 질병, 수술, 약물, 알레르기, 예방접종을 포함한 포괄적인 의료 기록을 포함한다.

③ **임상 참고 사항**: 임상 경험, 경과 기록, 신체검사 결과 등 동물병원이 수행한 관찰 사항에 대한 상세 문서가 포함된다.

④ **검사 결과**: 검사실 테스트 결과, 방사선 보고서 및 기타 진단 결과를 통합하여 쉽게 확인하고 검토할 수 있다.

⑤ **의약품 관리**: 처방된 의약품, 용량, 빈도 및 정보가 확인 가능하다.

⑥ **치료계획**: 처방된 치료, 절차 및 후속 지침을 포함한 치료계획의 개요를 설립한다.

⑦ **알레르기 및 경고**: 환자 알레르기를 표시하고 잠재적인 약물 상호 작용 또는 부작용에 대한 경고를 나타낸다.

⑧ **접근성 및 보안**: 환자와 보호자 정보에 대한 접근을 제어하고 개인 정보를 보호하며 법적 규정을 준수하도록 한다.

## Ⅲ 간호기록 작성

동물병원의 간호기록, 또는 동물간호계획서라고도 하는 동물병원의 간호기록은 환자가 병원에 머무는 동안 환자에게 제공된 간호를 기록하는 필수적인 서류이다. 이러한 기록은 동물보건사에 의해 작성 및 유지되며 개별 동물에게 제공되는 관리 및 치료를 문서화하는 역할을 한다.

간호기록은 관리의 연속성을 보장하고, 동물 팀 간의 의사소통을 보장하며, 동물의 진행을 모니터링하는 데 중요한 역할을 한다. 동물간호 기록의 구체적인 구성요소와 형식은 동물병원마다 다를 수 있다.

## 1. 간호기록 지침

① 모든 기록은 완전하고, 전문가들에게 정보를 줄 수 있어야 함
② 누구나 읽을 수 있도록 글로 쓰고, 약어를 사용하는 경우 공인된 것만 사용
③ 기록한 날짜와 시간을 정확히 기입하고, 변화사항을 자세히 기록
④ 자신의 판단과 의견은 기록하지 않으며, 객관적인 관찰 사실만 기록
⑤ 모든 기록은 행위 직후 시행, 기록에서 과거와 현재 시제만 사용
⑥ 흑색 펜으로 작성하는 것을 원칙으로 함
⑦ 환자의 건강 문제와 간호에 관계된 정보만 기록(참고 사항은 인계 노트 사용)
⑧ 검사나 수술 시 동의서는 반드시 함께 보관
⑨ 전화 상담 시 날짜, 시간, 상담 내용 등을 반드시 기록으로 남길 것
⑩ 환자 상태에 변화가 있거나 이상 증상이 발견되면 즉시 보고하고 기록

## 2. 간호기록 작성 정보

① 환자 정보

이름, 종, 품종, 나이, 성별, 체중 및 식별 번호와 같은 동물에 대한 기본적인 세부 정보

② 입원 관리 사항

주 호소 증상(CC), 활력징후 및 필요한 즉각적인 간호 개입을 포함하여 입원 시 동물의 상태에 대한 세부 사항

③ 간호 평가

환자가 입원해 있는 동안 진행되는 지속적인 간호 평가, 활력징후, 행동 및 새로운 임상 소견의 변화

④ 수액 관리

수액 종류, 비율, 환자 수분 상태에 따른 조정을 포함한 투여 기록

⑤ 의약품 관리

투약한 의약품의 이름, 투여량, 투여 경로 및 투여 시간을 포함한 기록

⑥ 상처 관리

상처 또는 부상에 대한 세부 정보와 함께 제공된 치료 및 드레싱 변경 사항

⑦ 영양 지원

동물의 영양 섭취에 대한 정보(특별한 식단 또는 급여 지침 포함)

⑧ 환자 모니터링

호흡수, 심박수, 온도, 통증 점수 및 기타 환자 모니터링 기록

⑨ 검사 결과

검사실 소견 또는 진단 영상 보고서와 같은 간호 관리와 관련된 모든 테스트 결과

⑩ 환자 행동 관찰

동물의 행동, 치료에 대한 반응 및 보호자가 보고하거나 동물보건사가 관찰한 모든 우려 사항에 대한 메모

⑪ 간호 개입

상처 관리, 카테터 관리, 물리 치료 또는 기타 치료와 같이 제공되는 특정 간호 개입의 세부 사항

⑫ 퇴원 조치 사항

동물의 회복 경과, 퇴원 준비 상태, 퇴원 지침 또는 약물에 대한 정보

⑬ 수의사 협력

최신 정보, 우려 사항 및 동물의 상태변화를 포함하여 수의사 및 다른 팀 구성원과의 의사소통 문서

⑭ 고객 요청 사항

제공된 지침, 해결된 우려 사항 및 제공된 고객 교육을 포함하여 동물의 보호자와의 상호작용에 대한 참고 사항.

⑮ 인수인계 사항

교대 근무 변경 또는 인계 회의 중에 간호 인력의 다음 교대 근무로 정보가 전달

## 3. 간호기록 종류

### 1) 입원환자 관리표

동물간호 기록은 동물병원에 입원 또는 치료 중에 간호하는 내용을 순차적으로 기록하는 서

식이다. 환자 상태변화와 수행된 간호 활동을 자세히 파악하기 위해 사용한다. 숫자와 공인된 약어를 사용하고, 전자 차트를 활용하여 작성할 수 있다.

- **작성 내용**

① **입원실(cage) 번호**: 환자가 입원 중인 케이지 번호를 기입

② **환자 번호**: 차트의 동물번호를 기입

③ **환자 이름**: 동물 이름

④ **품종**: 동물품종

⑤ **성별**: 중성화 여부를 포함하여 성별 작성(ex. M, F, CM, SF)

⑥ **나이**: 1년령 미만은 개월 수로 표시(ex. 3m, 3y)

⑦ **주호소 증상**: 왜래를 통한 입원 당시 주호소 증상을 표시

⑧ **진단**: 병의 이름

⑨ **담당 수의사**

⑩ **신체 변화 측정**: 체중, 체온, 심박수, 구토 상태, 배변 상태, 배뇨상태의 형태를 관찰하여 해당 시간대 기록

⑪ **수액**: 환자에게 제공되는 수액 요법

⑫ **투약 및 처치**

⑬ **지시사항 및 관찰 사항**: 검사, 치료계획 등 수의사 처방 사항과 환자의 관찰내용 중 서술해야 하는 결과

⑭ **날짜**: 입원 날짜

⑮ **급여정보**: 급여식이 종류, 먹는 양, 횟수 등을 기록

**그림** 입원환자 관리표

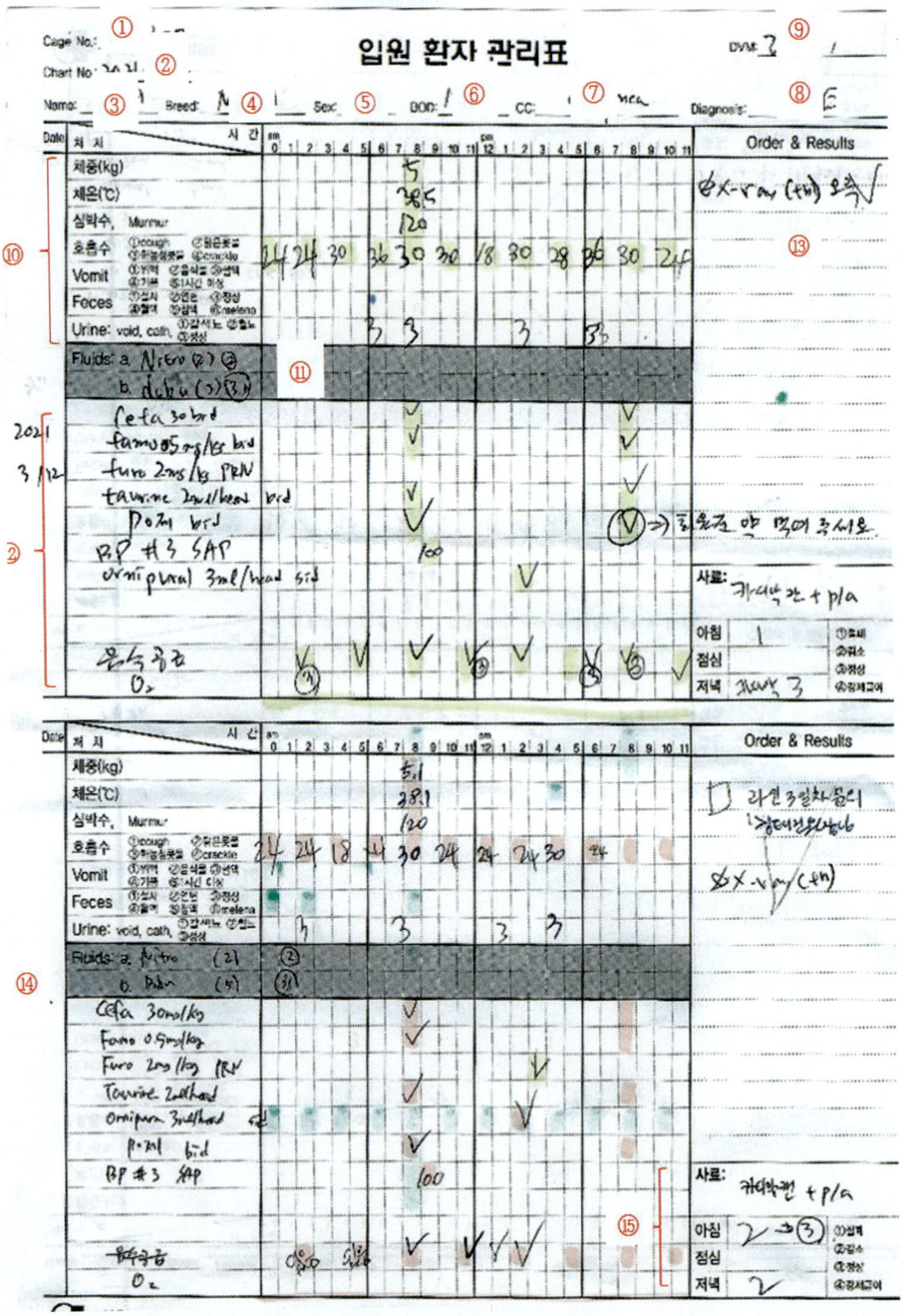

입원 환자 관리표
Cage No.: ①
Chart No: ②
Name: ③
Breed: ④
Sex: ⑤
DOB: ⑥
CC: ⑦
Diagnosis: ⑧
DVM: ⑨
Date
처치
시간
am
pm
Order & Results
체중(kg)
체온(℃)
심박수, Murmur
호흡수
Vomit
Feces
Urine: void, cath.
⑩
Fluids: a.
b.
⑪
⑫
⑬
사료:
아침
점심
저녁
⑭
⑮

## 2) 회진 기록지

회진 기록은 동물병원에 입원 또는 치료인 전체 환자를 통합하여 주요 내용만 기록하는 서식이다. 환자의 진단, 입원 시 상태, 수술 및 치료내용, 보호자 요청사항, 팀 전달 사항, 개별 환자의 주의점 등을 기록하여 함께 공유한다.

① **주호소 증상**: 내원 시 환자의 불편사항

② **진단명**: 병의 이름

③ **진료내용**: 동물병원 입원 시에 수행한 진료 및 검사내용

④ **주의 및 요청사항**: 보호자 요청 및 개별 특이사항

⑤ **간호 사항**: 환자별 간호개입 사항

그림 회진 기록지

[이름/차트번호/종/나이/성별/입원장] refer.

| CC. ① | Dx. ② |
|---|---|
| ③ | |
| *** 주의 및 요청사항 *** ④<br>- | |
| ⑤ | |

**ICU 인수인계**

1. **내복약** - 처치표에 약 표기 방법 통일 Ex) PO제 MUE약
2. **x내복약** - 약 종류별로 약 봉투 개별 사용 (재활용 약 봉투, 캡슐 제외)
3. **내복약** - 약종류 / 약 갯수 확인 /아침 저녁 구분 >> 단톡방에 올리기
4. 입원 - 주간입원 100ml 수액 사용
5. 뇨팩 - 글씨 지우고 사용

**원무 전달사항**

1. 미결제시 신분증사본+미수금 서약서 받기
2. {현금영수증-보호자 요청시 발급(자진발급x) / 온뱅-10만원이상 보호자요청시} [현금영수증발급 or 자진발급]
3. 야간) 고양이 신규차트 생성시 강아지 차트에 먼저 만들어 주세요.
4. **내,외부기생충 처방받은지 2달 이상>환자 직접 데리고와서 진료받아야함**

**간호 전달사항**

1. 작은 건조기 에러가 자주 떠요, 빨래양 줄이기, 잘 돌아가는지 한번씩 확인
2. 지하 목욕,드라이 사용 시 블라인드 치고 드라이 사용 후 깔끔하게 청소
3. 폐수 빈통10개 남았을 때 연락하기
4. 7/14 4층 ICU 11번 장 앞 물새는 문제 : 1) 완강기 문틀 오른쪽 코너에서 물 흐르는지 확인 2) ICU 장 뒤에 벽에서 흐르는지 확인(완강기 문 옆으로 플래쉬 비쳐보면 물이 있는 부분 반짝반짝할 것!) 두 가지 확인 후 께 전달해주세요 !!!

**그림** 회진 기록지(환자)

_ _ _ 원장님

[겨울/202

| CC. 구토, 기력저하 ① | Dx. 담낭적출술(7/1) ② |
|---|---|

7/13 입원 / 구토, 탈수, 장액성 > 혈액성 삼출물, 빈뇨로 내원
- 복부 초음파상 복수 증가

7/15 복수 색깔 갈색 > 노란색
회복될 때까지 기한 없이 입원 예정 / 배액관 세척 담당자만 세척하기
- 강급 시작 : 엔케어 10ml (증량예정)

7/16 일 6회 배액관 비우기(3회 세척), 강급 15ml 증량 (7/17일 20ml)
7/17 t.bil 1.5, alb 1.9, hetastarch CRI 추가
- 배액관 양 감소, 염증 수치 양호
- 강급 유지중

7/18 T.bil감소, 복수량 감소, 자발식욕 있음 --> 삼출물 안나올때 까지 입원예정
- 강급량 감량 (20ml--> 15ml)

7/19 배액량 감소 / 초음파 상 복수 매우 소량, 좌측 pseudo gallbladder
- 간보호제, 급여 후 초음파 리첵

7/20 alb 1.8(1.9), T bil 감소 0.9(1.5) , 복수 양 감소

## 배액관 세척 담당자 (담당자 외 세척 금지) TID ③
- << >>
- 담낭자 없을때는 그냥 배액당 체크반 할 것
- 겸자 사용 금지 (무극도 사용 금지, 손으로 잡고 세척)

*** 주의 및 요청사항 *** ④
- 가끔 예뻐해주세요

- 배액관 flush는 소독/청결 중요합니다 !
- 개인음식도 강급전 Test겸 챙겨주세요
- 라인 뜯어요! 큰 넥카라 하는 중

**7/15**
- 아침 강급 잘 받아먹음-그릇 입 앞에 대주니까 스스로 핥아먹음

**7/17**
- 넥카라하고있는데 익스텐션 물어서 넥카라 타이트하게 함
- 오후) 리커버리 리퀴드 스스로 잘 먹음
- 발사
- pm8 배액관 내용물 없어서 pass함 ⑤

**7/19**
- 야) 간식3 뇨3 변
- **야간에 개인 간식으로 식욕체크만 해주세용**
- 오전) 체온 낮아서 핫팩 넣어놔도 장 안 난리쳐놈->체온 올라옴
- 패드소량으로만 넣어주세요 수액줄이랑 다 엉킴
- 오후) 변뇨 없음 유동식 3

**7/20**
- 야 ) 고구마만3 뇨 변
- 오전) 삼출물 1ml, 엔케어 15ml 자발로 3, 그개사1, a/a스틱1, 마도로스펫간식1

### 3) 간호 노트

동물 간호기록은 환자의 기록에서 필수적인 부분이다. 이러한 기록은 동물보건사와 동물의료진이 환자와 상호 작용하는 동안 기록된다. 간호 노트는 환자 관리, 의사소통 및 법적 문서화에서 중요한 역할을 하므로 정확하고 시기적절하며 객관적인 것이 중요하다. 동물보건사는 환자 치료 활동을 포괄적이고 정확하게 기록하기 위해 해당 기관의 문서화 지침과 모범 사례를 따라야 한다.

① **환자 식별:** 환자의 이름, 동물병원 고유 번호, 나이 및 기타 관련 식별자

② **날짜 및 시간:** 항목에는 관찰 또는 개입이 발생한 날짜와 시간

③ **주관적 데이터**: 증상, 우려 사항 또는 기타 관련 정보와 관련하여 보호자가 제공하는 정보

④ **목표 데이터**: 활력징후, 신체 평가 결과, 검사실 결과, 진단 보고서 등 간호사가 수집한 측정 가능하고 관찰가능한 데이터

⑤ **평가**: 수집된 데이터를 바탕으로 동물보건사의 전문적인 판단과 환자의 상태에 대한 평가

⑥ **개입**: 환자의 필요를 해결하기 위해 투여된 약물, 제공된 치료 및 기타 개입을 포함하여 동물보건사가 취하는 조치

⑦ **행동 관찰 사항**: 주어진 개입 또는 치료에 대한 환자의 반응

⑧ **간호 계획**: 단기 및 장기 목표를 포함하여 환자의 개별화된 관리 계획에 대한 세부 정보

⑨ **제공되는 교육**: 사후 관리, 약물 또는 기타 건강 측면과 관련하여 보호자에게 제공되는 모든 정보 또는 지침

⑩ **공동 치료**: 다른 팀 구성원과의 상호작용, 상담에 대한 참고 사항

**그림** 간호 노트

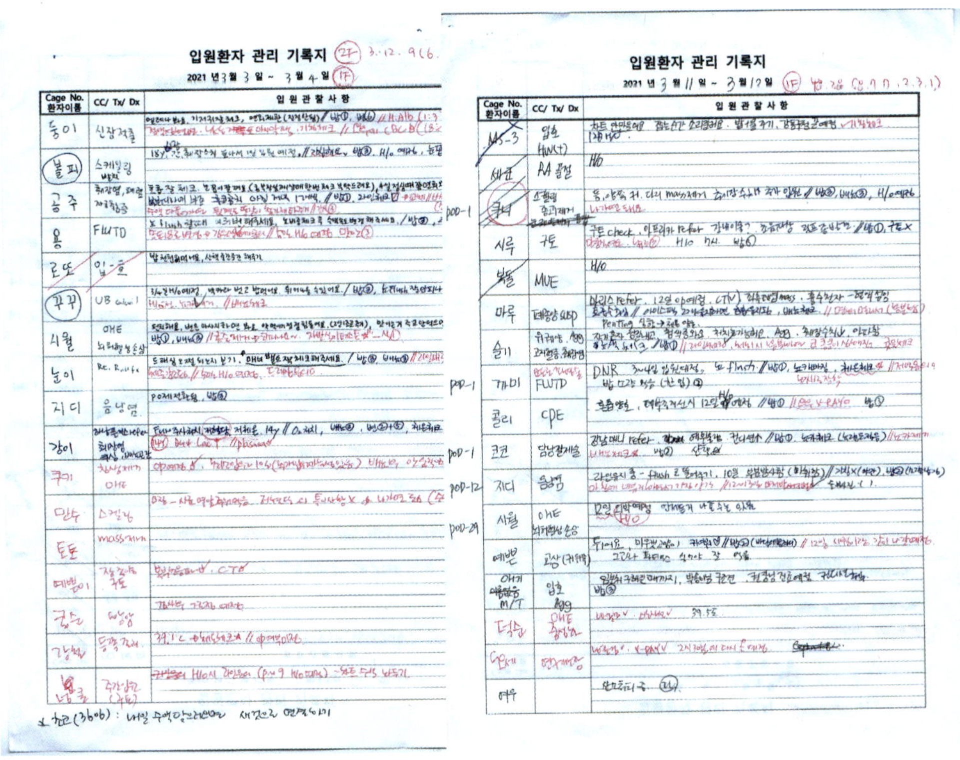

### 4) 마취 모니터링

간호에서 마취 모니터링을 기록하는 것은 필수적이며, 이 모든 것은 수술 절차 동안 환자의 안전과 관리 품질을 높인다. 마취 모니터링은 수술의 모든 과정에서 매우 중요한 부분이며, 동물보건사는 마취 전반에 걸쳐 환자를 면밀히 관찰하고 적절하게 지원할 수 있도록 하는 데 핵심적인 역할을 한다. 환자가 안전하고 효과적인 마취 관리를 받을 수 있도록 보장하는 수술 전 과정의 필수적인 부분이다. 동물병원에서 정확하고 포괄적인 마취 기록을 유지함으로써 환자 안전을 강화하고, 팀 간의 의사소통을 촉진하며, 마취 관행의 지속적인 개선에 기여할 수 있다.

① 환자 안전

마취 투여는 호흡기, 심혈관 및 신경 기능과 관련된 잠재적 합병증을 포함하여 내재된 위험을 수반한다. 마취 모니터링 데이터를 문서화함으로써 동물보건사 및 기타 동물의료 제공자는 환자의 활력징후에 나타나는 부작용이나 변화를 신속하게 감지하고 해결할 수 있다.

② 합병증의 조기 발견

혈압, 심박수, 산소포화도 및 호흡수와 같은 마취 모니터링 요소를 기록하면 합병증 또는 비정상적인 추세의 초기 징후를 식별할 수 있다. 부정적인 변화를 신속하게 감지하고 대응하면 더 이상의 악화를 방지하고 환자의 결과를 개선할 수 있다.

③ 관리의 연속성

마취 모니터링 문서는 외과 수의사, 수술 보조 수의사 또는 동물보건사, 마취 모니터링 동물보건사를 포함한 전체 팀이 환자의 상태와 마취에 대한 반응에 대한 중요한 정보에 액세스할 수 있도록 보장한다. 이는 수술 과정의 여러 단계에 걸쳐 원활한 의사소통과 치료의 연속성을 촉진한다.

④ 법률 문서

마취 모니터링 기록은 수술 절차 동안 제공되는 관리에 대한 법적 문서화 역할을 한다. 예상치 못한 사건이나 부작용이 발생하는 경우, 이러한 기록은 수의사법 목적과 제공된 관리 표준을 확립하기 위해 사용될 수 있다.

⑤ 평가 및 품질 개선

마취 모니터링 데이터를 기록함으로써 동물병원은 마취 관행 및 결과에 대한 사후 평가를 수행할 수 있다. 이 정보는 개선해야 할 부분을 식별하고 마취 서비스의 품질과 안전성을 향상한다.

**그림** 마취 모니터링 차트사용 예시

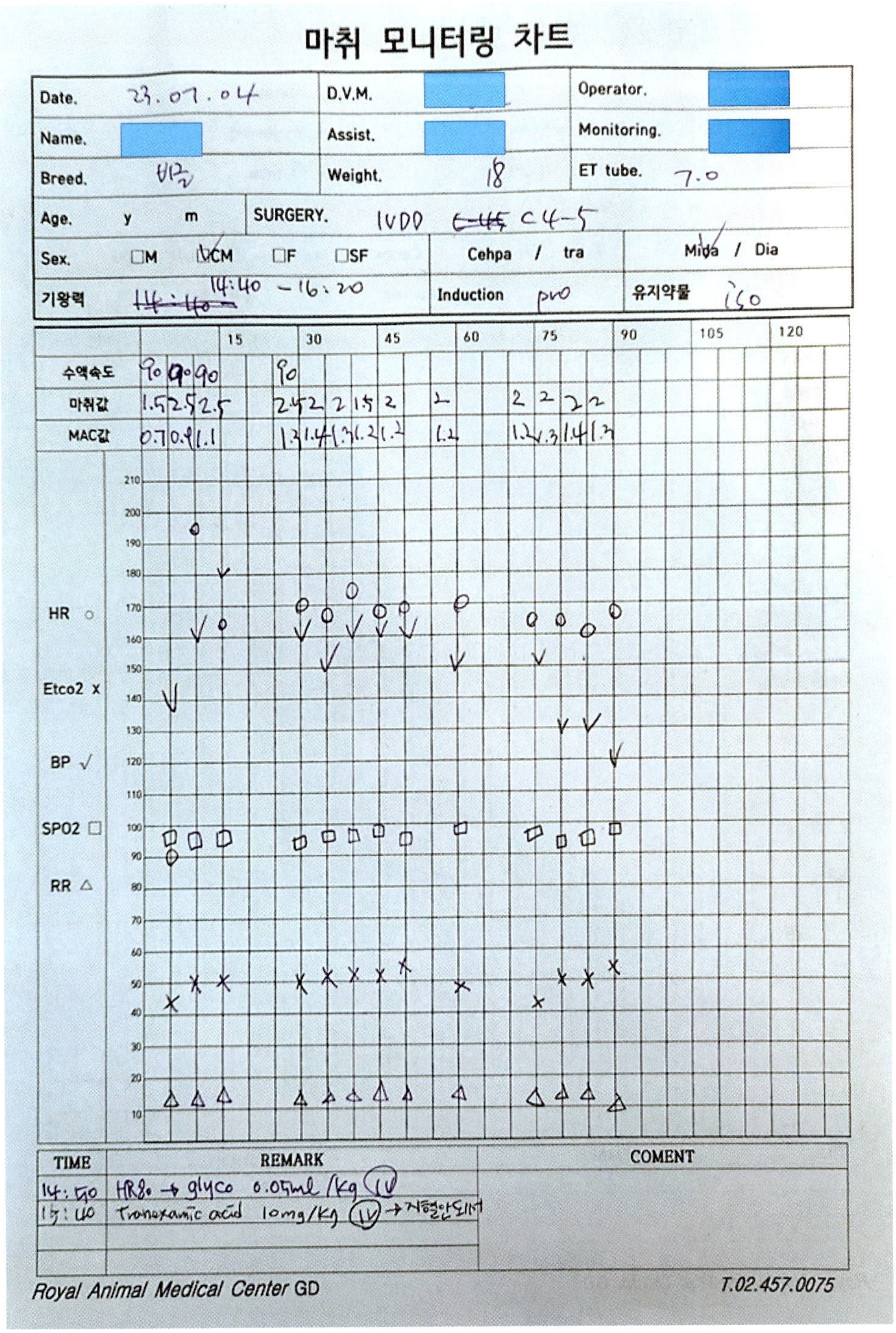

⑥ 연구 및 교육

마취 모니터링 기록은 의학 연구 및 교육에 기여한다. 익명화된 데이터는 마취 경향, 결과 및 마취 기술의 잠재적 개선을 연구하는 데 사용될 수 있다.

⑦ 마취 문서화 표준

적절한 마취 모니터링 문서는 동물병원의 마취 모니터링 표준을 충족하는 데 도움을 준다.

제2장

# 동물병원 원무 행정



## Ⅰ 동물병원 원무 행정관리

### 1. 진료 서비스 지원

**표** 전자차트

차트 프로그램은 진료 동물 관리뿐 아니라 고객 및 경영 관리까지 쉽게 수행이 가능하다. 동물병원 내에서 사용되는 각종 검사기기와 연동되어 검사 결과를 쉽게 입력, 확인할 수 있을 뿐 아니라 재고 관리, 경영 통계, 전자결제, 매출통계, 서식 관리 까지 가능하며 예전에 사용되었던 종이차트는 현재 거의 사용되지 않고 있다.

#### 1) 진료 접수인력

동물병원은 동물의 건강을 관리하고 질병을 예방 및 치료하는 곳으로 수의사, 동물보건사, 동물병원코디네이터 등의 인력이 함께 근무하는 곳이다. 수의사의 업무를 더 전문적으로 만들고, 효율적인 동물병원 운영을 도와주는 지원 인력으로 인해 동물 의료가 발전하는 데 기여하게 될 것이라는 기대와 함께 동물보건사 국가 자격제도가 시행되게 되었다.

동물보건사와 동물병원코디네이터는 동물병원 환경 내에서 두 가지 별개의 역할을 수행한다. 두 역할 모두 시설의 원활한 기능을 위해 필수적이지만, 이들의 책임과 중점 분야는 차이가 있다.

① 동물보건사

- **환자 관리**: 동물보건사들은 주로 수의사의 감독하에 동물들에게 직접적인 치료를 제공할 책임이 있다. 수술 후 관리와 모니터링뿐만 아니라 검사, 치료, 수술을 돕는다.
- **간호 절차**: 수의사의 지도 아래 약물을 투여하고, 상처 치료를 수행하며, 진단 검사를 위해 샘플을 수집하고, 다양한 의료 절차를 수행한다.
- **마취 모니터링**: 동물보건사는 동물의 안전과 안녕을 보장하기 위해 수술과 시술 중에 마취를 모니터링 한다.
- **환자 돌봄**: 동물들이 병원에 머무는 동안 동정심과 공감으로 치료를 받도록 보장하면서 동물들의 안녕과 편안함을 추구한다.
- **보호자 상담**: 종종 보호자와 의사소통하면서, 치료 후 관리에 대한 지침을 제공하고 문제 사항을 해결하기 위해 돕는다.
- **기록 보관**: 각 동물의 치료와 경과에 대한 정확하고 상세한 의료 기록을 유지한다.
- **의료기기 관리**: 동물보건사는 엑스레이 기계, 실험실 기구, 마취 기계와 같은 의료 장비를 사용하고 유지하도록 관리한다.

② 동물병원코디네이터

동물병원의 관리자 또는 원무 행정 업무를 주 역할로 하는 사람들로 동물병원의 상황에 따라 동물보건사의 업무와 분리된 곳과 분리되지 않은 곳이 있다. 동물병원코디네이터는 다음의 역할 수행을 한다.

- **관리 조정**: 동물병원코디네이터는 동물병원 시설의 다양한 행정적 측면을 조정하는 데 중점을 둔다.
- **예약관리**: 동물병원의 조직적이고 효율적인 흐름을 보장하면서 고객들과 환자를 위한 약속을 관리하고 예약한다.
- **고객 서비스**: 동물병원코디네이터는 고객의 첫 번째로 만나는 소통자로, 고객에게 인사하고, 정보를 제공하며, 일반적인 문의 사항을 처리한다.
- **시설 관리**: 동물병원 환경이 잘 정돈되고 유지되도록 관리하고, 고객과 환자들에게 깨끗하고 환영받는 공간을 제공한다.
- **재고 관리**: 코디네이터는 의약품, 용품 및 기타 필요한 재료의 재고 수준을 유지하는 데 관여한다.
- **청구 및 결제**: 동물병원코디네이터는 청구 프로세스, 청구, 결제를 처리하며 치료 또는 절

차에 대한 결제내역을 제공한다.

- **스케줄 조정**: 바쁜 시간과 직원이 없는 동안 적절한 범위를 보장하면서 직원 일정을 조정하는 데 도움이 될 수 있다.

### 2) 접수 시 구분사항

① 초진

해당 동물병원에 처음 내원한 동물을 말하며, 기준은 사람이 아니라 동물이므로 같은 보호자가 여러 마리의 동물을 데리고 있는 경우 동물별로 초진, 재진을 확인한다.

② 재진

해당 동물병원에서 진료를 받은 경험이 있고 치료 완치라고 판단되어도 재발한 경우나, 완치 여부가 불분명하여 치료의 종결이 명확하지 않아 다시 방문한 경우도 재진으로 본다.

③ 응급동물

응급진료는 기본 보호자 정보만 확인하고, 접수실에서 보호자 응대로 시간을 지체하지 말고 바로 진료실로 보내야 한다.

## 2. 예약관리

동물병원의 예약관리는 병원의 운영을 최적화하고, 환자에게 적시에 양질의 진료를 제공하며, 고객 만족도를 높이기 위해 필수적이다. 체계적인 예약 시스템을 갖추면 과밀을 방지하고, 대기 시간을 줄이고, 각 환자가 적절한 주의와 치료를 받을 수 있다. 이는 수의사와 동물보건사의 시간을 효율적으로 계획하여 원활한 근무 환경과 충분한 인력을 확보할 수 있다. 예약관리를 통해 응급할 경우를 우선 순위로 지정하고 중환자에게 즉시 진료를 제공하여 신속한 개입으로 생명을 구할 수 있다. 환자 기록과 치료에 대한 보관이 가능하고 동물병원의 경영관리에도 매우 중요하다. 잘 조직된 예약 시스템은 동물병원과 고객 모두에게 유익하며, 전반적인 동물병원 경험에 기여한다.

### 1) 온라인 예약

① 편의성

온라인 예약을 통해 고객은 24시간 연중무휴로 편리한 시간에 예약할 수 있다. 업무 시간에 병원에 전화할 필요 없이 집에서 편안하게 또는 이동 중에 예약할 수 있다.

② 대기 시간 단축

온라인 예약은 환자의 흐름을 더 잘 관리하는 데 도움이 된다. 사전 예약된 시간대를 통해 병원은 대기 시간을 줄여 고객과 환자에게 효율적이고 능률적인 경험을 제공할 수 있다.

③ 시간 절약

고객과 동물병원 직원 모두 온라인 예약으로 시간을 절약할 수 있다. 고객은 대기 시간을 기다리지 않고 신속하게 예약할 수 있으며, 직원들은 전화 예약에 더 적은 시간을 할애하여 환자 관리에 집중할 수 있다.

④ 환자 관리 개선

대기 시간을 줄이고 예약 절차를 간소화함으로써 온라인 예약은 환자 관리에 더욱 집중할 수 있다. 수의사와 동물보건사는 각 환자와 더 많은 시간을 보낼 수 있으며, 동물병원코디네이터 등의 관리자는 고객의 요구를 철저히 충족시킬 수 있다.

⑤ 일정 변경을 위한 유연성

온라인 예약 시스템을 사용하면 고객이 필요한 경우 쉽게 예약을 변경하거나 예약을 취소할 수 있다. 이러한 유연성을 통해 고객은 일정을 조정하고 동물병원에서 약속을 효율적으로 관리할 수 있다.

⑥ 주의사항 알림

다양한 온라인 예약 시스템은 이메일 또는 문자 메시지를 통해 자동 알림 통지를 제공한다. 이러한 알림을 통해 고객은 약속을 기억할 수 있으며, 약속 불이행의 횟수를 줄이고 약속 준수를 개선할 수 있다.

⑦ 정보제공

온라인 예약 시스템은 고객에게 특정 절차 또는 테스트에 대한 준비 지침과 같은 다가오는 예약에 대한 필수 정보를 제공할 수 있다.

⑧ 의료 기록과의 통합

고급 온라인 예약 시스템은 병원의 전자 의료 기록(EMR) 시스템과 통합될 수 있다. 이러한 통합을 통해 예약 데이터와 환자 정보를 원활하게 전송할 수 있으므로 수의사가 예약 중에 최신 기록에 접근할 수 있다.

⑨ 병원의 효율성 향상

예약 프로세스를 자동화함으로써 온라인 시스템은 병원 직원의 관리 부담을 줄여 더 중요한 업무에 집중할 수 있도록 한다.

⑩ 데이터 분석 및 통찰력

온라인 예약 시스템은 예약 추세, 혼잡시간 및 환자 통계와 관련된 데이터와 통찰력을 생성할 수 있다. 이 데이터는 자원 할당 및 계획에 유용하게 사용된다.

⑪ 향상된 고객 경험

온라인 예약은 전반적인 고객 경험을 향상하는 현대적이고 사용자 친화적인 기능이다. 고객은 편의성과 유연성을 높이 평가하여 만족도를 높이고 잠재적인 반복 방문으로 이어진다.

**표** 온라인 예약의 종류

- 전화 예약
- 인터넷 예약: 동물병원의 전산시스템이 구축되었다면, 비용 효율적인 장점
- 모바일 예약: SMS 활용
- 애플리케이션 설치를 통한 예약: 전자 차트 연동 앱이나 카카오톡 등의 동물병원 채널 창구를 통한 예약

### 2) 예약 스케줄 사전 준비

① 예약 스케줄 파악

예약 담당자는 내원 1-2일 전의 예약 스케줄을 파악하고 이를 고객에게 전달하여 진료의 차질이 없도록 돕는다.

② 고객 안내

- 고객의 연령에 적합한 문자, 전화, 이메일 등을 사용하여 사전 안내한다.
- 내원 전 준비사항에 대한 안내는 담당수의사, 진료장소, 예약날짜, 예약시간, 준비사항, 도착시간 등이 포함 되어야 한다.

> "김둥이(S/T) 백내장 검진이 6월 14일 오전 11시 30분 지하 1층 안과 홍길동원장 예약 되어 있습니다. 8시간 금식 후 방문해 주세요."

③ 예약일지 작성

동물병원에서 여러 사람이 근무하는 경우 예약 받은 사람이 다를지라도 업무를 잘 이행하기 위해 공통의 예약일지를 작성한다. 대부분 전자차트 프로그램을 활용하여 해당 프로그램의 예약

관리표를 활용하면 수월한 관리가 가능하다.

- 예약일지에는 예약받은 시간(전화의 경우), 예약받은 사람, 환자명과 차트번호, 진료과, 상담 내용, 고객 내원 목적 등을 기록한다.

**표** 예약일지 양식 예시

예약일지

수신자: 홍길동

받은 날짜와 시간: 23/6/14 pm2

환자 이름: 김둥이(36008)

고객 연락처: 010-123-4567

상담 내용: 타 병원에서 비장종양 의심, CT 정밀검사 상담 요청

진료과: 영상진단과

- 예약관리표 작성 시에는 담당 수의사와 상의하여 환자별 예약 시간을 지정한다. (10분, 15분, 30분, 1시간 단위)

**그림** 예약관리표 예시

힘찬 동물병원 예약 관리 표

년 월 일

| 진료 수의사 / 시간 | 김길동 | | 이길동 | | 홍길동 | |
|---|---|---|---|---|---|---|
| | 환자 명(번호) | 방문 사유 | 환자 명(번호) | 방문 사유 | 환자 명(번호) | 방문 사유 |
| 9:30 | | | | | | |
| 10:00 | | | | | | |

**그림** 예약표 전자차트 관리 예시

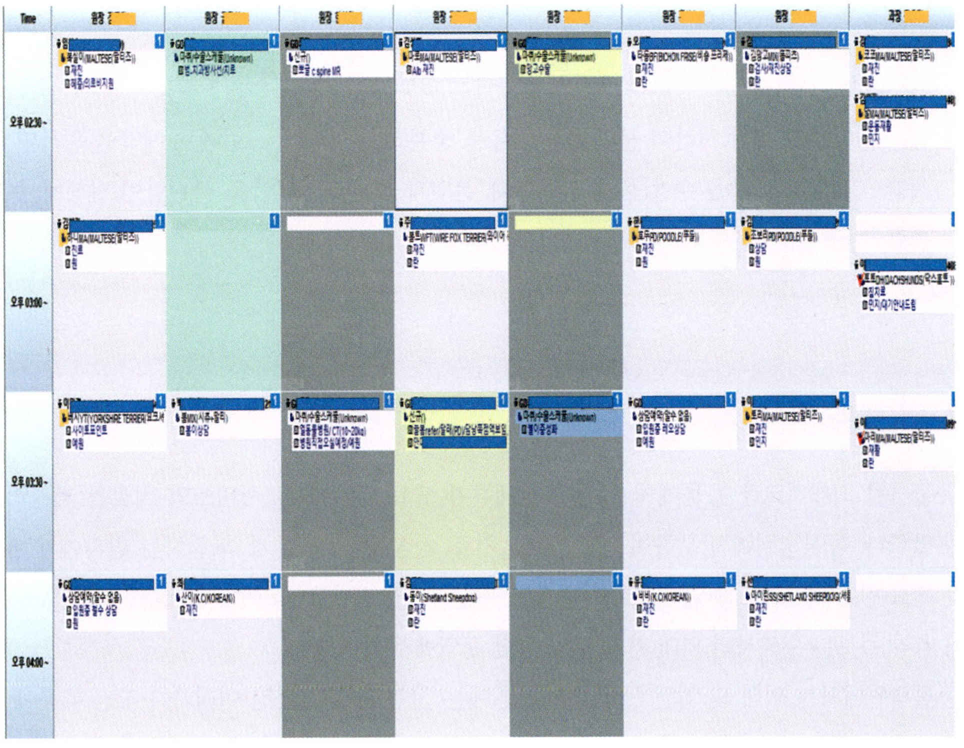

④ 예약부도 개선 방법

- 사전 연락 없이 시간 내에 오지 않는 경우

고객을 걱정하고 배려하는 느낌의 대화를 진행하고 매너 있게 응대하되 스스로 미안한 마음이 들도록 한다. 특히 중요한 수술이나 치료의 취소는 특별한 시간을 비워두고 기다린 것을 알린다. 상습적 예약 부도 고객의 경우 부도에 대비하여 예약을 잡고, 사전에 전화하여 확인한다.

- 사전에 연락하여 예약을 변경하는 경우

고객의 예약 변경 사유에 관심을 표하고, 변경하고자 하는 시간대에 다시 예약을 잡는다. 예약 변경이 어려운 경우 부드러운 매너로 양해를 구하고 차선책을 제시한다.

- 습관적으로 지각하는 경우

사전 연락하여 내원 여부를 확인한다. 칭찬과 보상으로 고객의 행동을 변화시킨다.

■ 예약 없이 아무 때나 내원하는 고객

예약제로 운영되는 것을 인지하고, 예약 없이 방문하는 경우 대기 시간이 길어지는 것을 알린다.

■ 동물병원 사정을 고려하지 않고 예약하고자 하는 경우

예의를 갖추고 해당 시간이 불가능한 이유를 충분히 설명한다. 그럼에도 예약을 원하면, 그 시간이 지켜지지 않을 수 있음을 안내한다. 본인과 다른 고객에게도 불편함이 발생될 수 있음을 알린다.

## II 외래 관리

동물병원 외래진료란 동물에게 입원이나 체류가 필요 없는 의료 서비스와 치료를 제공하는 것을 말한다. 동물병원에 방문하여 평가, 진단, 치료, 사후 관리를 한 후 퇴원하는 환자에게 제공되는 진료이다. 외래진료는 일반적으로 동물보건사와 동물병원코디네이터가 이러한 환자들의 필요에 따라 돌보는 수의사의 외래 환자 또는 상담 구역에서 제공한다.

동물병원에서는 외래 및 입원 등의 환자관리에는 전자 차트가 가진 여러가지 장점 때문에 대부분에서 전자차트를 사용하고 있다. 최근 많은 소프트웨어 개발업체가 동물병원 전용 환자 관리 프로그램(PMS, patients management system)를 개발하였고, 대표적으로 인투벳(IntoVet), 이프렌즈(e-friends), 우리엔(Woorien) 등의 프로그램이 활용되고 있다.

**그림** 프로그램 시작 화면_이프렌즈

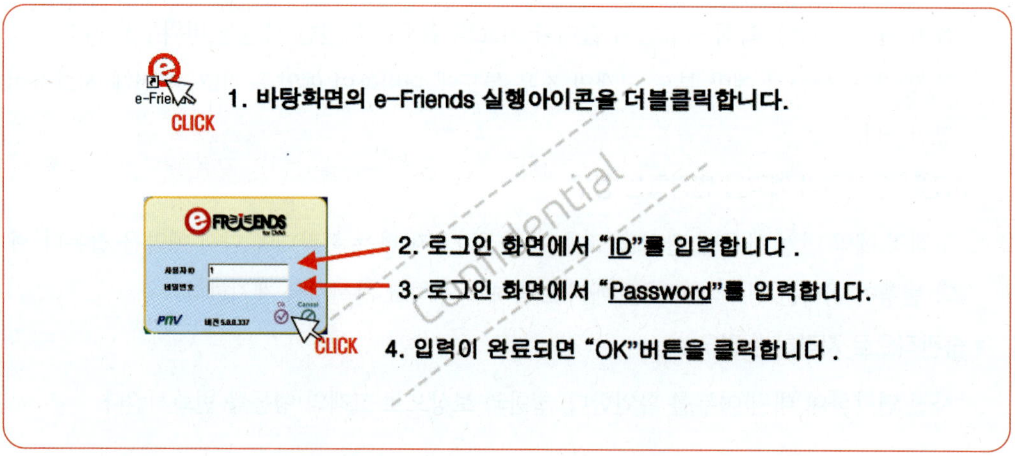

그림 초기화면_이프렌즈

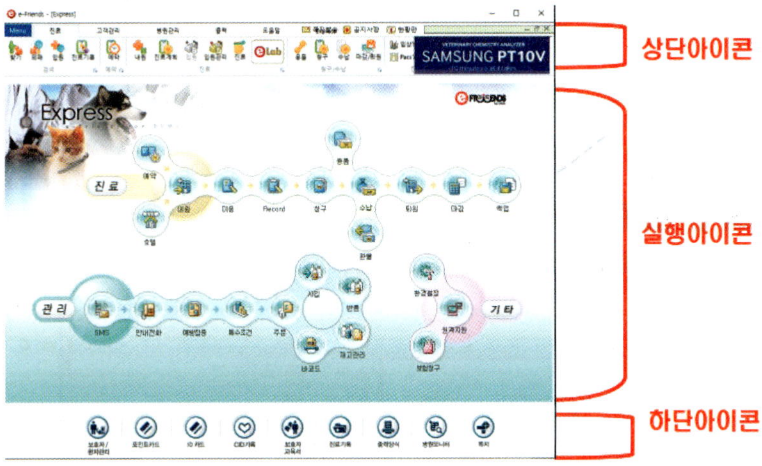


## 1. 검색과 접수

고객이 동물병원을 방문하여 처음으로 대면하는 것이 접수이다. 이러한 접수과정에는 앞으로 진행하게 되는 진료와 동물병원 전문가에 대한 기대까지 영향을 준다. 동물병원을 찾는 고객은 자신의 반려동물의 다양한 질병과 문제에 대해 관심과 해결을 요구한다. 진료접수 과정에는 이와 같은 고객의 마음을 충분히 이해하고 공감의 태도로 정중한 화법을 구사하며 응대한다.

표 접수 상황별 응대

| 구분 | 접수 응대 |
|---|---|
| 초진 | 안녕하세요? 처음 방문하시나요?<br>예약하셨나요? 우리 아이 어디가 불편한가요? |
| 재진 | 안녕하세요?<br>둥이가 지난번 방문 후에 증상이 어떤 것 같나요?<br>오늘은 oo과 진료를 진행하실 예정이군요. 연결해 드리겠습니다. |
| 접수 안내 | 진료신청서를 작성해 주시겠어요?<br>키오스크로 접수신청 하시면 바로 연결하겠습니다. |
| 고객 안내 | 잠시만 기다려 주시면 진료실로 안내해 드리겠습니다.<br>앞의 진료가 끝나지 않아서 10분 정도 기다려 주실 수 있을까요? |

• **전자차트의 활용**

1) 접수: 진료대기 목록 창의 수납대기 버튼을 클릭하여 수납대기로 보내진 목록이 표시

2) 전체: 금액이 발생된 모든 목록이 표시

**그림** 내원화면구성_이프렌즈

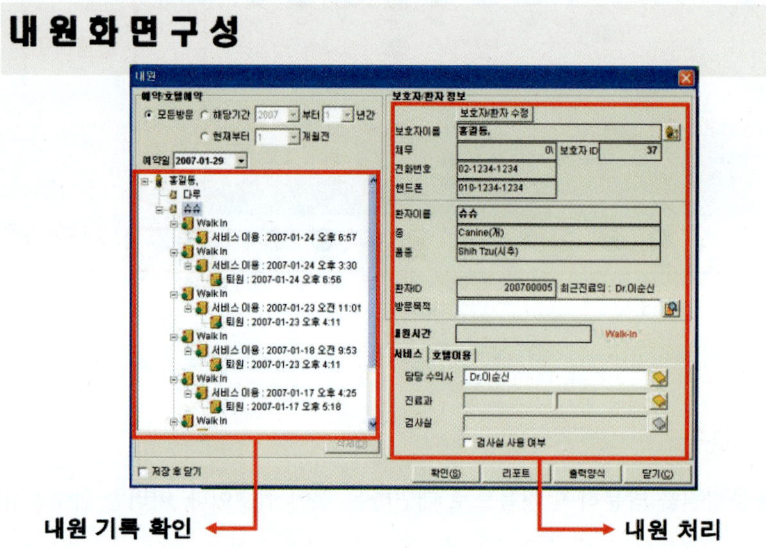


**그림** 접수등록_이프렌즈

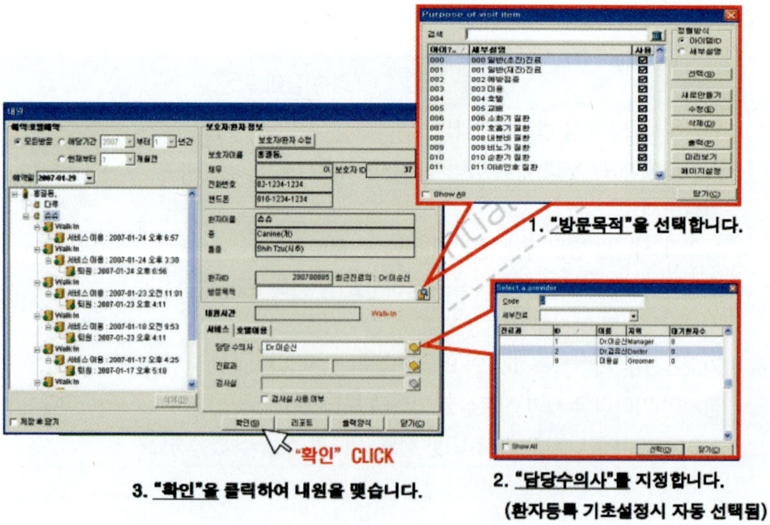

**그림** 고객과 동물의 정보 등록 및 수납에 관련된 기능들이 나열된 창_인투벳

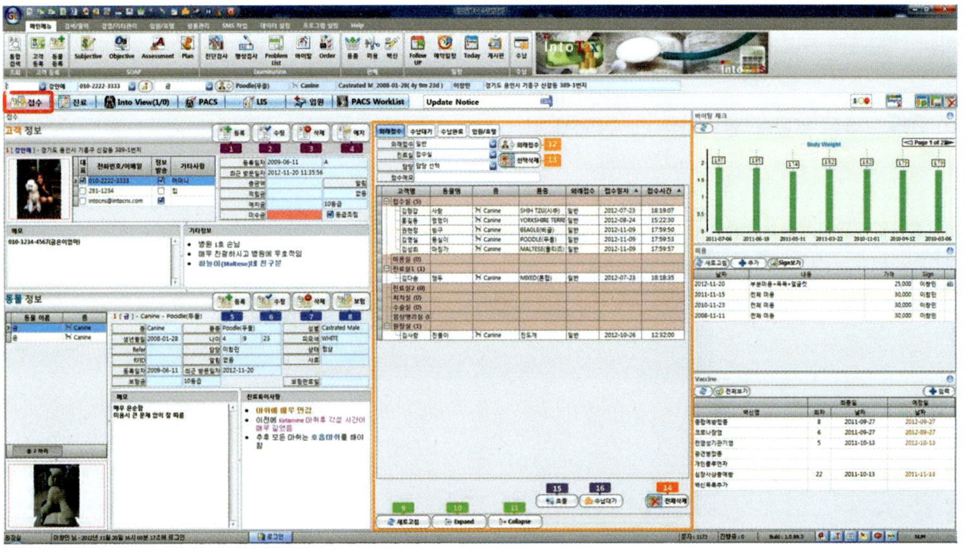

① **고객등록**: 새로운 고객을 등록하는 버튼

② **고객수징**: 현재 신택된 고객의 정보를 수정히는 버튼

③ **고객삭제**: 현재 선택된 고객의 정보를 삭제하는 버튼

④ **예치금**: 예치금을 등록하는 버튼

⑤ **동물등록**: 현재 선택된 고객의 동물을 추가하는 버튼

⑥ **동물수정**: 현재 선택된 동물의 정보를 수정하는 버튼

⑦ **동물삭제**: 현재 선택된 동물의 정보를 삭제하는 버튼

⑧ **보험**: 동물의 보험을 등록하는 버튼

⑨ **새로고침**: 표시 내역을 새로고침하는 버튼

⑩ **Expand**: 표시 내역을 펼치는 버튼

⑪ **Collapse**: 표시 내역을 접는 버튼

⑫ **외래 접수**: 현재 선택된 동물을 외래 접수 창으로 추가하는 버튼

⑬ **삭제**: 외래 접수된 동물을 목록에서 삭제하는 버튼

⑭ **전체 삭제**: 외래 접수된 모든 동물을 목록에서 삭제하는 버튼

⑮ **호출**: IntoMedia (대기실 보호자용 프로그램)에 동물을 호출하는 버튼

⑯ **수납대기**: 외래 접수된 동물의 결제를 위해 수납대기로 보내는 버튼

⑰ **외래 접수로 변경**: 수납대기에서 외래접수 상태로 복구하는 버튼버튼

⑱ **삭제**: 수납대기 창에서 동물을 삭제하는 버튼버튼

⑲ **결제창 열기**: 선택된 해당 동물의 결제창을 여는 버튼

**그림** 외래 접수된 동물을 확인하는 창_인투벳

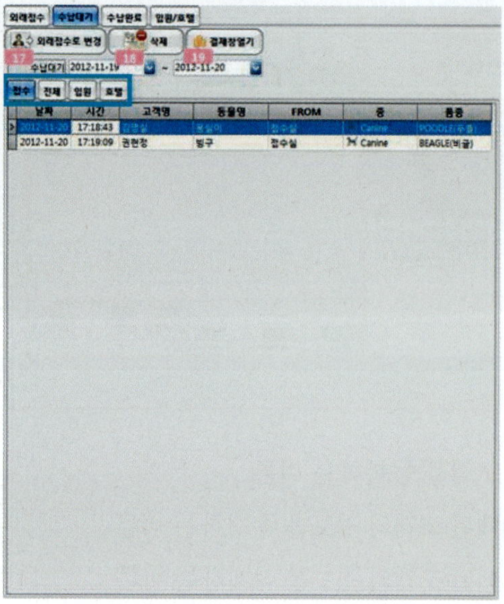

**그림** Vital 입력: 외래 접수 이전에 환자의 vital을 반드시 기록한다.

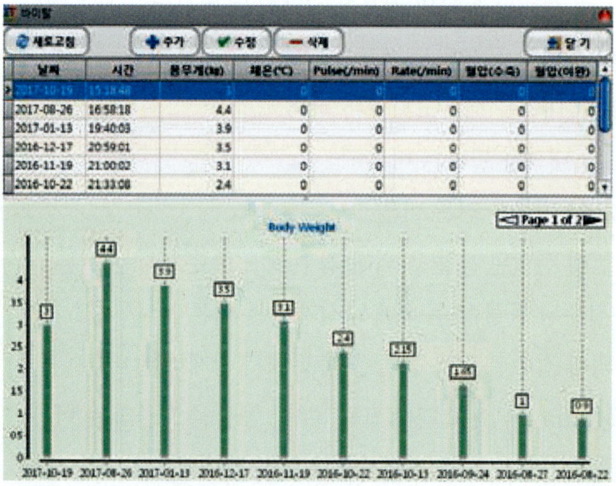

## 2. 신규 등록

### 1) 통합검색

- 고객과 동물의 상세정보를 검색하는 창
- 상단 메인메뉴에서 통합검색, 내원 아이콘을 클릭하거나 키보드 단축 버튼을 누르면 검색창이 열림
  ① 먼저 조회란에 검색어를 입력하고 조회 버튼을 클릭하거나 엔터키를 누르면 검색
  ② 조회란에 검색어 입력 후 엔터키를 누르면 커서가 결과 내 검색으로 이동
  ③ 검색된 목록 중에서 다시 검색하는 경우 검색어 입력 후 엔터키를 누르면 결과 내 검색
  ④ 검색된 목록 중 해당동물을 더블클릭하여 동물을 선택

그림 통합검색_이프렌즈

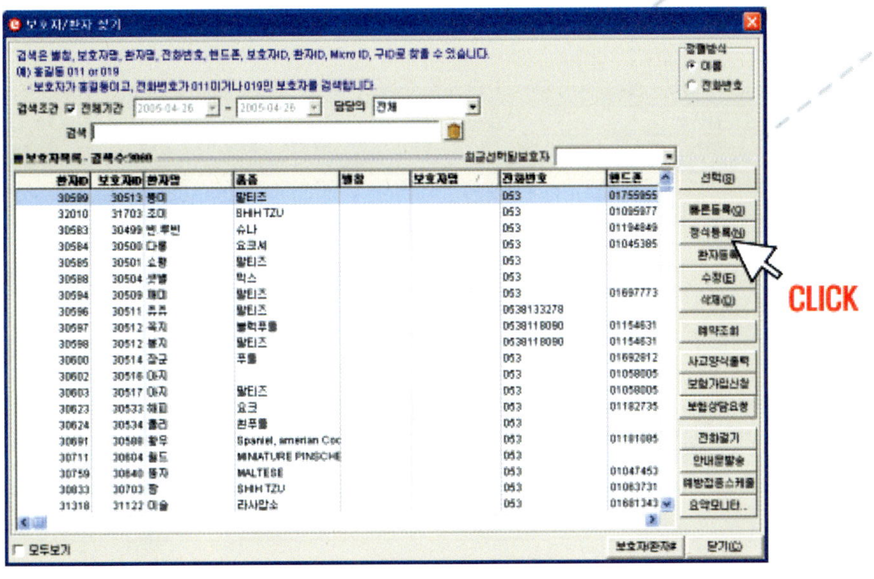

**그림** 통합검색_인투벳

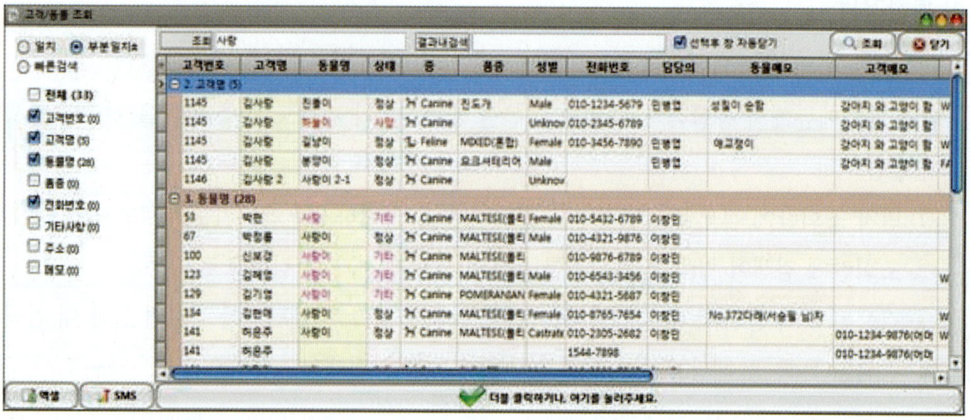


**그림** 세부검색_인투벳

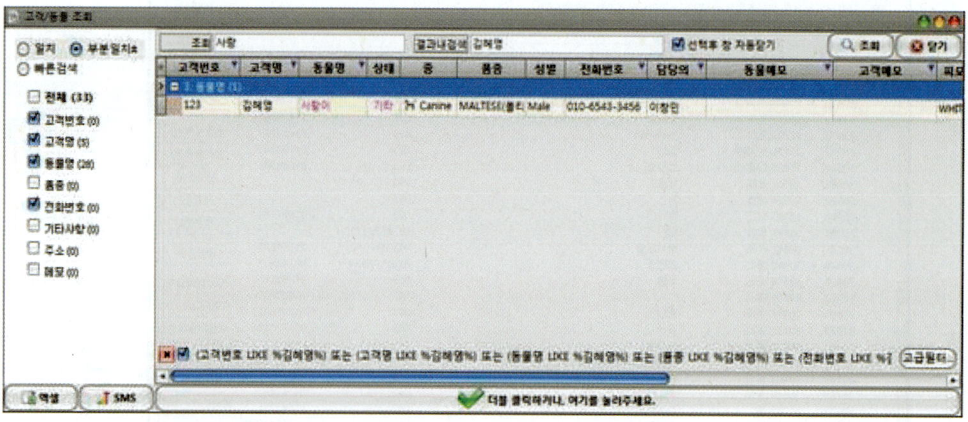


**표** 검색 옵션_인투벳

**일치**: 검색단어가 해당 필드와 정확하게 일치하는 내용 검색 (ex: male 검색 시 female은 검색되지 않고 male만 검색)

**부분일치**: 검색단어가 해당 필드에 일부 포함되어 있는 내용 검색 (ex: male 검색 시 female과 male이 모두검색)

**빠른검색**: 등록된 고객과 동물이 많아 검색 속도에 문제가 있는 경우에 사용하는 옵션

**엑셀:** 검색된 리스트를 xls파일로 추출하는 버튼

**SMS:** 검색된 고객에 문자를 보내는 버튼

**선택 후 창 닫기:** Default(체크)로는 검색된 리스트 중 선택 항목을 더블클릭하면 검색창이 자동으로 닫히게 되어있으나 체크를 해제하면 동물을 선택해도 창이 닫히지 않고 계속 검색된 항목에서 동물을 선택할 수 있음

## 2) 고객등록

- 고객의 기본 정보를 입력하는 창

그림 고객등록 창_인투벳

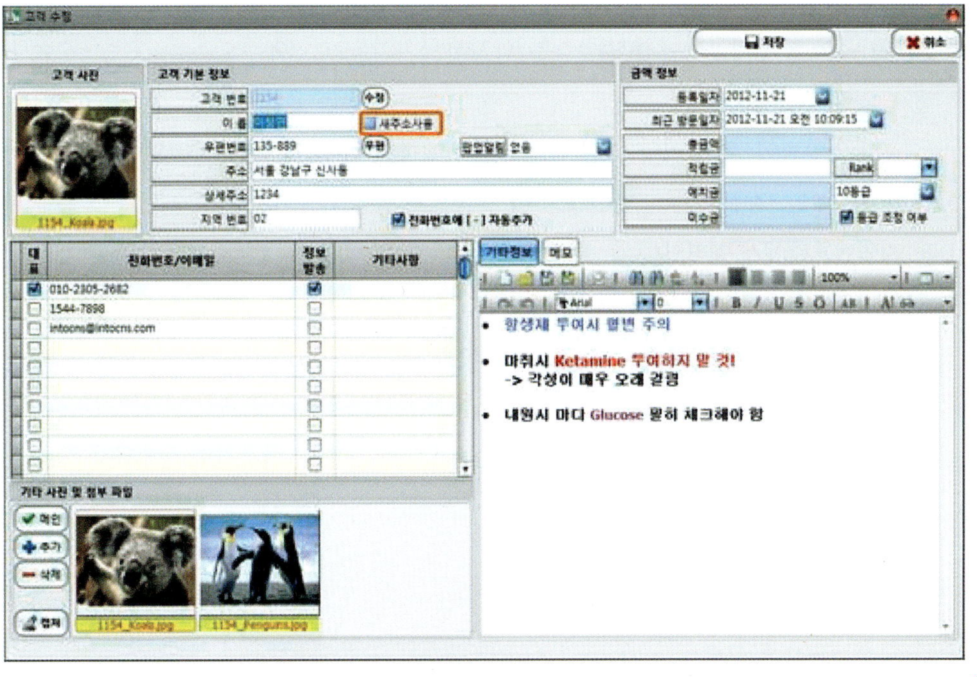

① 고객 이름을 입력

**그림** 주소검색과 입력_인투벳

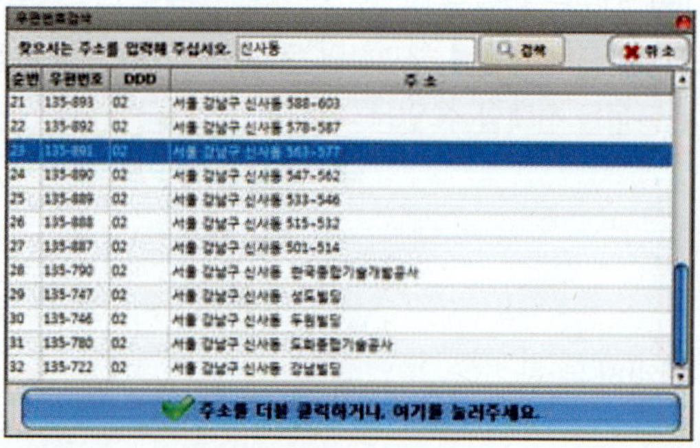

② 팝업된 창에 동을 입력 후 엔터키

③ 해당 동을 더블클릭하여 선택

④ 상세주소를 입력 (주소를 선택하면 다음란의 지역번호가 자동으로 선택)

⑤ 팝업알림을 선택

- 팝업알림에 '알림'이나 '알림+소리'를 선택하면 해당 동물이 선택되었을 때 알림창 (동물메모/고객메모/방문이력/차트요약)이 자동으로 팝업

⑥ 지역번호란에서 엔터키

⑦ 연락처를 입력

- 일반전화, 휴대전화, 이메일 등을 입력
- 순서는 무관하며 일반전화는 지역번호를 제외하고 입력
- 연락처 우측에 체크박스를 해제하면 문자, e-mail 등이 연락처로 전송되지 않음

⑧ 메모를 입력

⑨ 기타정보를 입력

⑩ 기타 사진 및 첨부 파일을 입력

- 추가버튼을 클릭

**그림** 사진과 파일입력_인투벳

- 해당 이미지를 선택 후 열기 버튼을 클릭

그림 사진등록 과정_인투벳

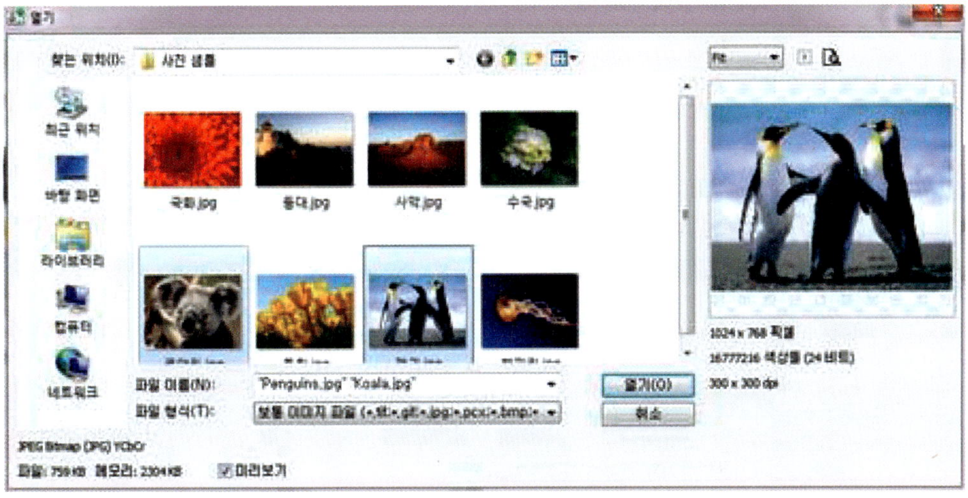


그림 고객 사진 업로드 완료_인투벳

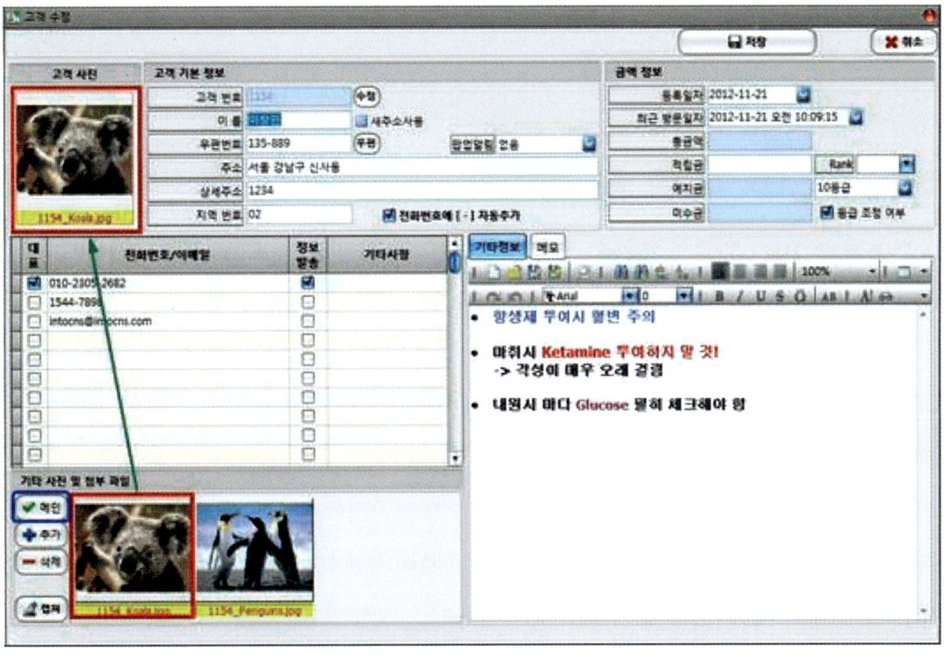

⑪ 입력이 완료되면 저장 버튼을 클릭

⑫ 저장이 완료되면 자동으로 동물 등록창이 열림

### 3) 동물등록

- 동물의 기본 정보를 입력하는 창

**그림** 동물등록 창_인투벳

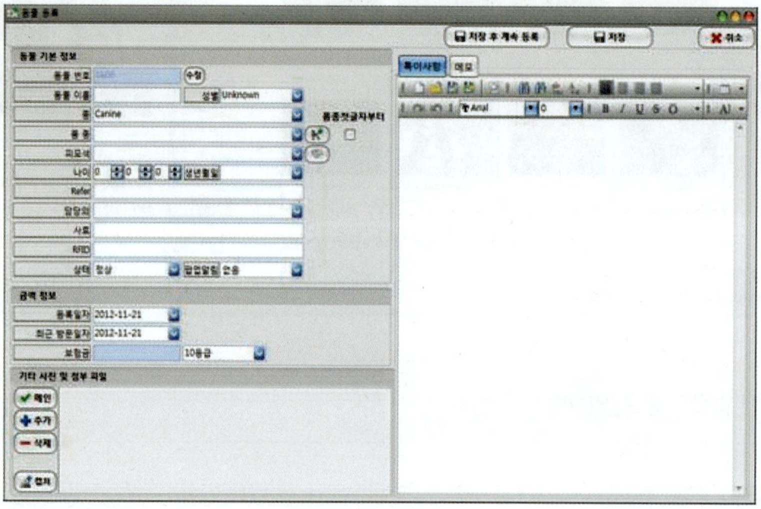

① 동물 이름 입력

② 성별을 선택

③ 종을 선택

④ 품종을 선택

⑤ 피모색을 선택: 피모색 마법사 - 색 조합을 클릭으로 선택할 수 있음

그림 피모색 마법사_인투벳

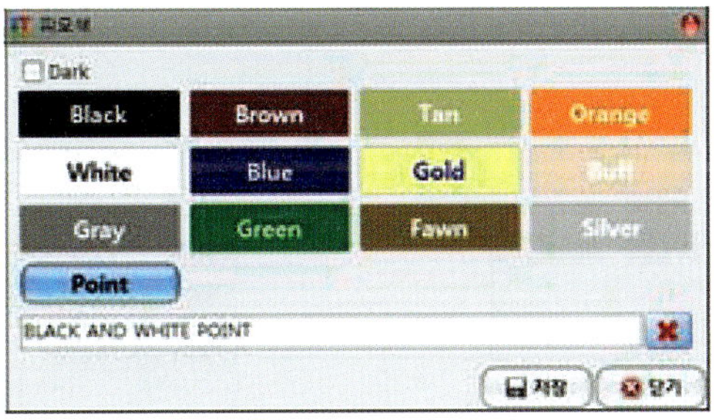


⑥ 나이를 선택

⑦ Refer를 입력

⑧ 담당의를 선택 입력

⑨ 급여식을 입력

⑩ 동물등록 번호를 입력

⑪ 현재 상태를 나타냄

⑫ 팝업 알림을 선택: 알림이나 알림+소리로 선택시 동물정보의 특이사항에 노트된 메모가 팝업됨

⑬ 메모를 입력

⑭ 특이사항을 입력

그림 메모 팝업_인투벳

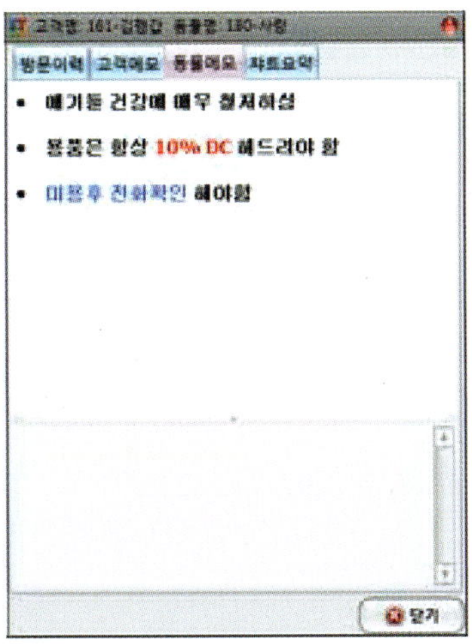

그림 메모 팝업_인투벳

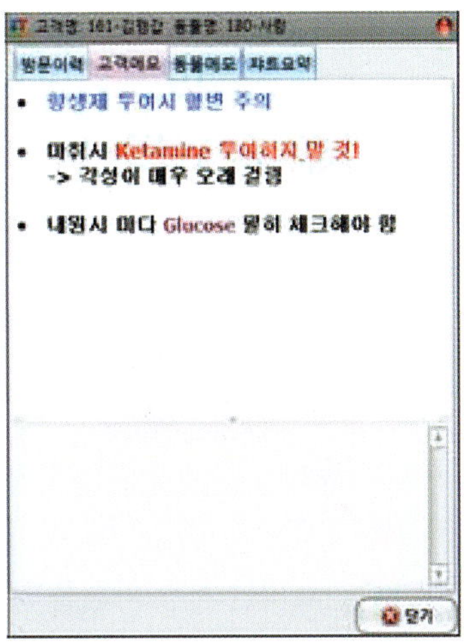

- 동물메모: 동물정보의 특이사항에 입력된 내용
- 고객메모: 고객정보의 기타정보에 입력된 내용

**그림** 차트 요약화면_인투벳

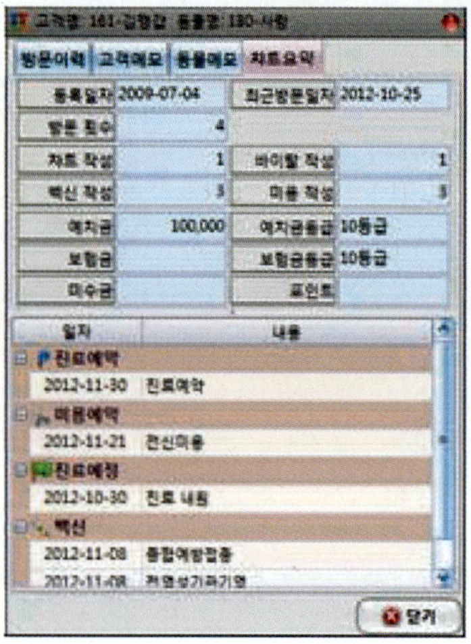


**그림** 방문이력_인투벳

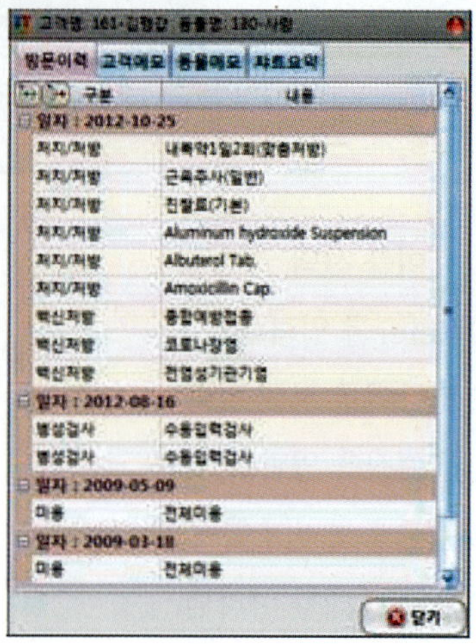


⑮ 기타 사진 및 첨부 파일을 입력

**그림** 완성된 동물등록 창_인투벳

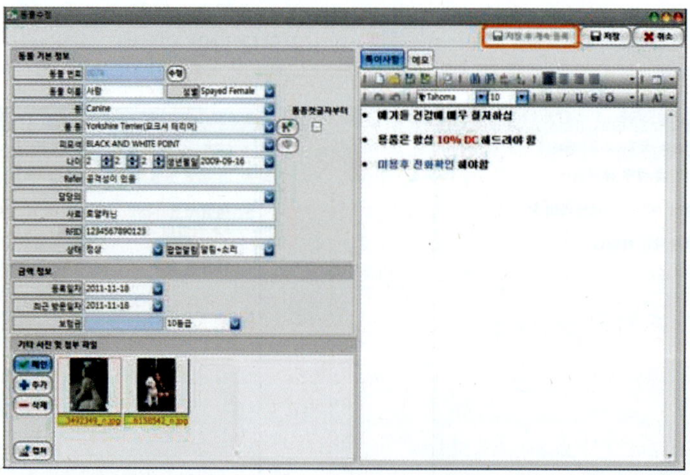


⑯ 입력이 완료되면 저장 버튼을 클릭

- 저장 후 계속 등록: 등록할 동물이 2마리 이상일 때 먼저 입력한 동물의 내용을 저장

하고 바로 다음 동물을 등록할 수 있는 기능

⑰ 보호자가 여러 마리 동물을 소유하고 있는 경우 저장 후 계속 등록 버튼을 클릭하여 바로 다음 동물을 등록할 수 있음

**그림** 고객정보 등록_이프렌즈

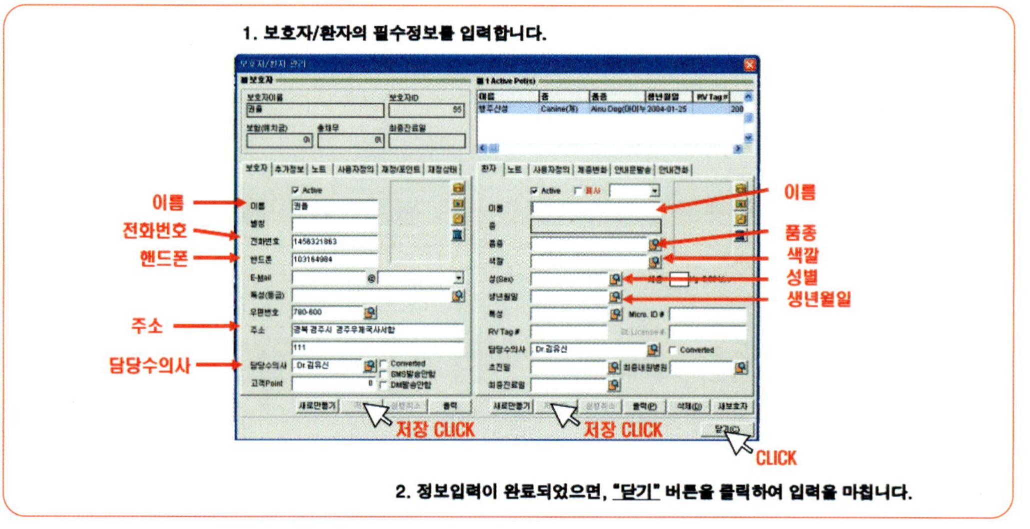


**그림** 환자접수_이프렌즈

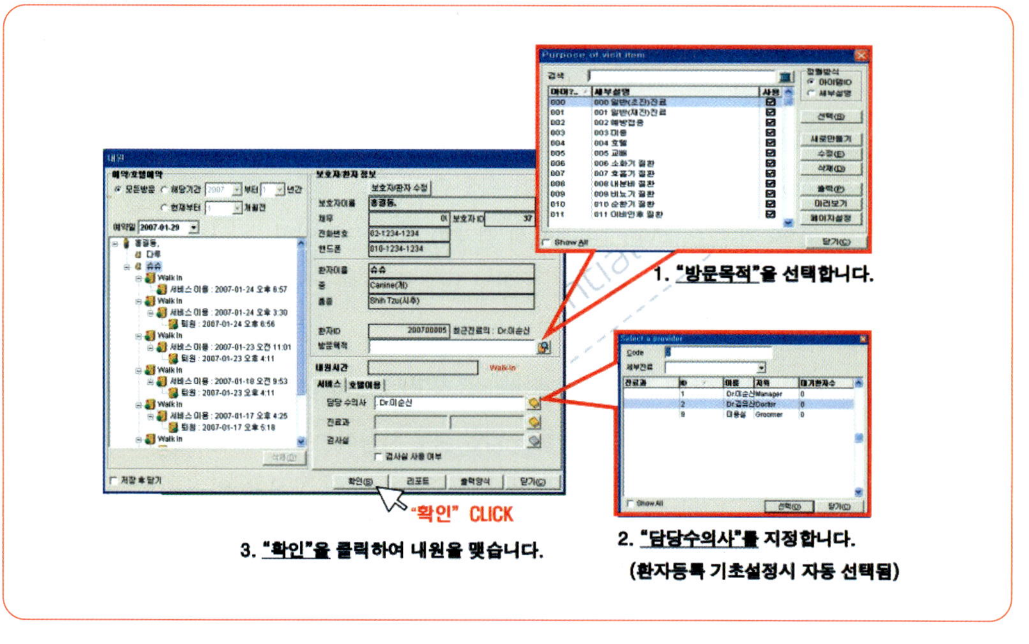

## 3. 수납

환자의 치료 처방 자료를 파악하고 보호자에게 청구 금액을 고지한다. 진료 계획에 따라 정확한 금액을 카드 또는 현금, 계좌이체, 모바일 통장 등으로 수납받는다. 미수금이 있는 경우 고객에게 고지하여 치료계획이 지연되지 않도록 처리한다. 고객들이 의료진에게 문의할 사항을 수납 시 문의하는 경우도 있으므로 진단 및 검사, 처치에 대한 기본 사항을 숙지한다.

### 1) 전자차트의 수납결제

**그림** 수납결제 창_인투벳

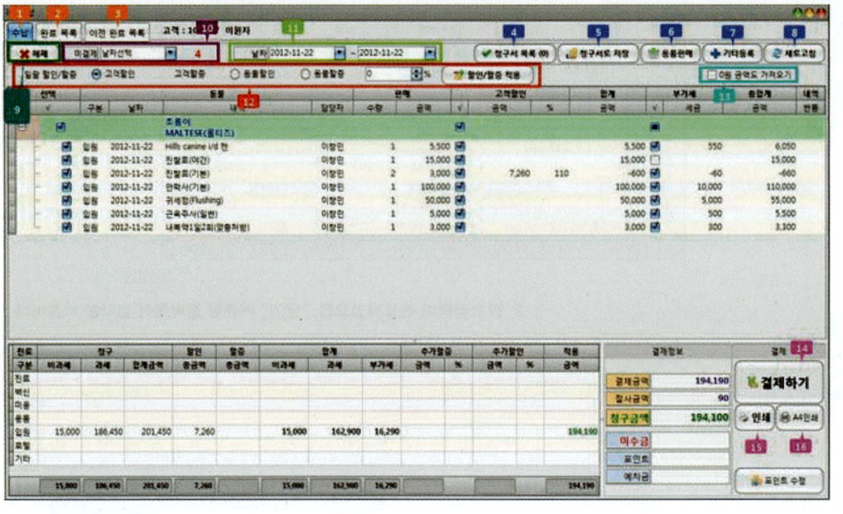


① **수납**: 결제처리를 할 수 있는 창

② **완료목록**: 기존에 수납이 완료된 목록을 확인할 수 있는 탭

③ **이전 완료 목록**: 기존 IntoVet 1버전에서 결제한 내역을 확인할 수 있는 탭

④ **청구서 목록**: 청구서 목록을 확인할 수 있는 버튼으로 괄호 안에 숫자가 있으면 청구서가 있음을 의미

⑤ **청구서로 저장**: 현재 창에 표시된 결제내역을 청구서로 저장하는 버튼

⑥ **수납 창이 열린 상태에서 고객이 용품을 구입할 경우 사용하는 버튼**

⑦ **기타 등록**: 용품이나 처치/처방 등에 미리 등록되지 않은 항목을 임의로 등록하여 바로 결제 처리하고자 할 때 사용하는 버튼

⑧ **새로고침**

⑨ **해제**: 클릭하면 동물 선택이 해제되며 등록되지 않은 동물에 용품 판매 시 사용하는 버튼

⑩ **미결제**: 이전에 등록된 결제 내역이 있으나 아직 결제 처리가 되지 않은 미결제 내역이 표시. 붉은 글씨로 표시되는 숫자는 미결제 날짜를 의미

⑪ **날짜 선택**: 좌측에 미결제 처리된 항목 중 날짜 범위를 설정하여 결제할 내역을 확인

⑫ **일괄 할인/할증**: 결제할 총금액에 대해 일괄적으로 할인/할증율을 적용하는 기능

⑬ **0원 금액도 가져오기**: 금액이 '0'원인 결제 항목도 표시하는 기능

⑭ 결제처리를 하는 버튼

⑮ 롤프린터로 청구서를 인쇄하는 버튼

⑯ A4용지로 청구서를 인쇄하는 버튼

## 2) 수납하기

① 수납 버튼을 클릭

② 결제하기 버튼을 클릭

**그림** 결제창_인투벳

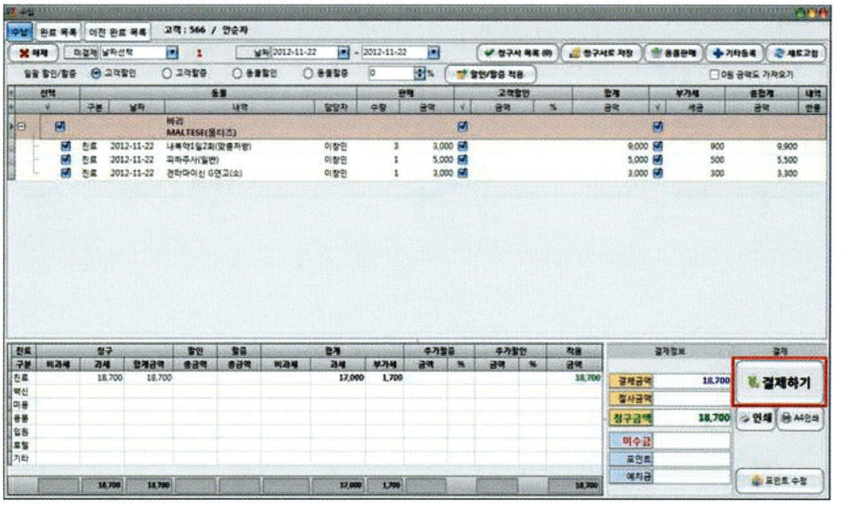

③ 결제 방법을 선택 후 저장 버튼을 클릭

**그림** 결제창 팝업_인투벳

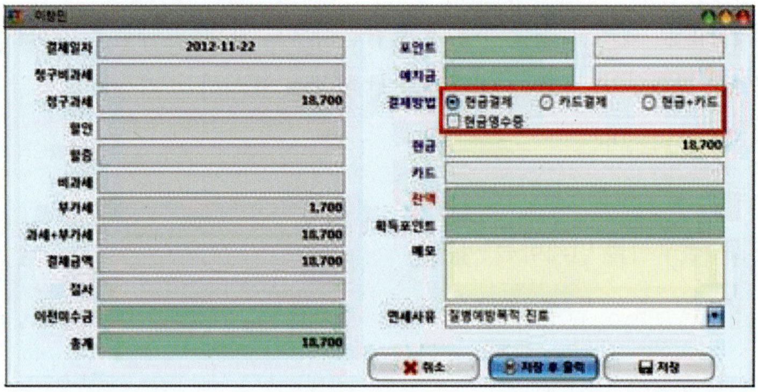

**그림** 일괄 할인할증 적용_인투벳

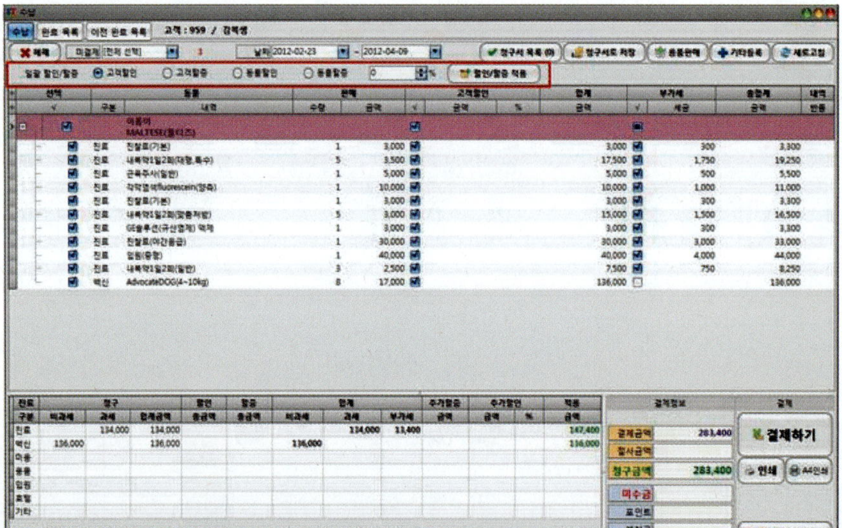

④ **기타 등록:** 용품이나 처치/처방 등에 미리 등록되지 않은 항목을 임의로 등록하여 바로 결제 처리하고자 할 때 사용하는 버튼

그림 기타등록_인투벳

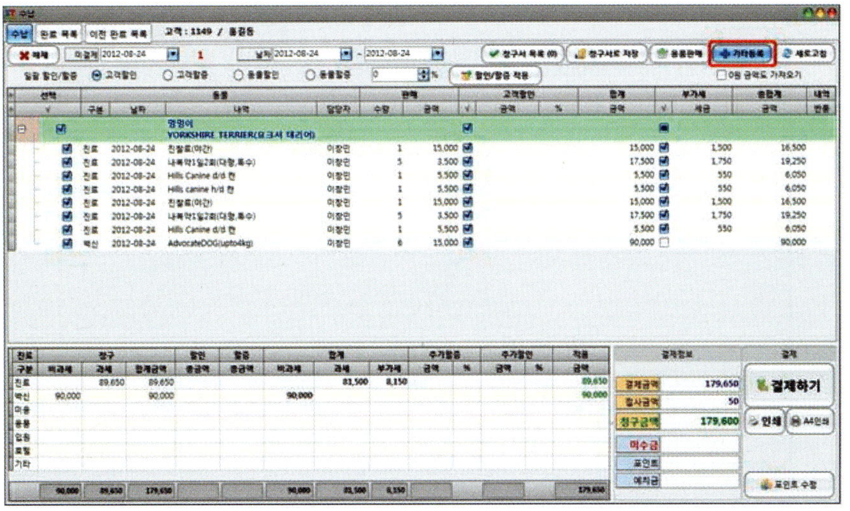

그림 기타등록 상품 수량과 단가 입력_인투벳

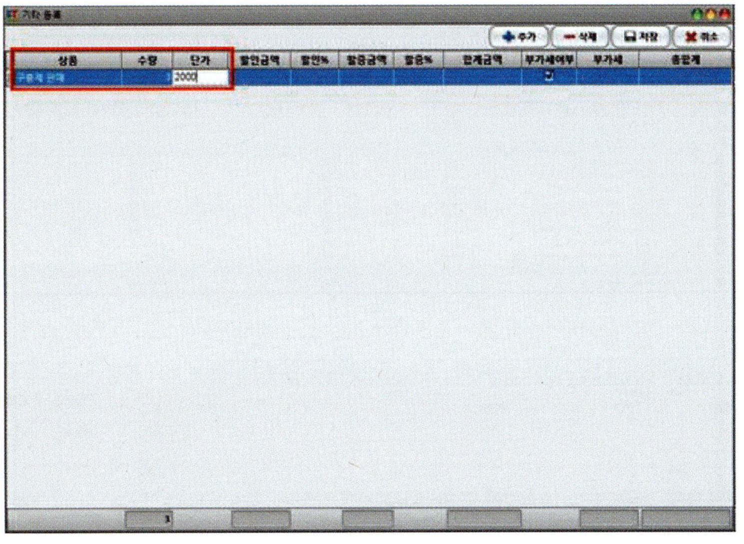

그림 기타등록 수량과 단가 자동계산_인투벳

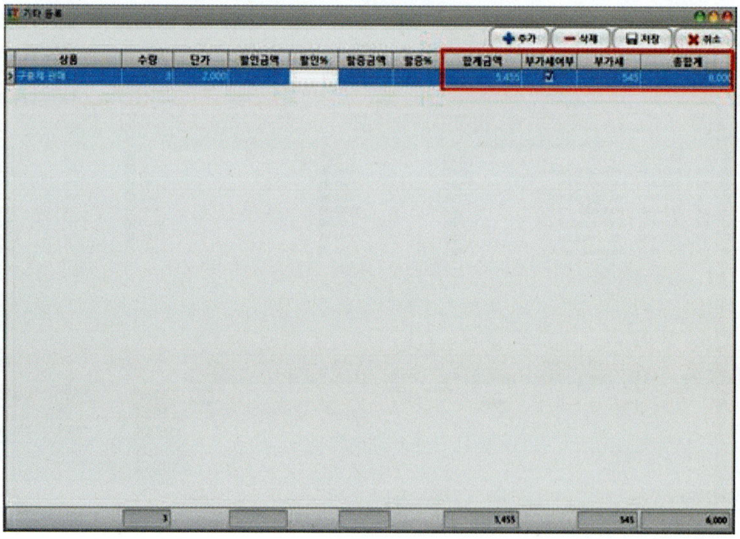

그림 기타 등록까지 마친 최종 수납화면_인투벳

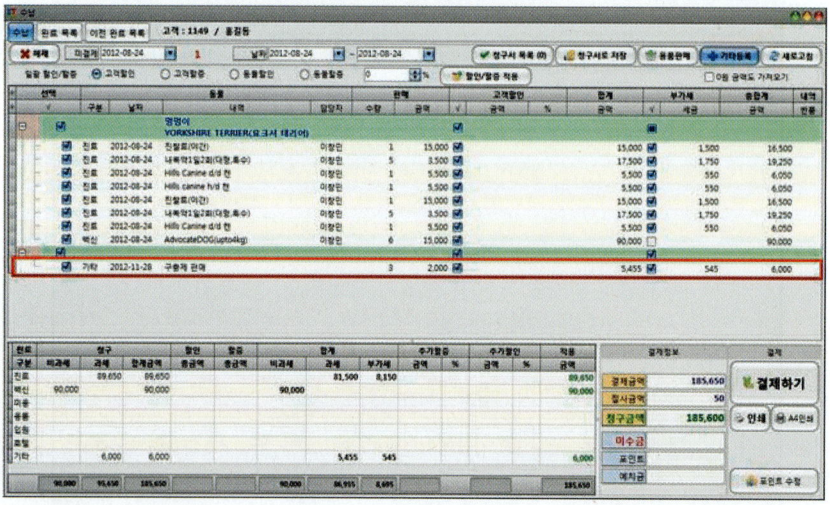

## 4. 예약

전자 차트로 진료 예약을 관리할 때는 진료 수의사의 일정과 동물병원의 상황, 환자의 진료 예상 시간을 반드시 고려하여 계획한다.

**그림** 예약관리_인투벳

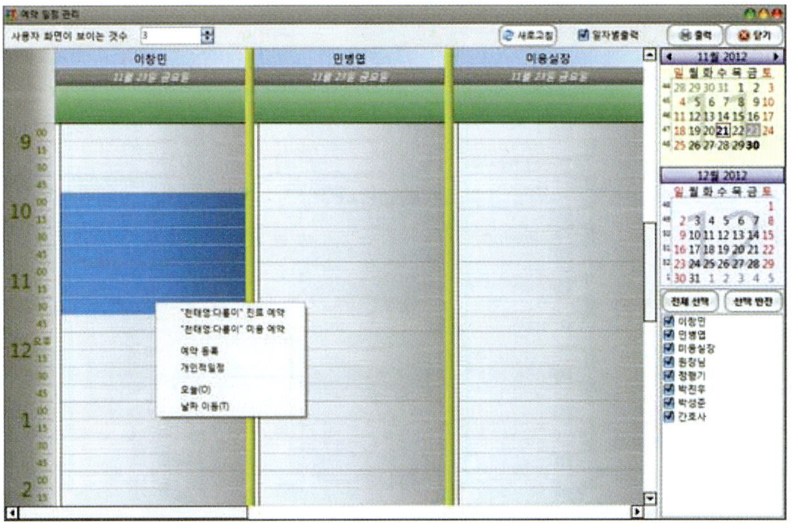

① 입력할 사용자를 선택 후 해당 시간을 선택

② 우측 버튼을 클릭하여 예약 구분을 선택

③ 팝업된 창에 예약 내용을 입력하고 확인을 클릭하면 예약이 저장

**그림** 예약등록_인투벳

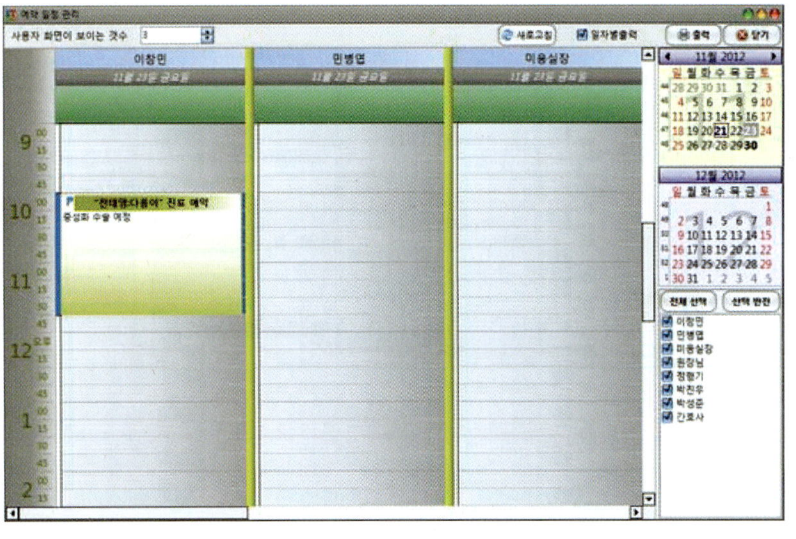

**그림** 예약보기_인투벳

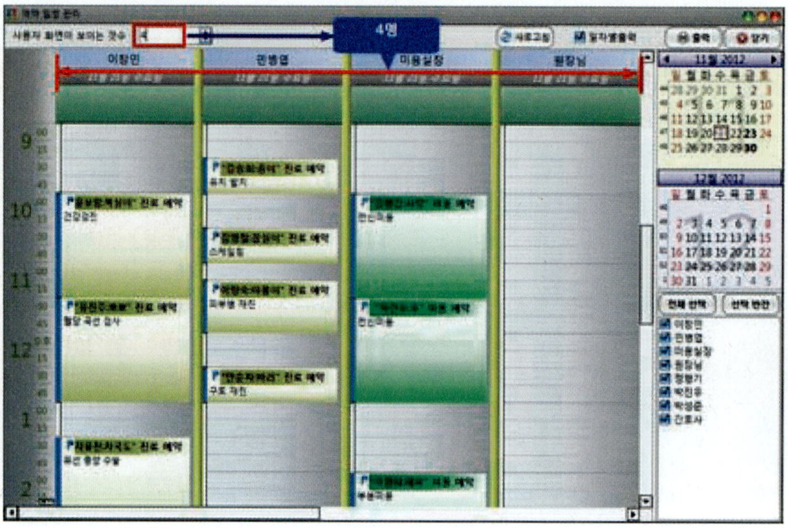


**그림** 예약 일정 수의사 등록_인투벳

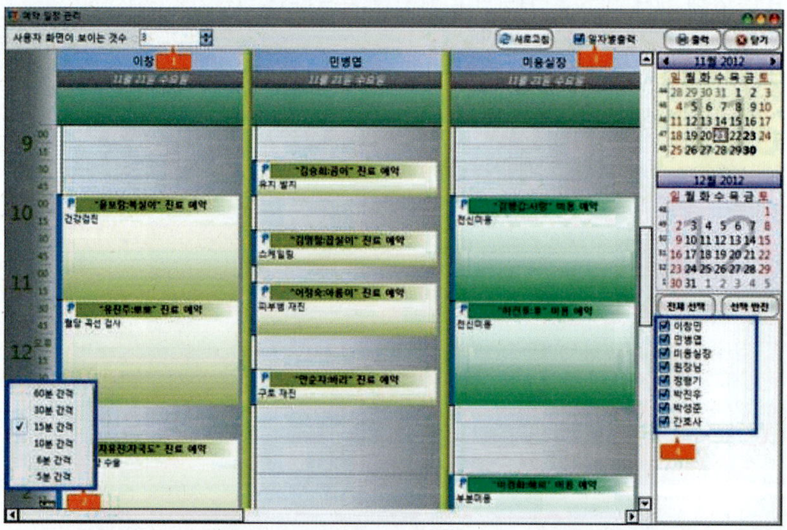

**표** 예약 일정 옵션

- 화면에 보이는 사용자 개수: 현재 화면에 보이는 사용자 숫자를 설정할 수 있음
- 시간 눈금 간격 설정: 시간이 표시 부분에 우클릭하여 눈금 간격을 설정할 수 있음
- 일자별 출력: 체크하면 여러 날짜를 선택했을 때 날짜별 1장씩 예약 내용이 출력
- 사용자 선택: 예약 일정에 표시되는 사용자를 선택할 수 있음 (한 번 설정되면 이 터미널에서는 프로그램을 재시작해도 그대로 설정이 유지)

# Ⅲ 동물 출입국 문서관리

국제적인 교류가 활발해짐에 따라 반려동물의 해외 이동이 증가하고 있다. 이에 따라 동물의 출입국 시 검역은 공중보건, 동물 전염병 예방, 생태계 보호를 위한 필수 절차이다. 여기서는 출입국 절차, 관련 서류, 국가별 차이점, 동물보건사의 역할 등을 학습한다.

## 1. 출입국 동물 검역의 목적

(1) 전염병의 국경 간 확산을 방지한다.

(2) 인수공통감염병을 예방한다.

(3) 국내 생태계 및 축산업을 보호한다.

## 2. 동물 출국 시 검역 절차

(1) 예방접종 및 건강검진

① 수출국 및 도착국 요구사항에 맞춰 백신 접종

② 건강진단 후 건강진단서 발급

(2) 검역 신청: 동물검역본부 또는 검역관할기관에 수출검역 신청

(3) 검역 실시: 임상검사, 혈청검사, 분변검사 등 해당 국가 요구 조건 검역 수행

(4) 검역증명서 발급: 요구사항 충족 시, 국가 공인 수의사가 발급한 동물검역증명서(Animal Health Certificate) 제출

## 3. 동물 입국 시 검역 절차

(1) 사전 신고: '동물반입 사전신고서' 작성(입국 전 항공사 혹은 검역기관에 제출)

(2) 입국 시 검역장소로 이동: 동물검역관이 지정한 장소에서 검역

(3) 서류검토 및 검역

① 예방접종 증명서(Rabies Vaccination Certificate)

② 건강진단서(Health Certificate)

③ 마이크로칩 등록 여부

※ 필요시 격리검역 실시

(4) 반입 승인 또는 제한: 조건 충족 시 입국 허용, 미충족 시 반송 또는 폐기 조치 가능

## 4. 주요 검역 문서

| | |
|---|---|
| Rabies Vaccination Certificate | 광견병 예방접종 확인서(접종일, 유효기간 명시 필수) |
| Health Certificate | 수의사가 작성한 건강진단서(정부 공인 서식 사용) |
| Import Permit(필요시) | 특정 국가에서 수입 시 요구하는 동물 반입 허가서 |
| Microchip Implantation Certificate | 마이크로칩 번호 및 시술 정보 포함된 인증서 |
| Animal Quarantine Certificate | 국내 검역기관이 발급하는 동물검역 증명서 |

## 5. 국가별 차이 사항

(1) 수입국가에 따라 검역 기준, 격리기간, 허가서 양식 등이 상이하다.

(2) 일본, 호주, 뉴질랜드 등은 입국 전 최소 6개월 전 예방접종 및 항체가 검사를 요구한다.

## 6. 동물보건사의 역할

동물 출입국 검역은 국제적 방역의 핵심 단계로 광견병 예방접종 증명서, 건강진단서, 마이크로칩 등록 등의 중요한 문서를 다룸으로써 보호자와 검역기관 간의 원활한 소통을 돕는 역할을 수행한다.

(1) 국가별 상이한 검역 요건 정보 수집

(2) 검역 서류 준비 시 보호자에게 안내 및 상담

(3) 백신 접종 기록 및 건강상태 확인 업무 지원

(4) 마이크로칩 확인 및 등록 절차 보조

(5) 국가별 수입요건 조사 및 문서 검토 협조

## 7. 주요 용어 정리

| | |
|---|---|
| 검역(Quarantine) | 질병 유입 방지를 위해 동물이나 사람, 물품의 상태를 점검하거나 일정 기간 격리하는 절차 |
| 광견병(Rabies) 예방접종 증명서 | 광견병(Rabies) 예방을 위해 접종 날짜, 백신명, 유효기간 등을 기재한 문서 |
| 건강진단서(Health Certificate) | 수의사가 작성하는 동물의 건강 상태에 대한 공식 문서 |
| 마이크로칩 인증서 | 반려동물의 신원을 확인할 수 있는 전자칩 등록 문서 |
| 수입허가서(Import Permit) | 특정 국가에서 반려동물 반입을 허가하는 정부 문서 |

제3장

# 동물병원 시설 및 환경관리



## Ⅰ 위생관리

동물병원의 위생관리는 동물과 직원 모두를 위해 깨끗하고 안전하며 위생적인 환경을 유지하기 위한 조치로 위생관리 프로토콜을 체계적으로 시행한다. 이는 감염의 확산을 막고, 적절한 위생을 유지하며, 보살핌을 받는 동물들의 전반적인 건강과 복지를 증진시킨다. 위생 관리는 환자에게 가능한 최상의 결과를 보장하고 동물병원 직원에게 안전한 작업 환경을 보장하기 위한 동물병원 운영의 중요한 측면이다.

### 1. 개인위생 관리

#### 1) 필요성

동물병원의 개인 위생관리는 환자(동물)와 시설에서 근무하는 직원 모두의 안전과 안녕을 보장하기 위해 매우 중요하다. 적절한 개인위생 습관은 감염의 확산을 방지하고 깨끗하고 건강한 환경을 유지할 수 있도록 한다.

#### 2) 개인위생 관리항목

① 손 위생

동물병원을 포함한 모든 의료 환경에서 손 씻기는 가장 중요한 개인위생이다. 수의사, 동물보건사, 지원 직원을 포함한 모든 직원은 동물 취급 전후, 화장실을 사용한 후, 오염된 표면이나 물건을 만진 후, 음식을 먹거나 마시기 전에 비누와 물로 20초 이상 손을 철저하고 자주 씻어야 한다.

② **개인 보호 장비(Personal Protective Equipment, PPE)**

PPE의 적절한 사용은 직원들이 감염원에 노출되는 것을 방지하기 위한 필수적인 방법이다. 장갑, 가운, 마스크, 안면 보호대 및 신체 용액에 튀거나 노출될 수 있는 절차를 수행할 때의 눈 보호가 포함된다.

**그림** PPE착용

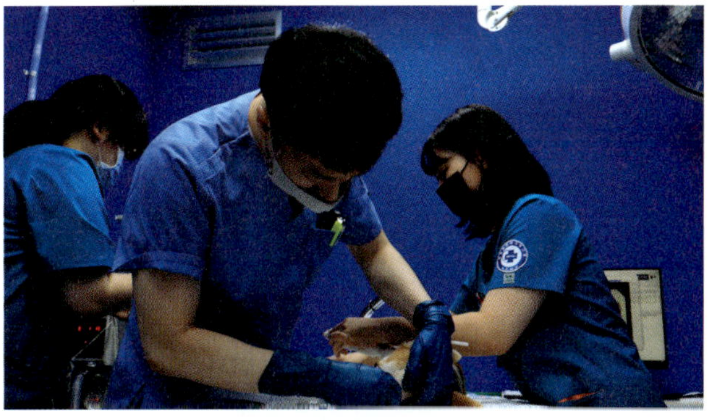

③ **유니폼 및 작업복**: 동물병원에서 일할 때 적절하고 깨끗한 유니폼 또는 수술복을 착용해야 한다. 청결을 유지하고 교차 오염을 방지하기 위해서는 작업복의 정기적인 세탁과 수술실과 감염실 등에서는 일회용 복장을 사용한다.

**그림** 동물보건사의 복장

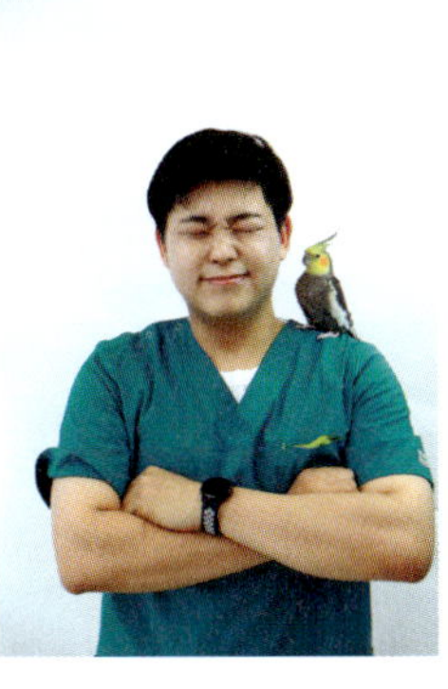

**그림** 동물보건사의 복장

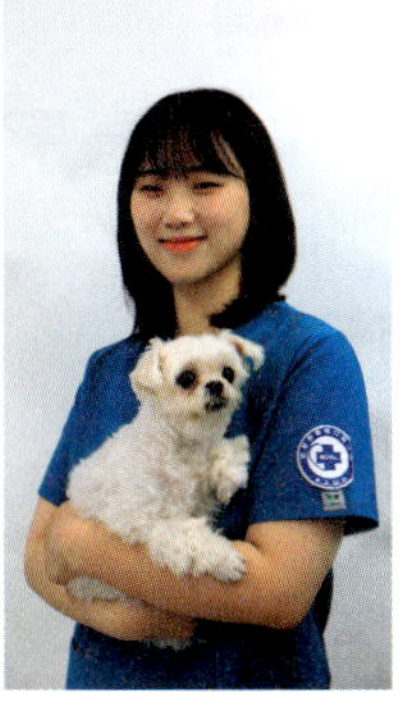

④ 머리카락과 수염 제한

긴 머리는 뒤로 묶어야 하고, 수염으로 인해 오염되는 것을 방지하기 위한 마스크 등으로 무균 상태나 오염된 부위로 떨어지는 것을 방지한다.

⑤ 장신구와 손톱 관리

손과 손목에 세균이 있을 수 있기 때문에 장신구의 사용을 최소화한다. 큰 귀걸이나 늘어진 목걸이를 동물이 당겨 상해를 입지 않도록 하고, 손톱을 짧고 깨끗하게 유지하여 먼지와 미생물이 쌓이지 않도록 해야 한다.

그림 동물보건사의 위생적인 손

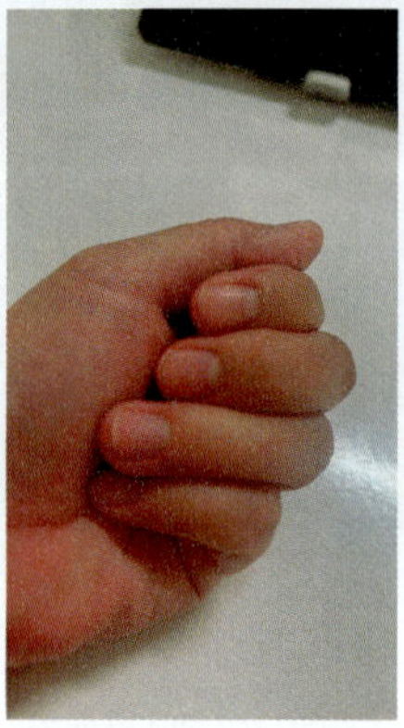

⑥ 호흡 예절

기침이나 재채기를 할 때 티슈나 팔꿈치로 입과 코를 가리고 호흡기 물방울이 퍼지는 것을 방지하여 호흡 예절을 실천하도록 직원들에게 권장한다.

⑦ 식사 및 음료 구역

직원이 먹고 마실 수 있는 특정 구역을 지정하여 잠재적인 오염을 방지하기 위해 식사 구역을 환자 관리구역과 분리한다.

⑧ 직원 상태 모니터링

직원들의 건강을 정기적으로 모니터링하고, 만약 질병의 증상이 보이고, 그러한 증상들이 전염성이 있는 상태와 일치한다면, 반드시 동물병원에 알리도록 한다.

⑨ 예방접종 및 건강 검진

파상풍, 인플루엔자 및 기타 관련 백신을 포함하여 모든 직원이 최신 백신을 접종했는지 확인한다. 동물병원 직원은 국가에서 시행하는 정기검진을 1년 단위 검사가 가능하다.

⑩ 교육 및 교육

동물병원에서는 적절한 개인위생 관리, 감염 관리 및 질병 예방에 대한 지속적인 교육 및 교육을 제공한다.

## 2. 환경관리

적절한 환경관리는 감염의 전염을 예방하고, 오염의 위험을 최소화하며, 관리 중인 동물의 전반적인 건강과 복지를 증진한다.

### 1) 관리의 중요성

① 감염 관리

동물병원은 동물들 사이에서 그리고 사람에게까지 전염될 수 있는 다양한 감염원들을 다루고 있다. 정기적인 세척과 소독을 포함한 적절한 환경관리는 병원균의 확산을 통제하고 환자와 직원 간의 감염 위험을 줄일 수 있다.

② 교차 오염 방지

효과적인 환경관리를 통해 의료폐기물, 오염된 침구, 장비 등의 오염 물질을 적절하게 처리하고 폐기하여 동물과 병원 내 영역 간의 교차 오염을 방지한다.

③ 인수공통감염병 예방

어떤 질병들은 동물에서 인간으로 전염될 수 있다. 환경관리는 동물병원 내 동물로 유래되는 질병 전염 위험을 줄이고 직원과 고객 모두를 보호한다.

④ 알레르기 반응 제어

동물병원에는 동물 각질과 다른 알레르겐을 포함한 다양한 알레르기를 가진 환자가 있을 수 있다. 적절한 환기로 깨끗한 환경을 유지하면 알레르겐 노출을 최소화하고 공기 품질을 향상한다.

⑤ 환자 회복 및 스트레스 감소

깨끗하고 잘 유지되는 환경은 환자 회복에 긍정적인 영향을 미치고 동물의 스트레스 수준을 줄일 수 있다. 조용하고 위생적인 분위기는 환자의 전반적인 편안함과 빠른 회복에 기여한다.

⑥ 규정 준수

동물병원은 구체적인 보건 및 안전 규정을 준수해야 하며, 환경관리는 이러한 요구사항을 충족하는 데 핵심적인 역할을 한다.

⑦ 직원 안전

잘 관리된 환경은 동물병원 직원의 사고, 부상 및 감염 위험을 줄여 안전한 작업 환경을 조성한다.

### 2) 환경관리 구역

환경관리는 다양한 영역과 측면을 포함하여 동물 병원 전체에 걸쳐 수행되어야 한다.

① 임상 영역

검사실, 치료 구역, 수술실 및 치과 시설이 포함된다. 멸균 환경을 유지하고 교차 오염을 방지하기 위해 적절한 세척 및 소독 프로토콜을 따라야 한다.

**그림** 임상병리실

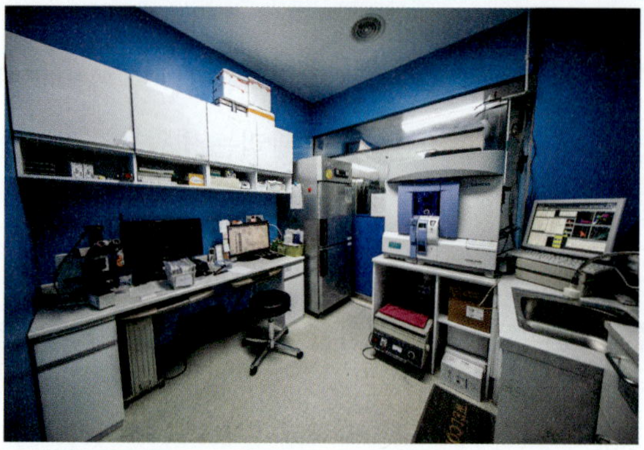

② 입원실

깨끗하고 위생적인 동물입원실, 케이지, 침구, 그리고 급여장소를 확보하는 것은 동물들의 건강과 편안함을 위해 필수이다.

**그림** 입원실

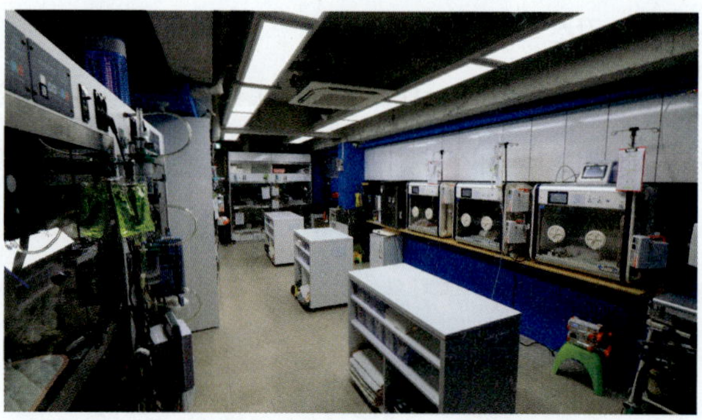

### ③ 공통 영역

대기실, 접수처 및 직원 휴게실이 포함된다. 이러한 공간에서 정기적으로 세척 및 소독을 수행하여 질병 전염 위험을 줄이고 쾌적한 환경을 유지해야 한다. 접수실은 내원접수 및 퇴원수속, 진료비 정산, 진료예약, 대면상담, 비대면상담 등의 업무를 수행한다. 대기실은 진료 접수 후에 보호자와 환자가 대기하는 장소이다. 보호자를 취한 책자, 음료 및 커피 등이 구비되어 있다. 대기실은 여러 환자가 공유하는 장소이므로 직접적으로 동물 사이에 접촉이 발생하지 않도록 하는 것이 중요하다. 환자로부터 감염, 동물 사이의 접촉과 싸움 등 예기치 못한 사고 위험성이 높으므로 동물은 이동장 안에 있는 것이 원칙이다. 불가피하게 보호자가 안고 있는 경우에는 반드시 목줄을 착용하고 환자가 대기실에서 돌아다니지 않도록 한다.

그림 동물병원 대기실

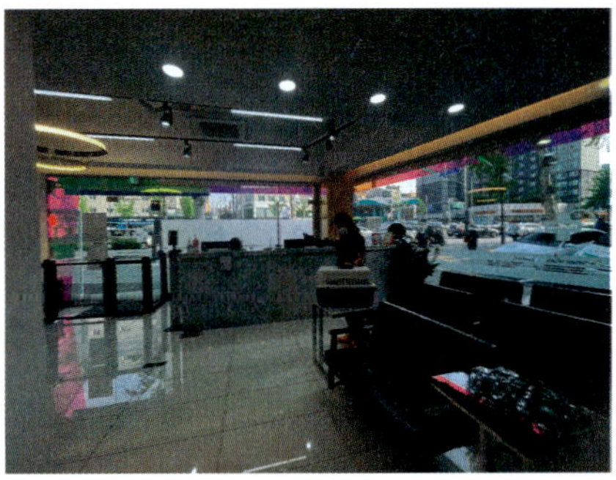

그림 대기실 보호자 안내

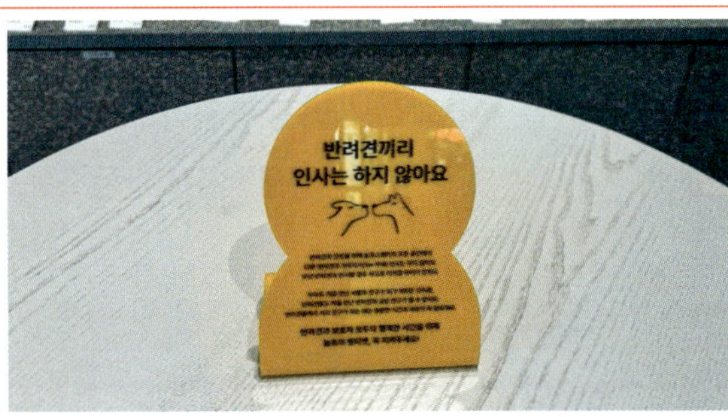


④ **격리 영역**: 동물병원에는 전염병 환자들을 위한 격리실이 있다. 다른 동물과 직원에게 감염이 확산 되는 것을 막기 위해서는 철저한 감염관리가 필수이다.

# II 소독과 멸균

## 1. 소독과 멸균

환경오염, 교차감염, 접촉감염, 비말감염 등 다양한 형태로 감염이 일어나는 동물병원의 특수성으로 인해 감염원이나 전파 경로가 불분명하므로 항상 동물병원 내 감염에 대해 대비하여야 한다. 질병 오염 확산 방지를 위한 청소는 위생관리의 기본이며 청소를 통한 환경정비를 기본으로 환기, 채광 등을 통한 원인균 제거가 중요하다.

소독과 멸균은 표면, 의료 장비 및 기구에서 박테리아, 바이러스, 곰팡이 및 기타 병원체를 포함한 미생물을 죽이거나 제거하는 데 사용되는 두 가지 다른 방법이다. 이러한 방법은 의료 시설, 실험실 및 감염 관리가 중요한 기타 환경을 포함한 다양한 환경에서 사용된다.

### 1) 청소 구역

청소는 한 지역의 먼지, 잔해, 잡동사니를 정리하고 제거하는 과정을 포함하여 깔끔하고 정돈된 상태로 만든다. 정리하는 특정 단계는 정리하는 위치나 공간 유형에 따라 다를 수 있다. 세척 과정에서 안전을 우선시해야 한다. 제조업체의 지침에 따라 세척제와 화학약품을 사용하고, 잠재적으로 위험한 물질을 취급할 때는 주의해야 한다. 잘 지워지지 않는 얼룩이나 때를 만나면 적절한 세척 방법을 사용하거나 필요한 경우 전문적인 세척 서비스를 받는 것이 좋다. 동물병원의 경우에는 동물이 방문하지 않는 시간을 활용하여 작업을 하는 것이 안전하다. 정기적으로 청소하고 정리하면 깨끗하고 매력적인 동물병원 환경을 유지할 수 있다.

① 일반구역

- 표면

  가구, 선반 및 전자 장치를 포함한 모든 표면의 먼지는 극세사 천 또는 먼지떨이를 사용하여 털어낸다. 접근하기 어려운 부분과 모서리를 꼼꼼하게 확인한다. 접수대, 대기실 테이블 및 기타 단단한 표면을 젖은 천과 부드러운 세척제로 닦는다.

- 바닥

  바닥을 청소하거나 진공청소기로 청소하여 먼지, 먼지 및 이물질을 제거한다. 바닥이 세척 가능한 경우 세척액을 사용하여 깨끗이 닦는다. 이때 동물들이 흡입과 섭취하지 않도록 진료 시간을 피해서 매일 진행하고 마른 상태로 고객과 환자를 맞이한다.

- 창 및 유리

  유리 클리너와 보풀이 없는 천으로 창문 및 유리 표면을 청소하여 얼룩이 없이 닦아낸다.

▪ 휴지통 비우기

비닐 등을 사용하여 교체 수시로 실시한다. 동물병원에서는 동물의 배변과 배뇨를 청소하고 난 뒤의 오물이 있으므로 상시 확인하여 교체한다.

▪ 환기

창문을 열거나 선풍기를 사용하여 환기하고, 문을 열어 환기하는 경우 풀어져있는 동물이 있는 경우 진행하지 않는다. 환기는 가급적 자주 한다.

② 특별구역

동물병원 시설 중에서 가장 높은 수준의 청결을 유지해야 하는 장소로서, 수술실 등과 같은 내부 공간에서 존재하는 미세한 세균 등이 환자에게 치명적인 영향을 미칠 수 있기에 멸균에 가까운 청결도를 유지해야 한다. 수술대 및 보조기구는 규정된 절차에 따라 청소되며, 바닥은 밀대 등을 사용하여 청결하게 닦고, 소독제를 이용하여 2-3회 청소를 실시한다. 의료장비 이외의 물품은 소독 살균제를 사용하여 청소한다. 수술실은 매주 대규모 청소가 이루어지게 된다.

③ 오염 발생 구역

입원실, 검사실 등 오염물 발생 구역은 오염 물질이 발생하는 지역이다. 특히 전염병 동물이 격리되는 입원실은 다른 구역으로의 오염 물질 유입을 차단하는 것이 중요하다. 이러한 오염 발생 구역에서 사용된 청소 노구는 다른 구역에서 사용되지 않으며, 청소 작입 이후에는 빈드시 걸레와 용액을 교환한다.

격리 입원실 출입 시에는 전용 옷과 신발, 일회용 장갑을 착용해야 한다. 입원장 내의 패드, 분변 등 오염물은 뒤집어서 비닐봉투에 넣고 묶은 후 지정된 휴지통에 버린다. 입원실의 천장, 벽면, 바닥은 소독약을 사용하여 순서대로 닦아낸다.

### 2) 소독

소독은 표면과 물체의 미생물 수를 공중 보건에 안전하다고 여겨지는 수준으로 줄이는 과정이다. 반드시 모든 미생물을 제거하는 것은 아니지만 미생물의 개체 수를 크게 감소시켜 일반적으로 사용하기에 더 안전한 환경이나 품목을 만든다. 소독제는 소독 과정에서 사용되는 화학 약품이다. 일반적인 소독제로는 알코올계 용액, 4급 암모늄 화합물, 표백제(차아염소산나트륨), 과산화수소 등이 있다. 소독은 일반적으로 처치대, 바닥, 벽 및 기타 환경 표면과 내부 신체 조직과 직접 접촉하지 않는 비침습적 의료 장치 및 장비에 사용된다.

### 3) 멸균

멸균은 박테리아, 바이러스, 곰팡이, 포자를 포함한 모든 형태의 미생물을 표면, 기구 및 장비에서 완전히 파괴하거나 제거하는 과정이다. 수술기구, 내시경 및 카테터와 같이 내부 신체 조직과 직접 접촉하는 중요한 의료기기 및 기구에는 멸균이 필수다. 멸균의 목표는 이러한 품목에 잠재적으로 감염을 일으킬 수 있는 생존 가능한 미생물이 완전히 없는지 확인하는 것이다. 멸균 방법에는 종종 증기 멸균(자동 분해) 또는 건열 멸균뿐만 아니라 화학 멸균 및 에틸렌 옥사이드를 사용한 가스 멸균과 같은 고온 멸균이 포함된다.

**그림** 위생관리 방법

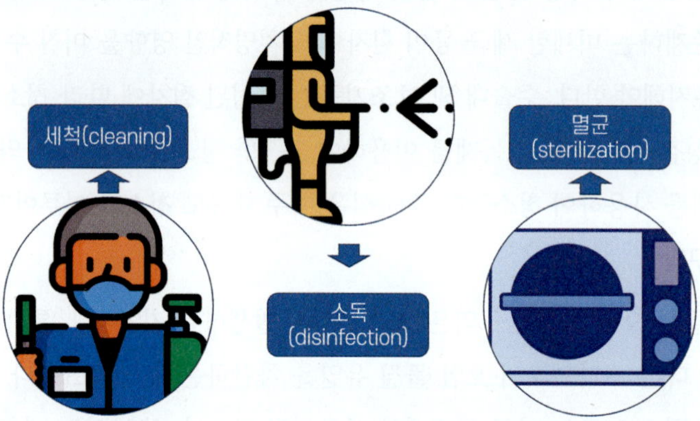


**표** 소독과 멸균의 차이

소독은 표면과 물체에 있는 미생물의 수를 안전한 수준으로 줄이는 과정이고, 살균은 중요한 의료 절차에서 안전한 품목을 만들기 위해 포자를 포함한 모든 형태의 미생물을 완전히 제거하는 과정이다. 소독과 멸균은 모두 감염 관리 관행의 중요한 구성 요소로, 감염의 전염을 방지하고 의료 및 기타 환경에서 안전하고 위생적인 환경을 유지하는 데 도움이 된다. 소독과 멸균 사이의 선택은 필요한 미생물 감소 수준과 처리되는 품목 또는 표면의 유형에 따라 달라진다.

## 2. 소독제의 종류

### 1) 청소와 소독관리

① 청소에 사용하는 환경소독제는 공인된 소독제가 좋으며, 대부분 4급 암모늄제재를 사용한다.

② 의료기관 내 청소는 세척제를 사용한다.

③ 알코올은 넓지 않은 표면 청소에 부분적으로 사용하며, 피부와 환경 소독에 안전하도록 사용한다.

④ 동물에게 사용되는 의료기기의 표면 청소와 바닥 청소는 각각 청소 도구와 소독제를 따로 사용한다.

⑤ 혈액이나 체액을 쏟은 경우 혈액이나 체액이 육안으로 보이지 않도록 먼저 제거한 후 1:10 ~ 1:100 희석 농도의 락스(차아염소산나트륨4~5%_NaClO, Sodium hypochlorite)를 사용한다.

⑥ 희석된 락스 용액은 희석 후 시간이 경과하면 유효농도가 떨어지므로 매번 새로 만들어서 사용한다.

### 2) 세척제

세척은 혈액이나 점액과 같은 오염물을 제거하여 미생물의 양을 감소시키고 소독이나 멸균의 효과를 극대화한다. 효과적인 세척을 위해 세정제가 사용된다. 세정제는 유화제, 가수분해제, 계면활성제, 효소제 등이 있으며, 오염물의 성질과 형태에 따라 선택적으로 사용된다. 특히 효소제는 일반적으로 단백분해 효소제를 기본으로 하며, 중성으로 금속기구 특히 내시경에 효과적이다. 그러나 효소제는 소독제를 불활성화시킬 수 있으므로 효소제 사용 후에는 충분히 씻어내고 소독제를 사용해야 한다.

### 3) 소독제

세균의 아포를 제외하고 대부분의 병원 미생물을 제거하는 과정으로, 일반적으로 액체 화학제나 습식 저온 살균에 의해 수행된다. 이러한 과정을 살균이라고 한다. 살균제는 병원성 미생물을 사멸시키기 위해 사용되는 물질로, 특히 피부나 조직에 사용되는 살균제는 피부 소독제라고 한다.

① 크레졸(Cresol)

크레졸은 페놀이라고 불리는 유기 화합물 그룹에 속하는 소독제의 한 종류다. 항균 특성 때문에 일반적으로 특정 소독제 및 소독 제품의 활성 성분으로 사용된다. 크레졸은 박테리아, 바이러스, 곰팡이를 포함한 광범위한 미생물에 효과적이다.

크레졸은 가정용 세정제 및 의료 환경 소독제 등에 사용되나, 피부 자극성과 독성 때문에 피부에 직접 사용은 제한된다. 소독제 또는 화학 제품과 마찬가지로 안전성과 효과를 보장하기 위해 적절한 취급 및 사용 지침을 따라야 한다. 제조업체의 권장 사항에 따라 특정 용도에 적합한 농도로 크레졸 기반 소독제를 사용해야 한다.

② 차아염소산(disinfectant that contains sodium hypochlorite, NaClO)

차아염소산나트륨(NaClO)은 박테리아, 바이러스, 곰팡이 등 광범위한 미생물에 효과적인 소독제로, 표백제 및 산화제로도 널리 사용된다. 동물병원에서도 다양한 환경 소독에 활용되며, 의료기기나 표면의 위생 유지에 유용하다.

또한, 차아염소산수(Hypochlorous acid water, HOCl)는 염산 또는 식염수를 전기 분해하여 얻어지는 전해수(Electrolyzed Water)의 일종으로, 차아염소산(HOCl)을 주성분으로 하는 수용액이다. 일부 제품은 동물용 살균·소독제로 표시 및 광고되어 시판된다.

차아염소산나트륨은 병원 표면 및 기구의 소독, 식품 접촉 표면의 위생 처리, 수처리 및 탈취 용도로 사용된다.

소독 효과를 극대화하고 표면 손상이나 유해성을 줄이기 위해 용도에 맞는 적절한 농도로 희석하여 사용하는 것이 중요하다. 특히 금속 표면의 경우 고농도 사용 시 부식 우려가 있으므로 주의가 필요하다.

• 주의사항

- NaClO는 고농도에서 부식성과 자극성이 강하며, 염소가스를 방출할 수 있으므로 반드시 환기가 잘 되는 장소에서 사용해야 한다.
- 유해한 화학반응(예: 염소가스 발생)을 일으킬 수 있는 다른 세정제(예: 산성 세제, 암모니아 등)와 혼합을 금지한다.
- 사용 시 보호장비(장갑, 마스크 등)를 착용하고, 소독 후에는 충분히 환기 및 헹굼을 시행해야 한다.

| 용도 | 권장 농도 | 희석 비율 (NaClO : 물) | 사용 방법 및 주의사항 |
|---|---|---|---|
| 환경 표면 소독 | 0.05% | 1:100 | 바닥, 문손잡이, 케이지 외부 등 일반 표면 소독용. 소독 후 물로 헹굼 필요. |
| 혈액, 체액 오염 시 소독 | 0.5% | 1:10 | 오염물 제거 후 즉시 사용. 금속 표면은 부식 위험 있으므로 사용 후 물로 닦아냄. |
| 진료대, 수술대 표면 소독 | 0.1% | 1:50 | 사용 후 충분히 물로 헹구고 건조. 동물과 접촉 전 완전 건조 필수. |
| 발침기구, 트레이 등 1차 소독 | 0.1~0.5% | 1:50~1:10 | 기구류는 먼저 세정한 후 소독, 금속은 부식 주의. 사용 후 물로 헹굼. |
| 바이러스성 감염 예방 소독 | 0.1~0.5% | 1:50~1:10 | 파보바이러스, 코로나바이러스 등 고위험병원체에 적용. 사용 후 환기 필수. |

③ 알코올(Alcohol)

소독제에 함유된 알코올은 특정 유형의 알코올을 활성 성분으로 사용하여 표면이나 피부의 미생물을 죽이거나 비활성화한다. 소독제에 사용되는 두 가지 주요 알코올 유형은 이소프로필 알코올(Isopropyl alcohol, Isopropanol)과 에탄올(Ethanol, Ethyl alcohol)이다.

알코올 기반 소독제는 액체, 물티슈, 젤 등 다양한 형태로 사용할 수 있다. 일반적으로 동물병원 환경에서 표면 소독, 손 소독 및 의료 장비 세척에 사용한다. 알코올 기반 소독제는 일반적으로 안전하고 적절하게 사용할 경우 효과적이다.

알코올 기반 소독제를 사용할 때 한 가지 중요한 고려 사항은 알코올이 특정 유형의 박테리아 및 바이러스에는 가장 효과적이지만 일부 세균 포자 및 비포자 바이러스에는 효과가 낮을 수 있다는 것이다. 또한 알코올 기반 소독제는 표면의 먼지, 이물질 또는 유기물을 효과적으로 제거하지 못할 수 있으므로 소독 전에 철저한 세척이 필요하다.

- **이소프로필 알코올**(Isopropyl alcohol, Isopropanol): 이소프로필 알코올은 강한 냄새가 나는 무색의 가연성 액체로 의료 환경, 실험실 및 일반 가정용 청소에 소독제로 사용된다. 이소프로필 알코올은 박테리아, 바이러스, 곰팡이를 포함한 광범위한 미생물에 효과적이다. 미생물의 단백질과 세포막을 변성시키고 파괴하여 미생물의 불활성화를 유도함으로써 작용한다.
- **에탄올**(Ethanol, Ethyl alcohol): 특징적인 냄새를 가진 투명하고 무색의 액체다. 에탄올은 이소프로필 알코올과 마찬가지로 표면과 피부의 다양한 미생물을 죽이는 능력 때문에 소독제 및 소독제로 널리 사용된다. 에탄올은 이소프로필 알코올과 유사한 방식으로 작용하여 단백질을 변성시키고 미생물의 세포막을 손상시킨다.

| 항목 | 이소프로필 알코올(Isopropanol) | 에탄올(Ethanol) |
|---|---|---|
| 화학식 | $C_3H_8O$ | $C_2H_6O$ |
| 외형 | 무색, 자극성 있는 강한 냄새 | 무색, 비교적 순한 알코올 냄새 |
| 주요 용도 | 의료기기 소독, 피부 외부 소독, 실험실 청소 등 | 손 소독제, 피부 소독, 표면 소독 등 |
| 소독 효과 | 박테리아, 바이러스, 곰팡이에 효과적 | 박테리아, 바이러스, 곰팡이에 효과적 |
| 작용 방식 | 단백질 변성, 세포막 파괴 | 단백질 변성, 세포막 손상 |
| 피부 자극성 | 에탄올보다 조금 더 강한 자극 가능성 있음 | 상대적으로 피부에 덜 자극적 |

| 냄새 민감도 | 더 자극적인 냄새로 인식될 수 있음 | 비교적 순한 냄새 |
|---|---|---|
| 휘발성 | 빠르게 증발, 잔류 없음 | 빠르게 증발, 잔류 없음 |
| 가격 및 보급 | 가격 저렴, 실험실·산업용에 흔히 사용 | 식품·의약용으로도 사용, 제약 등 다양 |

④ 과산화수소(Hydrogen peroxide)

과산화수소는 다양한 표면과 상처에 있는 미생물을 죽이거나 비활성화시키는 강력한 소독제이자 소독제다. 두 개의 수소 원자와 두 개의 산소 원자로 구성된 화학식이 $H_2O_2$인 화합물로 약간 금속 맛이 나는 투명하고 무색의 액체다. 소독제로서 과산화수소는 미생물의 세포벽과 단백질을 손상시키는 산소 라디칼을 방출하여 미생물을 비활성화시키거나 파괴한다. 광범위한 박테리아, 바이러스, 곰팡이, 그리고 포자에 효과적이다. 과산화수소는 또한 소독 후 물과 산소로 분해되는 장점이 있어 환경친화적으로 사용된다.

과산화수소는 소독제로 상처에 직접 바르거나 다양한 물체와 표면을 세척하기 위한 표면 소독제로 사용될 수 있다. 적절하게 사용하지 않을 경우 피부 자극이나 기타 부작용을 일으킬 수 있다. 상처 관리를 위해 과산화수소를 사용할 때는 과산화수소가 오물이나 이물질 청소에 효과적이지 않을 수 있으므로 먼저 상처를 철저히 청소하는 것이 필수이다. 또한 과산화수소는 너무 자주 또는 부적절하게 사용 할 경우 상처 치유를 방해할 수 있다.

- 3% 과산화수소(3% Hydrogen Peroxide): 약국에서 발견되는 가장 흔한 농도이며 종종 가벼운 상처와 상처에 소독약으로 사용된다. 가정용 표면 소독에도 사용할 수 있다.
- 고농도(Higher Concentrations): 의료 환경이나 산업 분야에서 고농도 과산화수소는 강력한 소독제 또는 특정 의료 기기 및 장비의 살균제로 사용될 수 있다.

⑤ 포비돈(Povidone-iodine)

널리 사용되는 소독제다. 이것은 수용성 고분자인 포비돈과 강력한 항균제인 요오드로 이루어진 화학 복합체로 용액, 연고, 젤 및 스크럽과 같은 다양한 제형으로 사용할 수 있으며 피부 소독, 상처 관리 및 수술 준비에 일반적으로 사용한다.

포비돈-아이오딘은 살균제 및 소독제로서 피부 또는 상처에 닿으면 유리 요오드를 방출함으로써 작동한다. 유리 요오드는 광범위한 항균 활성을 가지고 있어 박테리아, 바이러스, 곰팡이, 원생동물을 효과적으로 죽이거나 비활성화한다. 특히 그램 양성균과 그램 음성균 모두에 효과적이다. 일반적으로 잘 견디고 손상되지 않은 피부와 점막에 사용하기에 안전하다. 그러나 요오드를 과도하게 흡수하면 해로울 수 있으므로 깊은 상처에 사용하거나 신체의 넓은 부위에 사용해서는 안 된다.

- **수술 전 피부 준비**: 수술 절차 전에 수술 부위 감염의 위험을 줄이기 위해 피부를 소독하는 데 사용된다.
- **상처 관리**: 감염을 예방하고 치유를 촉진하기 위해 상처를 깨끗이 하고 소독하기 위해 포비돈-요오드 용액 또는 연고를 바른다.
- **국소 소독제**: 가벼운 상처, 찰과상 및 화상을 소독하기 위한 국소 소독제로 사용한다.

⑥ 클로르헥시딘(Chlorhexidine)

클로르헥시딘은 화학 소독제 및 소독제로 의료 환경 및 기타 다양한 용도에 일반적으로 사용한다. 광범위한 항균 특성을 가진 양이온성 비스비구아나이드 화합물로 광범위한 박테리아, 바이러스 및 곰팡이에 효과적이다. 클로르헥시딘은 용액, 물티슈, 젤 및 스크럽을 포함한 다양한 제형으로 사용 가능하며 피부 소독, 상처 관리 및 구강 위생과 같은 다양한 용도로 사용한다.

클로르헥시딘은 살균 및 소독제로시 미생물의 세포막을 피괴히여 비활성화한다. 특히 그람 양성균과 그람 음성균 모두에 효과적이어서 감염 예방에 용이하다.

클로르헥시딘은 일반적으로 잘 견디고 국소용으로 안전하지만, 알레르기 반응이 나타나는 귀나 눈에는 사용하지 않는다. 또한 클로르헥시딘은 비누 및 음이온 계면활성제와 같은 특정 물질과 상호 작용하여 이러한 물질의 존재하에서 효과를 감소시킬 수 있다.

- **수술 전 피부 소독**: 수술 절차 전에 클로르헥시딘 용액은 수술 부위 감염의 위험을 줄이기 위해 피부를 소독하는 데 사용한다.
- **손 소독**: 클로르헥시딘 손 세정제는 손 위생을 유지하고 의료 환경에서 병원균의 전염을 줄이기 위해 사용한다.
- **상처 관리**: 클로르헥시딘 용액 또는 젤은 감염을 예방하고 치유를 촉진하기 위해 상처를 청소하고 소독하는 데 사용된다.
- **구강 관리**: 클로르헥시딘 구강 세척 또는 젤은 구강 위생을 위해 사용되며, 특히 특정 치아 상태를 가진 환자나 구강 수술 후에 사용된다.

- 요로 카테터 관리: 클로르헥시딘은 요로 관련 감염을 방지하기 위해 요로 카테터 주변의 피부를 소독하는 데 사용된다.

# III 물품관리

물품관리는 단순한 정리·정돈이나 재고 체크를 넘어, 동물병원의 진료 품질과 안전성에 직결되는 핵심 업무이다. 사료와 일반 용품은 보호자와 환자의 만족도를 높이고, 의료소모품은 진료와 처치의 정확성을 뒷받침한다. 각각의 물품은 사용 목적에 따라 구분되어야 하며, 적절한 사용법과 보관 환경, 유효기간 관리, 오염 방지 등의 기준을 준수해야 한다.

특히 재고관리는 병원 운영의 효율성과 경제성, 긴급 상황 대응력 확보에 있어 매우 중요한 요소다. 소모품의 재고가 부족하거나 과잉될 경우, 진료 차질 또는 낭비로 이어질 수 있다. 이에 따라 정기적인 재고조사와 물품 수불(入出庫) 기록은 반드시 이뤄져야 하며, 품목별로 사용량을 분석하여 적정 재고량을 유지하는 것이 바람직하다. 각 품목은 용도와 특성에 따라 일일, 주간, 월간 단위로 점검 주기를 설정하고, 담당자를 지정하여 체계적으로 관리한다. 재고관리는 단순 수량 파악을 넘어, 병원의 진료 흐름을 안정적으로 유지하고 예산을 효율적으로 사용하는 기반이 된다.

## 1. 사료

### 1) 일반 사료

동물보호법상 반려목적으로 기르는 개, 고양이 등 농림축산식품부령으로 정하는 동물들이 섭취하는 주식 및 간식 등 모든 먹이를 의미한다.

#### ① 사료의 분류

- 건식사료
  - 1~2년 정도의 장기 보존이 가능하다.
  - 10~12% 정도의 수분이 포함되어 있다.
  - 동물성 단백질, 밀, 콩, 유제품, 비타민, 미네랄 등 영양분이 골고루 들어 있다.
  - 치아 위생에 도움이 된다.

- 보관, 유통 과정의 편리성이 가장 큰 장점이다.

■ 반습식사료

- 1.5년 정도 보존이 가능하나, 포장재가 손상되면 곰팡이가 생길 우려가 있다.
- 수분함량이 건조사료와 습식사료의 중간이다.
- 영양이 풍부하며 건식사료보다 풍미가 좋아 기호성이 좋다.
- 습식사료보다 보관이 편리하다.

■ 습식사료

- 65% 이상의 수분이 함량되어 있어 보관이 용이하지 못하다.
- 영양이 풍부하고 기호성이 가장 좋다.
- 습식사료 자체가 수분 섭취에 도움을 준다.
- 소화 및 흡수가 용이하다.

■ 동결건조사료

- 건조 상태이므로 장기 보존이 가능하다.
- 습기에 매우 취약하므로 보관에 유의해야 한다.
- 수분 함량이 없고 가격대가 높은편에 속한다.

■ 간식

- 동물의 피부, 치아 상태 등을 개선하기 위하여 면역성분 등을 첨가하여 동물병원에서 만 판매하는 동물병원 전용 간식과 애완동물 용품점, 온라인 상점 등 동물병원 이외의 장소에서도 판매 가능한 간식으로 나뉜다.
- 육포류, 껌류, 과자류 등을 의미하며 방부제·색소 등 건강에 좋지 않은 성분들이 포함된 경우가 많아 피부 치료 중인 동물에게는 권하지 않는 것이 좋다.

② 펫푸드 기호성

- 기호성에 영향을 주는 요인
- 식품 자체에서 영향
- 냄새, 아로마, 온도, 맛, 형태, 원료, 제조과정, 보존상태
- 반려동물 개체에서 영향: 섭식 습성, 과거경험, 개체차이
- 환경

③ 펫푸드 교체 방법

- 교체 시 체중이 10% 이상 감소하는 경우 기존 사료로 수 주간 급여
- 자율 급이보다는 배식이 나을 수 있다. 하루에 2~3번, 1시간 정도 노출
- 새로운 음식과 기존 음식을 동시에 노출(같은 형태의 밥그릇)
- 며칠 수 새로운 음식을 먹기 시작하면 기존음식은 점점 줄임(1~2주간)
- 두 음식을 섞어 차츰 차츰 새로운 음식의 비중을 높임

## 2) 처방식 사료

- 처방사료는 일반 사료와 달리 반려동물들이 질병에서 회복하는 데 도움이 되도록 특수한 성분으로 구성되며, 수의사의 처방으로 급여한다.
- 각각의 질병에 맞추어 개발, 제공되는 사료이다.

① 체중 관리식

▪ 체중 증가의 원인

a. 나이

- 노령견들은 활동량이 적고 소비되는 에너지가 적기 때문에 칼로리가 많이 필요하지 않음
- 반려견의 나이에 맞춰 제조된 영양식을 섭취하는 것이 건강에 중요함

b. 품종

- 일부 품종의 경우 체중 증가의 위험성이 높음

c. 중성화

- 임상 연구에 따르면 중성화된 개에서 기초 대사량이 더 낮으며, 더 낮은 칼로리를 요구하는 것으로 알려져 있음

d. 질병

e. 음식 과다 공급

- 음식을 조절하지 않고 먹는 반려견은 가족들이 남긴 잔반을 포함해 필요한 양보다 많이 먹게 됨

f. 과식

- 시중에 나온 대부분의 제품들에는 소금과 지방이 많이 들어 있어 맛을 증진시키는 동시에 과식을 유도함

- 과체중 진단 방법
  - 간단한 방법으로 반려견이 건강한 체중을 유지하고 있는지 확인할 수 있음
  - 반려견의 옆구리에 손을 올려보고 갈비뼈를 만지기가 힘들거나 전혀 느껴지지 않을 경우 과체중일 가능성이 높음
  - 사라진 허리 라인
  - 느린 움직임
  - 목줄이 너무 조임
  - 짧은 호흡
  - 평소보다 잦은 수면
  - 걷기 힘들어 함
- 처방식 사료의 효과
  - 반려동물의 고유한 신진대사에 자연스럽게 작용
  - 체중 감량 이후 요요 현상 방지
  - 식사와 식사 사이에 포만감 유지에 도움
  - 전반적인 활력과 건강 지원

② 피부질환 관리식

- 피부질환의 원인
  - 환경적인 알레르기
    - 개의 피부 문제는 환경 알레르기로 인해 발생
    - 개의 피부 알레르기는 안면, 귀, 발바닥, 꼬리 기저부, 팔꿈치 아래, 사타구니 등과 같이 매우 특이한 부위에 보이는 경향이 있음
    - 알레르기는 일반적으로 3개월에서 6세 사이의 반려견에게 나타남
    - 알레르기 검사가 필요한지 수의사의 진단이 필요
    - 환경 알레르기는 꽃가루, 곰팡이 포자, 먼지, 진드기 등을 포함
    - 이러한 물질들은 공기를 통해 매개되며, 봄철에 주로 나타나는 꽃가루를 제외하고는 1년 내내 발생할 수 있음
    - 반려견의 피부는 알레르기를 막는 중요한 역할
    - 반려견의 피부 알레르기는 만성적이기 때문에 가려움 방지용 샴푸로 목욕시키는 등, 평생 동안의 관리가 필요

- 영양 또한 반려견의 피부 건강에 중요한 역할
- 피부 건강을 위한 전용사료는 자극완화에 도움

• 기생충과 벼룩
- 벼룩, 이 및 진드기는 모두 반려견의 피부에 자극을 줄 수 있음
- 기생충에 물리면 자극을 유발하며, 반려견으로 하여금 물고 긁게끔 만들어 피부를 손상시킴
- 일부 반려견은 특히 민감하거나 과민반응을 보여, 단 한번 물리는 것만으로도 신체에 매우 큰 불편함을 줄 수 있음

• 감염
- 반려견의 전반적인 건강 상태와 마찬가지로, 세균 및 곰팡이 감염 또한 피부 문제를 일으킬 수 있음
- 감염은 알레르기를 포함한 여러 가지 원인으로 인해 발생할 수 있지만, 개방창이나 자상 등이 감염에 가장 취약함
- 일반적으로 반려견의 피부와 전반적인 건강에 가장 큰 위협

• 식이알레르기
- 사람과 유사하게, 반려견 또한 반려견의 음식에 들어있는 특정 종류의 단백질에 대한 반응의 결과로 식이 감수성이 나타날 수 있음

### ▪ 피부 질환의 진단 방법

• 반려견이 평소보다 많이 몸을 긁거나, 가려워하거나, 핥거나, 문지르게 됨
• 개의 피부 문제에서 가장 흔하게 나타나는 증상
- 빨간색 반점, 얼룩 또는 뾰루지
- 딱지, 껍질 또는 두꺼워진 피부
- 각질이 많거나 비늘같은 피부
- 가려움증, 긁음, 문지르기 또는 핥기
- 탈모
- 피부 악취

### ▪ 처방식 사료의 효과

• 적절한 영양 공급으로 민감한 피부를 진정시킬 수 있음

- 원인(예: 식이 알레르기)을 확인함으로써 문제의 근원을 알 수 있음
- 필수 지방산이 풍부한 음식은 건강한 피부와 반짝이는 피모를 유지시킴
- 개의 치유를 돕기 위해 필요한 지방산이나 다른 영양소를 얻을 수 있도록 도움

### ③ 관절 질환 관리식

#### ▪ 관절 질환의 원인

- 나이
  - 반려견은 나이가 들며 관절 연골이 점차적으로 마모
  - 일반적으로 노령견에서 많이 나타나지만, 자견에게도 나타날 수 있음
- 품종
  - 특정 품종은 관절 질환을 앓을 위험성이 더 큼
  - 레브라도 리트리버, 골든 리트리버, 셰퍼드 및 로트와일러
- 과체중
  - 과체중은 개의 관절과 연골에 과도한 스트레스를 가하고, 관절 질환의 위험 증가
- 선천성 또는 유전성 장애
  - 일부 품종은 선천적 또는 유전적 조건으로 관절 질환이 발생할 가능성이 높음
- 사고 또는 외상
  - 연골에 대한 외상은 나중에 관절 질환로 이어질 수 있으며, 운동성에 악영향

#### ▪ 관절 질환의 진단 방법

- 움직일 때 느리거나 뻣뻣함(특히, 휴식 후 움직일 때)
- 계단을 오르내릴 때 망설임
- 산책 시 뒤처지거나 빠르게 피로해짐
- 앉거나 서기보다는 드러눕는 것을 좋아함
- 관절을 만질 때 낑낑거리거나 그르렁거리거나 무는 경우

### ④ 신장 질환 관리식

- 반려견의 신장은 혈류에서 노폐물을 제거하고 체내의 체액과 미네랄의 정상적인 균형을 유지하는 역할
- 신장이 제 기능을 하지 못할 경우, 반려견의 생명이 위험할 수 있음

- 신부전이란 반려견의 신장에 손상이 생겨 신장 질환으로 이어지는 상태
- 반려견에게 가장 흔하고 일반적인 형태의 신부전을 만성 신장 질환(Chronic kidney disease, CKD)이라고 함

### ■ 신장 질환의 원인

- 나이
  - 개에서 신장 문제가 발생할 확률은 10세~15세 사이에 두 배가 됨
- 음식
  - 인, 나트륨 및 단백질 함량이 높은 반려견용 사료는 CKD의 진행을 가속화 할 수 있음
- 품종
  - 일부 품종은 특정 신장 질환이 더 많이 발병

### ■ 신장 질환의 진단 방법

- 갈증과 배뇨 증가
- 식욕 감소
- 체중 감소
- 입 냄새와 구내염
- 쇠약
- 구토와 설사

### ■ 신장 질환의 분류

- 급성 신장 질환: 급성 신장 장애의 원인
  - 혈액 손실
  - 쇼크
  - 수술 스트레스
  - 외상
  - 심한 탈수
  - 독소
  - 약물
  - 요로 폐색

- 감염

• 만성 신장 질환: 만성 신장 질환의 원인
  - 품종 및 유전적 소인
  - 영양학적 요소 및 면역계 결함
  - 만성 신장 질환은 진행성이며 비가역적

■ 처방식 사료의 효과

• 단백질, 인, 나트륨 수준을 낮춤으로써 질병을 관리
• 인의 수준을 낮추는 것은 증상의 악화와 신장 손상의 진행을 늦추는 데 특히 중요
• 단백질의 수준을 낮추면 정상적인 산-염기 수준을 회복하는 데 도움

### ⑤ 소화기계 질환 관리식

■ 소화기계 질환의 원인

• 소화기계 장애(위장관계 장애)는 적절한 소화를 막거나 음식물이 소화기계를 통과하는 속도를 바꿔버리는 모든 질환이나 상태를 의미
• 반려견의 소화 문제는 동물병원에 방문하는 가장 일반적인 이유 중 하나
• 식이 감수성
  - 개의 신체가 잘 견디지 못하는 음식 재료에 대한 반응
  - 식이 역반응(Adverse Food Reaction, AFT)이라고도 알려져 있음
  - 면역 매개성이거나 비면역 매개성 반응일 수 있음
  - 식이 감수성은 반려견마다 다르지만 대부분의 경우에는 쇠고기, 닭고기, 유제품 또는 밀과 같이 과거에 노출됐던 성분을 포함
• 스트레스
  - 사람과 마찬가지로, 일부 반려견은 변화에 더 민감
  - 반려견에게 스트레스를 유발하는 요인에는 많은 종류가 있음
  - 만성 스트레스, 또는 단기간 스트레스의 빈발은 소화 장애를 포함한 다양한 부정적 반응을 일으킬 수 있음
  - 일반적인 반려견의 스트레스 유발 인자
  - 일상 생활의 변화(새로운 사람, 장소 또는 물건, 새 아기, 손님, 가사 시간 변경에 대한 노출)
  - 불꽃 놀이 또는 뇌우와 같은 시끄러운 소리

- 주변 환경의 변화(새로운 집으로 이사하거나 휴가 여행)
- 개인적인 공간의 침입(쉬는 중 방해, 또는 너무 많은 포옹과 키스)
- 가족 구성원과 분리(분리 불안 형성)
- 위, 소장 또는 대장의 염증 및 자극(위염)
- 췌장의 염증 또는 불충분한 소화효소
- 장관의 과도한 세균 번식

▪ 소화기계 질환의 진단 방법

- 구토
- 설사 또는 연변
- 식욕의 변화
- 고창증
- 위에서 콸콸거리는 소리
- 변비
- 갑작스런 운동성 저하나 우울증

▪ 처방식 사료의 효과

- 유단백질과 같은 진정 성분은 스트레스를 받은 반려견을 진정시키는 데 도움을 줄 수 있음
- 소화율이 높은 성분으로 만들어져 있음

## 2. 용품

동물병원에서는 다양한 물품들이 사용되고 판매되고 있기 때문에 동물병원 내 필요한 물품은 부족하지 않도록 원활히 공급되어야 한다. 재고량이 너무 많거나 유효기간 경과로 인해 폐기되는 물품이 없도록 적정수준으로 관리가 필수이다. 계절별, 요일별, 각종 이벤트 등의 요소를 감안하여 물품이 부족하거나 유효기간이 경과하는 일이 없도록 관리해야 한다.

### 1) 소품

반려동물용 소품은 진료나 입원 과정에서 동물의 안전 확보, 불안 완화, 생활 편의 제공을 목적으로 사용된다. 넥칼라, 입마개, 리드줄, 전용 담요, 쿠션 등은 자해 방지 또는 정서적 안정에 도움이 되며, 특히 입원 중에는 환자 전용 소품을 사용해 위생과 감염관리를 동시에 고려해야 한다.

보호자에게 대여하거나 판매되는 경우가 많으므로 사용법과 세척 방법, 교체 주기에 대한 정확한 안내가 필요하다.

이 외에도 동물의 일상생활을 지원하는 물품들이 포함되며, 예를 들어 이동장, 배변판 및 패드, 울타리, 식기, 캣타워, 고양이 모래 등이 있다. 이러한 생활용 소품은 병원 환경에서 동물이 보다 편안하고 청결하게 지낼 수 있도록 도와주는 중요한 요소이다.

### 2) 의류

반려동물용 의류는 동물의 몸에 직접 착용되어 신체 보호 및 체온 유지 등의 목적을 수행하는 물품이다. 대표적인 예로는 수술 후 상처 부위를 보호하는 수술복과 보호복, 겨울철 체온 유지를 위한 방한복이 있으며, 외부 자극이나 스크래칭으로부터 피부를 보호하는 데에도 사용된다.

최근에는 방오(防汚) 기능성 원단이나 항알레르기 소재가 적용된 제품도 있으며, 사이즈 선택과 착용 시간에 따라 환자에게 불편함이나 스트레스를 유발하지 않도록 주의가 필요하다. 의류는 한 동물에게만 사용하는 것이 원칙이며, 사용 후에는 반드시 세척하여 위생적으로 보관·관리해야 한다.

### 3) 청결용품

청결용품은 환자의 신체 청결 및 병원 환경을 위생적으로 유지하기 위한 물품을 포함한다. 샴푸, 귀세정제, 항균 티슈, 발 세정제, 구강 스프레이 등은 직접적으로 반려동물에게 사용하는 품목이며, 이를 통해 감염 예방과 위생 유지를 도모할 수 있다. 특히 목욕이 필요한 경우에는 동물의 피부 상태에 따라 약용 샴푸나 보습제를 구분하여 사용하는 것이 중요하다. 청결용품은 단순한 위생 관리 외에도 병원 이미지와 보호자의 만족도에 영향을 미치는 요소이므로, 제품의 선택과 사용법에 대한 숙지가 필요하다.

### 4) 의약외품

의약외품은 의약품은 아니지만 동물의 건강관리에 도움을 주는 제품으로, 병원에서는 진료 보조나 관리 목적 외에도 보호자에게 판매되는 경우가 많다. 주요 품목에는 진드기나 벼룩을 예방하는 피부 부착형 패치, 소독용 스프레이, 치석 예방용 구강 세정제, 피부 진정 겔, 발바닥 보호제 등이 있다. 사용 시에는 의약품과 혼동하지 않도록 안내해야 하며, 제품에 따라 효과 지속 시간, 주의사항, 금기사항이 다를 수 있으므로 보호자 교육이 동반되어야 한다. 일부 의약외품은 병원 내부 보관 시에도 적절한 온도와 습도 조건을 유지해야 하며, 유통기한 관리 또한 중요하다.

## 3. 의료소모품

의료소모품의 관리는 단순한 비축이 아닌, 환자 안전과 감염 예방을 위한 핵심적인 업무이다. 특히 백신, 주사제, 수액제 등 약물은 유효기간이 지나거나 보관 상태가 적절치 않을 경우 약효 저하나 부작용 위험이 발생할 수 있다. 따라서 모든 의약품과 멸균 제품, 의약외품에는 입고일과 개봉일을 기록하고, 선입선출(FIFO) 원칙에 따라 사용 순서를 철저히 관리해야 한다.

유효기간이 임박한 제품은 별도 구역에 보관하여 우선 소진되도록 하고, 만료된 물품은 즉시 폐기 후 기록으로 남긴다. 이러한 일상적인 관리 과정 하나하나가 병원의 품질과 환자의 생명을 지키는 기본이 되며, 동물보건사는 이러한 관리의 최전선에서 책임을 다해야 한다.

### (1) 소모성 약물류

각 약물군은 사용 전 반드시 보관 조건과 유효기간을 확인하고, 개봉 후에는 기한 내 사용해야 하며 멸균 상태를 유지해야 한다. 백신, 수액제, 주사제, 외용제 등은 각각의 특성에 따라 보관 온도나 혼합 방법, 투여 방법이 상이하므로 정확한 약물 지식이 요구된다.

특히 보호자에게 제공되는 경구제나 외용제는 복용법, 투약 시 주의사항, 복약지도서 작성 등을 포함한 정확한 설명이 동반되어야 하며, 재투약 가능 여부도 사전에 검토되어야 한다. 이는 단순한 투약 보조를 넘어 동물보건사로서의 전문성을 드러내는 중요한 역할이다.

#### 1) 수액제제(Injectable Fluids)

수액은 탈수 보정, 전해질 조절, 약물 희석, 수술 전후 유지 등에 사용되며 목적과 조성에 따라 다음과 같이 분류된다.

① 당류 수액(Dextrose solution)

- 포도당 5%, 10%, 50% 등으로 구성되며, 저혈당 교정 또는 칼로리 보충에 사용됨
- 고농도 사용 시 정맥염 위험 있으므로 중심정맥 또는 희석 필요

그림 당류 수액

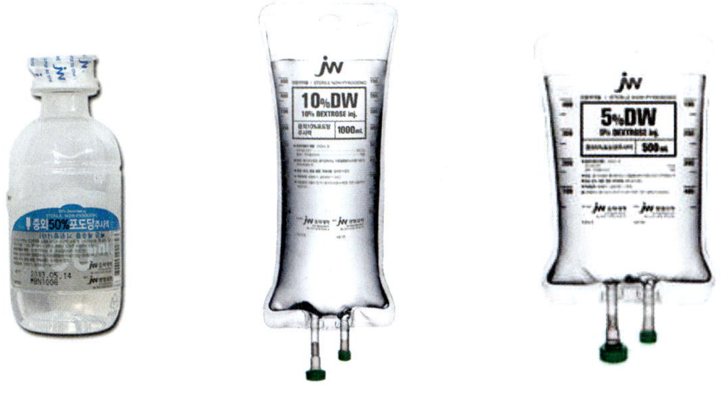


② 전해질 수액

- LRS(Lactated Ringer's Solution), 0.9% 생리식염수, 아세트산 링거 등
- 전해질 균형 유지 및 탈수 교정에 활용됨

그림 전해질 수액

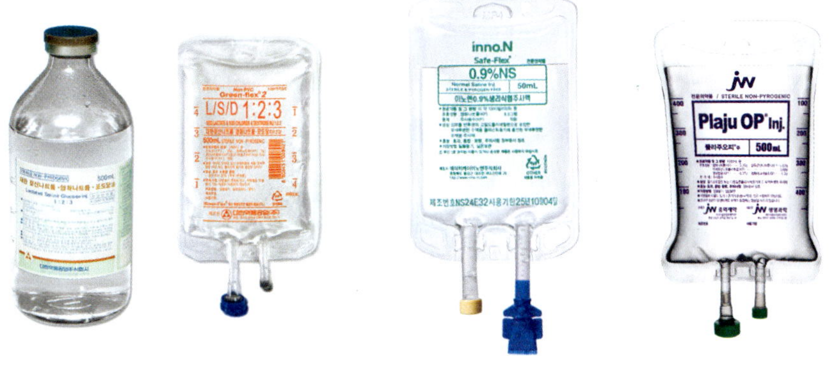


③ **복합 수액:** 당류와 전해질이 혼합된 제품으로, 수술 후 유지용 또는 경증 탈수 시 널리 사용됨(예: 5% D/S, D/L)

그림 복합 수액

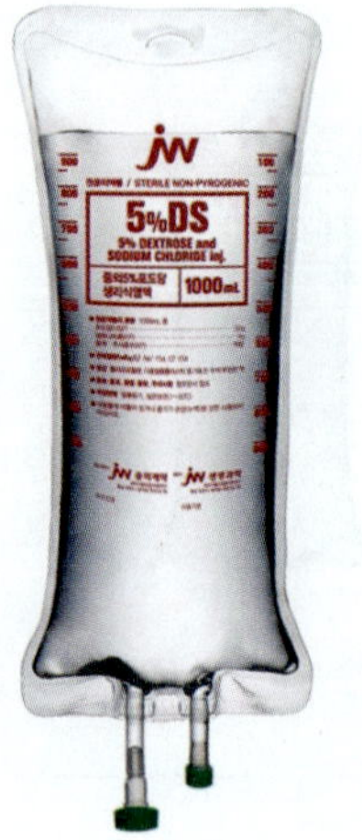


④ 용해제 및 희석제

- Sterile Water, Saline for Injection 등
- 주사제 희석이나 약물 용해 시 사용되며, 무균 상태 유지가 중요함

그림 용해제 및 희석제

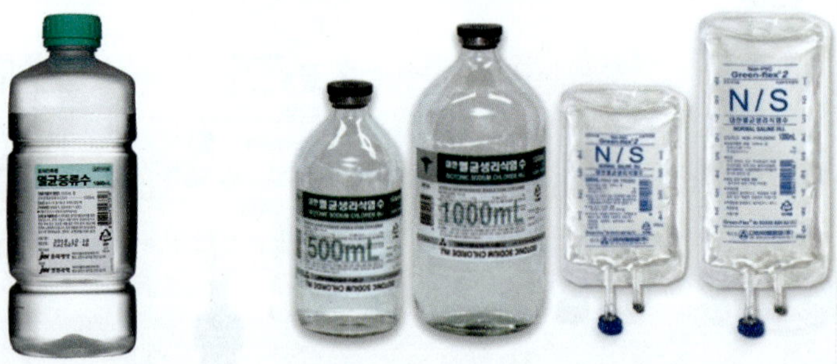


### 2) 주사제(Injectable Medications)

주사제는 약리 효과에 따라 분류되며, 일반적으로 정맥(intravenous, IV), 근육(intramuscular, IM), 피하(subcutaneous, SC) 또는 관절 내(intra-articular, IA)로 투여된다. 동물병원에서는 진료 목적에 따라 다양한 주사제가 사용되며, 사용 시 정확한 용량, 투여 경로, 작용 시간, 금기사항 등을 숙지

해야 한다. 주요 약물 범주는 다음과 같다.

① **항생제**(Antibiotics)

- 세팔로스포린계(Cephalosporins), 페니실린계(Penicillins), 퀴놀론계(Fluoroquinolones), 아미노글리코사이드계(Aminoglycosides) 등
- 감염 질환 치료에 사용되며, 투여 간격과 약물 간 상호작용, 내성 발생 가능성에 유의해야 함

② **소염제**(Anti-inflammatory Drugs)

- 스테로이드계(Steroidal anti-inflammatory drugs, e.g., Dexamethasone) 및 비스테로이드성 소염제(NSAIDs, e.g., Meloxicam)
- 통증 및 염증 완화에 사용되며, 장기간 사용 시 위장관 장애, 면역 억제 등 부작용을 고려해야 함

③ **진통제 및 마취제**(Analgesics and Anesthetics)

- 부토파놀(Butorphanol), 메데토미딘(Medetomidine), 케타민(Ketamine), 프로포폴(Propofol) 등
- 마취 유도 및 통증 조절에 사용되며, 마취 전후에는 반드시 활력징후 모니터링이 병행되어야 함

④ **항히스타민제 및 진정제**(Antihistamines and Tranquilizers)

- 아트로핀(Atropine), 디펜히드라민(Diphenhydramine), 진정제(예: 아세프로마진/Acepromazine) 등이 포함되며, 쇼크 예방, 진정 또는 항구토 목적에 사용됨
- 일부 약물은 호흡 억제나 혈압 저하를 유발할 수 있으므로 주의가 필요함

⑤ **호르몬제**(Hormonal Agents)

- 옥시토신(Oxytocin), 인슐린(Insulin), 갑상선 호르몬 제제(Thyroid hormones, e.g., Levothyroxine) 등으로 구성되며, 주로 대사질환 조절, 혈당 관리, 번식 보조 목적으로 사용됨
- 특히 인슐린은 제형별 작용 시간이 다르므로 투여 시 주의가 필요함

⑥ **항경련제**(Anticonvulsants)

- 디아제팜(Diazepam), 페노바르비탈(Phenobarbital) 등이 대표적이며, 발작 발생 시 응급으로 투

여됨

- 장기 사용 시 간 기능 및 약물 농도 모니터링이 요구됨

⑦ **심장약물**(Cardiovascular Drugs)

- 도파민(Dopamine), 도부타민(Dobutamine), 아트로핀(Atropine) 등은 심박수 조절, 혈압 유지, 심박출량 증가 등에 사용되며, 쇼크 상태나 심인성 저혈압 환자에게 투여됨
- 정맥 주입 속도와 심전도 모니터링이 중요함

⑧ **이뇨제**(Diuretics): 푸로세미드(Furosemide) 등은 심부전이나 폐수종 환자에서 수분 제거를 위해 사용되며, 전해질 불균형이나 탈수 발생에 주의해야 함

⑨ **항구토제**(Antiemetics)

- 메토클로프라미드(Metoclopramide), 마로피탄(Maropitant, 상품명: Cerenia) 등이 있으며, 구토 증상의 완화 및 항구토 목적의 보조요법으로 사용됨
- 일부 약물은 진정 작용이나 위장관 운동 증가 효과도 함께 나타남

⑩ **항응고제**(Anticoagulants): 헤파린(Heparin) 등은 혈전 예방, 중심정맥관 유지 관리 등에 사용되며, 출혈 위험이 있는 환자에게는 투여 전 신중한 평가가 필요함

### 3) 경구제(Oral Medications)

경구제는 장기 관리 및 보호자 자가 투약이 가능한 제형으로, 다음과 같은 범주로 나뉜다.

① **항생제**(Antibiotics)

- 아목시실린(Amoxicillin), 독시사이클린(Doxycycline) 등
- 캡슐, 정제, 시럽형으로 제공되며, 호흡기 감염, 피부병, 요로감염 등 다양한 감염 질환 치료에 사용됨

② **소염진통제**(Anti-inflammatory and Analgesic Drugs)

- 카르프로펜(Carprofen), 프레드니솔론(Prednisolone) 등
- 일반적으로 급성 통증이나 만성 염증 치료에 사용되며, 스테로이드제와 비스테로이드성 소염제로 구분됨

③ 심장약 및 이뇨제(Cardiovascular Drugs and Diuretics)

- 피모벤단(Pimobendan), 푸로세미드(Furosemide) 등
- 주로 심장질환 환자나 폐수종 등 체액 과다 상태의 환자에게 사용됨

④ 항불안 및 신경계 약물(Anxiolytics and Neuromodulators)

- 플루옥세틴(Fluoxetine), 가바펜틴(Gabapentin) 등
- 불안, 공격성, 분리불안, 신경통 등 행동 및 신경 증상 조절에 사용됨

⑤ 구충제 및 항기생충제(Anthelmintics and Parasiticides)

- 펜벤다졸(Fenbendazole), 밀베마이신(Milbemycin) 등
- 회충, 편충, 조충, 심장사상충 등 내부 기생충에 대한 치료 및 예방 목적으로 사용됨

#### 4) 외용제(Topical Agents)

외용제는 피부, 귀, 눈, 구강 등의 국소부위에 직접 적용되는 제제로, 다음과 같이 나뉜다.

① 피부용 연고 및 스프레이

- 항생제 연고, 진정 연고, 방부 스프레이 등
- 상처 보호와 감염 예방에 사용됨

② 귀세정제 및 점이제

- 외이염 치료 및 귀 청소용
- 항진균·항생제 성분 포함 제품도 있음

③ 안약 및 안연고

- 항생제, 인공눈물, 항염증 안약 등
- 사용 전 흔들기, 개봉 후 사용기한 관리 필수

④ 구강 스프레이 및 세정제

- 치석 예방, 구취 개선용
- 보호자 자가관리용으로 판매되기도 함

### 5) 백신(Vaccines)

백신은 반려동물의 건강을 지키는 가장 기본적이고 효과적인 예방 수단이며, 감염병의 발생을 줄이고 공중보건을 지키는 데 중요한 역할을 한다. 동물의 생활환경, 건강상태, 감염 위험도 등을 고려해 접종 여부를 결정하게 된다.

#### ① Canine vaccines

- 종합백신(DHPPL)은 디스템퍼(Distemper), 전염성 간염(hepatitis, adenovirus), 파보바이러스(Parvovirus), 파라인플루엔자(Parainfluenza), 렙토스피라(Leptospira)를 예방하는 백신으로, 대부분의 병원에서 생후 6-8주령부터 3-4주 간격으로 기초접종을 실시하고, 이후 주기적으로 추가 접종을 진행한다.
- 광견병(Rabies)백신은 법적으로 지정된 필수백신으로, 보건소나 지자체에서 무료 접종을 시행하기도 하며, 일반적으로 생후 3개월 이후 접종하고 매년 혹은 3년마다 추가 접종이 이루어진다.
- 선택적 백신으로는 켄넬코프(Kennel Cough)와 코로나바이러스(Canine coronavirus)가 있다. 켄넬코프 백신은 미용, 호텔링, 훈련 등 외부 시설 이용이 많은 개체에게 권장되고 있다.

#### ② Feline vaccines

- 종합백신(FVRCP)은 고양이 허피스바이러스성 비기관염(Feline Viral Rhinotracheitis), 칼리시바이러스(Calicivirus), 범백혈구감소증(Panleukopenia)을 포함하며, 생후 8주령부터 3-4주 간격으로 2-3회 접종하고, 이후 매년 또는 3년 주기로 부스터 접종을 한다.
- 광견병 백신(Rabies)은 국내에서는 고양이에게도 권장되는 백신이며, 특히 실외 활동이 많은 고양이나 다묘가정에서는 필수적으로 접종하는 것이 바람직하다.
- 선택적 백신으로는 고양이 백혈병(FeLV, Feline leukemia virus) 백신이 있으며, 실외 생활을 하거나 다묘 환경에서 감염 위험이 높은 고양이에게 권장된다. 그 외 면역결핍바이러스(FIV) 백신과 전염성 복막염(FIP) 백신은 국내에서는 사용이 드물며, 수의사의 판단에 따라 개별적으로 고려된다.

#### ③ 백신의 보관 및 사용 시 주의사항

백신은 일반적으로 2~8°C의 냉장 상태에서 보관해야 하며, 절대 동결해서는 안 된다. 냉장고에는 온도계를 설치하여 적정 온도 유지를 확인하는 것이 바람직하다.

혼합백신은 일반적으로 분말제와 용제를 함께 제공하며, 희석 후 가능한 한 빠른 시간 내에 접종해야 한다. 일부 백신은 사용 전 흔들지 않아야 하는 경우도 있으므로, 반드시 제품 라벨과 사용 지침서를 확인해야 한다.

접종 시에는 백신명, 제조번호, 유효기간 등을 정확히 기록하고, 접종 부위와 접종 후 반응 관찰도 필수적이다. 보호자에게는 접종 후 예상되는 경미한 증상(식욕 저하, 미열, 무기력 등)과 드물게 발생할 수 있는 아나필락시스 반응에 대해 안내하고, 이상 반응 발생 시 즉시 병원에 연락하도록 교육해야 한다.

### 6) 흡입제(Inhalation Agents)

흡입제는 주로 호흡기 질환 치료 또는 마취 유도 및 유지를 목적으로 사용된다. 치료 목적에 따라 마취 흡입제(inhalation anesthetics)와 호흡기 치료제(respiratory therapeutics via nebulization)로 나뉘며, 각각의 투여 방법과 관리 기준이 상이하다.

목적에 따라 분류된 흡입제는 투여 경로는 다르지만, 모두 정밀한 기기 조작과 환자에 대한 지속적인 모니터링이 요구되는 치료 방법이다. 특히 흡입 마취는 전신 마취의 핵심 요소 중 하나로, 동물보건사는 마취 심도 평가, 환자 자세 유지, 기구 세척 및 점검까지 포함한 포괄적인 관리를 수행해야 한다.

#### ① 마취 흡입제(Inhalation anesthetics)

대표적으로 이소플루란(Isoflurane), 세보플루란(Sevoflurane) 등이 있으며, 마취기계를 통해 기화기를 거쳐 환자에게 투여된다. 흡입마취제는 작용 발현이 빠르고, 깊이 조절이 용이하다는 장점이 있으나, 기화기(vaporizer)의 정확한 설정, 산소 공급 장치 및 호흡 회로의 점검, 병원 내 환기 시스템 관리가 필수적으로 수반되어야 한다. 마취실 내 가스 누출 여부를 정기적으로 점검하고, 흡입가스 제거장치를 함께 사용하는 것이 바람직하다.

#### ② 호흡기 치료제(Nebulized respiratory medications)

기관지염, 폐렴, 천식성 호흡기 질환 등을 치료할 목적으로 네불라이저(nebulizer) 또는 에어로졸 흡입기를 통해 투여되는 약물이다. 네불화 항생제(예: 겐타마이신, Genta micin), 진해제(예: 살부타몰, Salbutamol) 등이 주로 사용된다. 치료 중에는 환자의 흡입 반응, 스트레스 정도, 기도 반응성을 관찰하며, 흡입 시간과 약물 희석 비율 등을 수의사의 지시에 따라 정확히 조정해야 한다.

### (2) 주사기 및 주사침

주사기와 주사침은 동물병원에서 약물 주입, 채혈, 수액 준비, 마취 유도 등 다양한 처치에 필수적으로 사용되는 기본 소모품이다. 이들은 용량, 규격, 구조에 따라 다양한 종류가 있으며, 그 사용 목적과 환자의 크기, 투여 경로에 따라 적절히 선택해야 한다.

#### 1) 주사기

주사기(Syringe)는 용량에 따라 인슐린 전용 주사기(0.3mL, 0.5mL 등 소용량)를 비롯해 1mL, 2mL, 3mL, 5mL, 10mL, 20mL, 30mL, 50mL, 100mL 등으로 세분화되어 있다.

- 1~3mL 주사기: 일반적인 백신 접종이나 피하주사에 사용됨
- 5~20mL 주사기: 근육주사 또는 희석된 약물 투여에 적합함
- 30~100mL 주사기: 주로 수액 희석, 튜브를 통한 경관 급여, 흡입 세척 등에 사용됨

* 인슐린 전용 주사기의 경우, 팁이 고정되어 바늘이 분리되지 않는 일체형으로 되어 있는 경우도 있으며, 이때는 바늘의 교체가 불가능하다. 특히 눈금 단위가 정밀하게 나뉘어 있어, 소형 동물에게 인슐린이나 진정제 같은 극소량 약물을 투여할 때 매우 유용하다.

**그림** 인슐린 주사기

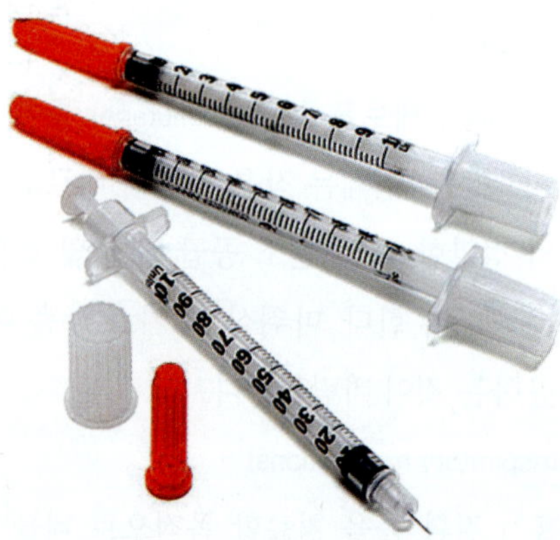

- 주사기의 구성요소(Components of a Syringe)

주사기는 약물의 정량 투여, 채혈, 수액 준비 등 다양한 수의학적 처치에 사용되는 기본 기구로, 정밀성, 멸균성, 안전성을 모두 충족해야 한다. 일반적인 1회용 주사기는 아래와 같은 3가지 주요 구성 요소로 이루어져 있으며, 각 부분의 기능을 정확히 이해하고 활용하는 것이 중요하다.

그림 주사기의 구성요소

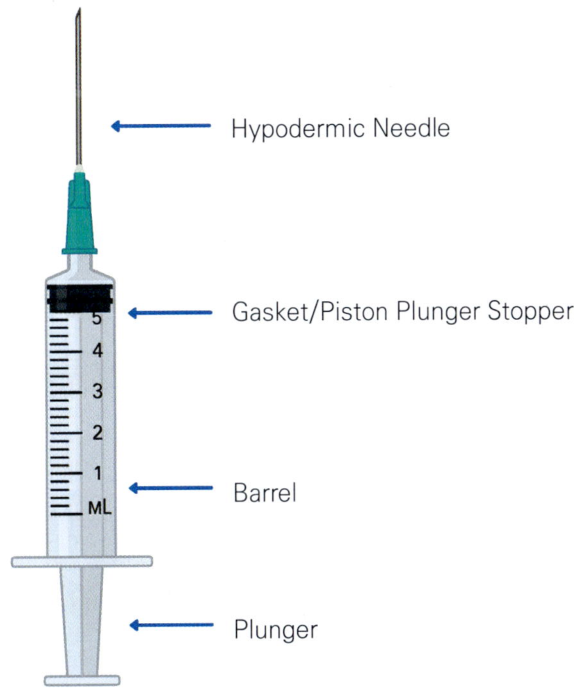


- 배럴(Barrel): 배럴은 주사기의 본체로, 투명한 실린더 형태로 되어 있으며, 약물의 흡입과 주입이 이루어지는 공간이다. 측면에는 mL(또는 cc) 단위의 눈금이 표시되어 있어, 약물의 정확한 용량을 측정할 수 있다. 일반적으로 폴리프로필렌(Polypropylene) 소재로 만들어져 약물과의 화학적 반응이 적고, 멸균 상태로 포장되어 제공된다.
- 플런저(Plunger): 플런저는 배럴 내부에 삽입되어 위아래로 움직이는 밀대 구조물로, 약물을 흡입하거나 배출하는 역할을 한다. 플런저 끝에는 고무 패킹(고무 피스톤, rubber gasket)이 장착되어 있어, 내부 압력을 조절하고 약물이 새는 것을 방지한다. 플런저를 천천히 밀거나 당기면서 약물의 주입 속도나 흡입 정도를 세밀하게 조절할 수 있다.
- 팁(Tip): 팁은 배럴의 앞단에 위치하며, 주사침(needle)이 연결되는 부분이다. 팁의 구조에 따라 주사기의 종류가 나뉘며, 약물의 정확성과 안전성에 큰 영향을 준다.

**그림** 주사기 팁의 종류

- **루어슬립 팁(Luer Slip Tip):** 단순한 원추형으로, 주사침을 밀어 넣어 마찰력으로 고정하는 방식

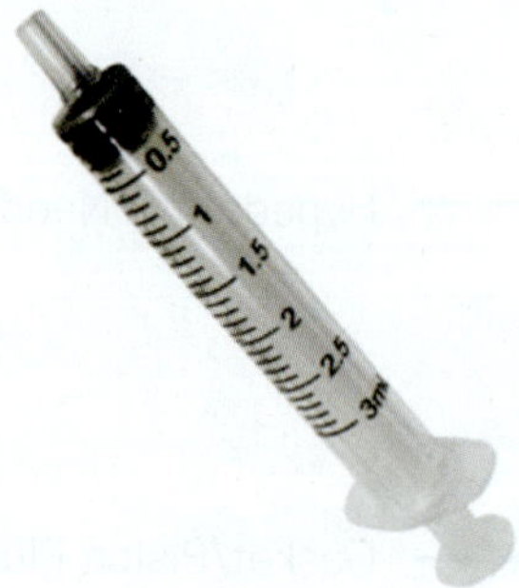

- **루어락 팁(Luer Lock Tip):** 나사형 구조로, 주사침을 돌려서 고정하는 방식. 고정력이 뛰어나 정맥 주사나 고압 주입 시 사용됨

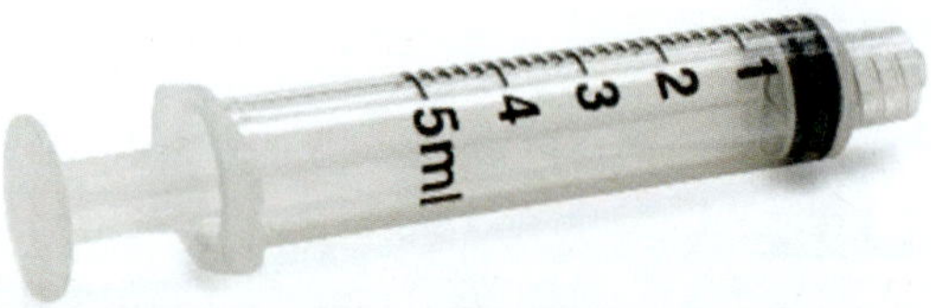


2) 주사침

주사침(Needle)은 게이지(gauge, 굵기)와 길이(length)에 따라 구분되며, 대표적으로 18G, 20G, 21G, 22G, 23G, 25G, 26G, 27G 등이 사용된다.

- 굵은 바늘(18~20G): 수액 연결 또는 점도 높은 약물 주입 시 사용됨
- 가느다란 바늘(25~27G): 피하접종이나 어린 동물의 접종 등에 적합함

바늘의 길이도 ½인치에서 1½인치까지 다양하며, 근육주사와 피하주사에 따라 적절한 길이를 선택해야 한다.

그림 주사기 침의 종류

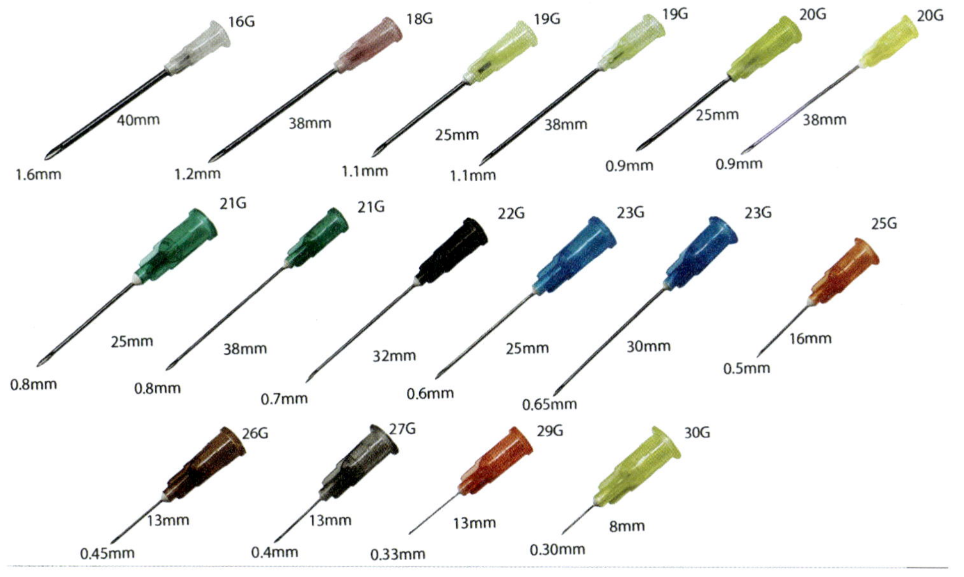


주사기와 주사침은 멸균 포장 상태로 낱개 또는 대용량 상자로 공급되며, 병원에서는 규격별 재고량을 별도로 관리해야 한다. 특히 상자 단위로 대량 구매한 경우, 유통기한(expiration date)과 포장재 파손 여부를 반드시 확인해야 하며, 멸균 손상이 의심되는 제품은 사용하지 않아야 한다.

주사기의 사용 전후에는 제품의 이물질 유무 확인, 연결 부위 밀착도 점검, 단일 사용 후 폐기가 원칙이다. 사용 후 주사침은 즉시 안전용 폐기통에 버리고, 주사기 또한 내용물 여부와 관계없이 재사용하지 않는다. 이러한 기초적인 관리가 감염 예방과 처치 안전을 지키는 기본 수칙이며, 동물보건사에게는 이를 숙지하고 약물별 적정 주사기 선택, 주사침 크기 조절, 폐기 규정 준수 등의 실무 능력이 요구된다.

### (3) 수술용 바늘 및 봉합사

수술용 바늘과 봉합사는 외과적 처치 후 조직을 연결하고 지혈을 돕기 위한 필수 소모품으로, 동물의 회복과 감염 예방에 직접적인 영향을 미치는 고위험성 재료이다. 이러한 소모품은 사용 후 반드시 재고를 점검하고, 소진된 품목은 신속하게 보충함으로써 다음 수술의 준비 상태를 항상 유지해야 한다.

### 1) 수술용 바늘

수술용 바늘(Surgical Needle)은 구조와 단면 형태에 따라 구분된다. 바늘은 일반적으로 반원형(curved)이며, 조직 종류에 따라 다양한 종류가 선택된다.

① **절단형 바늘**(cutting needle): 피부와 같이 밀도가 높은 조직을 봉합할 때 사용되며, 바늘 끝이 예리하여 조직을 절개하며 들어간다.

② **역절단형**(reverse cutting): 절단면이 바늘 바깥쪽에 위치해, 봉합 시 조직이 잘 찢어지지 않는 장점이 있다.

③ **원형 바늘**(tapered needle): 점막, 혈관, 지방조직처럼 섬세하거나 연한 조직에 사용되며, 바늘 끝이 뾰족하지만 날카롭지 않다.

### 2) 봉합사

봉합사(Suture material)는 소재, 흡수 여부, 굵기, 코팅 유무 등에 따라 다양하게 분류된다.

① **흡수성 봉합사**(absorbable suture): 일정 시간이 지나면 체내 효소나 수분에 의해 분해되며, 내부 장기나 피하조직에 사용된다. 대표적으로 Vicryl(Polyglactin 910), Monocryl, PDS(Polydioxanone) 등이 있다.

② **비흡수성 봉합사**(non-absorbable suture): 체내에서 분해되지 않으며, 주로 피부 봉합, 혈관 결찰, 장기 고정 등에 사용된다. 대표적으로 Nylon, Silk, Prolene(Polypropylene) 등이 있다.

또한, 봉합사는 바늘과 실이 하나로 붙어 있는 니들드(needled) 형태와, 따로 바늘을 꿰는 비니들드(eyed) 형태로 나뉜다. 동물병원에서는 감염 예방과 시간 단축을 위해 대부분 니들드 제품이 사용된다.

봉합사의 굵기는 USP(United States Pharmacopeia) 규격에 따라 숫자로 표기되며, 일반적으로 숫자가 클수록 실은 가늘어진다. 예를 들어, 4-0(0000)봉합사는 피부나 안과수술에, 2-0 또는 0은 복부나 근육층에 주로 사용된다.

수술이 끝난 후에는 반드시 사용한 바늘과 봉합사의 수량을 점검해야 하며, 각 규격별 재고 상태를 기록하고 다음 수술 전까지 필요한 수량을 보충한다. 멸균 포장 상태에서 제공되므로, 유효기간과 포장 파손 여부를 함께 확인해야 한다. 수술 중 포장지 손상이나 이물 발견 시에는 절대로 사용하지 않고 폐기한다.

또한, 봉합사 종류와 사용 위치는 반드시 수술기록지에 기재해야 하며, 동종의 봉합사를 사용할 경우에도 흡수성·비흡수성 여부 및 실의 종류를 수의사의 처방에 따라 정확히 선택해야 한다. 동물보건사는 수술 중 바늘 교체, 봉합사 재제공, 이물 관리 등 봉합 보조 업무를 능숙하게 수행할 수 있어야 하며, 수술 후 재고보충과 관리도 주요 업무 중 하나로 포함된다.

### (4) 수액 용품(Fluid Therapy Supplies)

수액 용품은 환자에게 정맥주사(IV)를 통해 수액, 약물, 영양분 등을 안정적으로 공급하거나 혈액을 채취하고, 정맥 내 접근을 유지하기 위해 사용되는 의료소모품이다. 응급상황, 수술 전후, 탈수 교정, 진단 목적 등 다양한 상황에서 활용되며, 종류별로 특성과 사용법을 이해하고 있어야 한다.

#### 1) IV 카테터(Intravenous Catheter)

정맥을 통해 약물이나 수액을 지속적으로 주입하기 위해 삽입하는 장치로, 탈수 교정, 수술 후 관리, 응급 상황 등에서 광범위하게 사용된다. 일반적으로 게이지(G) 숫자가 작을수록 굵은 카테터로, 대형견이나 빠른 수액 주입이 필요한 환자에게는 18G 또는 20G, 고양이나 소형견에게는 22G 이하의 카테터를 사용한다. 삽입 시에는 해당 정맥 부위의 소독을 철저히 하고, 고정 후에는 압박이나 꺾임이 없도록 주의해야 한다.

#### 2) 나비침(Butterfly Needle/Winged Infusion Set)

짧은 시간 동안 수액을 투여하거나 채혈할 때 사용하는 바늘로, 양쪽 날개(wings)가 있어 고정이 용이하다. 정맥이 얇거나 움직임이 많은 환자, 특히 소형견이나 고양이에게 적합하다. 장시간 유지 시에는 정맥염의 위험이 있어 적절한 사용 시간과 고정 상태를 자주 점검해야 한다.

**그림** Butterfly Needle

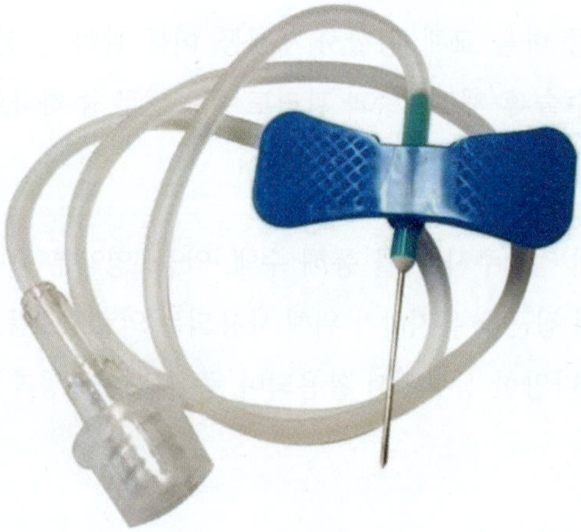

**그림** 나비침 연결

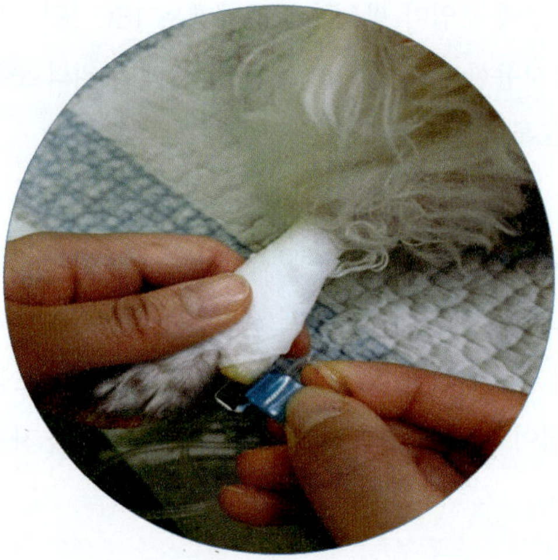

### 3) 헤파린캡(Injection Cap/Heparin Lock)

헤파린캡은 IV 카테터와 수액세트 또는 주사기 사이에 연결되어 약물 주입이나 혈액 채취를 무침 방식으로 수행할 수 있게 해주는 장치이다. 감염 예방과 카테터 유지에 효과적이며, 사용 시에는 내부에 생리식염수나 헤파린 희석액을 주기적으로 주입해 막힘을 방지해야 한다. 연결 시에는 반드시 알코올 솜으로 닦아낸 후 연결하는 습관이 필요하다.

그림 헤파린캡

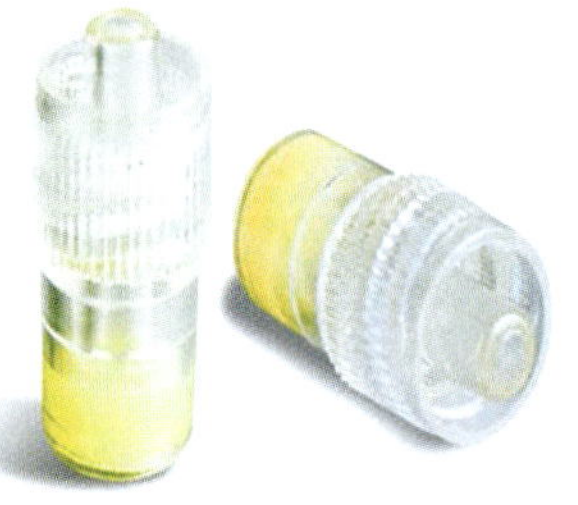

4) 수액세트(IV Administration Set)

수액세트는 수액팩 또는 수액병과 IV 카테터를 연결해, 약물 또는 수액이 환자의 정맥으로 안정적이고 일정한 속도로 주입되도록 해주는 기본 장비이다. 수액세트의 구성과 작동 방식은 처치의 정확성과 환자의 안전에 직접적인 영향을 미치므로, 각 구성 요소의 기능을 정확히 이해하고 상황에 맞는 제품을 선택하는 것이 중요하다.

① 구성 요소 및 기능

- 점적통(Drip chamber)
- 수액의 점적 속도를 눈으로 확인할 수 있도록 돕는 투명 챔버
- 수액 흐름 조절의 기준이 되며, 기포 유입 여부도 관찰 가능

그림 수액세트

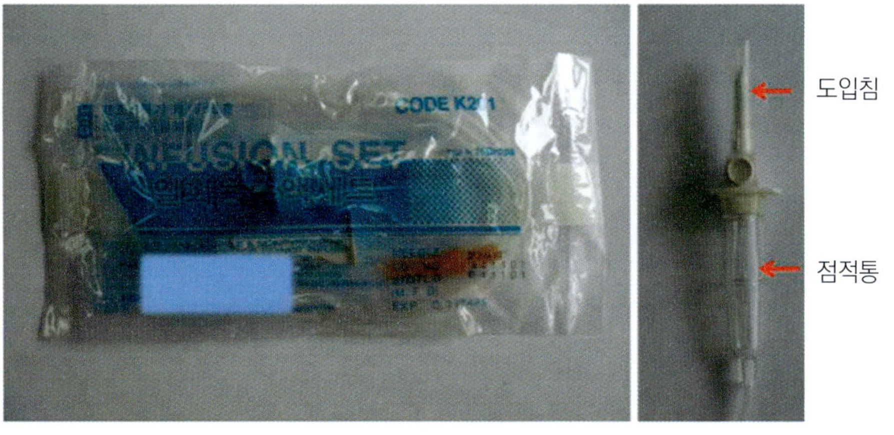

• 유량 조절 클램프(Roller clamp)

- 바퀴를 돌려 튜브를 눌러 유속을 미세하게 조절
- 일부 세트에는 슬라이드 클램프도 함께 부착되어 수액 일시 차단 가능

• Y-포트(Y-site port)

- 주사기 또는 주입기구를 연결하여 수액 주입 중 약물을 추가로 투여 가능
- 멸균 상태로 유지되어야 하며, 필요시 알코올 솜 소독 후 사용

• 튜브 본체(Flexible tubing)

- PVC 또는 무독성 소재로 제작되어, 수액이 연결 부위부터 말단까지 도달하는 경로
- 길이와 내경에 따라 유속과 저항이 달라지므로, 치료 목적에 따라 적절한 사양을 선택

• 말단 연결부(End connector): IV 카테터 또는 연장튜브에 연결되는 부위로, 루어락(Luer lock) 또는 루어슬립(Luer slip) 방식이 있음

**그림** 수액세트 구성요소

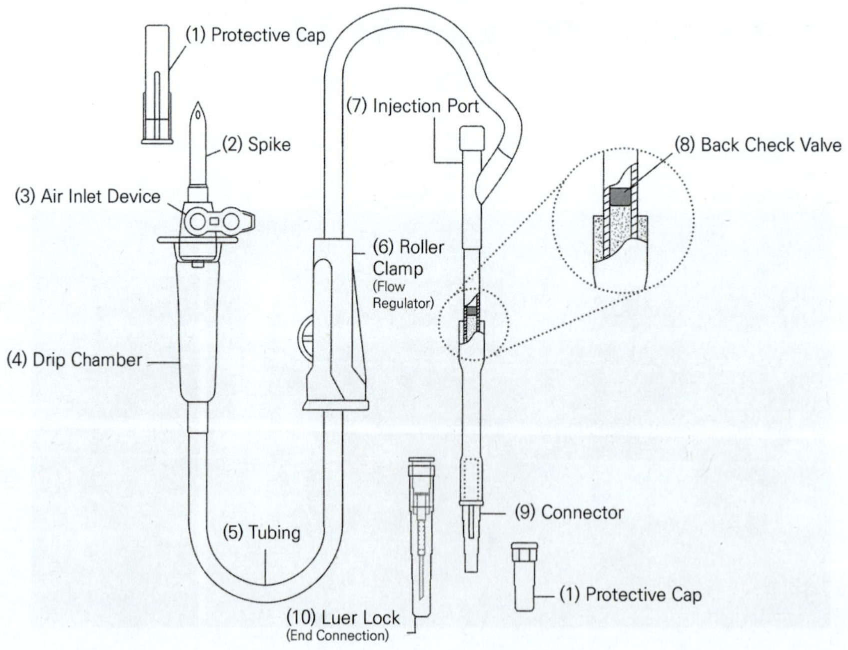

② 수액세트의 종류

• 중력식 수액세트(Gravity IV Set): 일반적으로 가장 많이 사용되는 방식으로, 수액팩을 환자보다 높은 위치에 걸어 중력에 의해 수액이 흐른다. 유량은 점적속도 또는 롤러 클램프를 통해 조절하며, 전원 없이 간편하게 사용 가능하며, 일반적인 탈수 보정, 수술 후 수액 유지, 단순 약물 희석 등에 적합하다.

• 펌프 전용 수액세트(IV Pump Line): 정밀 수액 펌프(Infusion Pump) 또는 실린지 펌프에 연결하여 정해진 속도(mL/hr 단위)로 자동 주입된다. 펌프 기기와 센서 호환이 가능한 전용 라인을 사용해야 하며, 브랜드마다 세트가 상이할 수 있다. 미숙아, 심부전, 급속 수액 제한 환자 등 유속 오차가 치명적인 환자에 적합하다.

③ 주의사항 및 관리

• 제품 호환성 확인 필수: 펌프용 수액세트는 기기 모델에 따라 전용 라인만 작동하므로, 사용 전 반드시 호환 여부를 확인해야 한다.

• 감염관리: Y포트 사용 시 반드시 소독 후 사용하며, 점적통과 튜브는 개봉 후 사용 시간 제한(보통 24시간 이내) 내에 교체해야 한다.

• 공기 제거: 점적통은 적절한 높이로 수액을 채우고, 공기 방울이 라인에 들어가지 않도록 주입 전 공기 제거를 철저히 해야 한다.

• 보관 및 멸균 상태 확인: 포장지 손상 여부 및 유효기간 확인은 기본이며, 사용 전 파손된 부품이나 비정상적인 유속 이상 여부를 점검한다.

### 5) 연장 튜브(Extension Tube)

**그림** 연장 튜브

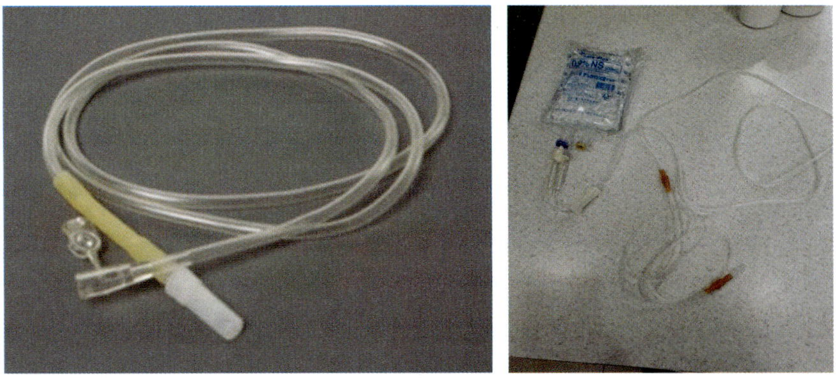

카테터와 수액세트 또는 주사기 사이를 연장해주는 튜브로 움직임 많은 환자에서 라인 장력을 줄이기 위해 사용된다. 연결부위의 멸균 유지가 필수적이다.

6) 3-way 스톱콕(3-way Stopcock)

하나의 라인에서 여러 방향으로 약물 또는 수액을 주입할 수 있도록 하는 밸브 장치로 3개의 포트와 조절용 손잡이로 구성되어 있다. 수액과 약물을 병합하거나, 혈액 채취와 수액을 번갈아 수행할 때 사용한다.

**그림** 3-way 방향

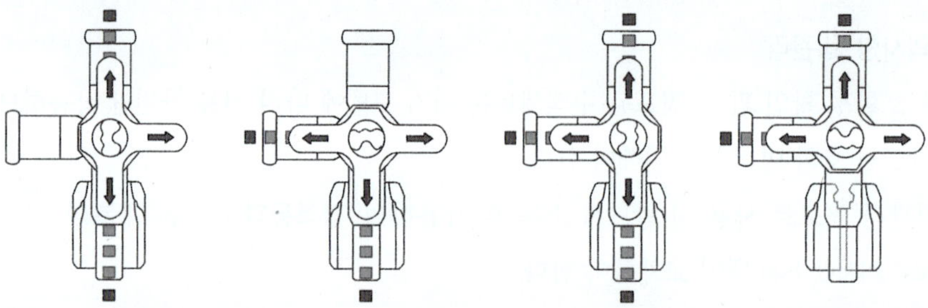

**표** 3-way 스톱콕의 구성요소(Components of a 3-way Stopcock)

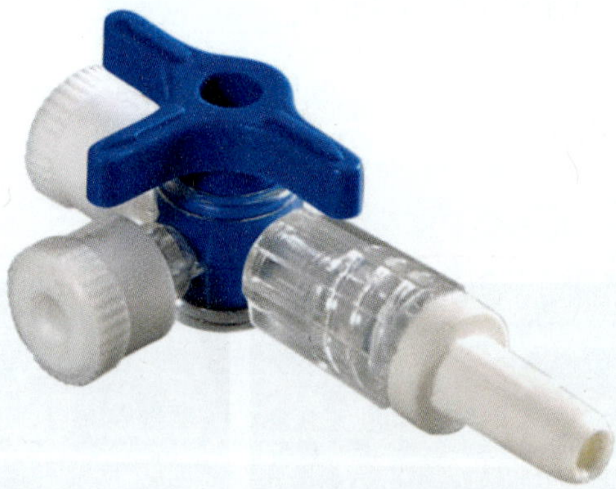

**① 본체 몸체(Stopcock Body)**

- 내부 유로(유체 통로)를 포함하는 투명 플라스틱 구조물
- 내부에 삼방 밸브(3-directional valve)가 내장되어 있어 흐름 방향을 조절함
- 재질: 일반적으로 의료용 PVC 또는 폴리카보네이트(polycarbonate)

② **회전 손잡이/탭(Tap or Handle)**
- 사용자가 수동으로 돌려 유체 흐름 방향을 조절
- 360도 회전 가능하며, 위에 있는 화살표 표시를 통해 개방 방향을 파악할 수 있음
- 손잡이를 어느 방향에 맞추느냐에 따라 특정 포트 간 흐름이 열리거나 닫힘

③ **암형 루어락 포트 2개(Two Female Luer Lock Ports)**
- 주사기, 수액세트, 연장 튜브 등 외부 장치를 연결하는 포트
- 나사형 고정 방식으로, 수컷 커넥터와 결합되어 고정
- 약물 주입이나 수액 병합 시 사용

④ **수형 루어락 포트 1개(One Male Luer Lock Port)**
- 본체나 다른 수액 라인, 연장 튜브에 삽입되어 연결
- 암형 포트의 반대편 구조
- 주로 IV 라인과 본체를 연결할 때 사용

⑤ **유체 흐름 표시 화살표(Flow Direction Indicator)**
- 손잡이 위쪽에 음각 또는 인쇄된 화살표
- 현재 열려 있는 포트를 확인할 수 있는 지표
- 실수 방지를 위해 사용 전 항상 방향을 확인해야 함

⑥ **내부 밸브(Internal Valve Channel)**
- 탭의 회전에 따라 선택된 포트끼리 연결되도록 유로(通路)가 전환됨
- 3방향 중 2개를 연결하거나, 전부 차단할 수 있음

### 7) 밸브 커넥터(Needleless Valve/One-way Valve)

밸브 커넥터는 주사기를 직접 연결해 약물이나 수액을 무침 방식으로 주입할 수 있도록 고안된 장치로, 바늘 사용 없이도 밀폐된 상태에서 투약이 가능하다. 한국의 동물병원에서는 특히 ICU 환자, 장기 입원 환자, 주기적 주입이 필요한 환축에게 널리 사용된다. 내부에 일방향 밸브가 내장되어 있어 역류를 방지하고, 수액 라인 교체 시 누출과 공기 유입을 최소화할 수 있다. 감염 예방 효과가 높으며, 실제로 바늘로 인한 병원 내 감염 및 직원 부상 위험을 줄이는 데 기여한다. 다만, 사용 전후에는 반드시 알코올 솜으로 연결부를 소독해야 하며, 지속 사용 시 내부 클리어런스에 대한 주기적 플러싱 관리도 필요하다.

그림 다양한 종류의 밸브 커넥터

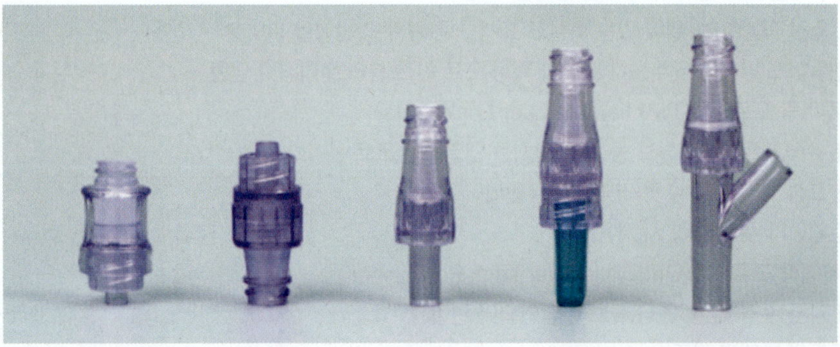

## 8) 토니켓(Tourniquet)

토니켓은 정맥 채혈이나 정맥 내 카테터 삽입(IV catheterization) 시 혈관을 일시적으로 확장시켜 시인성을 높이고, 시술을 용이하게 만들어주는 보조기구이다. 사용 시에는 전지(cephalic vein), 대퇴정맥(femoral vein), 경정맥(jugular vein) 등 시술 부위 위쪽에 가볍게 감아 정맥혈의 흐름을 일시적으로 차단한다. 이로 인해 혈관이 도드라지며, 주사기나 IV 카테터 삽입이 보다 정확하고 빠르게 이루어진다.

토니켓의 종류로는 일반적으로 고무줄 형태(클래식 라텍스/실리콘), 버클식 밴드(버튼식, 회전식 잠금 구조) 등이 있으며, 소형동물용은 부드럽고 유연한 재질의 제품이 주로 사용된다.

사용 시에는 1분 이상 지속 압박하지 않도록 주의해야 하며, 장시간 압박은 혈류 장애, 통증, 조직 허혈을 유발할 수 있다. 시술 직후에는 즉시 풀어주고, 혈관이 완전히 확보된 뒤 제거하는 것이 원칙이다. 또한, 환자의 피부 상태(예: 탈모, 피부병, 상처 등)를 고려하여 피부 손상이 발생하지 않도록 주의해야 한다.

그림 토니켓

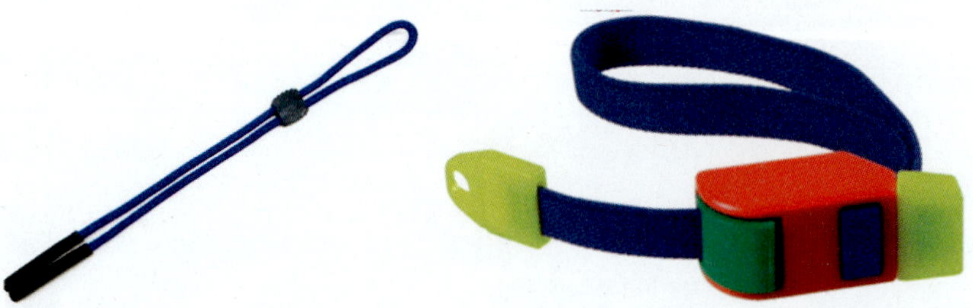

### (5) 드레싱 및 소독 자재

드레싱 및 소독 자재는 상처 처치, 주사 준비, 수술 전후 관리 등 다양한 임상 상황에서 피부와 조직을 청결히 유지하고 감염을 예방하기 위한 기본 소모품이다. 대부분 일회용 멸균 제품으로 관리되며, 사용 후에는 감염 방지를 위해 즉시 폐기한다. 사용 목적에 따라 흡수, 압박, 보호 기능을 수행하며, 주요 구성품은 다음과 같다.

#### 1) 코튼볼(Cotton Balls)

순면 소재로 만든 흡수성 볼 형태의 소모품으로, 소독약을 적셔 피부를 닦거나, 삼출물이나 혈액을 흡수하는 데 사용된다. 피부 자극이 적고 흡수력이 뛰어나 주사 부위 소독, 안과 세척, 국소 청결 처리 등 다양한 목적에 활용된다.

#### 2) 알코올솜(Alcohol Swabs)

70% 이상 에탄올이 함침된 일회용 멸균 솜으로, 주사 전 피부 소독이나 청진기, 체온계 등 기구의 표면 소독에도 사용된다. 개별 포장 상태로 제공되며, 개봉 즉시 사용 후 폐기하는 것이 원칙이다.

#### 3) 멸균 거즈(Sterile Gauze)

상처 부위를 보호하고, 출혈이나 삼출물을 흡수하기 위한 가장 기본적인 드레싱 자재이다. 일반적으로 정사각형 형태로 낱개 멸균 포장되어 있으며, 상처에 직접 닿기 때문에 반드시 멸균 제품을 사용한다. 필요에 따라 건조 상태 또는 소독액을 적셔 사용한다.

#### 4) 탈지면(Absorbent Cotton Roll)

압박을 완화하고 드레싱 흡수를 보조하는 완충재 역할을 하는 소재로, 롤 형태로 제공된다. 주로 붕대나 압박 테이프를 감기 전에 피부 손상을 방지하기 위해 사용되며, 필요시 잘라서 원하는 크기로 조정할 수 있다.

#### 5) 드레싱 패드/밴드형 드레싱(Adhesive Dressing)

멸균 거즈와 접착 테이프가 결합된 형태의 드레싱 제품으로, 봉합 부위나 상처를 안전하게 보호하는 데 사용된다. 방수 기능이 있는 제품은 목욕이나 외부 환경에서도 유지가 가능하며, 투명형 제품은 상처 부위를 관찰하면서 보호할 수 있는 장점이 있다.

6) 멸균 핀셋(Sterile Forceps)

드레싱 교환 시 무균 조작을 유지하기 위해 간단히 사용하는 도구로, 자세한 설명은 '처치 및 외과기구' 항목에서 다룬다.

### (6) 반창고 및 붕대

반창고와 붕대는 동물의 상처 부위를 보호하고, 지혈하거나 고정하며, 압박 요법에 활용되는 기본적인 드레싱 재료이다. 적용 목적에 따라 사용되는 재질과 형태가 다양하며, 사용 부위의 피부 상태, 상처 깊이, 움직임의 범위 등을 고려해 선택해야 한다. 또한 습기, 오염, 먼지에 매우 민감하므로 밀폐 용기에 보관하고, 개봉 후에는 유효기간 내 사용해야 한다. 또한 사용 전 손 위생을 철저히 하고, 감염이 의심되는 상처에는 반드시 멸균 드레싱재와 함께 사용하는 것이 원칙이다.

1) 반창고

반창고(Adhesive tape)는 드레싱 고정, 카테터 부착, 튜브나 전극 고정 등에 주로 사용되며, 직접 피부에 부착되기 때문에 탈모나 피부 자극 여부를 고려해 선택하는 것이 중요하다. 일반 부직포형, 방수형, 고탄력 스포츠 테이프형 등 다양한 종류가 있으며, 동물의 털과 피부에 맞는 저자극 제품이 선호된다.

| 반창고 종류 | 형태 | 특징 | 사용 예시 | 주의사항 |
|---|---|---|---|---|
| 종이 테이프 (Paper tape) | 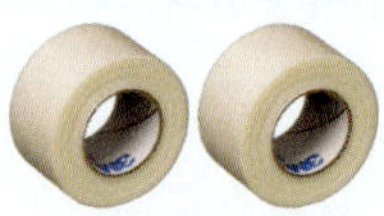 | 피부 자극이 적고 통기성이 우수함 | 민감한 피부, 노령 동물, 안과 패드 고정 | 고정력 약하므로 장기 고정에는 부적합 |
| 부직포 테이프 (Non-woven tape) | 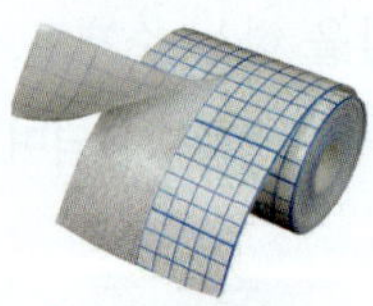 | 부드럽고 유연하며 피부에 잘 밀착됨 | 카테터 고정, 드레싱 2차 고정 | 습기에 약해 물에 젖으면 교체 필요 |
| 플라스틱 테이프 (Plastic tape) | 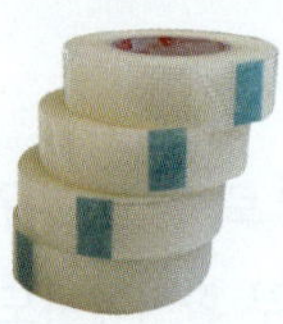 | 방수 기능, 고정력 우수 | 수술 후 방수 필요 시, 고정력 우선시 | 피부 자극 가능성, 통기성 낮음 |

| 천 테이프 (Cloth tape, Surgical silk) | 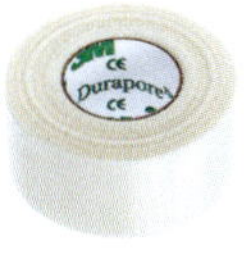 | 인장 강도 높고 잘 찢어지지 않음 | 튜브 고정, 활동성 많은 환자에게 사용 | 털 뽑힘 주의, 피부에 자극 가능 |
|---|---|---|---|---|
| 방수 필름형 테이프 (Transparent film tape) | 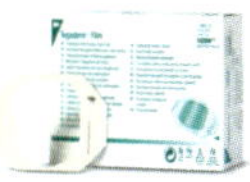 | 투명하고 방수성 뛰어남, 시야 확보 | 드레싱 외부 보호, IV site 관찰 시 | 습기 찼을 경우 피부염 유발 가능성 있음 |

2) 붕대

붕대(Bandage)는 상처 부위를 감싸 보호하거나, 염좌 부위의 압박 및 고정, 출혈 부위의 지혈 목적으로 사용된다. 일반적으로 면 거즈, 탄력 붕대, 자가 접착성 밴드(Vet Wrap) 등이 있으며, 1차 드레싱 위에 겹겹이 감아 고정하는 방식으로 사용된다. 붕대는 지나친 압박 시 혈류 장애나 조직 괴사를 유발할 수 있으므로, 항상 적절한 텐션을 유지해야 하며, 특히 관절 부위에서는 움직임에 따른 붕대 말림도 주의해야 한다.

| 붕대 종류 | 형태 | 주요 특징과 용도 | 장점 | 주의사항 |
|---|---|---|---|---|
| 거즈 붕대 (Gauze Bandage) | 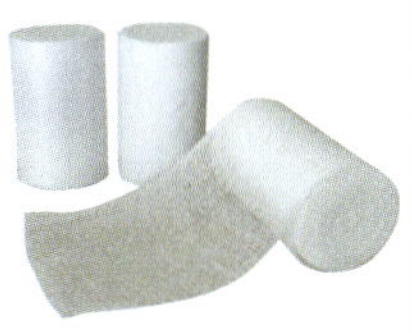 | 얇고 통기성 우수, 흡수력 높음, 상처 보호, 드레싱 고정 | 저렴, 멸균 가능, 다용도 사용 | 단독 고정력 약함 - 테이프 필요 |
| 탄력 붕대 (Elastic Bandage) | 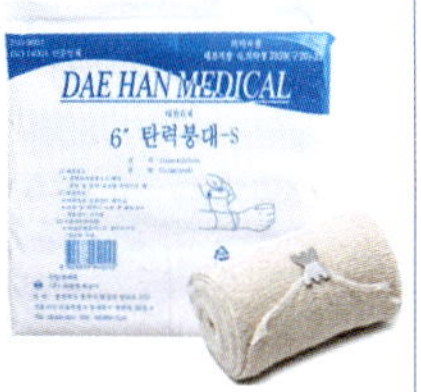 | 신축성 있음, 반복 사용 가능, 관절 부위 압박, 지혈 고정 | 장력 조절 가능, 내구성 우수 | 과도한 압박 시 혈류 장애 유발 가능 |
| 자가접착식 탄력 붕대 (Cohesive Bandage) | 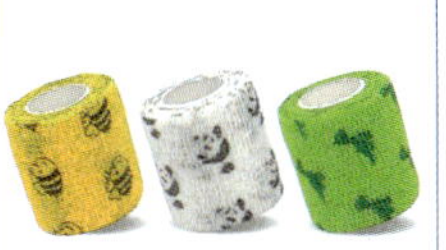 | 스스로만 달라붙고 털·피부에 붙지 않음, 카테터 고정, 수술 후 드레싱 외부 고정 | 탈착 쉬움, 색상 다양, 반려동물에 적합 | 장력 조절 미숙 시 혈류 차단 위험 |

| | | | | |
|---|---|---|---|---|
| 면 붕대<br>(Cotton Bandage/ Padding) | 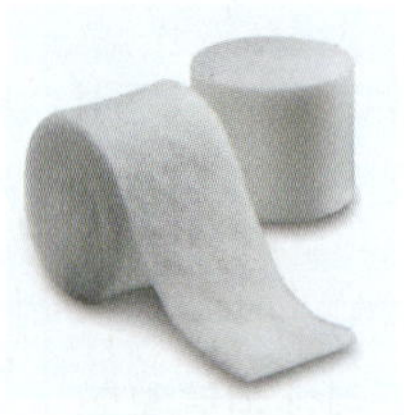 | 두툼하고 푹신한 완충재, 부목 적용 시, 압박 완화 | 충격 흡수, 통기성 우수 | 단독 사용 불가, 외부 고정 필요 |
| 관상 붕대<br>(Conforming Bandage) | 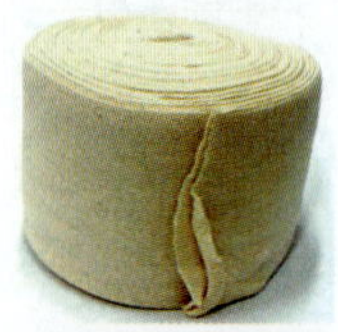 | 신축성 좋고 유연하게 밀착, 드레싱 고정, 환부 보호 | 다양한 부위 적용, 감기 쉬움 | 장기 사용 시 탄력 감소 |
| 부목 일체형 붕대<br>(Splint Bandage) | 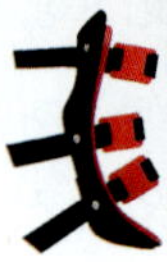 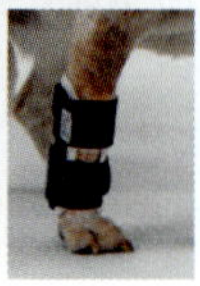 | 내부에 강한 지지대 포함, 골절, 탈구, 관절 고정 | 안정성 높음, 장기 고정 적합 | 부적절한 위치 고정 시 2차 손상 가능 |

3) 코튼볼

코튼볼(Cotton ball)은 흡수성이 좋은 순면으로 만들어진 작은 둥근 형태의 소모품으로, 소독약을 묻혀 환부를 닦거나, 삼출물을 흡수하거나, 드레싱 전 피부를 정리할 때 사용된다. 부드러운 재질로 피부 자극이 적으며, 주사 부위 소독, 안과 세척, 귀 세정, 상처 세척 등 다양한 목적으로 활용된다. 감염 예방을 위해 멸균 상태로 개별 포장된 제품 또는 대용량 무멸균 제품이 사용되며, 사용 후에는 즉시 폐기해야 한다. 코튼볼은 거즈, 알콜솜, 탈지면 등과 함께 드레싱 및 소독 자재로 분류되어 관리된다.

### (7) 처치 및 외과기구

처치 및 외과 기구는 수술뿐 아니라 기본 진료, 드레싱, 봉합, 채혈 등 다양한 임상 상황에서 활용되는 필수 도구들이다. 기구의 형태와 용도에 따라 정확히 구분하고 사용하는 것이 감염 예방과 조직 손상 최소화에 중요하며, 올바른 사용 후 관리와 보관 역시 필수적이다.

1) 가위(Scissors)

가위는 조직의 절단, 드레싱 재단, 봉합사 절단 등 다양한 목적으로 사용된다. 끝 부분의 형태에 따라 예리형(Sharp)과 둔형(Blunt)으로, 대의 구조에 따라 직선형(Straight)과 곡선형(Curved)으로 나뉜다.

① **메이요 가위**(Mayo scissors): 피부, 근막, 봉합사 등 강한 조직을 절단하는 데 적합하다.

**그림** Mayo scissors

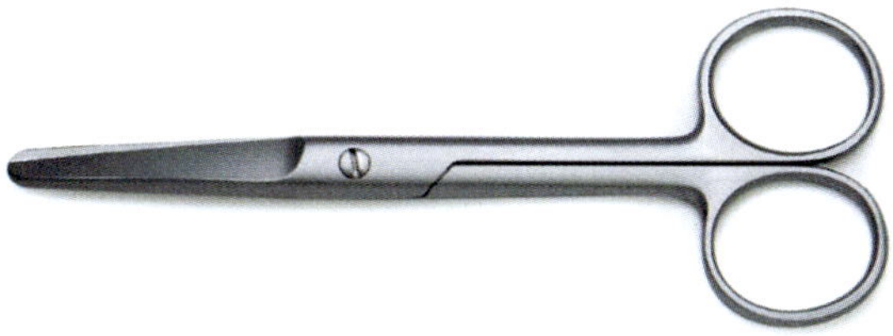

② **메젠바움 가위**(Metzenbaum scissors): 더 세밀한 조직을 절단할 때 사용되며 손잡이 대비 가위 날이 짧고 가늘다.

**그림** Metzenbaum scissors

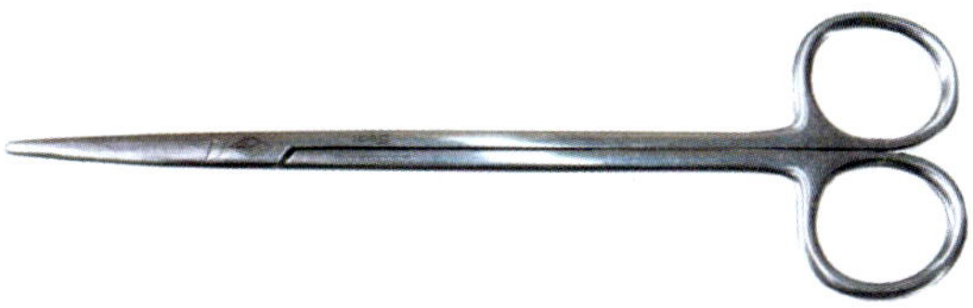

③ **드레싱 가위**(dressing scissors): 한쪽 끝이 둥글게 처리되어 피부를 집지 않도록 설계되어 있으며, 거즈나 붕대 절단에 사용된다. 조직 가위와 드레싱 가위는 용도에 따라 구분하여 관리해야 한다.

**그림** dressing scissor

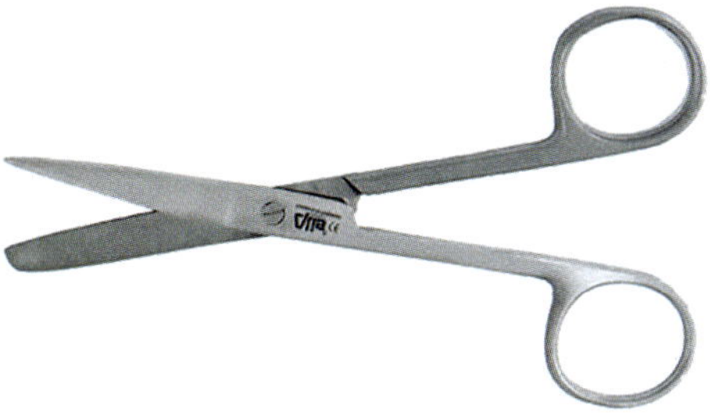

2) 포셉(Forceps)

포셉은 조직을 집거나 고정하고, 출혈 시 혈관을 클램핑하거나 드레싱 제거 등에 사용되는 기본 기구이다. 포셉의 이름은 종종 개발자의 이름을 따른다.

- 조직 포셉(Tissue forceps)은 끝부분에 이齒(이빨)가 있는 형태와 평평한 드레싱 포셉(Dressing forceps)으로 나뉘며, 일반적으로 스프링 구조의 집게형 또는 잠금 장치가 있는 겸자형으로 제작된다.

그림 Adson Tissue Forceps (1×2 teeth)

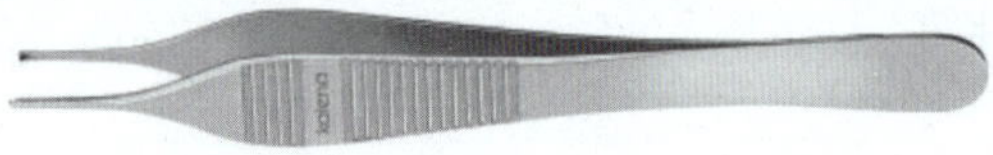

- 엘리스 포셉(Allis forceps)은 질긴 피부나 근막 조직을 잡는 데 사용된다.

그림 Allis Forceps

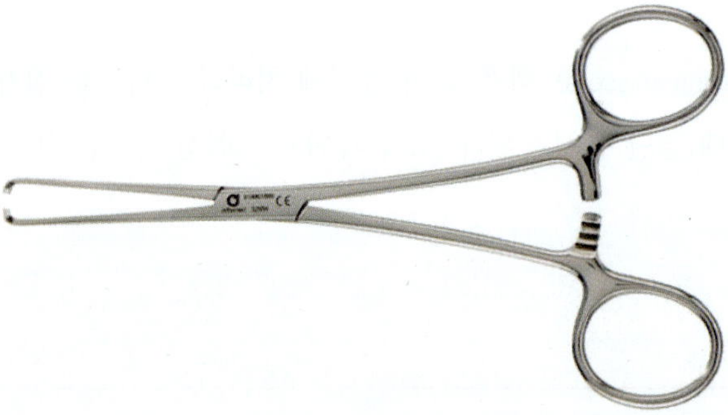

- 바쿡 포셉(Babcock forceps)은 장간막, 방광 등 더 연하고 민감한 조직을 안전하게 고정하는 데 적합하다.

그림 Babcock Forceps

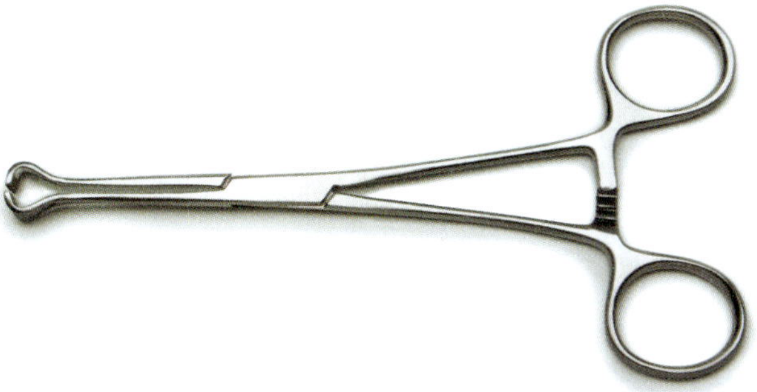

- 지혈겸자(Hemostatic forceps)는 혈관을 잡아 일시적으로 출혈을 차단하는 용도로 사용되며, 곡선형(Curved)과 직선형(Straight) 두 가지 형태가 있다.
- 켈리 포셉(Kelly)과 모스키토 포셉(Mosquito)은 가장 널리 사용되는 기본 지혈겸자이다. 두 기구는 모두 가로 주름이 있으며, 모스키토는 더 작고 정밀한 작업에 적합하다.

그림 켈리 지혈겸자의 이빨 구조(Serrated Jaw of Kelly Hemostatic Forceps)

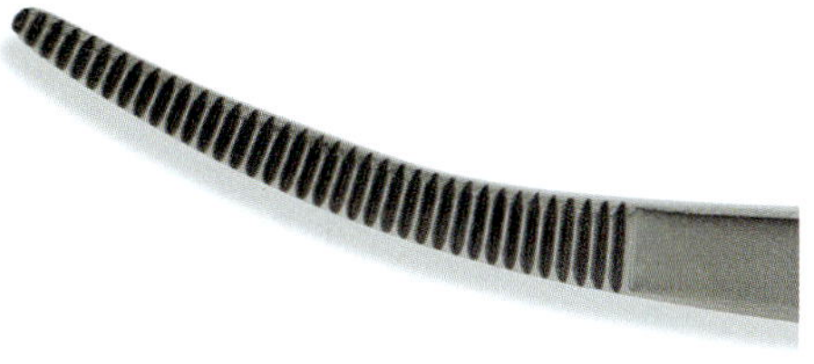

그림 곡선형 Mosquito Forceps

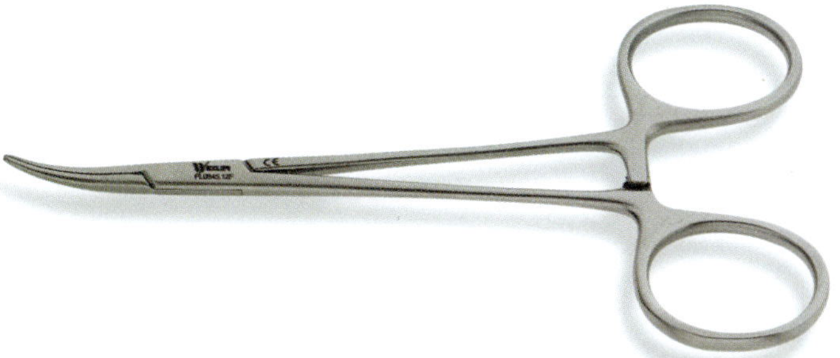

• 카말트 포셉(Carmalt)은 세로 줄무늬 구조로, 난소동정맥과 같은 큰 혈관의 지혈에 유용하며, 일반적으로 더 무거운 구조를 가지고 있다.

그림 Carmalt Hemostatic Forceps

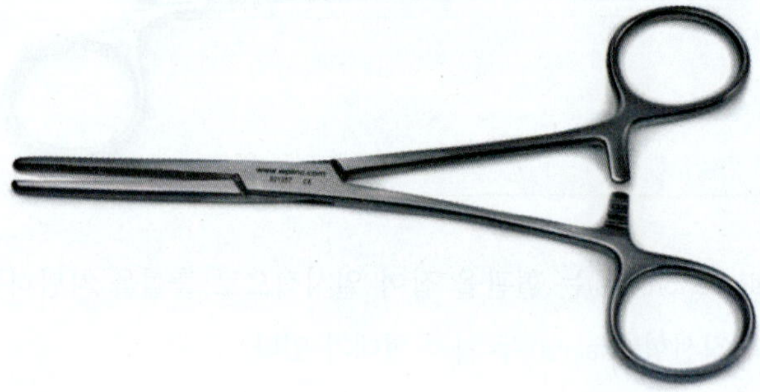

표 포셉의 구분

| Mosquito 포셉은 끝 전체에 걸쳐 세밀한 가로 주름<br>Carmalt 포셉은 세로 방향 주름 + 끝단에 가로 주름<br>Kelly 포셉은 보통 절반 정도만 가로 주름 |
|---|

3) 니들홀더(Needle Holder)

니들홀더는 봉합용 바늘을 안전하게 고정하여 조직을 꿰매는 데 사용하는 기구로, 경첩과 잠금 장치가 포함되어 있다.

기구의 끝은 미세한 홈 또는 텅스텐 카바이드(Tungsten Carbide)[2]가 삽입된 구조로 되어 있으며, 고급형 제품은 손잡이에 금색 마감(골드 링)이 되어 있어 구분이 가능하다.

대표적인 형태로는 메이요(Mayo), 올슨-헤거(Olsen-Hegar) 등이 있으며, 후자는 가위 기능이 함께 포함되어 있어 실 절단까지 한 번에 수행할 수 있다.

2 텅스텐(W, 금속)과 탄소(C)가 결합된 초경합금(超硬合金)으로, 극도로 단단하고 내마모성이 뛰어난 금속성 물질

그림 Olsen-Hegar Needle Holder

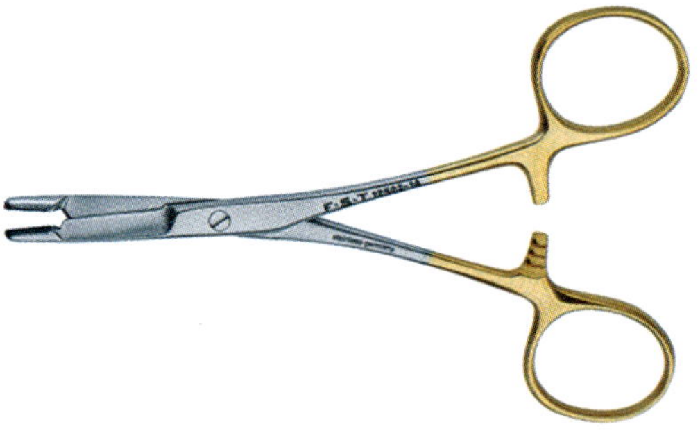

### 4) 견인기(Retractor)

견인기는 수술 중 조직을 벌려 수술 시야를 확보하거나 장기 또는 구조물을 노출할 때 사용된다.

종류는 손잡이형(Hand-held)과 자기 고정형(Self-retaining)으로 나뉘며, 수술 부위나 환자의 크기에 따라 소형 견인기부터 대형 복부 견인기까지 다양하게 선택된다.

그림 self-retaining retractors

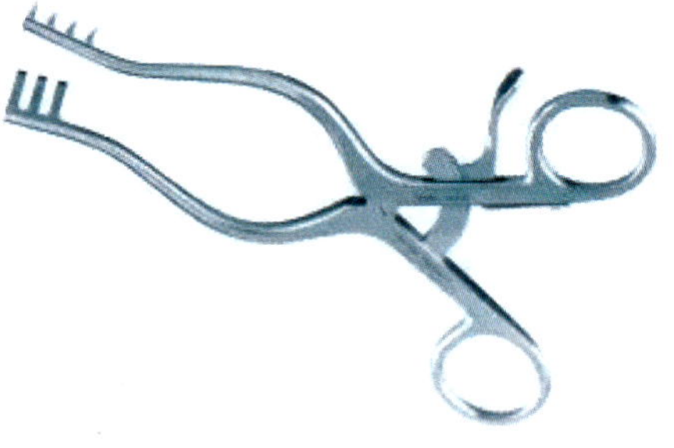

### 5) 수술용 칼 및 메스대(Scalpel & Handle)

절개에 사용되는 칼은 메스날(Blade)과 메스대(Handle)로 구성되어 있으며, 일반적으로 분리형이다.

No.3 메스대는 소형 블레이드인 No.10, 11, 15번 등에 사용되고, No.4 메스대는 No.22, 23번과 같이 크고 무거운 칼날을 사용하며, 대동물 수술에서 많이 활용된다.

메스날은 전용 포셉을 이용해 안전하게 장착 및 제거해야 하며, 사용 부위와 절개 깊이에 따라 적절한 크기를 선택해야 한다.

**그림** Blade & Handle

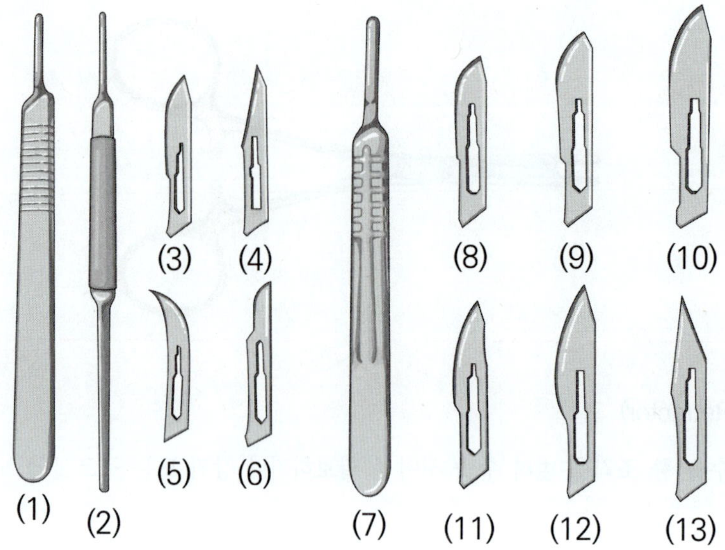


**표** 메스대 & 메스날 번호별 명칭과 용도

| 번호 | 명칭 | 설명/용도 |
|---|---|---|
| (1) | No.3 Handle | 주로 소동물, 섬세 수술에 사용. No.10~15번 날과 호환 |
| (2) | No.7 Handle | 펜처럼 잡는 스타일. 좁은 부위나 깊은 공간 수술 시 유리 |
| (3) | No.10 Blade | 넓고 둥근 곡선. 피부 절개에 가장 많이 사용되는 범용 날 |
| (4) | No.11 Blade | 뾰족한 삼각형. 배액 절개, 농양 절개, 구멍 뚫기용 |
| (5) | No.12 Blade | 갈고리 형태. 구강·후두·비강 등 굴곡된 부위 절개에 적합 |
| (6) | No.15 Blade | 작고 섬세한 곡선 날. 안과, 정형, 소형 조직 절개에 사용 |
| (7) | No.4 Handle | 대형 수술용. No.20~25번 큰 날과 호환(대동물 수술에 적합) |
| (8) | No.20 Blade | 크고 넓은 곡선. 피부 및 근육 절개 등 대형 수술용 |
| (9) | No.21 Blade | No.20보다 조금 더 길며 비슷한 용도 |
| (10) | No.22 Blade | 더욱 큰 곡선. 복부·흉부 절개 등 광범위 절개에 적합 |
| (11) | No.23 Blade | 납작한 끝. 피부 및 조직 박리 시 사용 가능 |
| (12) | No.24 Blade | No.22보다 넓은 구조. 대동물 또는 대면적 절개용 |
| (13) | No.25 Blade | 곧고 긴 날. 깊은 조직 절개, 수직 접근 시 사용됨 |

### 6) 타월 클램프(Towel Clamp)

타월 클램프는 수술포(drape)를 환자의 피부에 고정하거나 기구를 지지하는 데 사용하는 금속 클램프이다. 일반적으로 뾰족한 집게 형태의 Backhaus clamp(백하우스 클램프)가 널리 사용되며, 사용 중 환자의 피부나 조직을 집지 않도록 주의해야 한다.

모든 타월 클램프는 멸균 상태로 유지되어야 하며, 수술 중 수술포 이탈 방지, 튜브 고정, 전기 수술기 케이블 지지 등 다양한 보조 용도로도 활용된다.

그림 Towel Clamp

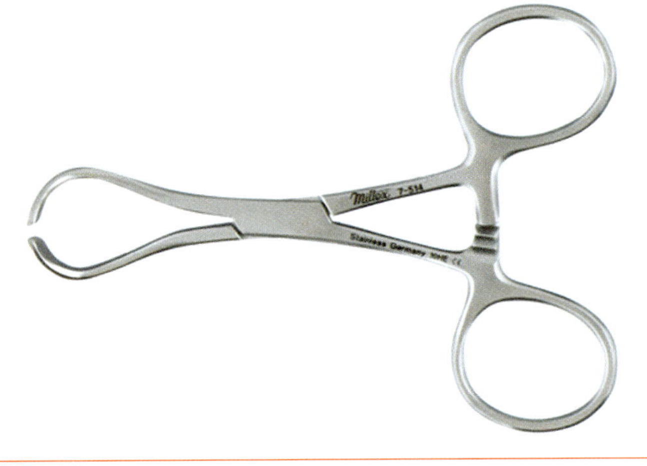

### (8) 의료용 튜브(Medical Tubes)

의료용 튜브는 위장관, 호흡기, 비뇨기계, 체강 등 체내 장기나 공간에 삽입되어 진료 또는 처치를 가능하게 하는 기구로, 영양 공급, 기도 확보, 체액 배출, 감압, 배액, 수술 보조 등 다양한 목적에 따라 사용된다.

사용 환경과 환축의 상태에 따라 단기 또는 장기 사용으로 나뉘며, 삽입 부위 및 기능에 따라 정확하게 구분하여 관리해야 한다.

대부분의 튜브는 체내에 직접 삽입되는 구조이기 때문에 멸균 상태 유지가 필수적이며, 사용 후에는 감염 예방을 위해 즉시 폐기하거나 고압 멸균 처리를 실시해야 한다. 장기 유치 튜브의 경우에는 삽입 기간, 감염 징후, 유치 상태 등을 주기적으로 모니터링하고, 재사용 여부와 용도별로 분리 관리하는 것이 중요하다.

### 1) 위관 튜브(Orogastric/Nasogastric Tube)

위관 튜브는 구강 또는 비강을 통해 식도를 지나 위에 삽입하는 튜브로, 위 내용물 제거, 위세척, 약물 또는 영양액 투여에 사용된다. 환축의 크기나 목적에 따라 다양한 크기(Fr 단위)로 선택하며, 삽입 깊이를 정확히 측정하고 위치를 반드시 확인해야 한다.

위관 튜브는 일반적으로 환축의 체중과 종(고양이/개)에 따라 적절한 사이즈를 선택하며, 내경은 French(Fr) 단위로 표기된다.

**표** 위관 튜브 사이즈 선택 기준(강아지/고양이, 체중 기준)

| 체중 | 고양이 | 강아지(소형) | 강아지(중·대형) |
|---|---|---|---|
| ~2kg | 5-6Fr | 6-8Fr | - |
| 2-5kg | 6-8Fr | 8-10Fr | - |
| 5-10kg | 8-10Fr | 10-12Fr | - |
| 10-20kg | - | 12-14Fr | 14-16Fr |
| 20kg 이상 | - | 16-18Fr | 18-20Fr 이상 |

고양이는 일반적으로 비강이 좁고 예민하기 때문에 6-8Fr 정도가 가장 흔하게 사용되며, 강아지는 품종과 크기에 따라 위경이 달라 8-18Fr까지 다양하게 적용한다.

튜브의 길이와 유연성도 고려되며, 삽입 전에는 체중 기준으로 예상 길이를 측정하고, 삽입 중에는 역류 또는 기침 반응을 확인해 기도 삽입 여부를 반드시 배제해야 한다.

### 2) 기관 튜브(Endotracheal Tube)

기관 튜브는 기도 확보와 마취 가스 또는 산소 전달을 위해 기도 내에 삽입되는 튜브로, 마취 시 가장 기본적이고 중요한 장비 중 하나이다.

이 장치는 기도 폐쇄를 방지하고, 흡인을 막으며, 마취제의 정확한 전달을 가능하게 해준다.

기관 튜브는 커프형(cuffed)과 비커프형(uncuffed)으로 나뉘며, 환축의 체중, 두부 크기, 기도 지름 등을 고려하여 적절한 내경(mm)사이즈를 선택한다.

삽입 후에는 항상 정확한 위치 고정과 커프 압력 관리가 필수적이며, 마취 중에도 위치 이탈, 누기, 기도 손상 여부를 지속적으로 확인해야 한다.

• 기관 튜브는 일반적으로 다음과 같은 구성으로 되어 있다.
- 튜브 본체(Tube Body): 내부를 통해 산소나 마취가스가 통과하는 유연한 실린더 형태
- 커프(Cuff): 튜브 끝부분에 있는 풍선형 구조로, 기도 내벽에 밀착하여 공기 누출 방지 및 흡인 예방
- 커프 라인(Cuff Inflation Line): 커프에 공기를 주입하는 외부 튜브. 끝에 파일럿 벌브(pilot balloon)가 있어 커프의 팽창 정도 확인 가능
- 15mm 커넥터: 마취 회로와 연결되는 표준 커넥터
- 길이 눈금: 튜브의 삽입 깊이를 확인할 수 있도록 눈금이 표시됨

• 튜브는 커프형(Cuffed)과 비커프형(Uncuffed)으로 나뉜다.
- 커프형 튜브: 성견이나 중대형 동물에서 사용. 폐로 들어가는 마취제 누출 방지 및 흡인 방지에 효과적
- 비커프형 튜브: 주로 고양이, 소형견, 어린 동물 등에서 사용. 기도 손상 방지를 위해 사용됨

• 사이즈 선택 기준[3]

기관 튜브는 내경(Internal Diameter, mm)단위로 표기되며, 일반적으로 고양이는 3.0-4.5mm, 강아지는 체중에 따라 5.0-11.0mm까지 다양하게 선택된다(Grimm et al., 2015; Muir & Hubbell, 2013).

**표** 기관튜브 사이즈 선택 기준

| 체중(kg) | 추천 내경(ID, mm) |
|---|---|
| 〈 2kg | 3.0-3.5mm(소형 고양이, 초소형견) |
| 2-5kg | 3.5-5.0mm |
| 5-10kg | 5.0-6.5mm |
| 10-20kg | 6.5-8.0mm |
| 20-30kg | 8.0-9.0mm |
| 30kg 이상 | 9.0-11.0mm |

3 Grimm, Lamont, Tranquilli et al. (2015), Wiley-Blackwell 또는 William W. Muir & John A. E. Hubbell (Elsevier, 2013)

### 3) 요도 카테터/유치(留置)[4] 카테터[5](Urethral/Foley Catheter)

요도 카테터는 방광 내로 소변을 유도 배출하거나, 배뇨 상태를 모니터링하거나, 수술 중 방광의 팽창을 방지하기 위한 목적으로 요도를 통해 삽입하는 의료용 튜브이다.

단기 배액 또는 장기 유치에 따라 일회용 카테터와 풍선형 유치 카테터(Foley catheter)로 구분된다.

• 구조 및 특징

- Urethral Catheter(단순관): 가는 튜브 형태로, 삽입 후 소변이 바로 배출되는 구조. 단기 사용에 적합
- Foley Catheter(유치 카테터): 카테터 끝에 풍선(balloon)이 부착되어 있어 삽입 후 방광 내에서 팽창시켜 유치가능
- 커넥터 부위에는 소변백 연결용 포트와, 풍선 팽창용 포트(주사기로 멸균 증류수 주입)가 따로 구분되어 있음
- 재질은 실리콘, 라텍스, PVC 등으로 다양하며, 동물용은 유연성과 생체적합성이 중요한 기준이 됨

• 사용 목적

- 수술 중 또는 마취 중 방광 내 압력 감소 및 정확한 소변량 측정
- 배뇨 불능 환자(폐색, 마비)에서 배액 유도
- 방광 세척, 약물 주입을 위한 통로 제공
- 요도 폐색(예: 고양이의 FLUTD)환자의 응급 처치

• 사이즈 선택 기준[6]

- 카테터는 Fr(French)단위로 표기되며, 튜브의 외경을 나타냄
- 동물의 체중, 성별, 요도 직경에 따라 적절한 사이즈를 선택함
- 카테터 삽입 전 윤활 처리는 필수이며, 필요 시 국소마취제를 함께 사용하기도 함

---

4 몸 안에 어떤 기구를 일정 시간 동안 넣어 두는 것

5 방광 안에 카테터를 일정 기간 유지시켜 소변을 계속 배출하게 만드는 기구

6 Donald C. Plumb, 2020 또는 Douglas Slatter (2003), Saunders

**표** 카테터 사이즈 선택 기준

| 동물 | 체중 | 추천 사이즈(Fr) |
|---|---|---|
| 고양이(수컷) | 2-6kg | 3.5-5.0Fr<br>(폴리우레탄 또는 폴리프로필렌) |
| 고양이(암컷) | 2-6kg | 5-6 Fr(짧은 튜브 사용) |
| 소형견 | 〈 5kg | 6-8Fr |
| 중형견 | 5-15kg | 8-10Fr |
| 대형견 | 〉15kg | 10-14Fr |
| 수술 유치 | 6-10 Fr(Foley, 3cc balloon) | |

일반적으로 고양이 수컷의 경우 3.5-5.0Fr, 소형견은 6-8Fr, 중대형견은 10-14Fr의 카테터가 사용되며, Foley 카테터는 유치 목적으로 6-10Fr(3mL balloon)사이즈가 적합하다(Plumb, 2020; Slatter, 2003; UC Davis VMTH Protocols).

• 삽입 및 관리 방법

- 멸균 장갑 착용 후, 외부 생식기를 클로르헥시딘 또는 Povidone-Iodine로 소독
- 카테터 끝에 멸균 윤활제를 바른 후, 요도 구멍에 부드럽게 삽입
- Foley 카테터 사용 시, 삽입이 완료되면 풍선에 멸균 증류수 주입하여 고정
- 소변이 배출되면, 투명 튜브를 통해 배액량과 색, 냄새를 관찰
- 튜브는 복부 또는 꼬리 쪽에 고정 테이프로 부착하여 빠지지 않도록 함
- 소변백은 하단에 위치시켜 역류 방지, 필요 시 폐쇄형 배액 시스템 유지

• 주의사항

- 지속적 유치 시 매일 배액 상태와 감염 징후 확인 필요
- 요도 손상 또는 출혈 발생 가능하므로 강제 삽입 금지
- 풍선 고정 후 배액이 없거나 불편감을 보이면 즉시 제거
- 사용 후에는 폐기하거나 재사용 시 고압멸균 및 내부 세척 필수

#### 4) 흉강 튜브(Thoracic Drainage Tube)

흉강 튜브는 기흉, 혈흉, 흉수(pleural effusion) 등의 원인으로 인해 정상적인 폐 확장이 제한될

때, 흉강 내 공기나 체액을 배출하여 음압을 회복하고 호흡 기능을 유지하기 위해 사용되는 의료용 튜브이다.

기흉이나 혈흉이 발생한 경우, 늑간을 통해 튜브를 삽입하여 흉막강 내로 접근하며, 삽입 후에는 배액량, 색깔, 기포 여부, 흉강 음압 유지 상태 등을 정기적으로 확인해야 한다.

흉강 튜브는 일반적으로 10~28Fr사이즈가 사용되며, 환축의 체중과 흉강의 깊이, 병변의 성격(액체/기체)에 따라 선택된다.

튜브는 봉합사나 피부 고정 장치로 외부에 단단히 고정되며, 탈락을 방지하고 이물감 최소화를 위해 부드러운 실리콘 또는 PVC 재질이 사용된다.

배액 장치는 일반적으로 물봉(water-seal chamber) 또는 진공 배액기(closed suction drainage system)와 연결된다. 이 장치는 외부 공기 유입을 방지하면서 흉강 내 잔여 공기 또는 체액을 지속적으로 제거하며, 폐쇄형 시스템을 유지해 감염 위험을 줄이고 정확한 배액 관찰이 가능하게 한다.

사용 중에는 양측 폐 청진, 호흡수 및 패턴 변화, 기침, 헐떡임 등의 호흡 징후를 면밀히 관찰해야 하며, 튜브 삽입 위치가 심장, 폐, 횡격막 등에 손상을 주지 않도록 방사선이나 초음파로 위치를 확인하기도 한다. 또한 드레인 백은 항상 환자보다 낮은 위치에 두어 역류를 방지하고, 드레인 호스의 이완 또는 굴곡이 생기지 않도록 관리한다. 장기 유치 시에는 드레인 삽입 부위의 피부 상태, 감염 징후, 배액 감소 시점 등을 고려해 제거 시기를 결정하며, 제거 후에는 흉강 내 재팽창 여부를 반드시 확인해야 한다.

#### 5) 복강 또는 상처 배액 튜브(Peritoneal/Wound Drain)

복강 튜브 또는 상처 배액 튜브는 복부 또는 외과적 절개 부위의 체액, 삼출액, 혈액 등의 배출을 통해 감염 예방과 치유 촉진을 위한 목적으로 사용된다.

• 펜로즈 드레인(Penrose Drain)[7]

그림 Penrose Drain

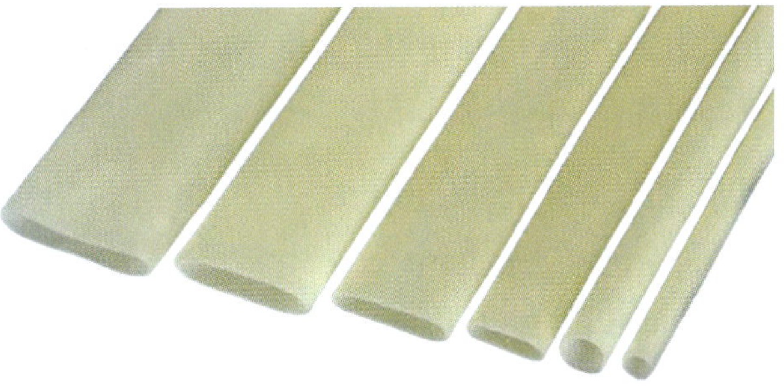

- 가장 흔한 개방형 연질 실리콘 튜브
- 중력과 모세관 작용에 의해 수동적으로 배액
- 피부 봉합 구멍을 통해 바깥으로 배출되며, 감염 위험이 있어 노출 기간을 최소화해야 함

• 잭슨-프랫 드레인(Jackson-Pratt Drain)[8]

그림 Jackson-Pratt Drain

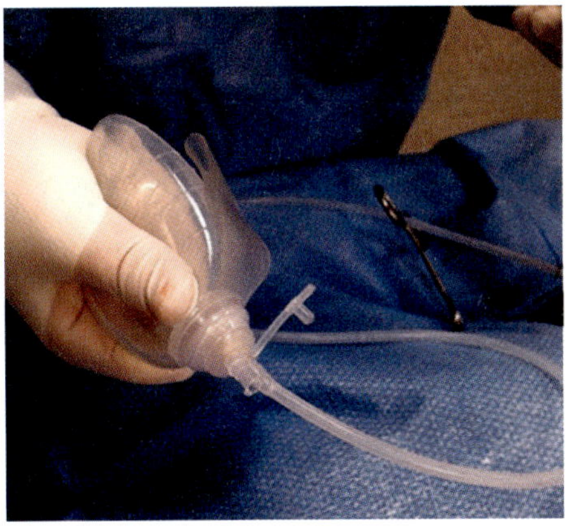

7 Minerva Health Inc., 펜로즈 드레인 제품 설명서, minervahealthinc.com(접속일: 2025.05.15)

8 Sherman A., "Jackson-Pratt 폐쇄형 흡인 배액기 사용 가이드," Today's Veterinary Practice, 2017년 11/12월호, https://todaysveterinarypractice.com/...(접속일: 2025.05.15)

- 클로즈형 흡인식 배액 시스템
- 튜브와 배액 볼(bulb)이 연결되어 내부 압력 차에 의한 지속 음압 배출 가능
- 감염률이 낮고 정확한 배액량 측정이 가능, 특히 복강 수술 후 선호됨

배액 튜브는 체내 유치 기간이 길수록 감염 위험이 증가하므로, 배액량 감소 및 삼출물의 색·냄새 변화 등을 근거로 제거 시기를 결정해야 한다. 또한, 제거 후에는 상처 부위 재봉합 또는 자연 폐쇄 경과를 관찰해야 한다.

### 6) 기타 특수 튜브류

기본적인 배액이나 기도 확보 외에도, 특수한 목적을 위한 튜브들이 존재하며, 환축의 상태, 질병, 수술 계획에 따라 선택적으로 사용된다. 이러한 특수 튜브는 일반적인 수액/배액 목적과 달리, 삽입 위치, 유지 시간, 고정 방법, 간호 방식이 다양하기 때문에, 동물보건사는 사용 전 기구별 특징을 충분히 숙지하고, 각 튜브에 적합한 감염 예방과 모니터링 절차를 반드시 이행해야 한다.

• 비위관 튜브(Feeding Tube)
- 구강 섭취가 불가능한 환자에게 영양 공급 또는 약물 투여 목적으로 사용
- 비강을 통해 식도 또는 위까지 삽입되며, 5-10Fr 사이즈의 실리콘 튜브가 흔히 사용
- 장기 유치를 전제로 하기 때문에 부드러운 재질과 안정된 고정이 필수

• 기관절개 튜브(Tracheostomy Tube)
- 후두나 상부 기도의 폐색으로 인해 기도 확보가 어려운 환자에서, 경부 절개를 통해 직접 삽입
- 튜브 삽입 후에는 점액 정체 방지, 지속적인 가습 및 흡인 관리가 필수
- 감염 예방을 위한 튜브 교환, 기도 세척 등 정기적인 관리가 필요함

• 직장 튜브(Rectal Tube)
- 가스 배출, 관장, 약물 투여 등을 위해 사용되며, 주로 대장 운동 장애가 있는 환자에게 적용
- 삽입 깊이는 동물의 체형에 따라 조절하며, 점막 손상을 방지하기 위해 윤활제 사용과 부드러운 재질 선택이 중요함

### (9) 초음파용 젤 및 내시경용 윤활제(Ultrasound Gel & Endoscopic Lubricant)

초음파용 젤과 내시경용 윤활제는 영상 진단이나 기구 삽입 시 기기의 접촉 품질을 높이고 마찰을 줄이기 위해 사용되는 보조제이다.

초음파 검사를 할 때 피부와 탐촉자(probe) 사이에 발생하는 공기를 제거하여 영상의 선명도를 높이고 정확한 영상 획득을 도와주는 역할을 하며, 내시경 검사에서는 기기 삽입 시 점막 손상을 방지하고 환축의 불편감을 줄이기 위한 윤활 작용을 수행한다.

이러한 젤과 윤활제는 환축 간 교차감염을 방지하기 위해 1회용 사용이 원칙이며, 대용량 제품을 사용할 경우에는 반드시 멸균 용기에서 소분하여 사용하고, 팁 또는 손 접촉을 피해야 한다. 사용 후에는 뚜껑을 밀봉하여 보관하며, 실온에서 직사광선을 피해 위생적으로 관리한다.

### (10) 넥칼라(Elizabethan Collar/E-collar)

넥칼라는 환자에게 수술 부위나 상처 부위를 핥거나 물어 손상시키는 것을 방지하기 위해 착용하는 보호 기구로, '엘리자베스 칼라(Elizabethan Collar, E-collar)'라고도 불린다.

주로 수술 후, 상처 치료 중, 외용제 도포 시 착용되며, 환축이 자가 손상을 유발할 수 있는 상황에서 널리 활용된다.

넥칼라는 플라스틱 소재, 부드러운 패브릭형, 공기주입식 소프트 칼라 등 다양한 형태로 제공되며, 환자의 체형, 목 둘레, 행동 반경을 고려하여 적절한 크기와 재질을 선택해야 한다.

너무 크면 식사나 휴식에 방해가 되고, 너무 작으면 보호 효과가 떨어질 수 있다. 착용 후에는 보호자의 관찰 아래 스트레스 반응(움찔거림, 움직임 거부, 과호흡 등)을 주의 깊게 확인해야 하며, 식사, 배변, 보행 등의 생활 활동에 제한이 생기지 않도록 칼라 길이와 착용 시간을 조절해야 한다. 칼라에 오염이 발생할 경우 깨끗하게 닦거나 교체하는 것도 감염 예방에 중요하다.

넥칼라는 일반적으로 XS부터 XL까지 다양한 사이즈로 제작되며, 목둘레(cm)와 칼라 길이(턱부터 끝단까지의 길이)를 기준으로 선택한다. 칼라의 끝이 환축의 코끝보다 약간 앞으로 나올 수 있도록 설정하는 것이 이상적이다.

**표** 사이즈 선택(품종, 두부 형태, 목길이, 활동성 등을 함께 고려해 조절, 착용 후 식사와 음수 가능 여부를 확인)

| 체중 기준 | 일반적 사이즈 | 목둘레 예시 |
|---|---|---|
| 〈 3kg(고양이/초소형견) | XS | 10~15cm |
| 3-6kg(소형견/대부분의 고양이) | S | 15~20cm |

| 6-15kg(중형견) | M | 20~30cm |
|---|---|---|
| 15-30kg(대형견) | L | 30~40cm |
| 30kg 이상 | XL | 40cm 이상 |

### 1) 재질에 따른 구분

① 하드 플라스틱형

- 가장 일반적이며 방수성이 뛰어남
- 강한 보호 효과가 있지만, 환축에게 심리적 스트레스나 활동 제한을 유발할 수 있음

② 소프트 패브릭형(천 소재)

- 부드럽고 가벼우며, 스트레스가 적고 움직임에 유연함
- 일부 환축은 칼라를 넘겨 핥는 것이 가능하여, 상처 보호가 충분하지 않을 수 있음

③ 공기주입형(Inflatable Collar)

- 도넛 형태로, 잠을 자거나 이동할 때 편안함
- 목 주변만 감싸며, 얼굴을 이용한 긁기에는 보호가 부족할 수 있음

④ 투명형/불투명형

• 투명형은 시야 확보에 유리, 불투명형은 외부 자극 차단에 효과적임

• 착용 시 유의사항

- 칼라 착용 중에도 식사·음수·배변이 가능해야 하며, 필요 시 일시적으로 제거 후 즉시 재착용함
- 과도한 스트레스, 무기력, 낙상 위험이 있을 경우 재질을 바꾸거나 보호자와 착용 계획을 조율해야 함
- 칼라에 분비물이나 오염이 묻었을 경우는 즉시 닦거나 교체하며, 항상 청결하게 관리함

## Ⅳ 의료폐기물 관리

의료 폐기물은 의료 활동 중에 발생하여 공중 보건 또는 환경에 위험을 초래할 수 있는 모든 폐기물을 의미한다. 이러한 유형의 폐기물에는 인간 또는 동물 환자와의 접촉으로 인해 잠재적으로 감염, 위험 또는 방사능에 노출될 수 있는 물질이 포함된다. 폐기물관리법에서는 "의료폐기물이란 보건·의료기관, 동물병원, 시험·검사기관 등에서 배출되는 폐기물 중 인체에 감염 등 위해를 줄 우려가 있는 폐기물과 인체 조직 등 적출물(摘出物), 실험동물의 사체 등 보건·환경보호상 특별한 관리가 필요하다고 인정되는 폐기물로서 대통령령으로 정하는 폐기물을 말한다."라고 정하고 있다.

### 1) 폐기물 처리 관련 물품

① **격리의료폐기물**: 「감염병의 예방 및 관리에 관한 법률」 제2조 제1호의 감염병으로부터 타인을 보호하기 위하여 격리된 사람에 대한 의료행위에서 발생한 일체의 폐기물

② **위해의료폐기물**

- 조직물류폐기물: 인체 또는 동물의 조직·장기·기관·신체의 일부, 동물의 사체, 혈액·고름 및 혈액생성물(혈청, 혈장, 혈액제제)
- 병리계폐기물: 시험·검사 등에 사용된 배양액, 배양용기, 보관균주, 폐시험관, 슬라이드, 커버글라스, 폐배지, 폐장갑
- 손상성폐기물: 주사바늘, 봉합바늘, 수술용 칼날, 한방침, 치과용침, 파손된 유리재질의 시험기구
- 생물·화학폐기물: 폐백신, 폐항암제, 폐화학치료제
- 혈액오염폐기물: 폐혈액백, 혈액투석 시 사용된 폐기물, 그 밖에 혈액이 유출될 정도로 포함되어 있어 특별한 관리가 필요한 폐기물

③ **일반의료폐기물**: 혈액·체액·분비물·배설물이 함유되어 있는 탈지면, 붕대, 거즈, 일회용 기저귀, 생리대, 일회용 주사기, 수액세트

④ **그 외 기타사항**

- 의료폐기물이 아닌 폐기물로서 의료폐기물과 혼합되거나 접촉된 폐기물은 혼합되거나 접촉된 의료폐기물과 같은 폐기물로 본다.
- 채혈진단에 사용된 혈액이 담긴 검사튜브, 용기 등은 조직물류폐기물로 본다.

**그림** Penrose Drain

<table>
<tr><th>의료폐기물 종류</th><th colspan="2">도형 색상</th></tr>
<tr><td>격리의료폐기물</td><td colspan="2">붉은색</td></tr>
<tr><td rowspan="2">위해의료폐기물<br>일반의료폐기물</td><td>봉투형</td><td>검정색</td></tr>
<tr><td>상자형</td><td>노락색</td></tr>
<tr><td>재활용 태반</td><td colspan="2">녹색</td></tr>
</table>

※ 붉은색으로 표시하여야 하는 의료폐기물과 노란색으로 표시하여야 하는 의료폐기물을 혼합 보관할 때는 붉은색으로 표시

**표** 의료폐기물 분리지침

<table>
<tr><th colspan="2">폐기물 구분</th><th>보관기간</th><th>내용</th><th>보관시설</th><th>전용용기</th><th>전용용기와 색상</th></tr>
<tr><td colspan="2">격리의료 폐기물</td><td>7일</td><td>감염병예방법 제2조1항에 따른 감염병으로부터 보호하기 위하여 인수공통감염병 가능성이 있는 동물에게서 발생된 일체의 폐기물</td><td>1.조직물류 폐기물과 성상이 같은 폐기물 : 전용 냉장시설(4℃ 이하)<br>2.조직물류 외<br>: 밀폐된 전용보관 창고</td><td>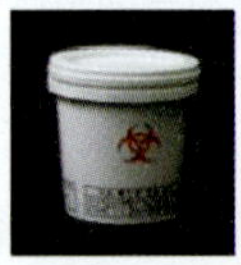</td><td>합성수지</td></tr>
<tr><td rowspan="5">위해의료 폐기물</td><td>손상성 폐기물</td><td>30일</td><td>주사바늘, 봉합바늘, 수술용 칼날, 한방침, 치과용침, 파손된 유리재질의 시험기구</td><td>밀폐된 전용 보관창고</td><td rowspan="3">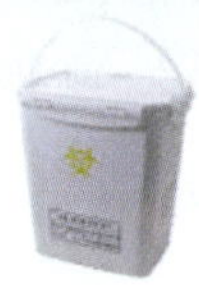</td><td rowspan="3">합성수지</td></tr>
<tr><td>조직물류 폐기물</td><td rowspan="4">15일</td><td>동물의 조직, 장기, 기관, 신체의 일부, 사체, 혈액과 고름, 혈액생성물(혈정, 혈창, 혈액제제)</td><td>전용냉장시설(4℃ 이하)</td></tr>
<tr><td>병리계 폐기물</td><td>시험·검사 등에 사용된 배양액, 배양용기, 보관균주, 폐시험관, 슬라이드, 커버글라스, 폐배지, 폐장갑 등</td><td>밀폐된 전용 보관창고</td></tr>
<tr><td>생물·화학 폐기물</td><td>폐백신, 폐항암제, 폐화학치료제</td><td>밀폐된 전용 보관창고</td><td rowspan="3">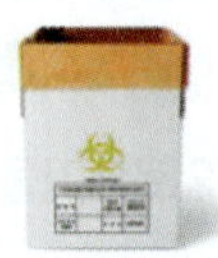</td><td rowspan="3">골판지류</td></tr>
<tr><td>혈액오염 폐기물</td><td>폐혈액백, 혈액투석 시 사용된 폐기물, 그 밖에 혈액이 유출될 정도로 포함되어 있어 특별한 관리가 필요한 폐기물</td><td>밀폐된 전용 보관창고</td></tr>
<tr><td colspan="2">일반의료 폐기물</td><td>15일</td><td>혈액·체액·분비물·배설물이 함유되어있는 탈지면, 붕대, 거즈, 일회용기저귀, 일회용주사기, 수액세트 등</td><td>밀폐된 전용 보관창고</td></tr>
</table>

**비고**

1. 의료폐기물이 아닌 폐기물로서 의료폐기물과 혼합되거나 접촉된 폐기물은 혼합되거나 접촉된 의료폐기물과 같은 폐기물로 본다.
2. 채혈진단에 사용된 혈액이 담긴 검사튜브, 용기 등은 제2호 가목의 조직물류폐기물로 본다.

## 2) 폐기물 전용용기

의료 폐기물 종류별로 적합한 전용용기의 종류를 파악하고, 전용용기의 사용에 적합한 내용 등을 충분히 숙지한다.

**표** 폐기물 용기의 분류

| 구분 | 용기 | 해당 의료 폐기물 |
|---|---|---|
| 합성수지류 상자 | 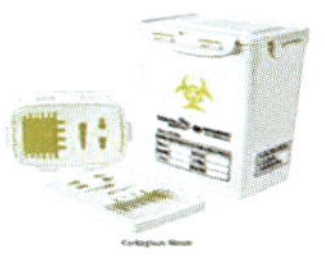 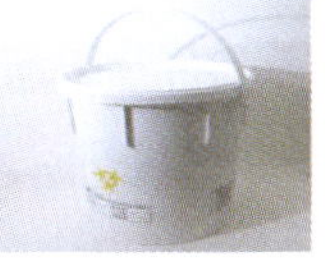 | 격리의료폐기물, 조직물류 폐기물(치아제외), 손상성 폐기물, 액체상태 폐기물 |
| 봉투형용기<br>골판지류상자 | 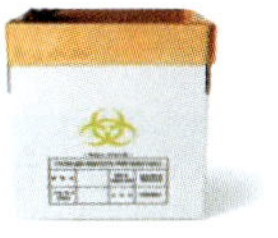 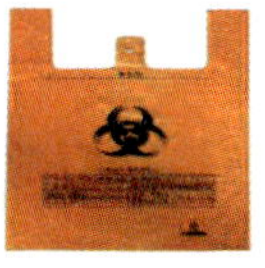 | 그 밖의 의료폐기물 |

① 상자형 전용 용기(골판지)

- 봉투형 용기에 담은 의료폐기물은 상자형 용기에 다시 남아 위탁 처리한다.
- 전용 용기 내부는 이중 구조로, 용기 내부에는 합성수지류로 된 주머니를 부착하거나 넣어 사용한다.
- 전용용기 외부에는 의료 폐기물임을 나타내는 도형과 취급 시 주의사항을 표시한다.
  - 격리 의료 폐기물: 붉은색으로 표시
  - 위해 의료 폐기물, 일반 의료 폐기물: 골판지-노란색, 봉투형-검은색

**그림** 폐기물 도형 색상안내

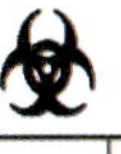

| 의료폐기물 종류 | 도형색상 | |
|---|---|---|
| 격리의료폐기물 | 붉은색 | |
| 위해의료폐기물(재활용하는 태반은 제외) 및 일반의료폐기물 | 봉투형 용기 | 검정색 |
| | 상자형 용기 | 노란색 |
| 재활용하는 태반 | 녹색 | |

※ (도형색상) 붉은색으로 표시하여야 하는 의료폐기물과 노란색 또는 검정색으로 표시하여야 하는 의료폐기물을 혼합 보관할 때에는 붉은색으로 표시

- 봉투형 용기의 도형색상은 검은색이며, 붉은색으로 표시하여야 하는 의료 폐기물과 노란색으로 표시하여야 하는 의료 폐기물을 혼합 보관할 때는 붉은색으로 표시한다.
- 폐기물 최초 투입 시 사용 개시 연월일을 기재한 후 사용한다.

② 합성수지형 전용용기

- 주삿바늘, 수술용 칼날, 봉합 바늘, 한방 침, 치과용 침, 파손된 유리 재질의 시험기구
- 격리 의료 폐기물, 조직 물류 폐기물, 손상성 폐기물, 액상 폐기물
- 전용용기는 도형과 취급 시 주의사항 표시
- 폐기물 최초 투입 시 사용 개시 연월일을 기재한 후 사용

**표** 전용용기 바깥 표시사항

〈취급 시 주의사항〉

| 이 폐기물은 감염의 위험성이 있으므로 주의하여 취급하시기 바랍니다. | | | |
|---|---|---|---|
| 배출자 | | 종류 및 성질과 상태 | |
| 사용개시일<br>년・월・일 | | 수거자 | |

### 3) 폐기물 처리 절차

환경부에서 지정한 기준에 맞는 검사에 합격한 전용 용기에 버려진 병원 폐기물은 폐기물 관리법에 따라 의료 폐기물 전용용기에 넣어 폐기물 전문업체에 의해 수거, 소각하도록 한다.

의료폐기물의 적절한 관리와 처리는 감염의 확산을 방지하고 공중보건과 환경을 보호하기 위해 매우 중요하다. 동물병원은 의료 폐기물의 분리, 수집, 보관, 운송, 치료 및 최종 처리를 위한 특정 지침과 규정을 준수하여 안전한 취급을 보장하고 위험을 최소화한다.

의료 폐기물은 일반적으로 소각, 오토클레이브(증기 멸균), 화학 소독 또는 마이크로파 처리와 같은 방법을 사용하여 처리된다. 날카로운 폐기물 같은 일부 유형의 의료 폐기물은 인간의 건강이나 환경에 위협이 되지 않도록 전문적인 처리 방법이 필요하다.

## 메모

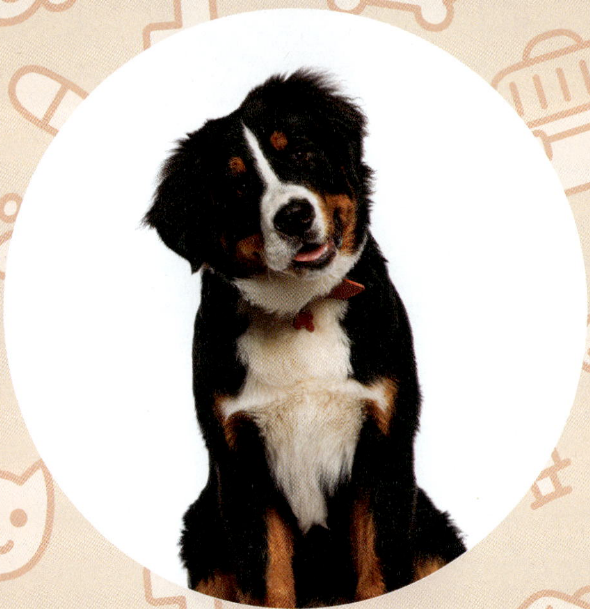

제 3 부

# 상담실무

제1장

# 고객과 서비스



## I 고객

### 1. 고객이란

고객은 개인, 단체, 기업이 대금을 지불하는 대가로 기업으로부터 상품이나 서비스를 구매하는 소비자를 말한다. 고객은 다양한 산업에서 비즈니스의 기능과 성공에 중요한 역할을 한다. 동물병원에서의 타깃은 동물을 소유한 고객이며 이들의 만족도와 충성도는 동물병원의 성장과 수익성의 핵심 동력이 된다.

#### 1) 고객의 정의

고객은 상품과 서비스를 제공받는 사람으로 정의되지만, 동물병원에서의 고객은 사람으로만 한정되지 않는다. 고객에 대한 다양한 정의가 있는데 이는 고객에 대한 이해와 그 중요성에 따라 다양한 시각으로 이야기하고 있다.

피터 드러커(Peter Drucker)[9]는 고객의 요구와 선호를 이해하는 것의 중요성을 강조하였다. 그는 "사업의 목적은 고객을 만들고 유지하는 것이다"라고 이야기하면서 고객이 비즈니스의 기반이자 성공의 핵심 동력이라는 개념으로 변화하는 고객의 요구를 충족시키기 위해 기업이 지속적으로

9 오스트리아 출생의 미국인 작가이자 경영 컨설턴트, 경영학자, 사회학자, 대학교수이다. 현대 경영의 아버지로 알려져 있으며, 스스로 "사회생태학자 (social ecologist)"라고 불렀다.

적응하고 혁신해야 할 필요성을 강조했다.

고객 중심성의 중요성을 강조하며 상품(product), 가격(price), 채널(place), 홍보(promotion)를 포함한 마케팅믹스(Marketing Mix)의 개념을 개발한 필립 코틀러(Philip Kotler)[10]는 기업이 고객을 이해하고 고객에게 가치를 창출할 필요성을 강조하였다.

시어도어 레빗(Theodore Levitt)[11]은 기업이 단순히 제품이나 서비스를 판매하는 것보다 고객의 요구를 이해하고 충족시키는 데 초점을 맞춰야 하며 고객 지향적 접근의 중요성을 강조하고 기업들이 고객 혜택과 장기적인 관계 측면에서 생각해야 한다고 주장했다.

고객은 기업과 기업이 행하는 사업의 궁극적 목적으로 대가를 지불하는 사람, 실제 상품을 사용하는 사람과 가능성이 있는 사람, 기업에 종사하는 사람 등이 모두 포함된다.

동물병원의 고객은 동물을 병원에 데려오는 동물의 소유자 또는 돌보는 사람이다(그리고 그 사람에게 영향을 미치는 환자인 동물도 포함된다). 그들은 동물병원의 구성원들과 소통하고, 동물들의 건강관리에 관한 결정을 내리고, 긍정적인 경험을 하기 원한다. 지속적인 동물 관리 및 치료를 위해 동물병원과 고객의 관계를 발전시킬 수 있다.

### 2) 고객의 분류

■ 현대 마케팅 관점의 분류

고객은 구매 빈도, 소비 습관, 인구 통계, 선호도 등 다양한 기준에 따라 다양한 유형으로 분류될 수 있다. 현대 마케팅 관점에서의 고객의 범주는 다음과 같다.

**그림** 현대 마케팅 관점에서 고객의 범주

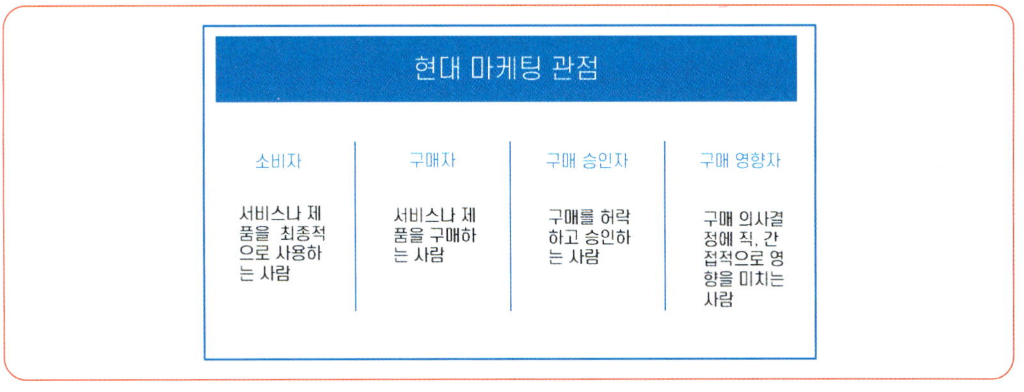


10 미국 노스웨스턴대 켈로그스쿨 석좌교수인 필립 코틀러는 '마케팅의 아버지'라 불리며 현대 마케팅학의 이론적 체계를 구축한 학자다.

11 하버드 경영대학원 교수인 시어도어 레빗은 영향력 있는 기사 "마케팅 근시"로 유명하다.

① **최종 소비자와 구매자:** 서비스나 제품을 최종적으로 사용하는 사람 또는 동물이 된다. 이들은 자신이 소유한 반려동물 또는 돌보는 동물들에게 제품이나 서비스를 이용하는 개인들이다. 동물의 질병을 치료하기 위해 진료를 받거나, 예방목적의 관리, 동물에게 사용되는 용품과 사료를 사거나, 기타 관련된 서비스를 예약하는 것과 같은 자신의 필요나 욕구를 충족시키기 위해 동물병원의 상품이나 서비스를 이용한다. 동물병원에서는 동물의 소유자(보호자)의 취향과 필요성에 따라 선택의 기준이 판단되지만, 이들은 동물의 식성과 기호성, 질병에 따라 고려하기도 한다.

② **구매승인자:** 직접 서비스를 제공받지 않더라도, 비용을 지불하기 위해 허락하고 승인하는 사람을 이야기한다. 동물병원에서는 함께 방문하지 않았더라도 이를 공유하는 고객의 가족들도 포함할 수 있다.

③ **구매 영향자:** 동물병원 서비스 이용에 직접적 또는 간접적으로 영향을 미치는 사람들을 이야기하며, 이들은 해당 동물병원의 서비스 이용 경험이 있거나 경험이 없더라도 이미지를 가지고 있는 모든 사람이 해당된다.

### ▪ 동물병원의 고객 분류

동물병원에서 고객을 분류할 때의 차이점은 동물병원과의 관계가 중요한 요인으로 작용한다.

외부고객은 동물병원이 제공하는 서비스와 제품을 구매하거나 소비하는 개인 또는 동물병원 외부의 조직을 의미한다. 내부고객은 동일한 동물병원 내의 다른 개인, 부서가 제공하는 서비스나 제품 또는 지원을 하는 개인 또는 기업이나 단체를 포함한다. 간단히 말해 내부고객은 업무를 효율적으로 수행하기 위해 서로에게 의존하는 직원 또는 팀이며, 동물병원의 경우는 수의사와 동물보건사, 동물병원코디네이터 등의 직원과 동물병원의 의료나 서비스에 기여하는 기기나 제품을 관리나 납품하는 기업들도 포함된다.

**표** 동물병원 고객 분류

| 구분 | 내용 |
|---|---|
| **외부고객** | 동물병원의 서비스나 제품을 받는 사람 또는 기업이나 기관 |
| **내부고객** | 동물병원의 직원, 거래처, 업무지원 단체 등 |
| **동물고객** | 동물병원에 방문하는 모든 환자(Veterinary patients) 또는 동물(Animal) |

전통적인 의미에서 동물들을 고객으로 생각할 수는 없지만, 동물들의 소유자(보호자)나 돌보는

사람들이 동물을 대상으로 하는 서비스를 받는다면 이들의 동물 역시 고객으로 볼 수 있다.

동물병원에서는 동물이 서비스를 받게 되지만, 동물의 보호자가 동물병원과 동물의 치료에 직접 개입하기는 어렵다. 대신, 그들은 동물을 데려오고, 동물병원 직원들과 의사소통하며, 치료 선택에 대한 결정을 내리고, 제공된 서비스에 재정적 책임을 진다. 그런 보호자들은 그들의 동물이 동물병원에서 부정적인 요소를 최소화하고 긍정적 경험을 추구하며, 행복을 보장하기 위해 전문지식과 서비스에 의존한다. 따라서 동물들이 비용을 지불하고 서비스의 품질을 판단하는 고객은 아니지만, 그들의 보호자들에게 동물병원이나 동물병원 서비스 경험에 많은 영향을 주기 때문에 별도로 다루어야 하는 고객으로 분류할 수 있다.

**그림** 기분 좋은 동물 고객의 모습

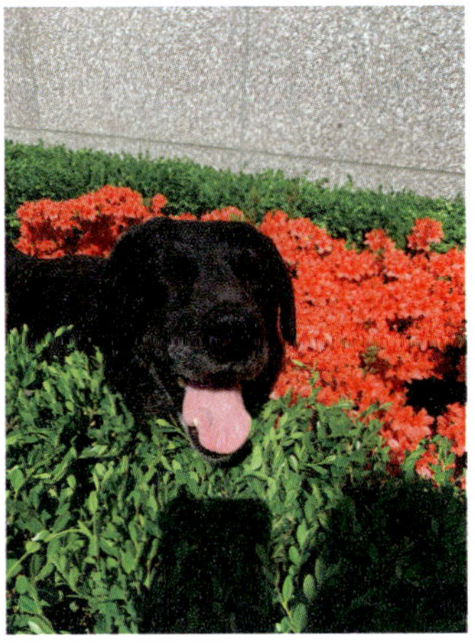

① 외부고객은 동물병원 외부에서 진입하는 고객이고, 내부고객은 동물병원 내 내부 이해관계자이다.
② 외부고객은 제품 또는 서비스의 구매자 또는 소비자로서 동물병원과 관계를 맺는다.
③ 내부고객은 동물병원 내 다른 개인 또는 부서의 지원, 서비스 또는 협업에 의존하여 책임을 다한다.

동물병원에서는 외부 및 내부고객 모두가 중요하다. 외부고객의 요구와 기대를 충족시키는 것은 동물병원의 성장으로 이어지고, 내부고객의 요구를 충족시키는 것은 조직 내 협업, 효율성 및 긍정적인 업무 환경을 촉진한다.

■ 고객 기준에 따른 분류

동물 병원에서는 다양한 기준에 따라 고객을 여러 그룹으로 분류할 수 있다.

일반적으로는 동물병원에 반려동물을 데리고 와서 동물을 돌보는 개인이 포함된다. 동물과 관련된 단체나 기관들이 의료와 치료를 위해 동물들을 데려오는 경우, 특정 동물 품종을 전문으로 하는 사육자, 말·소·돼지·닭 등과 같은 농장동물, 야생동물, 안내견이나 마약탐지견, 군견 등과 같은 직업으로 활동하는 동물들을 관리하는 사람들도 별도로 분리될 수 있다.

일부 고객은 정기적인 방문과 전문적인 관리가 필요한 만성 또는 지속적인 건강 상태 확인이 필요한 동물과 함께 생활하고 있으며, 응급 상황을 위해 동물을 데려오는 고객은 즉각적인 주의와 전문적인 관리가 요구하기도 한다.

고객을 분류할 때는 고객의 구체적인 요구사항, 선호도 및 커뮤니케이션 요구사항을 고려해야 한다. 이 세분화를 통해 동물병원은 서비스, 커뮤니케이션 및 마케팅 노력을 맞춤화하여 다양한 고객 범주의 다양한 요구를 더 잘 충족시킬 수 있다.

### 3) 동물병원에서의 고객

동물병원의 고객은 그들의 반려동물 또는 동물을 위한 동물병원 서비스를 제공받는 개인 또는 단체로 정의될 수 있다. 동물병원의 고객은 다음과 같은 특징과 요구를 갖는다.

① 동물의 치료와 예방

자신이 소유하고 있는 동물의 치료와 예방 서비스를 필요로 하는 반려동물이나 동물의 소유자 또는 관리자이다. 이들은 동물병원에 동물을 데려와서 진료를 받는다.

② 서비스에 대한 지불

동물병원의 고객은 제공되는 서비스에 대한 재정적 측면에 대한 책임이 있다. 이들은 동물병원에서 제공되는 상담, 치료, 수술, 약물, 기타 동물병원 서비스에 대한 비용을 지불해야 한다.

③ 의사 결정의 참여

동물병원의 고객들은 직원들과 지속적인 의사소통을 한다. 진단과 치료 과정을 돕기 위해 동물의 건강, 증상, 그리고 수의학적 이력에 대한 정보를 제공한다. 그리고 동물의 건강관리, 치료와 재정적으로 고려하여야 할 사항에 대한 (의사) 결정에 참여한다.

④ 긍정적인 경험

다른 서비스 산업의 고객들처럼, 동물병원에 방문하는 사람들은 긍정적인 경험을 원한다. 동물병원의 전문적이고, 인정이 많고, 지식이 풍부한 수의학적 보살핌을 받기를 기대한다. 명확한 의사소통, 공감, 효과적인 치료, 깨끗하고 안전한 환경과 같은 요소들은 고객에게 동물병원에서의 긍정적인 경험을 줄 수 있다.

⑤ 장기적인 관계

동물병원의 경우 고객과 장기적인 관계를 맺는 경우가 많다. 정기적인 검진, 예방 접종 또는 예방 치료를 위해 정기적으로 방문할 수 있으며, 응급 상황이나 질병 또는 부상 시 동물병원에 의존할 수 있다. 이러한 지속적인 관계는 고객과 동물병원 간의 신뢰와 충성도에 기여한다.

전반적으로, "고객"이라는 용어는 동물병원에 적용될 때 약간의 차이가 있을 수 있지만, 다른 산업의 고객들과 같이 의사 결정, 지불 및 긍정적인 경험을 추구하고 그들의 동물을 위한 수의학 서비스를 추구하는 개인 또는 단체를 의미한다.

## 2. 고객의 특성과 이해

고객의 특성은 산업, 인구통계, 심리통계, 개인의 선호도 등 다양한 요인에 따라 달라질 수 있다. 기업이 제공하는 제품과 서비스를 통해 자신이 원하는 것을 충족하고자 하는 구체적인 욕구를 내포하고 있다. 이러한 요구를 이해하고 해결하는 것은 고객 만족과 충성도를 높이기 위해 중요한 작업이다.

**표** 고객에 관한 이야기

**"고객은 항상 옳습니다."**
고객 만족의 중요성을 강조하고 기업이 고객의 요구와 요구를 충족시키는 것을 우선시해야 한다고 제안한다.

**"고객은 왕입니다."**
고객이 비즈니스에 상당한 영향력을 가지고 있다는 생각을 강조한다. 고객을 존중하고 만족을 최우선으로 해야 한다는 의미이다.

**"만족하는 고객이 최고의 비즈니스 전략입니다."**
비즈니스 성공의 핵심 동력으로서 고객 만족의 중요성을 강조한다. 이는 고객 만족에 초점을 맞춤으로써 기업이 장기적인 성장과 수익성을 달성할 수 있음을 시사하고 있다.

**"고객은 제품뿐만 아니라 경험을 구매합니다."**

고객들이 제품의 특징과 기능에만 관심이 있는 것이 아니라 제품과 관련된 전반적인 경험을 중요하게 여긴다는 인식이 확산되고 있음을 반영한다. 긍정적이고 기억에 남는 고객 경험을 제공하는 것의 중요성을 강조한다.

**"고객을 찾는 데는 몇 달이 걸리고 고객을 잃는 데는 몇 초밖에 걸리지 않습니다."**

강력한 고객 관계를 유지하는 것의 중요성을 강조한다. 새로운 고객을 확보하는 것은 시간이 오래 걸릴 수 있지만, 고객의 요구가 지속적으로 충족되지 않거나 부정적인 경험이 발생하면 고객을 잃기 쉽다는 것을 시사한다.

고객은 제품과 서비스, 가격, 기능 및 전반적인 경험과 관련하여 독특한 선호도와 취향을 가지고 있다. 이러한 선호는 개인적인 스타일, 문화적 배경, 생활 방식 선택, 우선순위와 같은 요소들에 의해 영향을 받을 수 있다. 이것을 평가하고 선택할 때 의사결정 과정을 거친다. 여기에는 정보 수집, 비교, 이점 및 비용 측정, 구매 결정 등이 포함된다. 고객의 의사 결정 프로세스를 이해함으로써 기업은 고객의 선호도에 따라 제품과 서비스를 제공할 수 있다.

고객은 비즈니스와 상호작용하고 필요한 사항을 표현하는 방법을 포함하여 다양한 커뮤니케이션 방식을 가지고 있다. 어떤 고객들은 직접적이고 간결한 의사소통을 선호하는 반면, 다른 고객들은 더 자세한 설명을 좋아할 것이다. 서로 다른 고객 스타일에 맞춘 효과적인 커뮤니케이션은 기업의 신뢰를 높여줄 것이다. 고객의 기대는 이전의 경험, 마케팅 메시지, 브랜드 평판 및 업계 표준에 의해 영향을 받는다.

**표** 고객의 기본심리

- 환영 기대
- 독점
- 우월
- 모방
- 보상
- 자기 본위[12]
- 존중

12 자신의 행동이 다른 사람이나 사회에 어떤 영향을 주는지 고려하지 않고, 자기 자신의 욕망을 충족시키거나 자신의 이익만을 추구하는 상태.

고객은 종종 제품이나 서비스에 대한 자신의 경험에 대한 피드백과 리뷰를 제공한다. 이러한 피드백은 긍정적인 추천에서부터 건설적인 비판에 이르기까지 다양할 수 있다. 고객의 의견을 듣고 고객의 불만사항을 해결하면 기업은 제품을 개선하고 고객 만족도를 높일 수 있다. 긍정적인 경험과 탁월한 서비스를 통해 고객 충성도를 높이는 것은 장기적인 성공을 위해 필수적이다. 고객은 기업에 대해 서로 다른 평생 가치를 가지며, 기업과의 관계에서 창출할 수 있는 잠재적 수익을 나타낸다. 어떤 고객들은 평생 가치가 높기 때문에 그들을 유지하고 육성하는 것이 전략적으로 더 중요한 반면, 다른 고객들은 더 낮은 가치를 가질 수 있다.

이러한 특성은 유동적일 수 있으며 시간이 지남에 따라 진화할 수 있다는 점에 유의해야 한다. 따라서 기업이 고객에게 효과적으로 서비스를 제공하기 위해서는 고객의 요구, 선호도 및 변화하는 관계에 정기적으로 대응하는 것이 중요하다.

### 1) 동물병원 고객의 특성

① **환자의 보호자**: 동물병원의 고객은 개, 고양이, 새, 파충류 등과 같은 반려동물을 돌보거나 소유하고 있는 개인이나 단체이다. 인의에서 '소아과'와 비교하기도 한다. 고객은 자신의 반려동물의 건강관리와 삶의 질을 높이는 책임을 가지고 있다. 고객의 주요 목표는 동물들의 행복과 장수를 보장하는 것이다. 이들은 비용 지불자와 환자가 동일하지 않아 불안감을 내재하고 있는 특성이 있다.

② **강한 유대감**: 동물병원 고객들은 그들의 동물들과 강한 감정적 유대감을 가지고 있다. 자신이 돌보는 동물의 건강과 행복에 대해 깊이 관심을 가지고, 동물 보호에 관한 고객의 결정은 이러한 감정적인 연관성에 의해 영향을 받는다. 동물병원에서는 환자의 행동을 세심하게 관찰하여 살펴보아야 한다.

③ **반려동물의 건강에 대한 우려**: 반려동물의 건강관리와 동물의료서비스의 필요성을 강하게 느끼고 있다. 동물들의 질병, 부상, 예방 관리, 예방 접종, 그리고 다른 건강과 관련된 문제들을 해결하기 위해 동물병원 서비스를 찾는다.

④ **의사소통 방식**: 동물병원의 고객들은 다양한 의사소통 방식을 가지고 있다. 일부는 동물의 증상이나 건강 문제에 대해 더 직접적이고 구체적일 수 있고, 다른 일부는 동물병원에서 제공하는 의료 정보를 이해하는 데 더 많은 안내와 지원이 필요한 경우도 있다.

⑤ **재정적 고려사항**: 고객은 반려동물의 건강관리와 최선의 보살핌을 추구하면서 동물병원에 지출하는 비용을 고려한다.

⑥ **신뢰도**: 동물병원과 내부구성원에 대한 신뢰를 중요하게 생각한다. 정확한 진단, 효과적인 치료, 그리고 보살핌을 제공하기 위해 동물병원의 전문성에 의존한다.

이러한 특성을 이해함으로써 동물병원은 서비스, 의사소통 및 전반적인 고객 경험을 고객인 보호자의 고유한 요구와 기대에 맞게 조정할 수 있다. 이를 통해 병원은 개별적인 진료를 제공하고, 고객의 우려 사항을 해결하며, 신뢰와 양질의 서비스를 기반으로 지속적인 관계를 구축할 수 있다.

**표** 동물병원 고객의 특성

- **고객은 자신이 가진 문제해결에만 관심이 있다.**
  담당자의 부재 사유나 제품이 입고되지 않는 이유, 직원의 개인적인 사정, 조직의 교육문제에는 관심이 없다.
- **고객은 동물병원에서 설득하거나 논쟁하는 것을 선호하지 않는다.**
- **환자의 불안과 불편은 고객이 느끼는 서비스 품질에 영향을 준다.**
  소아과 병동이나 유치원, 어린이집에 아이를 맡기는 부모의 마음과 유사하다.
- **동물병원에 대한 기본적 기대심리를 가지고 있다.**
  동물병원의 직원들은 착할 것이다. 친절할 것이다. 동물을 사랑할 것이다.

### 2) 고객분석의 중요성

고객 유형을 분석하고 타기팅을 명확하게 하는 것은 필수적이다. 고객마다 선호도, 요구 및 의사결정 프로세스가 다르다. 고객을 분석하고 이해함으로써 동물병원이 제공하는 제품, 서비스 및 마케팅 전략을 특정 고객에게 조정할 수 있다. 이러한 개인화는 고객 경험을 향상하고 고객의 기대를 충족시킬 가능성을 높인다. 고객분석을 통해 동물병원은 주요 고객 부문을 파악하고 효과적인 마케팅 목표를 삼을 수 있다. 다양한 고객분석이 다양한 마케팅 메시지와 채널에 어떻게 반응하는지 이해함으로써, 동물병원의 마케팅을 최적화하고 자원을 더 효율적으로 할당할 수 있다. 이러한 분석을 통해 고객 전환 과정에서 문제점과 개선점을 파악할 수 있다. 또한 고객 선호도, 욕구 및 충족되지 않은 요구에 대한 통찰력을 제공한다. 이 정보는 동물병원 서비스 제공 및 혁신에 유용하게 작용한다. 의사소통 방식, 동기 및 선호도를 이해함으로써 기업은 고객을 효과적으로 참여시키고 지원하도록 서비스 제공을 조정하여 고객 만족도를 향상시킬 수 있다. 이러한 활동은 고객 이탈 위험을 사전에 파악하고 해결할 수 있으며, 고객의 불만 또는 감소와 관련된 행동 패턴을 인식함으로써, 기업은 고객의 기대를 충족하고 경쟁 우위를 제공하도록 보장할 수 있다.

고객을 이해함으로써 정보에 입각한 의사 결정을 내리고, 효과적인 전략을 개발하며, 목표 고객과 공감하는 의미 있는 상호 작용을 할 수 있다. 이러한 이해는 궁극적으로 고객 만족도 향상,

고객 충성도 향상 및 비즈니스 성장으로 연결된다.

① **마케팅 및 광고**: 마케팅과 광고 전략에 정보를 주는 패턴과 동향을 파악할 수 있다. 고객이 광고, 판촉, 가격 전략과 같은 다양한 마케팅 자극에 어떻게 반응하는지 검토하고, 분석을 통해 동물병원고객의 요구사항을 충족할 수 있도록 조정한다.

② **서비스 제공**: 동물병원에서 제공하는 제품과 서비스의 개발과 개선에 도움을 준다. 선호도, 이용 패턴, 피드백 등을 분석해 혁신의 기회를 파악하고, 고객에게 반향을 일으키는 제품과 서비스의 특징을 파악하며, 전반적인 고객 경험을 향상시킨다.

③ **시장 세분화**: 고객 특성, 요구 및 행동을 기준으로 시장을 세분화한다. 개별적인 요구를 분류하여 특정 선호도에 더 잘 부합하도록 마케팅 전략과 서비스를 맞춤화하여 고객 만족도와 충성도를 높일 수 있다.

④ **가격 및 수익 관리**: 고객이 동물병원에 지불하는 비용의 구성전략을 어떻게 인식하고 대응하는지를 결정한다. 동물병원은 최적의 가격을 설정하고, 동적 가격 모델을 구현하며, 수익성을 극대화하는 동시에 고객 만족도를 보장하기 위한 수익 관리 전략을 수립할 수 있다.

⑤ **고객 심리 및 의사결정**: 고객의 의사결정에 영향을 미치는 심리적, 인지적 과정을 탐구한다. 그들은 소비자들이 왜 특정한 선택을 하는지에 대한 통찰력을 얻기 위해 인식, 동기 부여, 학습 및 사회적 영향과 같은 요소들을 탐구한다. 이러한 지식은 마케팅 전략, 메시지 및 설득력 있는 기술에 정보를 제공할 수 있다.

전반적으로 고객분석은 대상 고객에 대해 더 깊이 이해할 수 있으며, 이를 통해 데이터 중심의 의사 결정을 내리고 고객 선호도와 기대치에 맞는 전략을 개발할 수 있다.

### 3) 고객의 유형에 따른 이해

고객의 유형을 분석하는 것은 고객의 행동을 미리 파악하는 민감성을 상향시키기 위함이다. 사람의 성격은 '가지고 태어나는 측면(having side)'과 '행동하는 측면(doing side)'으로 구성된다. Having side는 성격을 구성하는 가장 기본적인 단위인 '기질'을 의미하고 유전적 요인이기 때문에 잘 변하지 않는다. 하지만 Doing side는 자라온 환경이나 사회적 동기, 전략적 목표 등 개인의 의지와 책임, 환경에 따라 변할 가능성이 높은 행동 부분을 말한다. 이러한 행동들은 개인의 캐릭터 또는 성격의 부분으로 자리 잡는다. 어떻게 자랐는지, 어떤 직업이 있는지, 어떤 환경에 놓였느냐에 따라 마치 성격이 달라지는 것처럼 느끼지만 구체적으로는 개인의 캐릭터, 즉 행동이 변화하는 것이다. 고객과의 소통 시에 있어 상대의 행동을 미리 파악할 수 있는 민감성이 있다면 협상이나 설득에 큰 힘이 된다. 세상에 완전함은 쉽게 존재하지 않는다. 모든 고객을 만족시키는 응대는 쉽지 않으나 고객을 이해하여 만족에 가까운 응대가 가능하다.

**표** 설득의 방법 활용_손자병법

| |
|---|
| 지피지기 백전불태(知彼知己 百戰不殆)<br>적을 알고 나를 알면 백 번 싸워도 위태로울 것이 없으나<br>부지피이지기일승일부(不知彼而知己 一勝一負)<br>적을 모르고 나를 알면 승과 패를 주고받을 것이며<br>부지피부지기 매전필태(不知彼不知己 每戰必殆)<br>적을 모르는 상황에서 나조차도 모르면 싸움에서 반드시 위태롭다. |

고객의 유형은 대상에 따른 분류, 내원 횟수에 따른 분류, 내원형태에 따른 분류, 성격 유형에 따른 분류, 행동 유형에 따른 분류로 구분할 수 있다. 대상에 따라서는 외부와 내부로 분류되며, 내원 횟수는 초진과 재진으로, 내원 형태는 외래와 입원으로 구분한다. 또 다른 분류인 고객의 성격 유형과 행동 유형에 따라 고객을 분류하여 이해함으로써 효율적인 고객 응대가 가능하다.

#### ① 성격 유형 분석

성격 유형 분석의 발전은 심리학 분야의 다양한 학자와 연구자들 덕분이라고 할 수 있다. 가장 잘 알려진 성격 유형 분석 모델 중 하나는 캐서린 브릭스와 그녀의 딸 이사벨 브릭스 마이어스가 개발한 마이어스-브릭스 유형 지표(MBTI)이다. 캐서린 브릭스(Katherine Briggs)[13]는 미국의 작가이자 성격 이론 연구의 초기 선구자이다. 그녀는 스위스의 정신과 의사 칼 융의 연구와 성격 유형에 대한 그의 이론에 관심을 갖게 되었다. 브릭스는 딸 이사벨 브릭스 마이어스와 함께 개인의 성격 선호도에 따라 개인을 평가하고 분류하는 실용적인 방법을 개발하려고 노력했다. 마이어스-브릭스 유형 지표(MBTI)는 1940년대에 처음 발표되었으며 칼 융의 심리 유형 이론에 기반을 두고 있다. MBTI는 다음과 같은 네 가지 이분법을 통해 개인을 평가한다.

13 캐서린 쿡 브릭스(Katharine Cook Briggs, 1875-1968)는 그녀의 딸 이사벨 브릭스 마이어스(Isabel Briggs-Myers)와 함께 마이어스-브릭스 유형 지표(MBTI)의 공동 창시자이다.

**그림** MBTI의 지표

**선호 경향**

| | | |
|---|---|---|
| 외향(E) ← | 에너지 방향 | → 내향(I) |
| 감각(S) ← | 인식 기능 | → 직관(N) |
| 사고(T) ← | 판단 기능 | → 감정(F) |
| 판단(J) ← | 생활 양식 | → 인식(P) |

MBTI의 4가지 선호 지표(Myers, Kirby, & Myers, 1998)

네 가지는 정식적 에너지의 방향성을 나타내는 외향-내향(E-I) 지표, 정보 수집을 포함한 인식의 기능을 나타내는 감각-직관(S-N) 지표, 수집한 정보를 토대로 합리적으로 판단하고 결정 내리는 사고-감정(T-F) 지표, 인식 기능과 판단 기능이 실생활에서 적용되어 나타난 생활 양식을 보유주는 판단-인식(J-P) 지표이다. 이 이분법들이 합쳐져서 열여섯 가지 다른 성격 유형을 형성한다.

**그림** 성격유형의 대표적 특성

**16가지 성격 유형의 대표적 특성**

| | | | |
|---|---|---|---|
| **ISTJ**<br>책임감이 강하며 현실적이다.<br>매사에 철저하고 보수적이다. | **ISFJ**<br>차분하고 헌신적이며 인내심이 강하다.<br>타인의 감정 변화에 주의를 기울인다. | **INFJ**<br>높은 통찰력으로 사람들에게 영감을 준다.<br>공동체의 이익을 중요시한다. | **INTJ**<br>의지가 강하고 독립적이다.<br>분석력이 뛰어나다. |
| **ISTP**<br>과묵하고 분석적이며 적응력이<br>강하다. | **ISFP**<br>온화하고 겸손하다.<br>삶의 여유를 만끽한다. | **INFP**<br>성실하고 이해심 많으며 개방적이다.<br>잘 표현하지 않으나 내적 신념이 강하다. | **INTP**<br>지적 호기심이 높으며 잠재력과<br>가능성을 중요시한다. |
| **ESTP**<br>느긋하고 관용적이며 타협을 잘 한다.<br>현실적 문제 해결에 능숙하다. | **ESFP**<br>호기심이 많으며 개발적이다.<br>구체적인 사실을 중시한다. | **ENFP**<br>상상력이 풍부하고 순발력이 뛰어나다.<br>일상적인 활동에 지루함을 느낀다. | **ENTP**<br>박학다식하고 독창적이다.<br>끊임없이 새로운 시도를 한다. |
| **ESTJ**<br>체계적으로 일하고 규칙을 준수한다.<br>사실적 목표 설정에 능하다. | **ESFJ**<br>사람에 대한 관심이 많으며 친절하다.<br>동정심이 많다. | **ENFJ**<br>사교적이고 타인의 의견을 존중한다.<br>비판을 받으면 예민하게 반응한다. | **ENTJ**<br>철저한 준비를 하며 활동적이다.<br>통솔력이 있으며 단호하다. |

MBTI 및 기타 성격 유형 분석은 진로 상담, 팀 구성, 자기 인식 등 다양한 맥락에서 널리 사용되어 왔다. 성격 유형 분석은 개인의 선호와 성향에 대한 통찰력을 제공할 수 있지만, 그것은 성격에 대한 하나의 관점일 뿐이며 심리학 분야 내에 지지자와 비판자를 모두 가지고 있다는 것에 주목해야 한다.

② 행동 유형 분석

고객 행동 분석은 역동적인 분야이며, 연구자들이 서로 다른 맥락에서 고객 행동을 연구함에 따라 새로운 모델과 접근 방식이 계속 등장하고 있다. 대표적으로는 다음의 몇 가지를 살펴볼 수 있다.

- **DISC 평가**: 행동을 네 가지 주요 차원인 지배력(Dominance), 영향력(Influence), 안정성(Steadiness), 성실성(Conscientiousness)으로 분류하는 DISC 모델은 1920년대 심리학자 윌리엄 몰턴 마스턴이 개발했다. 이것은 다양한 조직과 기업에서 행동 양식을 이해하고 예측하기 위해 널리 사용된다.

"DISC"는 개인의 지배적인 행동 특성을 기반으로 설명하는 네 가지 주요 성격 유형의 약어다. 네 가지 DISC 성격 유형은 다음과 같으며 각 유형에 대한 몇 가지 일반적인 장점과 잠재적인 단점은 다음과 같다.

- 지배력(Dominance)

자기주장이 강하고, 결과 지향적이며, 자신감 있는 의사 결정자일 뿐만 아니라 위험을 감수하는 경향이 있는 책임감 있는 사람들이다. 의욕이 넘치고 직접적이며 지배적인 개인은 목표에 집중하므로 종종 효과적인 리더, 선구자 및 변화의 주체가 된다. 하지만 "독단적인" 선을 넘어 "너무 통제적인" 영역에 들어가는 것을 염두에 둘 필요가 있다. 조바심, 지나치게 요구하고 다른 관점을 고려하지 않는 것을 경계해야 한다. 협업 환경에서 너무 많은 지배력은 갈등을 일으킬 수 있다.

- 영향력(Influence)

외향적이고 열정적이며 낙관적이며 설득력이 있다. 다른 사람들과 교류하는 것을 좋아하는 영향력 있는 사람들은 관계를 구축하고 유지하는 데 뛰어난 경향이 있다. 또한 다른 사람들에게 영감을 주고 동기를 부여하고, 의사소통하고, 팀과 함께 작업하는 데 탁월하다. 하지만 시간 관리, 세밀함이 부족하거나 업무의 완성이 어렵고 산만함과 충동에 취약할 수 있다. 평화를 유지하거나 갈등을 피하기 위해 과도하게 헌신하고 약속하는 경향이 있다.

- 안정성(Steadiness)

일반적으로 참을성 있고 지지적이며 공감하고 신뢰할 수 있다. 협력에 높은 가치를 두며 좋은 경청자이자 훌륭한 팀 플레이어가 되어 안정성, 조화 및 충성심을 키우는 경향을 보인다. 기업에서는 매우 헌신적인 직원으로 소속된다. 이러한 경향을 가진 이들은 변화와 중대한 결정 및 불확실성으로 어려움을 겪는다. 안정된 일상을 선호하기 때문에 현상 유지, 대결 및 위험 감수에 대한 변화에 저항하는 경향이 있다.

- 성실성(Conscientiousness)

체계적이고 조직적이며 세밀한 경향을 보인다. 품질과 정확성에 중점을 두고, 뛰어난 기획자이자 문제 해결사이며 일반적으로 강력한 업무 윤리, 규칙 존중, 마감일 준수에 대한 안목을 가지고 있다. 이들은 도전적인 결정을 미루거나 위험, 변화 또는 큰 그림 전망으로 어려움을 겪을 수 있는 완벽주의자가 될 수 있다. 또한 실행 가능한 대안을 찾기 위해 고군분투하거나 지나치게 비판적일 수 있다.

그림 DISC의 분류

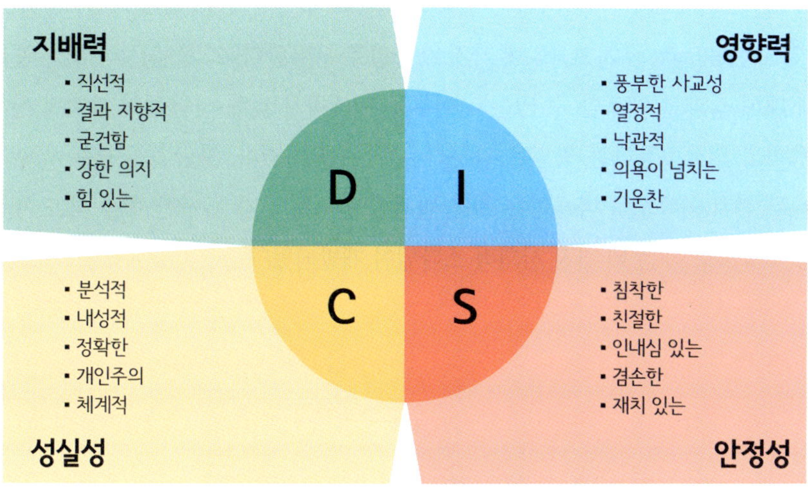


출처: https://cowenpartners.com/disc-profile/

- **다섯 가지 성격 모델**(Big Five Personality Traits): 빅 파이브 모델은 개방성(Openness), 성실성(Conscientiousness), 외향성(Extraversion), 친화성(Agreeableness), 불안정성(Neuroticism)의 다섯 가지 차원을 기반으로 사람들은 나름의 성격을 타고난다는 전제에 성격을 큰 더미로 만들어 놓는다. 이 모델은 루이스 골드버그, 폴 코스타, 로버트 맥크레이를 포함한 여러 연구자들에 의해 수십 년에 걸쳐 개발되고 다듬어졌다.

- 개방성(Openness)

지적 호기심, 창의성, 새로움에 대한 선호도

- 성실성(Conscientiousness)

조직적이고 신뢰할 수 있는 경향

- 외향성(Extraversion)

다른 사람과 어울리고 이야기하는 경향

- 친화성(Agreeableness)

신뢰하고 도움이 되는 성격의 척도

- 불안정성(Neuroticism)

심리적 스트레스에 대한 소인

- **사회 스타일 모델**(Social Styles Model): 1970년대에 데이비드 메릴과 로저 리드가 개발한 Social Styles Model은 행동을 분석형(Analytical Style), 우호형(Amiable Style), 주도형(Driver Style) 및 표현형(Expressive Style), 네 가지 스타일로 분류한다. 이 모델은 리더십, 관리 및 영업 성과에 대해 성과를 예측할 수 있는지 여부를 이해하기 위해 사람들의 사회적 상황에서 상호 작용하고 의사소통하는 방법을 탐구하는 연구를 하였다. 사람들의 행동이 주장과 반응이라는 두 가지 연속성을 따른다는 것을 발견한 연구로 각각 특정한 행동, 태도 및 의사소통 패턴을 특징으로 하는 네 가지 사회적 스타일이 개발되었다.

**그림** Social Styles Model

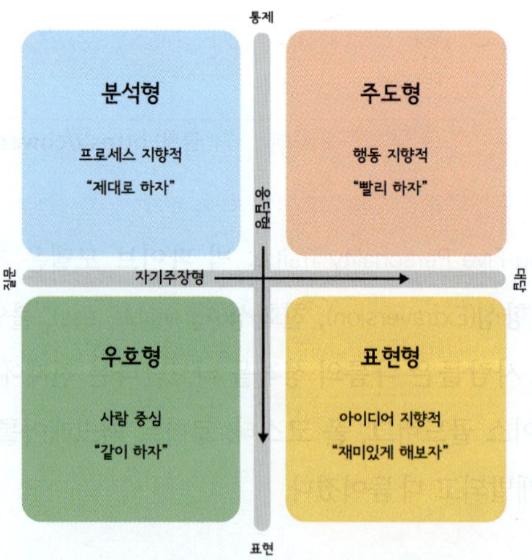


출처: https://www.clickthrough-marketing.com/blog/merrill-reid-social-styles-model

- 분석형(Analytical Style): 내성적이고 논리적인 행동, 사실과 객관적 정보에 초점, 모호성에 대한 낮은 관용
- 우호형(Amiable Style): 친근하고 협조적인 행동, 조화와 관계 유지에 중점을 두고 통제에 대한 욕구가 낮음
- 주도형(Driver Style): 단호하고 직접적인 행동, 결과 및 목표 달성에 대한 집중, 통제에 대한 높은 욕구
- 표현형(Expressive Style): 외향적이고 열정적인 행동, 창의적이고 낙관적인 것에 초점을 맞추고 자기표현에 대한 높은 욕구

- 응용 행동 분석(ABA: Behavior Analysis in Applied Behavior Analysis): 응용 행동 분석은 원하는 결과를 얻기 위해 행동을 분석하고 수정하는 데 중점을 둔다. 행동 평가 기법을 사용하여 특정 상황에서 개인의 선행, 행동 및 결과를 이해한다. ABA 분야에서 주목할 만한 기여자로는 B.F.스키너, 아이바 로바스, 그리고 존 왓슨이 있다. ABA 분석은 행동이 실제 상황에 어떻게 작용하는지에 대해 이해하여, 도움이 되는 행동을 늘리고 문제행동을 줄이는 것을 목표로 하고 있다.

### 4) 동물병원 고객의 접근방법

대부분의 사람들은 따뜻함과 친절함에 우호적이다. 고객을 대하는 태도는 고객들에게 커다란 영향을 준다. 동물병원에 방문한 고객을 대할 때는 다음의 주의사항을 기억한다.

- 역지사지(易地思之)의 마음으로 고객을 대한다.
- 긍정적인 칭찬은 긍정적인 반응으로 나타난다.
- 신뢰의 시작은 솔직한 태도이다.
- 친구가 되면, 또 다른 친구를 만들 수 있다.
- 미소와 웃음은 기본 태도이다.
- 경청: 고객이 말하는 것을 듣는 것이 가장 좋은 응대법이다.
- 베푸는 마음으로 인해 고객도 감사하게 된다.
- 늘 관심을 가지고 고객을 챙겨라.
- 누구나 알아보는 것을 좋아한다. 고객과 환자의 이름을 기억하라.

동물병원에서 마주하는 다양한 상황과 고객의 행동 유형에 따른 접근방법은 다음과 같다.

① 결과 지향적 고객(WHAT)

"지금 바로 진료 볼 수 있나요?"
"얼마나 기다려야 하나요?"
"그래서 총비용이 어느 정도 드나요?"

이들은 빠른 의사결정과 목표, 결과를 지향한다. 직선적이며 급한 성격으로 보여진다. 타인을 배려하고 경청하는 태도가 부족하며 질문보다는 본인의 입장을 말과 행동으로 주장한다.

이들은 자아가 강하고 존경 욕구가 높다. 무의미한 대화보다는 고객의 성취에 대한 칭찬이 더 좋은 반응을 끌어낸다. 이들의 사회적 호칭을 알고 있다면 이를 사용한다. 결론부터 이야기하여 또렷하게 핵심만 전달하는 자신감 있는 모습을 보여준다. 고객의 의견이 동물병원의 입장과 다르더라도 우선 경청하고 공감한 후 사실 기반의 의견을 제안하거나 준비한 대화를 간단명료하게 정리하여 전달한다.

"보호자님께 제가 정말 많이 배우게 됩니다. ~은 추가로 제가 설명하자면"
"보호자님이 더 많이 알고 계시겠지만~"
"선생님, 이번에 좋은 소식이 있다고 들었어요. 능력이 탁월하세요~"
"보호자님이 주신 의견은 제가 동물병원에 건의하도록 하겠습니다. 좋은 의견 주셔서 감사합니다."

② 사교적 고객(WHO)

"언제 오픈하셨어요? 이 앞에 애들 데리고 산책하면서 언제 오픈하나 기다렸어요."
"~이 소개로 왔어요. 어떤 선생님이 진료 봐주시나요? 산책커뮤니티 회원이에요."
"~선생님 계신가요? 저희 아이가 선생님을 좋아해요."

의사소통을 즐기며 유려한 말솜씨, 자유로운 의사표현을 하는 사교적인 고객은 호의적인 인상과 사람과 상황에 대해 낙관적인 경향을 보인다. 타인의 인정에 의해 동기부여와 인간관계를 중요하게 생각한다. 표현력이 풍부하고 열정적이며 설득력 있으나 말의 양이 많고 체계가 없거나 말의 방향을 잃는 경우도 있다. 이러한 고객은 소외를 두려워하고 반응이 없거나 대화가 단절되면 불편함을 느낀다.

사교적인 고객을 맞이할 때는 밝은 표정과 인사말로 관계를 시작하고 고객의 이야기를 중간에 끊지 않고 즐겁게 들어주어 친밀감을 형성한다. 이때 공감의 표현과 적극적인 호응이 필요하다. 고객의 장점을 칭찬하고 표한다. 설명이 필요한 경우 사례위주의 대화를 통해 전달하며, 특히 개인적인 이야기를 더해주어 흥미를 유발한다.

"보호자님~ 인상이 참 좋으세요~"
"비숑 보호자님들이 이 상품을 많이 선택하세요~"
"보호자님께만 특별히 말씀드리는 건데요~"
"어머, 칭찬 감사합니다. 장점을 잘 알아보시는 것 같아요~"

③ 평화 지향적 고객(HOW)

"3일 뒤에 한 번 더 오라 하셔서 왔어요. 전에 봐주시던 선생님 계실까요?"
"그 검사는 어떻게 하는 건가요?"
"이거 어떻게 사용하면 되나요?"
"어떻게 해야 좋아지나요? 어떻게 해주면 될까요? 어떻게 하면 좋죠?"

평화지향적 고객의 특성은 안전함을 추구하고 참을성이 높다. 일관되며 성실함을 함께 가지고 있다. 이들은 인정이 많으며 관계에 협조적이고 겸손하다. 행동이 느리거나 도전정신과 경쟁심이 부족하며 갑작스러운 변화에 스트레스를 받고, 안전성을 상실하는 것을 두려워한다. 대인관계의 갈등을 싫어하여 대립하기보다는 회피하려는 경향이 높다. 동물병원의 방문 시 불만이 발생되면 해결보다는 재방문을 하지 않는 방향으로 선택한다.

평화지향적 고객은 안정적이고 실리적인 것을 추구한다. 상대와 신뢰를 쌓는 시간이 필요하고 진정성 있는 태도를 일관되게 보여주는 것이 필요하다. 따뜻하고 부드러운 음성으로 편안함을 주고 상대가 이야기를 끝까지 하도록 경청하면서 전달하고자 하는 메시지를 보낸다. 이때 진심 어리고 정중한 표현으로 설득하는 것이 중요하다. 결정하기까지 재촉하지 말고 기다려준다. 결정에는 큰 용기를 주며 고민이 있는 부분에 대한 명확하고 구체적으로 해결안을 제시해주면서 격려의 표현을 사용한다.

"우리 아이가 호전될 수 있는 가장 좋은 방법이고 저희가 최선을 다해 케어 하겠습니다."
"책임지고 돌보도록 하겠습니다."
"앞으로 잘 회복하리라 믿습니다."
"이 제품(서비스)이 아이의 질병에 빠른 회복을 도울 수 있습니다."

④ 분석적 고객(Why)

"제가 자료를 찾아봤는데요~"
"치과 치료 마취 시에는 호흡 마취로 진행하나요?"
"MRI는 어떤 부분을 확인하는 걸까요? 검사 시료는 어디로 보내시나요?"
"질병이 발생되는 원인이 무엇인가요?"

분석적 고객의 특성은 정확한 일 처리. 전문기술, 성취감을 중요요인으로 둔다. 세부적인 사항을 꼼꼼하게 살피고 분석적 사고와 비평적 시각, 체계적인 사고를 통해 객관적인 해결방안을 찾는다. 감정표현에 서투르며 비 사교적인 경향을 보이며, 타인의 요구에 대한 반응이 느리고 융통성이 부족한 경우도 있다. 비판받는 것을 두려워하여 매사 신중하게 확인하고 재차 검증한다.

이러한 고객을 응대할 때는 사실과 자료를 기반으로 설명한다. 추상적인 이야기는 피하고 통계나 공신력있는 데이터를 근거로 제시하여 논리적으로 설명한다. 의사소통을 할 때는 예의를 갖춘다. 전문가로서 신뢰감을 주는 태도와 복장, 시간 엄수, 비속어나 과장된 언어를 사용하지 않도록 유의한다. 예상 질문과 답변을 준비한다. 충분한 자료와 예상 질문을 준비하고 모르는 질문을 하면 두루뭉술한 대답보다는 다음 기회에 준비해서 답변할 것을 약속한다.

"보호자님 말씀해주신 내용은 제가 확인해보고 (언제까지) 전화로 설명해도 될까요?"
"지금부터 이 제품(서비스)의 특징과 장점에 대해 말씀드리겠습니다."
"맞습니다. 분석능력이 대단하신 것 같아요. 추가로 설명하자면~"

## 3. 고객과 기업의 관계

### 1) 고객-동물병원 관계의 중요성

고객의 개념은 단순한 거래를 넘어 확장된다는 점에 주목할 필요가 있다. 동물병원이 고객을 유치하고 유지하기 위해서는 장기적인 관계를 구축하고, 우수한 서비스를 제공하며, 고객의 요구와 선호도를 이해하여야 한다. 가치를 제공하고 고객의 기대를 충족시킴으로써, 동물병원은 신뢰, 충성도 및 긍정적인 브랜드 인식을 확립하여 지속적인 성공으로 이어질 수 있다.

### 2) 고객의 충성도와 고객 관계관리

고객 충성도와 고객 관계관리(CRM)는 비즈니스 및 마케팅 영역에서 밀접하게 연결된 개념으로, 고객과의 관계를 관리하고 육성하기 위해 기업이 사용하는 전략, 관행 및 기술을 의미한다. 강력한 CRM 시스템이 지원하는 효과적인 CRM 전략을 통해 동물병원은 고객 데이터를 수집하고, 상호 작용을 개인화하며, 고객 만족도를 높이고, 장기적인 충성도를 높일 수 있다. CRM을 효과적으로 활용함으로써 동물병원은 보다 강력한 관계를 통해 고객을 유지하며 지속적인 성장을 할 수 있다.

① 고객 충성도(Customer loyalty)

고객이 특정 브랜드, 제품 또는 서비스에 대해 가지는 헌신, 애착 및 반복적인 비즈니스의 정도를 의미한다. 동물병원에서 꾸준히 또는 오랜 기간 진료나 예방 등의 지속적인 서비스를 받거나 구매와 참여를 계속하려는 고객의 의지를 나타낸다.

고객 충성도는 고객 유지율 향상, 고객 수명 가치 향상, 긍정적인 입소문, 고객 획득 비용 감소, 시장에서의 경쟁력 강화 등 여러 이점을 제공하기 때문에 동물병원에 매우 중요한 부분을 차지한다. 고객 충성도를 높이기 위해서는 탁월한 고객 경험, 일관된 품질, 개인화된 참여 및 고객 기대를 뛰어넘는 지속적인 노력이 필요하다.

- **재이용**: 충성 고객은 지속적으로 동물병원의 서비스와 제품을 반복적으로 이용하는 일관된 패턴을 보인다. 그들은 다른 동물병원으로 전환하기보다는 기존의 만족한 동물병원 서비스를 반복적으로 이용하는 것을 선택한다.
- **선호도 및 신뢰도**: 충성도가 높은 고객은 다른 대안보다 만족한 동물병원의 서비스를 더 선호하는 경향이 있다. 동물병원의 제품과 서비스를 신뢰하고, 그것이 충성 고객의 요구를 충족시키거나 기대 이상의 결과를 준다고 생각한다.

- **감정적 연결**: 고객 충성도는 종종 고객과 동물병원 간의 감정적 연결을 수반한다. 충성 고객은 동물병원에 대한 애착, 만족 또는 동일성을 느낄 수 있으며, 이는 단순한 거래 상호 작용을 넘어 더 깊은 관계로 이어질 수 있다.
- **옹호 및 입소문**: 충성 고객은 자신이 이용하는 동물병원을 추천하거나 다른 사람들과 긍정적인 경험을 공유하면서 해당 동물병원의 옹호자가 될 가능성이 더 높다. 입소문, 소셜 미디어 또는 온라인 리뷰를 통해 동물병원을 적극적으로 홍보하여 명성에 기여하고 새로운 고객을 유치할 수 있다.
- **경쟁업체의 제안에 대한 저항**: 충성 고객은 경쟁업체의 제안이나 프로모션에 덜 민감하다. 자신이 충성하는 동물병원에 대한 신뢰와 만족도, 선호도가 높아 가격 인하나 대체상품에 휘둘릴 가능성이 적다.
- **장기적 관계**: 고객 충성도는 고객과 브랜드 간의 장기적인 관계를 지속하기를 희망한다. 충성도가 높은 고객은 동물병원의 우선순위를 정하고 시장 변동이나 변화하는 상황에서도 서비스이용에 지속적으로 참여한다.

### ② 고객 관계 관리(customer relationship management: CRM)

동물병원에서 고객관계관리에 대한 이야기를 할 때 '고객이 기대하는 가치'를 이해하는 것이 매우 중요하다. 이런 가치는 동물병원과 고객의 관계와 상황에 따라 모두 다를 수 있다. 각기 다른 개개인의 기대와 요구를 이해하고 차별적인 서비스와 제품을 제공하여 고객관의 관계를 지속적으로 강화하는 기업의 전반적인 경영활동이 고객 관계 관리(CRM)이다. CRM(Customer Relationship Management)은 고객과의 관계를 관리하고 육성하기 위해 사용하는 관행, 전략 및 기술을 말한다. CRM은 고객과의 상호작용을 개선하고, 만족도를 향상시키며, 고객 충성도를 높이기 위해 고객 데이터를 체계적으로 수집, 분석 및 활용하는 것을 포함하며, 고객 관계를 강화하고, 고객 유지율을 높이고, 고객 수명 가치를 극대화하는 것을 목표로 한다.

**표** 고객 관계 관리의 주요 구성 요소

- **고객 데이터 관리:** CRM에는 상호 작용, 거래, 인구 통계, 선호도 및 피드백과 같은 다양한 소스에서 고객 데이터를 캡처하고 구성하는 작업이 포함된다. 이 데이터는 중앙 집중식 CRM 시스템에 저장되어 기업이 각 고객을 종합적으로 파악할 수 있다.

- **고객 세분화 및 타기팅:** CRM을 통해 기업은 인구 통계, 행동 또는 선호도와 같은 다양한 기준에 따라 고객 기반을 세분화할 수 있다. 고객을 세부적으로 구분하여 그룹화함으로써, 기업은 각 그룹의 특정 요구와 선호도를 더 잘 충족하도록 마케팅 노력, 제안 및 커뮤니케이션을 조정할 수 있다.
- **개별적 고객 상호 작용:** CRM은 고객 프로필 및 기록에 대한 액세스를 제공함으로써 개별적 고객 상호 작용을 촉진한다. CRM 시스템을 통해 기업은 고객 상호 작용, 선호도 및 구매 내용을 추적하여 맞춤형 추천, 맞춤형 제안 및 맞춤형 경험을 제공할 수 있다.
- **고객 서비스 및 지원:** CRM 시스템에는 종종 고객 서비스 및 지원 상호 작용을 관리하기 위한 기능이 포함된다. 기업이 고객의 문의, 문제 또는 불만 사항을 신속하게 추적하고 해결할 수 있도록 지원하며, CRM을 통해 고객 서비스 담당자가 관련 고객 정보에 액세스할 수 있으므로 고객이 효율적이고 개인화된 지원을 제공할 수 있다.
- **판매 및 기회 관리:** CRM 시스템은 제안하거나 기회 및 판매 파이프라인을 추적하여 판매 프로세스를 관리할 수 있도록 지원한다. 이를 통해 기업은 판매 데이터를 수집 및 분석하고, 판매 동향을 파악하고, 매출을 예측하고, 판매 관련 작업을 자동화할 수 있다. CRM은 판매팀이 리드의 우선순위를 지정하고, 상호 작용을 추적하고, 판매 프로세스를 간소화할 수 있도록 지원한다.
- **고객 인사이트 분석:** CRM을 통해 기업은 고객 데이터를 분석하고 의미 있는 통찰력을 도출할 수 있다. 기업은 CRM 분석을 활용하여 트렌드, 패턴 및 선호도를 파악하여 고객 행동을 깊이 이해할 수 있다. 이러한 통찰력은 전략적 의사 결정, 마케팅 캠페인 및 고객 참여 전략을 제공한다.
- **다른 시스템과의 통합:** CRM 시스템은 종종 마케팅 자동화, 전자 상거래 플랫폼, 고객 지원 소프트웨어와 같은 다른 비즈니스 시스템과 통합된다. 통합을 통해 원활한 데이터 흐름, 교차 기능 협업 및 다양한 접점에 걸친 고객 상호 작용에 대한 전체적인 시각을 제공한다.

③ 고객발전단계

동물병원에서의 고객들은 자신이 추구하고자 하는 가치가 충족되면 결국 동물병원에 이익을 주는 단계로 발전된다.

그림 고객의 발전단계

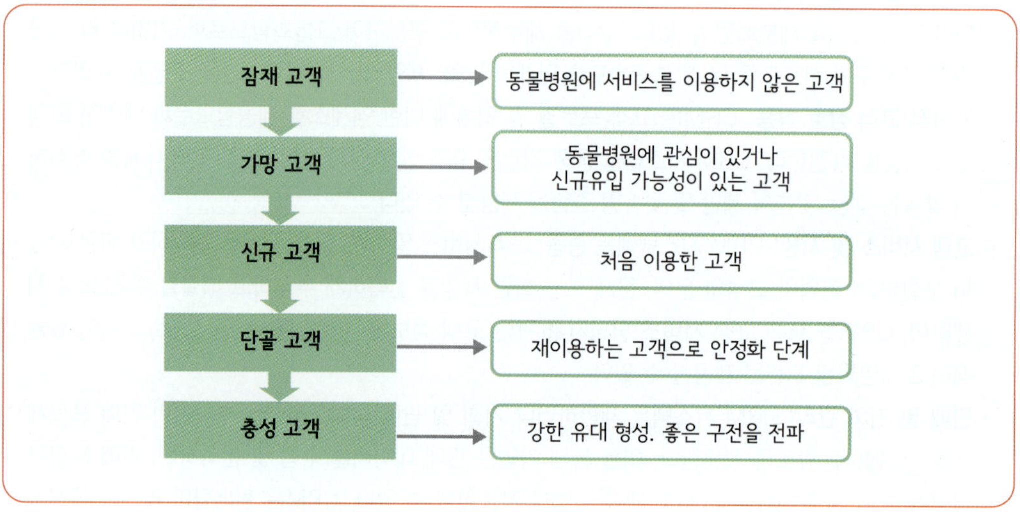


- **잠재 고객**: 동물병원의 서비스를 이용하지 않은 사람 중 향후 고객이 될 수 있는 잠재력을 가진 집단이나 아직 우리 동물병원에 관심이 없는 고객이 포함된다.
- **가망 고객**: 동물병원의 이름과 브랜드에 대해 어느 정도 인지하고 있으며, 관심을 보이는 신규고객이 될 가망성이 있는 그룹이다.
- **신규 고객**: 신규 고객은 동물병원의 서비스와 제품을 처음 이용하는 개인 또는 조직이다. 새로운 고객을 확보하는 것은 동물병원에서 고객 기반을 확장하고 새로운 시장에 도달하기 위한 1차 목표이다.
- **단골**(반복) **고객**: 기존의 고객이 시간이 지남에 따라 한 동물병원에서 제공되는 다양한 서비스를 이용하는 고객이다. 이들은 동물병원에서 제공하는 서비스와 구성원에 대한 충성심과 만족감을 보여주며, 동물병원의 귀중한 자산이 된다. 반복 고객은 수익에 크게 기여하고 강력한 고객 기반을 구축하는 데 도움이 될 수 있다.
- **충성 고객**: 동물병원이 가장 추구하는 단계로 충성도가 높아 별도의 커뮤니케이션 없이도 자신의 동물에 관련된 서비스를 믿고 신뢰하여 재이용하는 고객이다. 강한 유대와 신뢰로 수의사의 진료 방향과 동물보건사의 추천 또는 상담을 따른다. 때로는 동물병원과 함께 경영에 참여하는 제안을 하기도 한다.

### 3) 고객의 요구와 기대

동물병원에서의 고객의 기대는 일반적인 기업의 요구와 기대보다 더 구체적이고 직접적일 수 있다. 여타 다른 기업의 제품과 서비스를 선택할 때보다 신중하게 선택한다. 고객은 동물병원에서 받은 경험을 다른 반려동물의 보호자들과 소통하며 비교한다. 이제 동물병원 서비스에 있어서 새로운 서비스와 고객 가치 제공을 요구한다. 동물병원에서는 서비스 차별화와 가치향상의 노력이 필요하다. 그리고 바로 이런 고객 지향적 기업이 고객 충성도 연장과 경쟁 우위의 혜택을 가져갈 수 있다.

고객의 요구와 기대를 나타내는 단어들은 다음과 같다. 종종 더 나은 제품, 서비스 및 경험을 제공하기 위해 고객의 특성, 행동 및 선호도를 이해하고 분석하는 맥락에서 사용한다.

**표** 고객의 요구와 기대를 나타내는 단어

| 필요 Needs |
|---|
| 원한다 Wants |
| 우선권 Preferences |
| 기대들 Expectations |
| 행동 Behavior |
| 의사소통 Communication |
| 의사결정 Decision-making |
| 만족 Satisfaction |
| 충성도 Loyalty |
| 피드백 Feedback |
| 관계를 맺다 Engagement |
| 인구통계 Demographics |
| 심리통계 Psychographics |
| 개인화 Personalization |
| 공감 Empathy |
| 신뢰 Trust |
| 옹호 Advocacy |
| 고객 평생 가치(고객 생애 가치) Life time value |
| 유지율(보유) Retention |
| 세분화 Segmentation (시장세분화 Market Segmentation) |

| 소비자 심리 Consumer psychology |
| --- |
| 구매자 행동 Buying behavior |
| 고객 여정 Customer journey |
| 고객 중심성 Customer-centricity |

## II 동물병원 서비스

동물병원 서비스는 동물병원 내에서 반려동물에게 제공되는 전문적인 돌봄과 치료를 말한다. 이는 동물들의 건강, 웰빙, 그리고 치료를 증진하기 위해 다양하게 제공되는 서비스를 포함한다.

### 1. 서비스란

서비스(service)는 일반적으로 특정한 필요나 요청을 지원, 지원 또는 이행하기 위해 수행되는 작업 또는 작업을 의미한다. 서비스는 혜택, 지원 또는 전문지식을 제공받는 개인 또는 단체가 있어야 수행될 수 있다.

동물병원 의료서비스는 전문지식을 가진 동물병원이 고객이 소유한 동물의 건강관리 또는 질병의 진단과 수술, 치료 등을 제공하고 그와 관련된 지원을 의미한다. 더불어 동물병원의 고객이 추구하는 가치나 이익을 제공하는 것으로 정의할 수 있다.

서비스는 또한 상품과 구별될 수 있다. 재화가 물리적으로 보유되거나 소비될 수 있는 유형의 상품인 반면에, 서비스는 무형성의 특징이 있다. 동물병원 서비스는 물리적 객체 대신 상호 작용, 호전 상태 또는 수술과 치료 후 결과를 통해 서비스를 경험한다. 더욱이, 서비스는 종종 고객-공급자 관계를 포함하는데, 여기서 공급자는 서비스를 제공하고 고객은 서비스를 받고 혜택을 받는다. 이 관계는 서비스 공급자와 고객 사이의 직접적인 상호작용, 의사소통 또는 거래를 포함할 수 있다.

#### 1) 서비스의 정의

① 서비스 의미

서비스라는 용어는 다양한 의미를 가지며 다양한 맥락에서 사용될 수 있다.

- 일반적으로 '봉사'를 의미한다. 봉사란 누군가 또는 무언가를 위해 일을 돕거나 하는 행위를

말한다. 지원을 제공하고, 업무를 수행하거나, 특정 요구나 요청을 이행하는 것을 포함한다.

- 비즈니스 맥락에서 서비스는 종종 고객에게 무형의 가치나 효익을 제공하는 것을 의미한다. 고객의 요구를 충족하고 만족도를 높이기 위해 전문지식, 기술 또는 인력을 제공한다. 비즈니스 맥락에서 서비스로는 컨설팅, 의료, 교통, 교육 및 금융 등이 있다.
- 고객 서비스는 특히 고객이 제품 또는 서비스를 구입하기 전, 구입 중 또는 구입 후에 고객에게 제공되는 지원 및 지원과 관련이 있다. 문의 사항을 처리하고, 문제를 해결하고, 고객 만족을 보장하는 것을 포함한다.

위의 사항 외에도 서비스가 사용되는 구체적인 맥락에 따라 service의 의미를 다르게 이해할 수 있다.

**표** 주요 학자들의 Service 정의

| 학자 | 정의 |
|---|---|
| 자이쌔멀 비넛 그레믈러 (Zeithaml, Bitner, Gremler, 2009)[14] | 서비스는 행위, 프로세스 및 성과이다. 소유권 없이 제작자와 사용자 간에 주고받는 행위, 노력, 공연이다. 그들은 본질적으로 무형이지만 종종 유형화 및 물리적 요소를 가지고 있다. |
| 그뢴루오스(Grönroos, 2000)[15] | 서비스는 다른 기업 또는 기업 자체의 이익을 위해 역량과 사원(지식, 기술, 시스템 등)을 적용하는 것이다. 그것은 본질적으로 서비스 제공자와 고객 간의 상호작용을 포함하는 사회적 과정이며, 고객 참여와 가치 창출이 특징이다. |
| 러브룩과 검매슨 (Lovelock and Gummesson, 2004)[16] | 서비스는 한 당사자가 다른 당사자에게 제공하는 경제 활동이며, 가장 일반적으로 시간 기반 성과를 이용하여 수취인 자신이나 구매자가 책임져야 할 대상 또는 기타 자산에서 원하는 결과를 도출한다. |
| 페라서라만 자이쌔멀 과 베어리 (Parasuraman, Zeithaml, and Berry, 1985)[17] | 서비스는 본질적으로 무형의 행위, 공연 또는 경험이며 어떤 것의 소유권도 가져오지 않는다. 그것의 생산은 물리적 제품과 연결될 수도 있고 연결되지 않을 수도 있다. |

14 Zeithaml, V. A., Bitner, M. J., & Gremler, D. D. (2009). Services marketing: Integrating customer focus across the firm. McGraw-Hill Irwin.

15 Grönroos, C. (2000). Service management and marketing: A customer relationship management approach. Wiley.

16 Lovelock, C., & Gummesson, E. (2004). Whither services marketing? In search of a new paradigm and fresh perspectives. Journal of service research, 7(1), 20-41.

17 Parasuraman, A., Zeithaml, V. A., & Berry, L. L. (1985). A conceptual model of service quality and its implications for future research. Journal of Marketing, 49(4), 41-50.

| 바르고와 루슈<br>(Vargo and Lusch, 2004)[18] | 서비스는 다른 기업 또는 기업 자체의 이익을 위해 행위, 프로세스 및 수행을 통해 전문화된 역량(지식 및 기술)을 적용하는 것이다. 서비스는 제공자와 고객 간에 교환되며 가치의 공동 창출을 포함한다. |
|---|---|
| 아이글이어와 랭가드<br>(Eiglier and Langeard, 1987)[19] | 서비스는 고객을 위한 가치를 창출하는 과정을 통해 공통의 목표를 달성하기 위해 고안된 일련의 활동으로, 여기서 서비스는 생산되고 소비된다. |

### ② 동물 의료서비스 개념

동물 의료에서 서비스는 일반적으로 수의학 전문가와 조직이 개인 또는 단체가 돌보는 동물의 건강과 복지를 증진하고 유지하기 위해 제공하는 예방, 진단, 치료 및 지원 활동의 범위를 의미한다. 동물 의료서비스는 동물을 대상으로 광범위한 활동을 진행하기 때문에 수의사, 동물보건사 등의 전문가를 포함한다.

- **동물병원**: 동물병원은 정기 검진, 예방접종, 진단 검사, 질병 또는 상처 치료를 포함한 동물들을 위한 의료서비스를 제공한다. 수의사와 동물보건사들은 신체검사를 수행하고, 약을 처방하고, 수술과 치료를 제공한다.
- **응급 및 중환자 치료**: 동물병원은 종종 위급한 상황의 동물들을 즉시 치료하기 위해 응급 서비스를 제공한다. 중상을 입거나 질병에 걸린 동물에 대한 긴급한 치료, 안정화, 집중 치료를 한다.
- **진단 서비스**: 동물병원은 실험실 검사, 영상 검사(예: X-ray, 초음파, CT, MRI) 및 검체 분석(예: 혈액검사, 생체 검사)과 같은 다양한 진단 절차를 수행할 수 있는 기능이 있다. 이러한 진단은 수의사들이 질병을 진단하고, 건강 상태를 평가하고, 치료 계획을 세우는 것을 돕는다.
- **외과 서비스**: 동물병원은 동물들에게 필요한 분만과 중성화 등의 일상적인 수술과 종양 제거, 정형외과 수술, 치과 수술 등 복잡한 수술을 할 수 있는 수술 시설과 장비를 갖추고 있다.
- **예방적 관리 및 웰빙 프로그램**: 동물병원은 예방관리를 강조하며 예방접종, 기생충 관리, 치과질환 등 질병 예방, 건강검진 등의 서비스를 제공해 동물의 전반적인 건강을 증진하고 유지한다. 영양, 행동, 그리고 일반적인 관리에 대해 상담한다.
- **전문 서비스**: 일부 동물병원은 피부과, 심장과, 안과, 종양학, 행동교정과 같은 분야에서 전문적인 서비스와 치료를 제공한다. 이러한 서비스는 특정 건강 상태 또는 행동 문제를 다루며

18 Vargo, S. L., & Lusch, R. F. (2004). Evolving to a new dominant logic for marketing. Journal of Marketing, 68(1), 1-17.

19 Eiglier, P., & Langeard, E. (1987). The service revolution. Journal of Marketing, 51(3), 44-51.

전문가와의 협업을 포함한다.

- **입원 및 재활**: 동물병원은 지속적인 치료나 관찰이 필요한 환자의 입원과 돌봄을 위한 시설을 제공한다. 물리치료, 재활운동, 통증관리 등 환자의 회복과 재활을 돕는 재활서비스를 제공하고 있다.

### 2) 서비스에 포함되지 않는 정의

무료(Free), 할인(Discount), 덤(Bonus)과 같은 개념은 서비스 자체의 기본요소는 아니지만, 고객을 유치하고 유지하며 고객이 인지한 가치를 창출하고 서비스 제공을 차별하기 위한 마케팅 전략 또는 제안으로 사용된다.

① 무료

"무료"의 개념은 서비스의 핵심 측면이 아닌 가격 전략 또는 홍보 도구로 간주할 수 있다. 무엇인가를 무료로 제공하는 것은 서비스 제공자의 마케팅 또는 가치 제안의 일부가 될 수 있지만, 그것은 일반적으로 서비스 자체를 정의하기보다는 서비스의 특정 요소 또는 구성요소와 관련된다. 예를 들어, 동물병원에서는 고객을 유치하기 위해 무료 상담 또는 무료 샘플 사료 등을 제공할 수 있다.

② 할인

"무료"와 마찬가지로 할인은 종종 가격 전략과 홍보 활동과 관련이 있다. 할인은 서비스의 인식 가치에 영향을 미치고 고객을 끌어들일 수 있지만, 서비스의 본질적인 것은 아니다. 할인은 고객 채택 또는 유지를 장려하기 위한 임시 또는 전략적 조치로 서비스 가격에 적용될 수 있다.

③ 보너스

"보너스"라는 개념은 핵심 서비스와 함께 제공되는 추가적인 이점 또는 이점을 의미할 수 있다. 전반적인 서비스 경험을 향상시키는 부가 기능 또는 부가 가치로 볼 수 있다. 보너스는 추가 서비스, 업그레이드, 로열티 보상 또는 보완 서비스와 같은 다양한 형태를 취할 수 있다. 일반적으로 서비스 제공을 차별화하고 향상하기 위해 설계되었으며, 고객 만족도와 충성도를 높이기 위해 사용되는 경우가 많다.

고객에게 "무료", "할인" 또는 "보너스"를 제공할 때는 다음과 같은 몇 가지 고려사항이 있다. 우선 제안과 관련된 약관을 명확하게 전달한다. 고객이 무료, 할인 또는 보너스 제품과 관련된 모든 제한, 제한 또는 만료 날짜를 이해하고 있는가에 대한 명확한 의사소통을 통해 고객의 기대를 관리하고 잠재적인 오해나 불만을 소거한다. 두 번째는 제공되는 사항들이 전체 가치 제안 및 동물병원이 추구하는 이미지와 일치하는지 확인한다. 추가 제공되는 서비스는 고객 경험을 개선하고 대상 고객에게 적절하고 의미 있는 가치와 부합하여야 한다. 일관성이 없거나 관련이 없는 제공은 고객을 혼란스럽게 하고 서비스의 가치를 떨어뜨릴 수 있다. 세 번째는 지속 가능성을 고려한다. 장기적으로 수익성, 운영 용량 및 고객 인식에 미치는 영향을 평가하여야 한다. 서비스가 장기적으로 재정적으로 실행 가능하고 지속 가능하며 핵심 서비스의 품질 또는 제공에 부정적인 영향을 미치지 않도록 확인해야 한다. 네 번째는 가장 효과적인 특정 고객 분류 또는 상황으로 타기팅한다. 고객의 선호도, 요구 사항 및 행동을 이해함으로써 이러한 서비스를 맞춤화하여 고객에게 미치는 영향을 극대화하고 긍정적인 고객 경험을 만든다. 다섯 번째는 효과를 정기적으로 모니터링하고 평가한다. 고객의 인식과 만족도를 이해하기 위해 고객의 피드백을 수집하고, 고객 획득, 보존 및 전반적인 비즈니스 성과에 미치는 영향을 분석한다. 이 데이터를 사용하여 시간이 지남에 따라 제품을 세분화하고 개선할 수 있어야 한다. 이러한 요소를 신중하게 고려함으로써 무료, 할인 또는 보너스 제품을 잘 관리하고 동물병원 서비스 제공에 대한 목표에 맞추며, 고객에게 가치를 제공하여야 한다.

### 3) 서비스 제공 방법

① 서비스의 3단계

서비스 제공 프로세스(Service Delivery Process)라고 불리는 서비스의 3단계는 고객의 여정과 서비스 전 기대에서 실제 서비스 만남 및 후속 서비스 후 활동까지의 순차적인 흐름을 이해하기 위한 체계이다. 동물병원에서 각 단계의 효과적인 관리는 고객 만족, 충성도 및 서비스 경험에 긍정적인 영향을 준다.

**그림** 서비스 제공 3단계

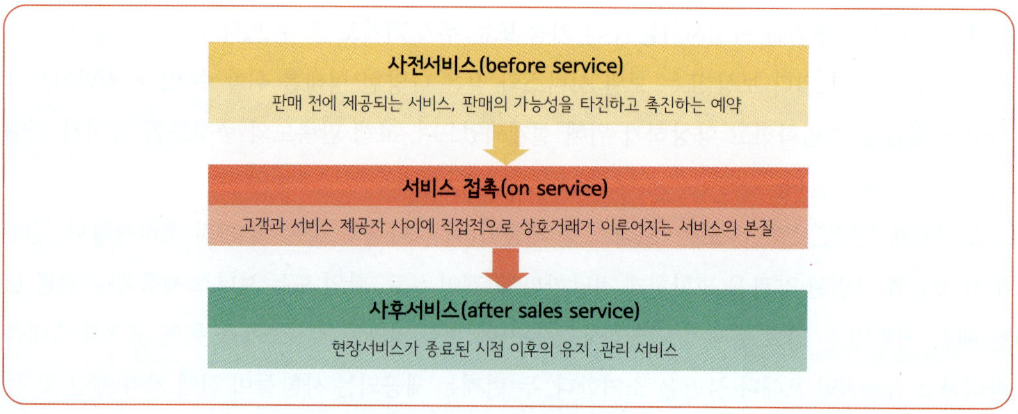

- **사전서비스**(Before service): 접촉 전 제공되는 서비스로 고객을 유입하고 서비스 제공의 가능성을 높이는 단계이다. 이 단계는 실제 서비스를 제공하기 전에 발생하는 모든 활동이다. 인지도를 높이고 고객을 끌어들이기 위한 마케팅, 광고, 홍보 등이 포함된다. 사전서비스 단계에서 고객은 마케팅 커뮤니케이션, 입소문 또는 이전의 경험을 바탕으로 서비스에 대한 기대를 형성한다. 주요 활동에는 서비스 프로모션, 고객 문의, 예약 또는 예약, 고객 기대 등이 있다.

**그림** 사전서비스활동 포스터

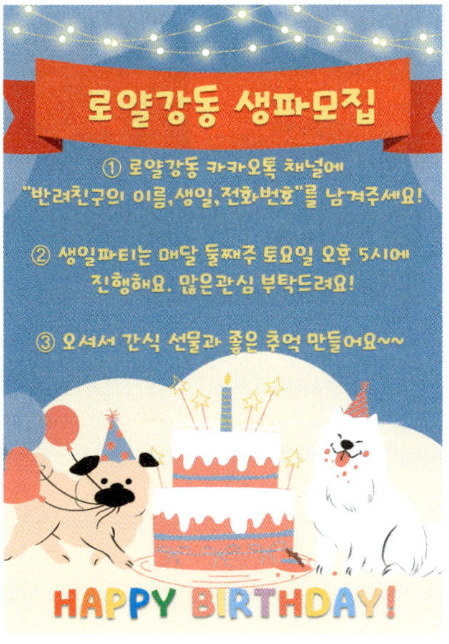
로얄강동 생파모집
① 로얄강동 카카오톡 채널에
"반려친구의 이름,생일,전화번호"를 남겨주세요!
② 생일파티는 매달 둘째주 토요일 오후 5시에
진행해요. 많은관심 부탁드려요!
③ 오셔서 간식 선물과 좋은 추억 만들어요~~
HAPPY BIRTHDAY!

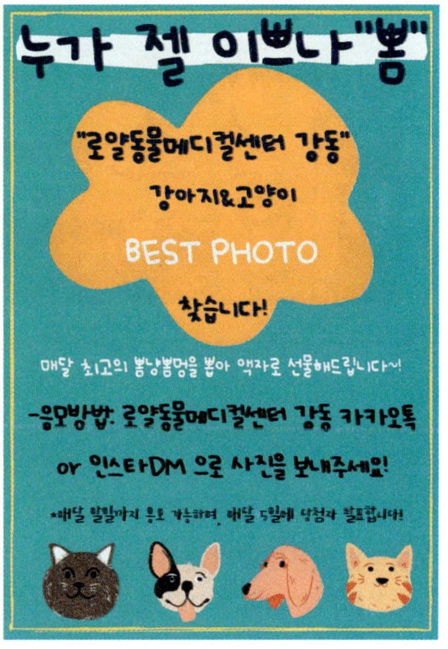


- **서비스 접촉**(On service): 동물병원과 고객 간의 실제 상호작용 및 서비스 제공 순간을 나타낸다. 동물병원 서비스를 체험하고 생산하는 핵심 단계이다. 서비스 만남은 고객 특성에 따라 대면 상호작용, 제공 환경에 따라 디지털 상호작용 또는 둘의 조합이 포함된다. 서비스 품질은 고객 만족도와 서비스 품질에 대한 인식에 상당한 영향을 미치게 된다. 고객경험, 서비스 제공, 문제해결, 고객 피드백 수집 등의 활동 등이 포함된다.

**그림** 서비스품질을 나타내는 포스터

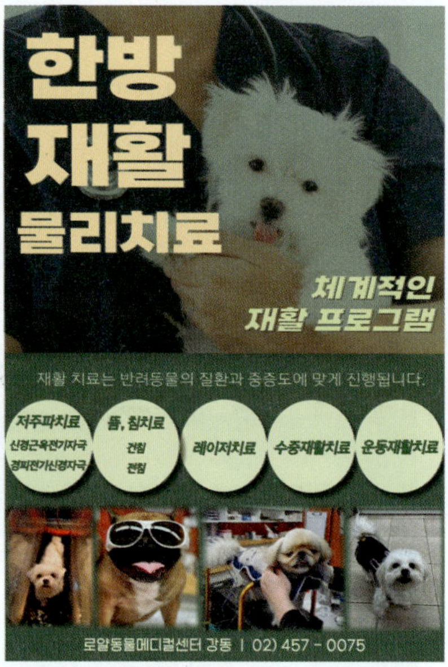


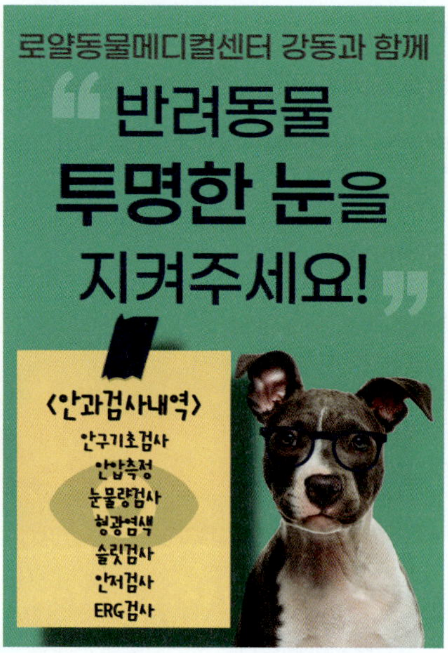


**표** 기본에 충실한 동물병원 서비스

- **동물병원의 주요 서비스 품질 속성을 파악**
- **동물병원 환경을 고려한 콘셉트 결정**

  고객 접점을 분석하여 고객 경험을 관리 (접점별 만족과 불만족 요인 확인, 서비스 실패점 제거)

  서비스 접점에 대한 표준화(사진, 도표, 글로 매뉴얼 제작)

- **사후서비스**(After sales service): 동물병원에서 제공하는 서비스를 경험한 후에 수행된다. 이는 고객이 서비스를 경험한 후에 발생하는 활동으로 고객 후속 조치(환자의 질병 호전), 피드백 평가(고객 만족도) 및 장기적인 관계 구축에 매우 중요하다. 사후서비스는 고객을 배려하기 위한 구체적 방안으로 고객이 원하는 것을 예측하려면 사후서비스까지 제공하여야 한다. 동물병원에서는 피드백을 수집하고, 고객 만족도를 분석하고, 문제나 불만 사항을 해결하고, 추가 서비스 제공 또는 향후 계약을 위한 기회를 모색한다. 고객 설문 조사, 서비스 복구, 충성도 프로그램 및 고객 관계관리와 같은 활동이 있다.

그림 사후서비스활동

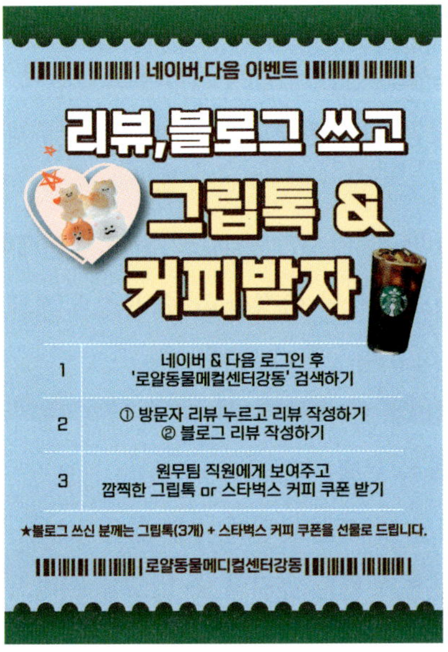
네이버,다음 이벤트
리뷰,블로그 쓰고
그립톡 &
커피받자
1
네이버 & 다음 로그인 후
'로얄동물메컬센터강동' 검색하기
2
① 방문자 리뷰 누르고 리뷰 작성하기
② 블로그 리뷰 작성하기
3
원무팀 직원에게 보여주고
깜찍한 그립톡 or 스타벅스 커피 쿠폰 받기
★블로그 쓰신 분께는 그립톡(3개) + 스타벅스 커피 쿠폰을 선물로 드립니다.
로얄동물메디컬센터강동

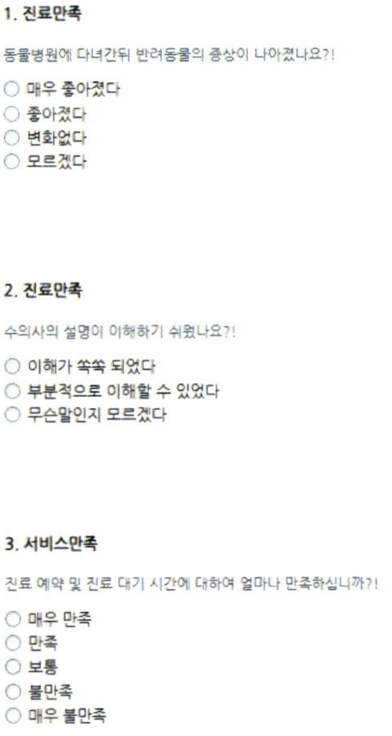

**1. 진료만족**

동물병원에 다녀간뒤 반려동물의 증상이 나아졌나요?!

○ 매우 좋아졌다
○ 좋아졌다
○ 변화없다
○ 모르겠다

**2. 진료만족**

수의사의 설명이 이해하기 쉬웠나요?!

○ 이해가 쏙쏙 되었다
○ 부분적으로 이해할 수 있었다
○ 무슨말인지 모르겠다

**3. 서비스만족**

진료 예약 및 진료 대기 시간에 대하여 얼마나 만족하십니까?!

○ 매우 만족
○ 만족
○ 보통
○ 불만족
○ 매우 불만족

② 서비스 제공 프로세스

서비스를 제공하는 절차는 각 동물병원의 상황에 따라 달라질 수 있지만 일반적으로는 다음의 상황에 따라 실시할 수 있다.

- **고객 요구 이해**: 동물병원에 내원하는 고객의 요구, 선호도 및 기대치를 한다. 시장 조사를 수행하고, 고객 피드백을 수집하고, 고객 데이터를 분석하여 고객의 요구 사항에 대한 통찰력을 갖는다.
- **서비스 설계 및 개발**: 고객의 요구에 대한 이해를 바탕으로 서비스 제공 설계 및 개발을 한다. 동물병원에서 제공 하고자 하는 주요 서비스 기능 정의, 가격 및 패키징 결정, 서비스 제공 프로세스 생성이 포함된다.
- **서비스 마케팅 및 홍보**: 목표하는 고객에게 서비스를 홍보하고 마케팅한다. 동물병원의 인지도를 높이고 관심을 유발하며 고객을 유치하기 위한 마케팅 전략, 커뮤니케이션 채널 및 캠페인을 개발한다.
- **서비스 제공 계획**: 서비스 제공에 필요한 자원, 시설 및 인력을 계획하고 구성한다. 서비스 제공 일정, 용량 및 일정을 결정할 수 있다.

- **서비스 실행:** 수립된 계획에 따라 서비스 제공 프로세스를 실행한다. 여기에는 고객 상호작용, 서비스 제공 및 문제해결과 같은 활동이 포함된다. 일관된 서비스 품질과 서비스 표준 준수를 보장하여야 한다.
- **고객 참여 및 지원:** 동물병원에서 제공된 프로세스 전반에 걸쳐 고객과 소통한다. 고객이 원하는 서비스를 구분하여 각 분류에 맞도록 제공하고, 문의에 답변하며, 고객 문제를 신속하고 효과적으로 해결한다.
- **서비스 평가 및 개선:** 동물병원에서 제공된 서비스를 지속적으로 평가하여 개선해야 할 부분을 파악한다. 고객의 피드백을 수집하고, 서비스 성과를 측정하고, 주요 성과 지표를 분석한다. 이 항목에서는 동물병원 서비스를 세분화하고 향상할 수 있다.
- **고객 관계관리:** 고객과 강력한 관계를 구축하고 유지한다. 충성도를 높이고, 재이용율을 높이고, 추가 서비스를 상향, 교차제공 하는 방안을 모색한다.
- **지속적인 학습 및 혁신:** 수의계 동향, 고객 선호도 및 기술 발전에 대한 최신 정보를 계속 확인한다. 변화하는 고객 요구사항을 충족하고 경쟁 우위를 유지할 수 있도록 서비스를 지속적으로 혁신하고 조정한다.

### 4) 동물병원 서비스의 특징

동물병원 서비스는 유형 제품과 차별화되며, 일반적인 서비스와 공통으로 적용되는 부분과 분리되는 뚜렷한 특성도 가지고 있다.

① 무형성(Intangibility)

서비스는 무형이며 물리적 존재가 없다. 고객은 경험하기 전에 보거나 만지거나 느낄 수 없다. 물리적 제품과 달리 서비스는 주로 성능, 작업 또는 프로세스로 구성된다. 동물병원에서는 서비스를 제공하는 구성원의 전문적인 지식, 배려, 응대(목소리, 말투, 표현능력) 등이 포함된다.

② 분리 불가(Inseparability)

서비스는 종종 동시에 생산되고 소비된다. 서비스의 생산과 제공은 일반적으로 서비스 제공자와 고객 모두의 적극적인 참여를 수반한다. 서비스 경험은 제공업체와 고객 간의 상호 작용을 통해 공동으로 생성된다.

③ 변동성(Variability)

서비스는 종종 개인의 기술, 지식 및 태도 차이를 가져올 수 있는 인간에 의해 수행되기 때문에 다양성 또는 이질성을 나타낼 수 있다. 서비스 품질 및 고객 경험은 직원 성과, 고객 상호 작용 및 상황 요인과 같은 요인의 차이로 인해 달라질 수 있다.

④ 소멸성(Perishability)

서비스는 본질적으로 생산과 동시에 소멸하므로 물리적 제품처럼 저장하거나 재고할 수 없다. 서비스 용량은 시간제한이 있으며, 미판매 또는 사용되지 않은 서비스 용량은 향후 사용을 위해 저장할 수 없다. 서비스에 할당된 시간이 경과하면 서비스를 복구하거나 다른 고객에게 판매할 수 없는 특징이 있다.

⑤ 소유권 부족(Lack of ownership)

서비스는 일반적으로 소유권 이전이 없다. 고객은 서비스에서 파생된 혜택과 결과에 대해 비용을 지불하지만 서비스 자체에 대한 소유권은 얻지 못한다. 서비스 제공업체는 서비스 프로세스 및 관련 절차와 방법에 대한 소유권을 보유할 수 있다.

⑥ 고객 참여(Customer involvement)

서비스는 높은 수준의 고객 참여를 요구하는 경우가 많다. 고객은 서비스 제공 프로세스에서 정보를 제공하고 의사 결정에 참여하며 서비스 제공업체와 상호 작용하는 적극적인 역할을 수행한다. 이러한 고객 참여는 서비스 경험의 품질과 결과에 영향을 미치게 된다.

⑦ 신속성(Speedy), 반응성(Reactivity)

서비스의 제공 절차가 명확하고 즉시 반응되지 않으면 품질 평가에 부정적인 영향을 준다. 제품의 품질은 평가하는데 시간이 소요되지만, 서비스 품질의 평가는 즉시 이루어 지는 것이 보통이다. 동물병원의 서비스제공시에는 신속하고 빠른 반응을 통해 고객의 경험을 상승시킬 수 있다.

⑧ 측정 불가능(Impossibility of measurement/Difficulty in measurement)

고객의 주관적 평가 의존도가 높고 주관적 평가의 객관화에도 한계가 있다. 서비스는 계량 불가능(Non-measurability)하다.

⑨ 자동화 및 기계화의 한계(Limitations of Automation and Mechanization)

동물병원 서비스는 기계화 또는 자동화와 관련하여 본질적으로 제약이 있다. 특히 살아있는 동물을 돌보는 데 주력해 기계화의 한계에 얽매여 있다. 결과적으로, 동물병원 구성원의 역할은 동물병원 환경 내의 제공 가능한 서비스 능력과 전달에 직접적인 영향을 미치기 때문에 상당한 중요성을 갖는다.

## 2. 서비스 품질관리

서비스 품질관리(Service Quality Management)는 동물병원이 제공하는 서비스가 고객의 기대를 지속적으로 충족하거나 초과할 수 있도록 수행하는 전략적 및 운영적 활동이다. 고품질 서비스를 제공하고 고객 만족도를 높이기 위한 프로세스 및 관행을 설계, 구현 및 모니터링을 한다.

### 1) 서비스 품질의 개념

서비스 품질은 고객이 받는 서비스와 관련하여 경험하는 전반적인 우수성 또는 만족도를 의미한다. 반응(responsiveness), 신뢰(reliability), 확신(assurance), 공감(empathy), 혜택(tangibles) 등 다양한 측면을 포괄한다. 서비스 품질은 종종 서비스가 고객의 기대를 충족하거나 초과하고 고객의 요구를 충족시키는 정도를 기준으로 평가된다.

**표** 서비스 품질에 대한 정의

- 조직과 서비스의 상대적 열등감이나 우월감에 대한 소비자의 전반적인 인상(Bitner&Hubbert, 1994)
- 서비스의 전반적인 우월성이나 우수성에 대한 고객의 평가(Zeithaml, 1988)
- 실제 서비스성과에 대한 고객의 지각과 고객의 서비스에 대한 사전기대치와의 비교를 통한 소비자 지각(Gronroos, 1984)
- 특정 서비스의 전반적인 탁월성이나 우월성에 관한 소비자의 판단으로 객관적 품질과는 다른 태도의 한 형태(Parasuramanet al., 1988)

### 2) 동물병원 서비스 품질관리

동물병원 서비스 품질관리는 고객의 평가를 통해 평가되며, 이는 고객의 사전기대를 기반으로 이루어진다. 이러한 평가는 환자의 회복과 반응, 동물병원 구성원의 태도와 지식 등의 요인에 영향을 받는다. 동물병원 서비스 품질관리는 전문적으로 다음과 같이 재구성될 수 있다.

- **사전기대 기반의 평가**: 동물병원 서비스 품질관리는 고객의 사전기대를 중요한 평가 기준으로 삼는다. 고객은 동물병원에서의 서비스에 대해 기대하는 수준을 갖고 있으며, 이러한 기대에 대한 충족 정도를 평가함으로써 서비스 품질을 판단한다.
- **환자의 회복과 반응**: 동물병원 서비스 품질관리에서는 환자의 회복과 반응이 중요한 평가 요소로 작용한다. 효과적인 치료, 적절한 진단 및 치료 계획, 예방적 관리, 행동학적 이해 등은 환자의 회복과 반응에 긍정적인 영향을 미칠 수 있다.

- **구성원의 태도와 지식**: 동물병원 서비스 품질관리에서는 동물병원 구성원(수의사, 동물보건사, 관리 직원 등)의 태도와 지식이 큰 영향을 미친다. 구성원은 친절하고 전문적인 태도를 갖추어야 하며, 최신의 지식과 기술을 활용하여 고객과 환자에게 최상의 서비스를 제공해야 한다.

따라서, 동물병원 서비스 품질관리는 고객의 평가를 기반으로 하며, 이는 고객의 사전기대, 환자의 회복과 반응, 그리고 동물병원 구성원의 태도와 지식에 의해 영향을 받는다. 이러한 요소들을 전문적으로 고려하여 동물병원의 서비스 품질을 관리하고 개선하는 것이 목표이다.

#### ① 동물병원 서비스 품질의 결정요인

- **고객 기대 분석**: 동물병원에서 제공하는 서비스에 대한 고객의 기대를 이해해야 한다. 서비스 제공 전후로 고객 피드백을 수집하고, 시장 조사를 수행하며, 고객 설문 조사, 인터뷰 및 그룹분류로 고객의 요구, 선호도 및 서비스 품질에 대한 인식을 파악한다.
- **의사소통과 대인관계 기술**: 수의사 동물병원과 고객의 효과적인 의사소통은 필수적이다. 명확하고 공감이 가는 의사소통은 반려동물 주인들의 고민을 이해하고, 진단과 치료 방법을 설명하고, 반려동물 관리를 위한 적절한 지침을 제공하는 데 도움이 된다.
- **직원의 선분 시식 및 역량**: 수의과 직원 및 지원 인력의 지식, 기술 및 경험은 서비스 품질에 중요한 역할을 한다. 수의사, 동물보건사 및 기타 직원의 역량과 전문성은 동물에게 제공되는 진단, 치료 및 전반적인 관리에 영향을 미친다.
- **공감과 연민**: 동물과 동물의 보호자에 대한 동물병원 구성원의 공감과 연민의 정도는 서비스 품질에 상당한 영향을 미친다. 다양한 상황에서 반려동물과 그들의 보호에 대한 관심과 이해를 보여주는 것은 신뢰와 만족을 촉진한다.
- **시설 및 장비**: 동물병원의 시설과 장비의 품질과 적절성은 서비스 품질에 영향을 미칠 수 있다. 첨단 의료 장비와 진단 도구에 대한 접근과 함께 현대적이고 잘 유지된 시설은 전반적인 치료의 품질을 높일 수 있다.
- **가용성 및 접근성**: 예약 일정, 응급 진료, 시간 외 지원 등 동물병원 서비스의 접근성과 가용성은 서비스 품질에 중요한 요소이다. 서비스의 편리한 접근은 고객에게 긍정적인 서비스 경험을 제공한다.
- **서비스 설계 및 제공**: 서비스 품질관리에는 고객의 기대에 부합하는 서비스 프로세스 및 표준을 설계 및 구현하는 작업이다. 서비스 속성 정의, 서비스 표준 수립, 일관성 및 효율성을 보장하는 서비스 제공 프로세스 개발이 있다. 동물병원은 조직은 서비스청사진(Blueprint), 고객

여정 프로세스(Process mapping) 및 서비스 일치성 측정과 같은 기술을 사용하여 서비스 설계 및 제공을 안내할 수 있다.

- **서비스 복구 및 불만사항 관리:** 서비스 품질관리는 고객 불만사항 및 서비스 장애를 처리하기 위한 전략 및 프로세스를 구축한다. 고객 문제를 신속하고 효과적으로 해결하기 위한 절차를 가지고 있어야 한다. 효과적인 서비스 복구는 고객 문제를 해결할 뿐만 아니라 고객 유지 및 충성도에 영향을 준다.
- **지속적인 개선:** 서비스 품질관리는 지속적인 개선 문화를 강조한다. 정기적으로 서비스 성과를 검토 및 평가하고, 개선해야 할 부분을 식별하고, 수정할 수 있어야 한다. 정기적인 서비스 품질 감사, 고객 피드백 분석, 업계 모범 사례에 대한 벤치마킹 및 진화하는 서비스를 추구해야 한다.

#### ② 동물병원 서비스 품질에 대한 측정방법

- **고객 설문 조사:** 동물병원에 대한 고객의 의견을 수렴하기 위해 고객 만족도 조사를 한다. 이러한 설문 조사에는 직원 커뮤니케이션, 전문 지식, 시설 및 전반적인 만족도와 같은 서비스 품질의 다양한 측면에 대한 질문이 포함될 수 있다.

**표** 고객 만족도 설문조사 예시

## 고객 만족도 설문 조사

안녕하세요. (　　)동물병원입니다.
본원에서는 보호자님을 대상으로, 더 나은 서비스를 제공하기 위하여 아래와 같이 만족도 조사를 합니다. (　　)동물병원 서비스 개선을 위한 소중한 자료로 반영될 것이오니 솔직하고 성실한 답변 부탁드립니다. 참여해주셔서 감사합니다.

**진료 만족:** 동물병원에 다녀간 뒤 반려동물의 증상이 개선되었습니까?
① 매우 좋아졌다.　② 좋아졌다.　③ 변화 없다.　④ 모르겠다.

**진료 만족:** 수의사의 설명이 이해하기 쉬웠나요?
① 이해가 쏙쏙 되었다.
② 부분적으로 이해할 수 있었다.
③ 무슨 말인지 모르겠다.
④ 모르겠다.

**진료 만족:** 동물보건사의 설명이 이해하기 쉬웠나요?
① 이해가 쏙쏙 되있다.
② 부분적으로 이해할 수 있었다.
③ 무슨 말인지 모르겠다.

**서비스 만족:** 진료 예약 및 진료 대기 시간에 얼마나 만족하십니까?
① 매우 만족　② 만족　③ 보통　④ 불만족　⑤ 매우 불만족

**서비스만족:** 진료를 위한 검사와 절차가 편리하였습니까?
① 매우 만족　② 만족　③ 보통　④ 불만족　⑤ 매우 불만족

**고객 만족:** 동물병원 직원의 태도는 어떻게 느끼셨나요?
① 매우 친절하다.　② 친절하다.　③ 모르겠다.　④ 불친절하다.

**만족사항**: (　　)동물병원에서 제일 만족했던 서비스는 어떤 것인가요?

**건의 사항:** 건의하거나 불편한 사항이 있었다면 알려주세요.

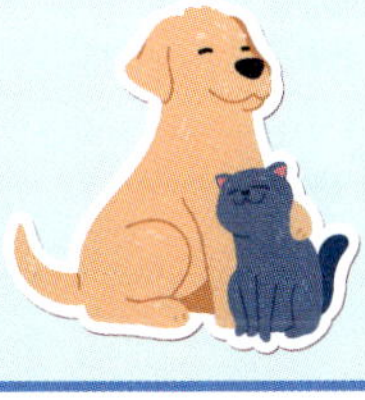

설문 참여에 감사합니다.
항상 반려동물과 고객들의 입장으로 생각하고 행동하는 동물병원이 되겠습니다.

- **온라인 리뷰 및 평가**: 반려동물 주인이 동물병원에 대한 리뷰와 평점을 남길 수 있는 온라인 플랫폼 모니터링을 분석하면 인식된 서비스 품질에 대한 통찰력을 제공하고 개선할 부분을 파악할 수 있다.

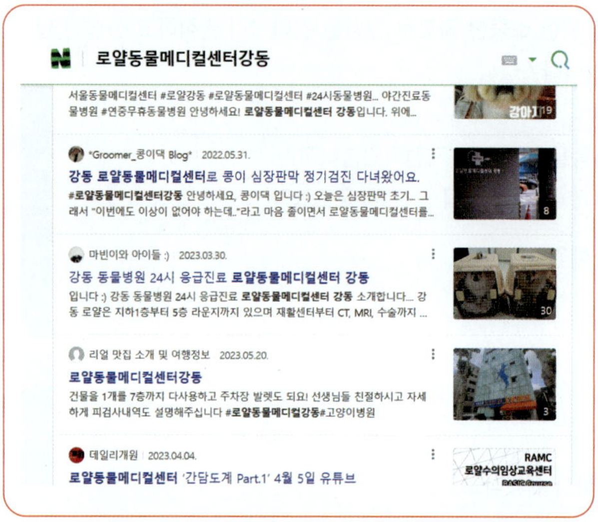
로얄동물메디컬센터강동
강동 로얄동물메디컬센터로 콩이 심장판막 정기검진 다녀왔어요.
강동 동물병원 24시 응급진료 로얄동물메디컬센터 강동
로얄동물메디컬센터강동
로얄동물메디컬센터 '간담도계 Part.1' 4월 5일 유튜브

그림 네이버로 검색되는 동물병원 후기 글

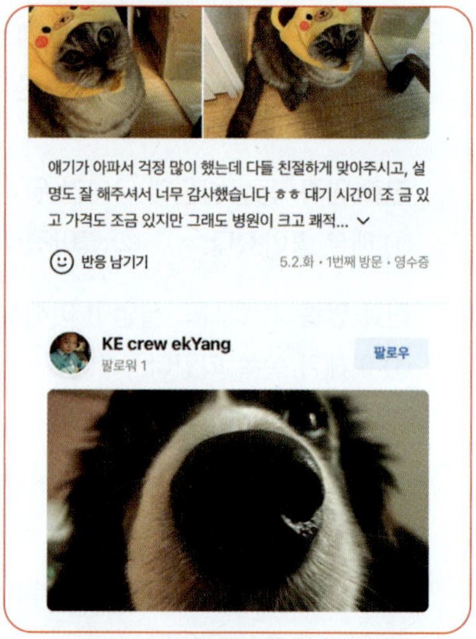
애기가 아파서 걱정 많이 했는데 다들 친절하게 맞아주시고, 설명도 잘 해주셔서 너무 감사했습니다 ㅎㅎ 대기 시간이 조 금 있고 가격도 조금 있지만 그래도 병원이 크고 쾌적...
반응 남기기
KE crew ekYang
팔로우

그림 리뷰평가

- **해피콜 또는 이메일**: 동물병원을 방문한 후 고객들에게 환자의 상태와 호전도, 고객의 만족도, 안내사항, 그리고 전반적인 경험을 듣고 적용한다.

그림 전자차트에 기록한 해피콜 내용

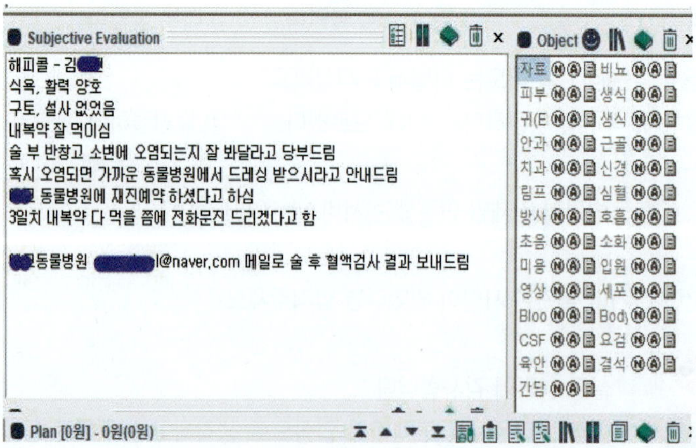

- **서비스 측정 및 모니터링:** 고객 만족도, 예약 대기 시간, 응급 상황에 대한 응답 시간, 고객 유지율 및 반복 방문, 서비스 대응성, 서비스 안정성 및 서비스 복구 방법과 같은 주요 성과지표(KPI)를 추적하고 모니터링한다. 성능 데이터를 측정하고 분석함으로써 동물병원이 개선해야 할 부분을 파악하고 정보에 입각한 의사 결정을 내려 서비스 품질을 향상할 수 있다.

**표** 주요성과지표(KPI)

- KPI(Key Performance Indicator)는 특정 목표와 목표를 달성하는 데 있어 조직, 부서, 팀 또는 개인의 성과와 효과를 평가하는 데 사용되는 측정 가능한 지표이다. KPI는 일반적으로 조직의 전반적인 전략 및 목표와의 관련성에 따라 선택된다.
  KPI는 진행 상황을 모니터링하고, 성과를 평가하고, 개선해야 할 부분을 식별할 수 있는 정량화 가능한 조치를 제공한다. 재무 성과, 고객 만족도, 운영 효율성, 직원 생산성 등 조직의 다양한 측면에 적용할 수 있다.
- 매출 또는 매출 증가: 특정 기간 동안의 매출 또는 매출 증가를 측정
- 고객 만족도 점수: 설문조사 또는 피드백을 통해 고객 만족도를 평가
- 투자 수익률(ROI): 조직이 수행한 투자의 수익성과 효율성을 평가
- 직원 이직률: 지정된 기간 내에 조직을 떠나는 직원의 비율을 측정
- 평균 응답 시간: 고객 문의에 응답하거나 문제를 해결하는 데 걸리는 시간을 결정
- 생산 출력: 지정된 기간 내에 생산된 상품 또는 서비스의 양을 측정
- 웹 사이트 트래픽 전환율: 웹 사이트 방문자 중 구매, 양식을 작성 등 원하는 작업을 수행하는 비율을 계산

### ③ 동물병원 서비스 향상방안

- **의사소통 개선:** 고객과의 의사소통을 개선하는 데 초점을 둔다. 동물병원 구성원이 명확하고 공감할 수 있는 방식으로 진단, 치료 계획 및 후속 관리 지침을 효과적으로 전달하도록 교육한다. 고객이 자신의 반려동물의 건강을 이해하고 관리할 수 있도록 교육 자료 또는 온라인 포털과 같은 자원을 제공한다.

- **약속 예약 및 대기 시간 관리**: 예약 프로세스를 간소화하여 대기 시간을 최소화하고 효율성을 향상한다. 직원과 고객 간의 조정 및 의사소통을 개선할 수 있는 전자차트 예약시스템을 활용한다. 효율적인 예약은 긴 대기 시간을 방지하고 긍정적인 서비스 경험을 제공한다.
- **인정 많고 환영받는 환경 조성**: 고객의 기본적인 심리(환영기대심리)와 더불어 동물병원이 갖는 이미지(따뜻함과 친절함)를 확립한다. 직원들이 환자와 보호자에게 공감을 표시하고 방문하는 동안 편안한 분위기를 제공한다. 편안한 대기 공간, 편안한 음악, 동물을 위한 스트레스 완화 조치와 같은 작은 터치가 변화를 만들 수 있다.
- **전자의료기술 활용**: 서비스 제공을 개선하기 위해 기술을 적극적으로 사용한다. 전자 의료 기록(EMR)을 활용하여 데이터 정확성과 접근성을 향상한다. 온라인 예약 시스템, 원격 진료 기능 또는 모바일 앱을 구현하여 고객에게 편리함과 접근성을 제공한다.

**그림** 이프렌즈 전자차트 예약화면

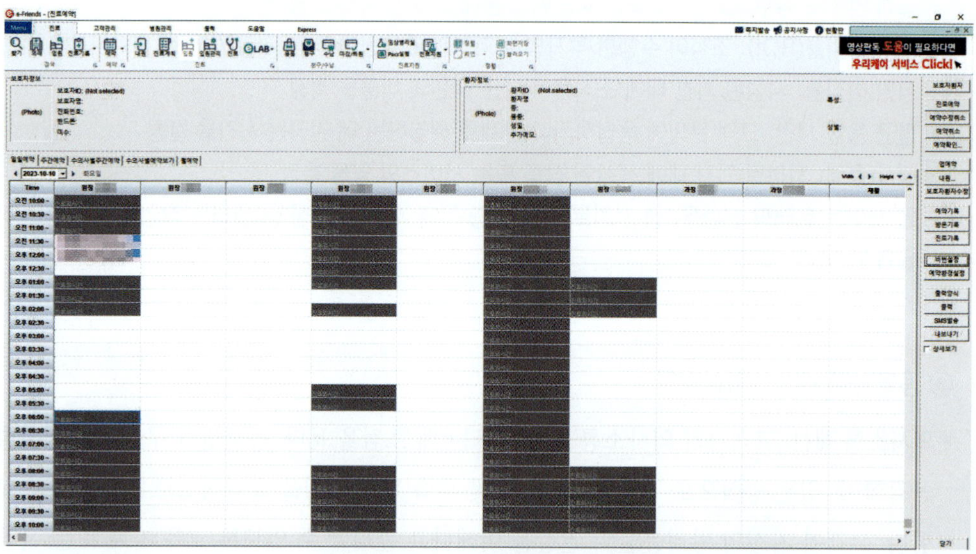


- **고객 의견 청취(VOC)**: 설문 조사, 제안 상자 또는 온라인 리뷰를 통해 정기적으로 고객들의 피드백을 수집한다. 받은 피드백에 주의를 기울이고 문제와 제안을 해결하기 위해 적절한 조치를 한다. 고객과 함께 피드백이 평가되고 행동한다는 것을 입증할 수 있다.

**표** VOC

고객의 소리(Voice of the customer, VOC)는 제품, 서비스 또는 브랜드에 대한 고객의 경험에 대한 통찰력, 피드백, 의견 및 기대를 의미한다. 이는 고객의 집단적인 목소리와 비즈니스의 다양한 측면에 대한 고객의 관점을 볼 수 있다.

VOC를 파악하는 것은 고객의 요구, 선호도 및 당면 과제를 이해하는 데 도움이 되므로 고객 중심 조직의 중요한 구성요소다. 기업은 고객의 목소리에 귀를 기울임으로써 개선을 촉진하고, 제품 개발을 구체화하며, 고객 서비스를 개선하고, 전략적 의사 결정을 안내할 수 있는 귀중한 정보를 수집할 수 있다.

고객 의견을 수집하는 데 일반적으로 사용되는 방법에는 설문 조사, 피드백 양식, 포커스 그룹, 고객 인터뷰, 소셜 미디어 모니터링, 온라인 리뷰 및 고객 지원 상호 작용이 포함된다. 이러한 채널을 통해 조직은 양적 데이터와 질적 데이터를 모두 수집하여 고객 인식, 만족도, 기대 및 개선해야 할 영역에 대한 통찰력을 얻는다.

고객의 목소리를 분석하고 해석함으로써 기업은 트렌드, 패턴 및 기회를 파악하여 고객 경험을 향상하고 고객의 기대를 효과적으로 충족시킬 수 있다. 고객 중심 전략을 수립하고, 제품 및 서비스를 개선하며, 강력하고 충성스러운 고객 관계를 구축하는 데 중요한 역할을 한다.

- **품질관리 조치 구현**: 서비스 품질을 유지하기 위해 프로토콜 및 표준을 개발하고 시행한다. 직원의 성과, 프로토콜 준수 및 시설의 청결도를 정기적으로 모니터링하고 평가한다. 품질 표준 준수를 보장하기 위해 내부 감사를 실시하거나 외부 인증을 요청한다.
- **전문가 및 의뢰 네트워크와의 협업**: 다양한 수의학 분야의 전문가와 관계를 구축하여 복잡한 사례를 포괄적으로 관리한다. 전문 치료 또는 고급 절차가 필요한 경우 신뢰할 수 있는 네트워크를 유지한다. 협업 파트너십은 제공되는 서비스의 범위와 품질을 향상할 수 있다.

**그림** 동물병원경영통계_우리엔

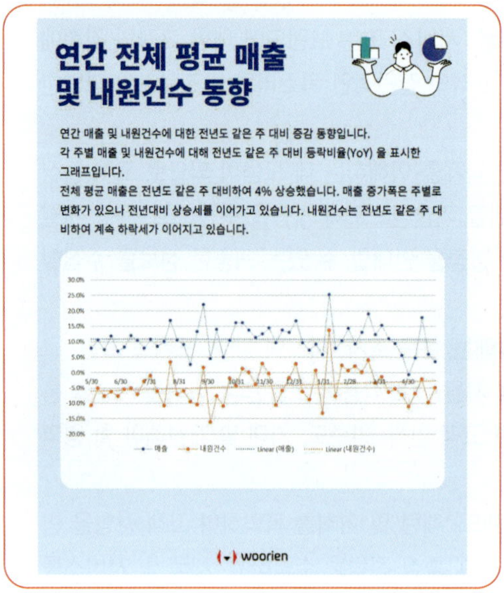


**그림** 동물병원경영통계_우리엔

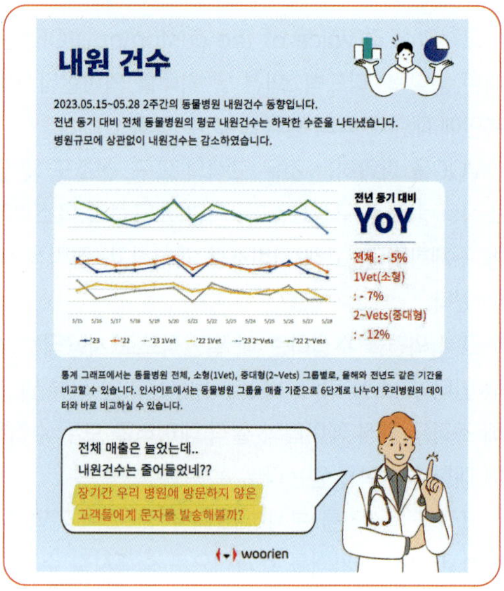


- **고객 교육 강조**: 고객에게 예방 관리, 영양, 그리고 건강에 대한 교육을 진행한다. 고객이 반려동물의 건강과 복지에 대한 정보에 입각한 결정을 내릴 수 있도록 자료를 제공하고 워크샵 또는 세미나를 진행한다. 잘 알고 있는 반려동물의 보호자는 그들의 반려동물의 건강을 유지하는 데 적극적이고 필요할 때 적절한 보살핌을 추구할 가능성이 높다.
- **내부고객 서비스기술 및 훈련**: 동물병원에서 제공되는 서비스는 유능하고 고객 중심적인 동물병원 구성원의 전문성과 태도가 매우 중요하다. 동물병원의 직원들이 양질의 서비스를 제공하는 데 필요한 기술, 지식 및 태도를 갖추도록 교육 및 개발 프로그램을 수행한다. 여기에는 전문 지식과 커뮤니케이션, 문제해결, 서비스 복구 및 고객관계 관리 교육이 포함될 수 있다. 지속적인 전문성 개발은 직원들이 최신 상태를 유지하고 고품질의 진료를 제공할 수 있도록 지원할 수 있다. 교육에 대한 계획은 동물병원의 구체적인 필요와 목표에 따라 맞춤화되어야 한다. 교육 효과에 대한 정기적인 평가와 지속적인 전문성 개발 기회는 내부 고객 서비스의 지속적인 개선을 위해 필수적이다. 동물병원 서비스 교육계획은 다음과 같이 구성할 수 있다.

- **의사소통 및 대인관계 능력**: 동물병원 구성원의 의사소통 및 대인관계 능력 향상을 중심으로 교육을 진행한다. 적극적인 경청, 공감, 효과적인 고객 상호 작용 및 갈등 해결에 대한 교육을 제공한다.
- **고객 서비스 우수성**: 동물병원에서 고객 서비스 우수성에 맞춘 교육 프로그램을 제공한다. 주

제에는 어려운 고객 관리(불만/의심/불안), 동정심을 나타내는 응급 상황 처리, 라포(rapport)[20]형성 등이 포함될 수 있다. 환자 중심 관리 및 고객 만족의 중요성을 강조한다.

- **기술적 기술 및 지속적 교육**: 동물병원구성원의 전문기술을 향상하기 위해 지속적인 교육 및 교육 기회를 제공한다. 고급 간호 중재 기법, 진단 절차, 마취 모니터링 또는 수의학의 특정 영역에 대한 워크샵, 세미나 또는 온라인 강좌가 포함된다.

**그림** 동물보건사의 신규입사자 교육방안

| 연차 | 과정명 | 교육내용 | | | | | | |
|---|---|---|---|---|---|---|---|---|
| ~6개월 | 기초과정 (초급) | 위생, 안전교육 | 소모품 관리 | 기본 TPR, 보정 | 기본방사선촬영 | 기본 약제업무 | 예방약의 종류 | 병원 기본용어 |
| 교육담당 | | 부 팀장 | 부 팀장 | 부 팀장 | 부 팀장 | 부 팀장 | 부 팀장 | 부 팀장 |
| ~1년차 | 일반과정 (중급) | 심층 보정 | 입원환자관리 | 심층 약제업무 | 임상병리 | 상담/CS응대 | | |
| 교육담당 | | 부 팀장 | 부 팀장 | 팀장 | 팀장 | 매니저 | | |
| 2년차~<br>부 팀장 | 심화과정 (고급) | 재활 운동법 | ICU 모니터링 | 응급처치 | 마취모니터링 | 기본 외과 | | |
| 교육담당 | | 팀장/수의사 | 팀장 | 팀장/수의사 | 팀장/수의사 | 팀장/수의사 | | |
| 팀장/매니저 | 특수과정(최고급) | 직원교육&관리 | 서비스품질 관리 | 소모품, 의료기기,<br>약품관리 | 파트별 특수 관리 | | | |
| 교육담당 | | 사무장/원장 | 사무장/원장 | 원장 | 원장 | | | |

•해당 직급에 맞는 교육과정을 수료하고 평가를 통해 다음단계로 승격. 인사와 교육이 연계되는 시스템 구축

- **팀 구성 및 협업**: 협업과 팀워크를 촉진하기 위해 팀 구성 연습과 워크샵을 실시한다. 팀별 상호 작용, 교차 교육 및 지식 공유를 장려하여 지원, 통합적인 작업 환경을 조성한다.
- **문화적 감수성과 다양성 교육**: 동물에 대한 문화적 감수성과 포용성을 증진한다. 반려동물에 대한 다양한 문화적 지식, 신념 및 관행을 이해하고 존중하는 교육을 제공한다. 이는 문화적으로 유능한 관리를 제공하고 모든 고객을 환영하는 환경을 조성하는 데 도움이 된다.
- **평가 및 코칭**: 정기적인 성과 평가, 건설적인 피드백 및 개별화된 코칭을 제공하기 위한 피드백 및 코칭 시스템을 만든다. 이를 통해 개선해야 할 부분을 파악하고 강점을 인식하며 전문적인 개발을 지원할 수 있다.

20 '두 사람 사이의 공감적인 인간관계 또는 그 친밀도, 특히 치료자와 환자 사이의 관계'를 말하는 심리학 용어(Standard Korean Language Dictionary, 2017)

**그림** 직원업무평가서 작성예시

### 업 무 평 가 서

| 소 속 | 성명 |
|---|---|
| | |

| 평가요소 | 평가기준 | 평 가 |
|---|---|---|
| 용모 복장 | 머리손질이 단정히 되어 있는가? | 1 2 3 4 5 |
| | 화장은 안한듯 보이거나 요란하지는 않은가? | 1 2 3 4 5 |
| | 유니폼 상태가 어떠한가? | 1 2 3 4 5 |
| 업무지식 | 업무를 처리하는데 필요한 지식, 기술의 정도는? | 1 2 3 4 5 |
| | 필요한 지식, 기술습득에 열성적이었는가? | 1 2 3 4 5 |
| 고객응대 | 맞이인사 시 다정다감한 환영분위기가 느껴지는가? | 1 2 3 4 5 |
| | 안내 시 고객을 적극적으로 유도하는가? | 1 2 3 4 5 |
| | 고객에게 배려와 관심을 기울이는가? | 1 2 3 4 5 |
| | 친근한 말투로 고객을 대하는가? | 1 2 3 4 5 |
| | 배웅인사는 잘 되는가? | 1 2 3 4 5 |
| 책임감 | 주어진 업무는 끝까지 해냈는가? | 1 2 3 4 5 |
| | 주어진 일들에 관해 책임회피를 하지 않았는가? | 1 2 3 4 5 |
| | 주어진 업무에 대해 마감시간을 지켰는가? | 1 2 3 4 5 |
| 적극성 | 항상 솔선하여 의욕적으로 일하는가? | 1 2 3 4 5 |
| | 직장의 사기향상에 도움이 되는가? | 1 2 3 4 5 |
| | 목적달성을 위해 노력하는 의욕이 강한가? | 1 2 3 4 5 |
| 관계성 | 직장 전체의 효율을 고려한 행동을 하는가? | 1 2 3 4 5 |
| | 동료와 적극적으로 협조하여 업무를 추진하는가? | 1 2 3 4 5 |
| | 자신의 이해관계와 감정에 사로잡히지 않았는가? | 1 2 3 4 5 |
| | 자신으로 인해 전체 분위기를 흐리지 않았는가? | 1 2 3 4 5 |
| 태 도 | 지각,결근,조퇴 등 근태관리의 정도는? | 1 2 3 4 5 |
| | 야근ㆍ특근을 마다하지 않고 열심히 하는가? | 1 2 3 4 5 |
| | 동료들과의 언행에 신경을 쓰는가? | 1 2 3 4 5 |
| | 항상 밝은 웃음과 태도로 근무하고 있는가? | 1 2 3 4 5 |
| | 청소, 기기/ 물품/비품 정리 등을 솔선수범 하는가? | 1 2 3 4 5 |
| 기 타 | 업무상의 보고, 연락을 신속 확실하게 했는가? | 1 2 3 4 5 |
| | 지시받은 일을 신속, 정확하게 처리했는가? | 1 2 3 4 5 |
| | 업무전달에 항상 긍정적으로 받아들이는가? | 1 2 3 4 5 |
| 합 계 | | |

## III 고객 만족과 감동

"고객 만족은 성공의 초석입니다."

고객의 만족이 어떤 사업에서도 성공을 거두기 위한 근본적인 측면임을 강조한다. 고객의 기대를 이해하고 충족시키는 것, 고품질 제품 또는 서비스를 제공하는 것, 그리고 탁월한 경험을 제공하는 것은 기업에 있어서 매우 중요하다. 고객 만족을 우선시함으로써 기업은 충성도를 높이고 긍정적인 입소문을 내고 사업을 반복할 수 있다. 이 말은 고객 만족이 단순히 단기적인 목표가 아니라 지속 가능한 성장과 경쟁 우위를 위한 장기적인 전략이 될 수 있다.

"고객은 항상 옳습니다."

Selfridge 백화점의 설립자인 Harry Gordon Selfridge의 것으로 전해진다. 이 말은 서비스 지향적인 사업에서 고객의 만족과 요구를 우선시하는 것의 중요성을 강조한다. 기업이 고객의 말에 귀를 기울이고 고객의 선호와 우려를 이해하며 기대에 부응하기 위해 노력해야 한다는 생각이 반영된 것이다. 고객 중심 접근 방식을 채택함으로써 기업은 보다 강력한 관계를 구축하고 고객 충성도를 개선하며 비즈니스 성공을 추진할 수 있다.

## 1. 고객 만족 경영

'고객 만족 경영'이란 전반적인 고객 경험과 충성도를 높이기 위한 목적으로 고객 만족도를 측정, 분석, 개선하는 체계적인 접근과 프로세스를 말한다. 고객의 기대를 이해하고, 만족도를 모니터링하며, 개선해야 할 부분을 파악하고, 고객의 요구를 효과적으로 해결하기 위한 전략을 구현하는 것이다.

### 1) 고객 만족의 개념과 정의

'고객 만족'은 제품의 품질, 고객 서비스, 가격, 편리성, 신뢰성 및 종합적인 고객 경험과 같은 다양한 요소들을 고려하여 고객이 만족하는 상태를 의미한다. 만족한 고객은 기업의 서비스가 기대를 충족하거나 초과하여 긍정적인 감정과 성취감을 제공한다는 사실을 인식하게 된다. 고객 만족은 고객의 충성도, 반복 구매, 긍정적인 입소문 추천과 같은 요소뿐만 아니라 기업의 장기적인 성공과 수익성에도 영향을 미치기 때문에 매우 중요하다. 만족한 고객은 브랜드와 지속적인 관계를 형성하며 브랜드를 타인에게 추천하는 충성스러운 옹호자가 된다.

'고객 만족도'는 제품, 서비스 또는 브랜드와 관련된 고객의 경험에 대한 종합적인 평가와 인식을 의미한다 이는 기업이 얼마나 고객의 기대를 충족시키거나 초과하며 요구와 욕구를 얼마나 충족시키는지를 보여주는 척도이다. 고객 만족도 측정은 설문 조사, 피드백 양식, 온라인 리뷰, 소셜 미디어 모니터링 등 다양한 방법을 사용하여 이루어진다. 이러한 정보를 수집하고 분석함으로써 개선해야 할 부분을 파악하고 결정하여 제품과 서비스를 향상시켜 고객의 기대에 부응할 수 있다.

### 2) 고객지향성

오늘날의 비즈니스 환경에서 89%의 기업이 주로 고객 경험을 기반으로 경쟁한다는 점을 고려할 때 고객 지향은 가장 중요한 의미를 갖는다. 그러나 고객 지향적으로 인식하는 기업의 수와 고객 지향적으로 인식하는 기업의 수 사이에는 상당한 차이가 존재한다. 놀랍게도, 80%의 기업이

"훌륭한 고객 경험"을 제공한다고 생각하지만, 8%의 고객만이 동일한 감정을 공유하고 있다.

① 고객 지향성이란

고객 지향은 고객의 요구와 욕구를 우선시하는 것을 수반한다. 고객 지향적 동물병원은 적극적으로 고객 만족도를 높이고 건전한 고객관계를 조성하는 기업문화 육성에 힘쓰고 있다. 그러나 고객 지향적 접근 방식을 채택하는 것은 단일팀 또는 고객 지원에만 국한되지 않는다. 이는 동물병원 조직 전체에 걸쳐 있어야 한다. 고객 지향적인 접근 방식을 위해서는 고객 서비스 기술을 활용하는 것이 중요하지만, 고객 지향적인 동물병원은 이를 넘어 고객 여정의 모든 단계에서 탁월한 고객 경험을 제공하는 것의 중요성을 인식한다.

- **마케팅 캠페인의 정직성:** 고객 지향적인 동물병원은 마케팅 캠페인에서 정직성과 투명성을 우선시한다. 정확한 정보를 제공하고 고객과의 신뢰를 쌓기 위해 현실적인 기대치를 설정하기 위해 노력한다.
- **가격 모델의 투명성:** 가격 모델의 투명성을 입증하는 것은 고객 지향 접근 방식의 핵심 측면이다. 고객은 가격 구조에 대한 명확성과 개방성을 높이 평가함으로써 구매 결정에 대한 정보를 얻고 자신감을 갖게 된다.

**그림** 진료비 사전고지제도에 대한 설명

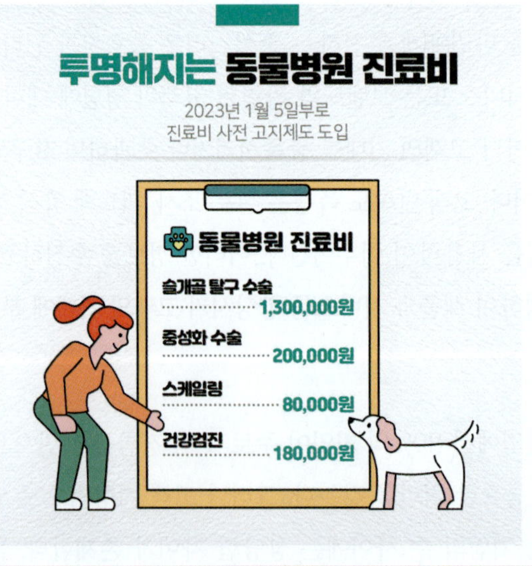
투명해지는 동물병원 진료비
2023년 1월 5일부로
진료비 사전 고지제도 도입
동물병원 진료비
슬개골 탈구 수술
1,300,000원
중성화 수술
200,000원
스케일링
80,000원
건강검진
180,000원

출처: 하나은행

- 고객 여정의 편의성: 고객 중심의 동물병원은 초기 상호작용에서 사후서비스 지원에 이르기까지 동물병원 고객여정 사이클 전체를 최대한 편리하고 원활하게 만드는 것을 목표로 한다. 여기에는 프로세스를 단순화하고, 고객의 노력을 최소화하며, 모든 접점에서 효율적이고 효과적인 커뮤니케이션을 보장하도록 한다.

- 고품질 서비스 제공: 고품질의 제품 또는 서비스를 제공하는 데 초점을 맞춘다. 제품/서비스 품질이 고객 만족과 충성도에 중추적인 역할을 한다는 것을 인식하면서 고객의 기대를 지속적으로 충족시키거나 초과하기 위해 노력한다.

② 고객 지향의 중요성

고객 지향은 고객의 요구와 기대를 우선시하기 위한 노력을 수반하기 때문에 고객 충성도를 높이는 기반이 된다. 2020년 Zendesk 고객 경험 동향 보고서에 따르면 고객의 74%가 특정 기업에 대한 충성도를 나타내며, 52%가 의도적으로 자신이 좋아하는 브랜드의 구매를 선택했다.

고객의 절반 가까이가 한 번의 부정적인 경험으로 인해 경쟁업체로 전환할 수 있으며, 여러 번의 부정적인 경험을 경험할 경우 이 비율은 80%로 증가한다. 따라서 긍정적인 브랜드 정서와 고객 만족도를 높이기 위해서는 고객 지향적인 조직이 중요하다. 이 원칙은 동물병원 경영뿐만 아니라 모든 사업적인 부 분에서 뿌리내려야 한다.

고객 지향적이라는 것이 결코 실수를 하지 않는 완벽한 회사라는 것을 의미하는 것은 아니다. 그러한 사고방식은 비현실적이고 솔직하지 못할 것이다. 오히려, 고객과의 보다 진정한 인간적인 연결을 육성하기 위해서는 고객의 초점이 필수적이다. 또한 고객의 귀중한 통찰력을 활용하여 고객으로부터 배울 수 있도록 지원하여 개선된 결과를 얻을 수 있다.

고객 지향적 접근 방식을 채택함으로써 강력한 고객 관계를 구축하고, 지속적인 개선을 위해 고객 피드백을 활용하며, 고객에게 긍정적인 영향을 미치는 경험을 제공하기 위한 노력을 보여준다.

## 2. 동물병원 고객 만족

### 1) 동물병원에서 나타내는 고객 감정

고객 감정은 환자의 보호자가 병원 및 직원과 상호 작용하는 동안 겪는 감정, 태도, 감정적 경험의 범위를 말한다. 동물병원에서 고객의 감정을 이해하고 인정하는 것은 전체론적이고 동정적인 치료를 제공하는 것에 필수적이다. 동물병원은 고객의 정서적 욕구를 인식하고 공감함으로써 신뢰와 편안함, 만족감을 키우는 지원적 환경을 조성할 수 있다.

① 불안과 걱정(Anxiety and concern)

고객은 그들의 동물들이 아프거나 의학적인 치료가 필요할 때 걱정, 두려움 또는 스트레스를 경험한다. 동물병원 구성원이 나타내는 공감, 안심 및 지원 수준은 고객의 감정 상태에 상당한 영향을 미칠 수 있다.

② 안도감과 편안함(Relief and comfort)

환자에게 효과적인 보살핌과 치료가 제공될 때, 보호자들은 안도감과 편안함을 경험할 수 있다. 성공적인 결과와 동물들의 건강에 긍정적인 진전은 감사와 만족의 감정으로 이어질 수 있다.

③ 좌절과 실망(Frustration and disappointment)

고객은 약속이 지연되거나, 환자의 상태에 대한 정보를 적시에 얻는 데 어려움을 겪거나, 동물병원 직원들의 부적절한 의사소통을 인식하면 좌절감을 느끼거나 실망할 수 있다.

④ 신뢰와 신용(Trust and confidence)

동물병원의 전문성, 직업의식, 동물 복지에 대한 헌신에 대한 신뢰와 신용을 구축하면 고객에게 긍정적인 감정을 불러일으킬 수 있다. 명확하고 투명한 의사소통, 성공적인 결과, 세심한 보살핌은 신뢰와 자신감의 감정을 키울 수 있다.

⑤ 감사와 존중(Gratitude and appreciation)

반려동물 주인들이 병원이 특별한 치료를 제공하는 것 이상의 것을 인식할 때, 그들은 직원들에 대한 감사와 존중의 감정을 경험할 수 있다. 친절한 행동, 개인화된 관심, 그리고 공감하는 제스처는 이러한 긍정적인 감정을 이끌어 낼 수 있다.

⑥ 비탄과 슬픔(Grief and sadness)

환자의 상태가 악화되거나 안락사가 필요한 경우, 고객은 깊은 비탄과 슬픔을 경험할 수 있다. 이러한 감정을 관리하고 해결하기 위해서는 이러한 어려운 순간 동안 병원 직원들의 민감성, 동정심, 그리고 지원이 매우 중요하다.

### 2) 동물병원 고객 감동

동물병원과 고객 감동의 맥락에서 '감동'은 고객들로부터 깊고 감성적인 반응을 이끌어내는 경험이나 상호작용을 의미한다. 이러한 "감동적인" 순간들은 동물병원에 대한 고객의 감정과 인식을 형성하는 데 중요한 역할을 한다. 고객들이 동물병원과 직원들과의 경험이 주는 감정적인 영향에 깊은 감동을 받기 때문에, 그들은 강한 신뢰감, 충성심, 그리고 긍정적인 입소문 추천을 만들 수 있다.

① 성공적인 회복

심각한 질병이나 부상에서 환자가 성공적으로 회복되는 것을 목격하는 것은 보호자와 동물병원 직원 모두에게 감동적인 경험이 될 수 있다. 기쁨, 안도감, 감사의 감정뿐만 아니라 양질의 치료를 제공하는 성취감과 성취감을 불러일으킬 수 있다.

② 공감과 친절의 행동

동물병원에서 고객과 같은 보살핌, 위로, 또는 지원을 제공하기 위해 그 이상의 것을 할 때, 감동적인 순간을 만들어 낼 수 있다. 고통받는 동물을 위로하거나 슬픔에 빠진 보호자에게 공감을 보여주는 것과 같은 작은 몸짓은 지속적인 감정적 영향을 남길 수 있다.

③ 인간과 동물의 유대감 존중

동물들은 종종 주인의 삶에서 특별한 위치를 차지하며, 인간과 동물의 유대감의 힘을 목격하는 것은 감동적인 서비스로 받아들여진다. 동물병원에서 이러한 유대감을 인정하고 존중할 때, 감정적인 연관성을 인정하는 돌봄을 제공함으로써 고객에게 강력한 유대와 이해심을 불러일으킬 수 있다.

**그림** 웃고 있는 환자(개)

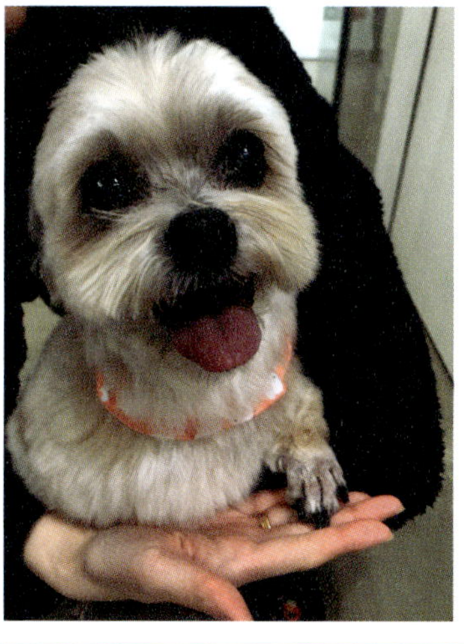

**그림** 웃고 있는 환자(고양이)

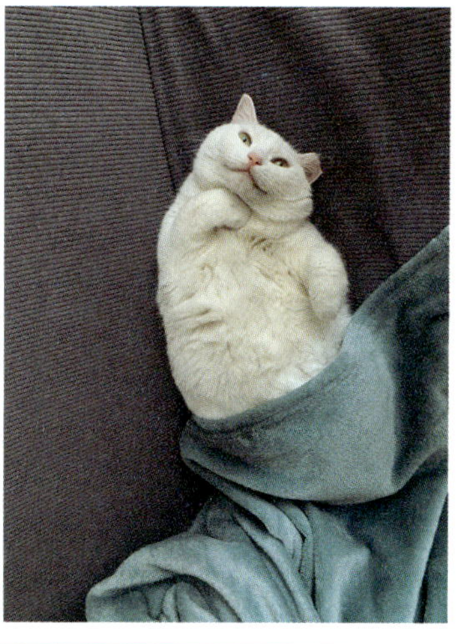

④ 수명 종료 관리

사랑하는 반려동물에게 작별 인사를 하는 과정은 감정적이고 민감한 경험이 될 수 있다. 보호자가 환자의 곁에 있게 해주고 안락한 환경을 제공하며 지원을 아끼지 않는 임종 돌봄을 연민의 마음으로 처리할 때 고객에게 감동과 진심이 담긴 경험을 만들어줄 수 있다.

⑤ 잃어버린 반려동물과 만남

만약 동물병원이 길을 잃거나 없어진 반려동물들을 보호자와 재회시키는 것을 돕는다면, 감동적이고 감정적인 순간이 될 수 있다. 고객이 경험하는 기쁨과 안도감, 병원 직원에 대한 고마움이 강력한 연결고리를 만들 수 있다.

## 3. 고객 만족 대응전략

고객 중심 접근 방식은 모든 의사결정 프로세스의 핵심에 고객을 배치하기 때문에 고객 만족을 위해 매우 중요하다. 특히 경험을 중요시하는 동물병원에서는 서비스를 제공하고 장기적인 관계를 구축하기 위해 고객의 요구, 선호 및 기대를 이해하고 충족시켜야 한다.

### 1) 고객 중심의 조직문화 조성

다음의 전략으로 동물병원에서의 고객 중심의 문화를 만들 수 있다.

① 명확한 비전 정의

동물병원은 고객 중심에 초점을 맞춘 명확한 비전을 수립함으로써 고객의 요구와 만족, 전반적인 경험을 우선시하는 조직문화를 조성할 수 있다. 이러한 문화는 동물병원 운영의 모든 측면에 스며들어 직원들이 지속적으로 효율적이고 최상의 관리와 서비스를 제공할 수 있도록 지원함으로써 궁극적으로 고객 충성도를 높이고 병원의 성공을 끌어준다.

② 교육 및 권한

동물병원은 직원 교육과 권한을 우선시함으로써 전문성, 효과적인 의사소통, 문제해결, 지속적인 학습을 존중하는 고객 중심의 조직문화를 함양할 수 있다. 이러한 문화는 신뢰할 수 있는 제공자로서의 동물병원의 명성을 높임으로써 전반적인 고객 경험을 높이고 신뢰와 자신감을 함양하며 탁월한 관리를 제공한다.

③ 의사소통 채널 강화

의사소통 채널을 강화함으로써, 동물병원은 고객 참여를 촉진하고, 정보 공유를 촉진하고, 맞춤형 관리를 가능하게 하며, 적시에 업데이트를 제공하고, 효율적인 문제 해결을 촉진하고, 교육을 지원하고, 지속적인 개선을 추진할 수 있다. 개방적이고 효과적인 의사소통을 촉진하기 위한 이러한 노력을 통해 동물병원은 고객과의 강력한 관계를 배양하고, 전반적인 고객 경험을 향상시키며, 환자 치료에 있어 신뢰할 수 있는 파트너로 자리매김할 수 있다.

④ 고객 관계 발전

강력한 고객 관계를 발전시키는 것은 적극적으로 경청하고, 공감을 보여주며, 개인화된 상호작용에 참여하고, 고객과 환자의 세부 사항에 주의를 기울이는 것을 포함한다. 동물병원에서는 고객 이름과 환자에 대한 구체적인 세부 사항을 기억하는 것을 포함하여 개인화된 관리와 주의를 우선시하는 강력한 고객 관계를 배양할 수 있다.

⑤ 예약의 편리성

온라인 예약 시스템을 구현하고 예약 알림을 보내고 대기 시간을 최적화하여 예약 절차를 간소화한다. 고객의 불안을 완화하기 위해 사전 방문 준비 자료 및 정보를 미리 제공할 수 있다.

⑥ 환영하고 편안한 공간 만들기

고객과 환자 모두를 위한 환영하고 편안한 환경을 만드는 것에 우선순위를 둔다. 스트레스와 불안을 최소화하기 위해 편안한 좌석과 개체별(고양이, 강아지 등) 분리하여 지정된 대기 공간과 같은 요소를 고려한다.

⑦ 고객 피드백 수집

설문 조사, 피드백 양식 또는 온라인 리뷰를 통해 고객의 피드백을 수집한다. 고객의 제안, 우려, 불만, 칭찬에 주의를 기울인다. 이를 활용하여 고객 환경을 개선하고 개선을 위한 조치를 한다.

⑧ 지속적인 직원 육성

직원을 위한 지속적인 교육 및 전문성 개발 프로그램에 참여한다. 최신 업계 동향 및 고객 서비스 모범 사례에 대한 정보를 제공한다. 이러한 경험은 동물병원 직원들이 고객들에게 특별한 관리와 서비스를 제공할 수 있도록 한다.

⑨ 고객 중심적인 행동 인식 및 보상

우수한 고객 서비스를 지속적으로 제공하는 직원을 인정하고 보상하여 고객 중심의 문화를 조성한다. 이러한 인식은 고객 중심적인 행동을 장려하고 강화하기 위해 구두 칭찬, 인센티브 또는 성과급을 통해 표현될 수 있다.

### 2) 고객 가치 제공에 대한 리더십 및 직원 참여

"고객 서비스는 부서가 아니라 모두의 일입니다."라는 문구는 우수한 고객 서비스를 제공하는 것이 전담 고객 서비스 부서만의 책임이 아니라는 개념을 강조한다. 동물병원 내 역할이나 위치에 상관없이 모든 직원이 고객에게 최상의 서비스를 제공하는 데 결정적인 역할을 해야 한다는 것을 강조하고 있다. 이러한 사고방식은 모든 직원이 고객 요구사항을 충족하고 문제를 해결하며 긍정적인 경험을 창출하는 것의 중요성을 인식하는 고객 중심의 문화를 조직 전체에 조성한다. 조직 내 모든 사람이 고객에게 우수한 서비스를 제공함으로써 전반적인 고객 만족과 비즈니스 성공에 기여해야 한다는 개념을 나타내고 있다.

### 3) 고객 만족 관리단계

고객 만족 관리의 궁극적인 목표는 고객의 기대를 충족하거나 초과하는 긍정적이고 일관된 고객 경험을 구축하는 것이다. 고객 만족도를 적극적으로 관리하고 향상시킴으로써 조직은 고객 충성도를 높이고, 브랜드 평판을 향상시키며, 고객 유지율을 높이고, 전반적인 비즈니스 성장을 촉진할 수 있다.

**그림** 고객 만족 관리단계

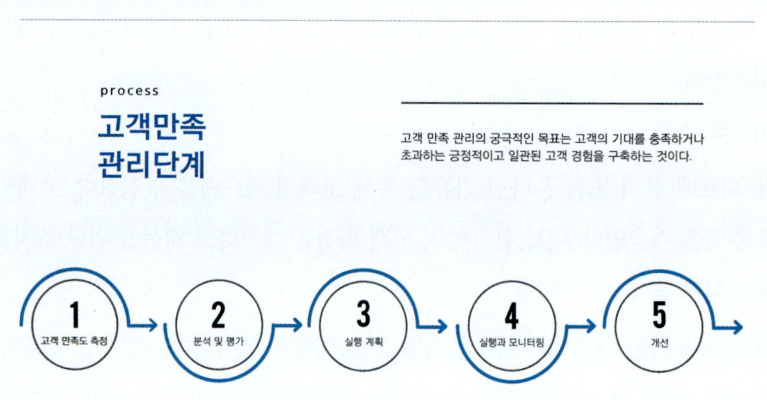


① 고객 만족도 측정

설문 조사, 인터뷰, 피드백 양식 또는 고객 만족도를 측정하기 위한 기타 방법을 통해 피드백과 데이터를 수집하는 작업이다. 이 데이터는 고객 여정 전반에 걸쳐 다양한 접점에서 수집할 수 있다.

② 분석 및 평가

수집된 데이터를 분석하고 평가하여 패턴, 추세 및 강도 또는 개선 영역을 식별한다. 이 분석은 고객 선호도를 이해하고, 문제점을 파악하며, 만족도에 영향을 미치는 요인에 대한 통찰력을 얻는 데 도움이 된다.

③ 실행 계획

분석을 기반으로 개선이 필요한 부분을 해결하기 위한 실행 계획을 개발한다. 이러한 계획에는 독창성, 프로세스 변경, 교육 프로그램 또는 고객 만족도 향상을 목표로 하는 기타 모든 조치가 포함될 수 있다.

④ 구현 및 모니터링

실행 계획을 실행하고 고객 만족도에 미치는 영향을 지속적으로 모니터링한다. 여기에는 구현된 변경사항의 효과를 측정하기 위해 NPS(Net Promoter Score) 또는 CSAT(Customer Satisfaction Score)와 같은 주요 메트릭을 추적하는 작업이 포함된다.

**표** NPS(Net Promoter Score)와 CSAT(Customer Satisfaction Score)

NPS(Net Promoter Score)와 CSAT(Customer Satisfaction Score)는 고객 만족도와 충성도를 평가하는 데 일반적으로 사용되는 두 가지 지표이다. NPS와 CSAT 모두 고객 인식에 대한 귀중한 통찰력을 제공하고 동물병원의 장단점을 이해하는 데 도움을 줄 수 있다. 동물병원은 이러한 측정 기준에 의해 제공되는 피드백을 정기적으로 측정하고 이에 따라 행동함으로써 고객 만족도, 충성도 및 동물과 동물의 주인에게 탁월한 관리를 제공하는 전반적인 성공을 높일 수 있다.

- NPS(Net Promoter Score): NPS는 고객에게 간단한 질문으로 고객 충성도를 측정

"0-10점 만점에 친구나 동료에게 우리 동물 병원을 추천할 가능성이 얼마나 됩니까?"

고객의 응답에 따라 세 가지 그룹으로 분류

적극적 고객(점수 9-10): 이러한 고객들은 매우 만족하고 충성도가 높다. 긍정적인 입소문과 다른 사람들에게 동물병원을 추천할 가능성이 있다.

소극적 고객(점수 7-8): 어느 정도 만족하지만 열정적이지는 않다. 경쟁적인 서비스에 취약할 수 있고 동물병원을 적극적으로 홍보하지 않을 수도 있다.

부정적 고객(점수 0-6): 부정적인 경험을 공유하고 잠재적으로 동물병원의 명성을 해칠 수 있는 불만족스러운 고객들이다.

(NPS를 계산하려면 적극적 고객의 백분율에서 부정적 고객의 백분율을 뺀다. 결과 점수 범위는 -100에서 +100까지이다.)

동물병원에서 NPS는 고객 충성도를 측정하고 개선해야 할 부분을 식별하는 데 사용될 수 있다. 정기적으로 고객을 조사하고 시간이 지남에 따라 NPS 점수를 추적함으로써, 병원은 전반적인 고객 경험을 평가하고, 반대자들이 제기한 문제를 해결하며, 적극적이고 긍정적인 피드백을 활용하여 동물병원의 브랜드를 강화하고 새로운 고객을 유치한다.

- 고객 만족도 점수(CSAT): 고객에게 동물병원 서비스 또는 경험에 대한 만족도평가

척도(예: 1-5 또는 1-10)로 평가하도록 요청함으로써 고객 만족도를 측정한 설문 조사는 일반적으로 질적 피드백과 제안을 수집하기 위한 추가 질문을 포함한다.

동물병원에서 고객 만족도 점수는 예약 일정, 수의학적 관리, 의사소통, 직원 친화성 또는 대기 시간과 같은 병원 서비스의 다양한 측면에 대한 만족도를 평가하는 데 활용될 수 있다. 수집된 데이터는 강점 영역과 개선이 필요한 영역을 식별하는 데 도움이 된다. 고객 만족도 점수와 피드백을 분석하면 고객 경험을 향상하고, 직원들이 개선해야 할 부분을 교육하며, 지속적인 품질 향상을 보장할 수 있다.

### ⑤ 지속적인 개선

고객 만족 관리는 지속적인 개선을 위한 노력이 필요한 지속적인 프로세스다. 전략을 정기적으로 검토 및 개선하고, 고객 피드백을 모니터링하며, 변화하는 고객 요구에 적응함으로써 만족도가 지속적으로 향상한다.

제2장

# 고객 접점 분석

I 서비스 전략
II 서비스 기법

## I 서비스 전략

서비스 전략은 조직이 어떻게 고객에게 서비스를 제공하고 탁월하게 제공할 것인지를 설명하는 계획 또는 구성체계를 의미한다. 고객의 요구를 충족하고 경쟁업체와 차별화하며 장기적인 가치를 창출하기 위해 조직이 수행하는 결정, 조치 및 기업의 독창성을 포함하고 있다. 서비스 전략에는 서비스의 제공, 대상 고객, 서비스 차별화, 서비스 전략과 문화, 개선 사항 등이 포함된다.

### 1. 서비스 활동의 기본형태

1) 유형 상품(Tangible Goods): 이러한 유형의 서비스 활동에는 고객에게 물리적 제품을 제공하는 작업이다. 제품, 가구, 의류와 같은 유형 상품의 제조, 유통 및 판매가 포함된다. 이러한 활동은 실제 제품을 포함할 수 있지만, 영업, 납품 및 애프터서비스 지원과 관련된 서비스 측면에 중점을 둔다.

2) 서비스 기반(Service-Based): 서비스 기반 활동은 무형의 서비스를 고객에게 직접 제공하는 것이다. 여기에는 의료(동물의료), 컨설팅, 교육, 금융 서비스 및 교통과 같은 산업이 있다. 서비스 기반 활동의 예로는 건강 검진, 호텔 숙박, 컨설팅 조언, 교육 교육, 은행 서비스 및 교통 서비스가 있다.

3) 셀프서비스(Self-Service): 셀프서비스 활동은 고객에게 작업을 독립적으로 수행할 수 있는

도구, 리소스 또는 시스템을 제공하는 것이다. 고객이 자신의 서비스 요구사항을 처리할 수 있도록 지원한다. 셀프서비스 활동은 온라인 쇼핑, 슈퍼마켓 셀프체크아웃, 자동화 뱅킹, 온라인 고객지원 포털 등에서 찾아볼 수 있다.

4) **원격 서비스**(Remote Service): 원격 서비스 활동에는 일반적으로 기술에 의해 촉진되는 멀리 떨어진 고객에게 서비스를 제공하는 것이다. 원격 고객 지원, 원격 의료 서비스, 가상 상담, 온라인 교육 프로그램 및 디지털 컨텐츠 제공 등이 있다. 원격 서비스 활동은 통신 기술을 활용하여 서비스 제공업체와 고객 간의 격차를 해소함으로써 효율적이고 편리한 서비스 제공을 가능하게 한다.

## 2. 동물병원 차별화 전략

전문화된 서비스, 탁월한 고객 서비스, 효과적인 커뮤니케이션, 편안한 시설, 협업, 지속적인 개선을 강조하는 서비스 차별화 전략을 시행함으로써 동물병원은 시장에서 두각을 나타낼 수 있으며 고객에게 독특하고 가치 있는 경험을 제공할 수 있다. 동물병원에서 서비스 차별화 전략을 수립하는 것은 몇 가지 주요 단계는 다음과 같다.

### 1) 고객 니즈 파악

대상 시장에서 반려동물 주인의 구체적인 요구, 선호도 및 기대치를 깊이 이해한다. 시장 조사, 설문 조사 및 피드백 수집을 수행하여 동물병원이 독특하고 가치 있는 서비스를 제공할 수 있는 영역을 식별한다. 동물의 종류, 나이, 건강 상태 및 보호자의 선호도와 같은 요인에 따라 고객의 요구가 달라질 수 있다. 고객의 요구를 포괄적으로 이해하기 위해서는 다양한 고객으로부터 데이터를 수집하고 분석하는 것이 필수적이다. 정기적으로 고객의 요구를 재평가하여 고객 만족도와 충성도를 지속적으로 유지한다.

① **설문조사 및 피드백 실시**: 고객의 피드백과 통찰력을 수집하기 위해 설문조사를 설계하고 배포한다. 고객의 기대치, 선호도 및 개선의 여지가 있다고 생각되는 영역에 대한 질문을 포함한다. 설문 응답을 분석하여 공통 주제를 식별하고 가장 중요한 요구사항의 우선순위를 지정한다.

② **불만 사항 및 피드백 분석**: 고객으로부터 받은 불만, 피드백 및 리뷰를 검토한다. 고객이 제기한 반복적인 문제 또는 우려 사항을 찾아 개선 또는 추가 서비스가 필요한 부분을 분석한다.

③ **직접 커뮤니케이션 참여:** 동물병원을 방문하는 동안 고객과 개방적이고 정직한 의사소통을 한다. 고객의 구체적인 요구사항을 이해하고 피드백을 요청하며 고객이 가질 수 있는 질문이나 우려 사항을 해결하기 위한 의사소통 한다. 이러한 직접적인 상호작용을 통해 고객의 요구를 실시간으로 이해할 수 있으며 고객과 관계를 구축하는 데 도움이 된다.

④ **온라인 플랫폼 모니터링:** 소셜 미디어, 리뷰 웹 사이트 및 포럼과 같은 온라인 플랫폼을 정기적으로 모니터링하여 동물병원에서의 경험에 대한 통찰력을 수집한다. 긍정적인 피드백과 부정적인 피드백 모두를 취합할 수 있도록 한다.

⑤ **수의사 및 직원과의 협업:** 수의사, 동물보건사 및 고객과 직접 소통하는 직원의 의견을 듣는다. 이를 통해 고객에 대한 직접적인 지식과 경험을 가지고 있으며 공통적인 문제, 고객 선호도 및 충족되지 않은 요구를 파악할 수 있다.

⑥ **업계 동향에 대한 최신 정보:** 동물에 관련된 최신 동향과 발전에 대한 정보를 지속적으로 제공한다. 여기에는 컨퍼런스 참석, 업계 협회 참여, 관련 간행물 읽기 등이 포함된다. 새로운 요구사항을 이해하고 변화하는 고객의 기대치를 이해하면 서비스에서 이러한 요구사항을 사전에 해결하는 데 도움이 될 수 있다.

그림 수의사신문

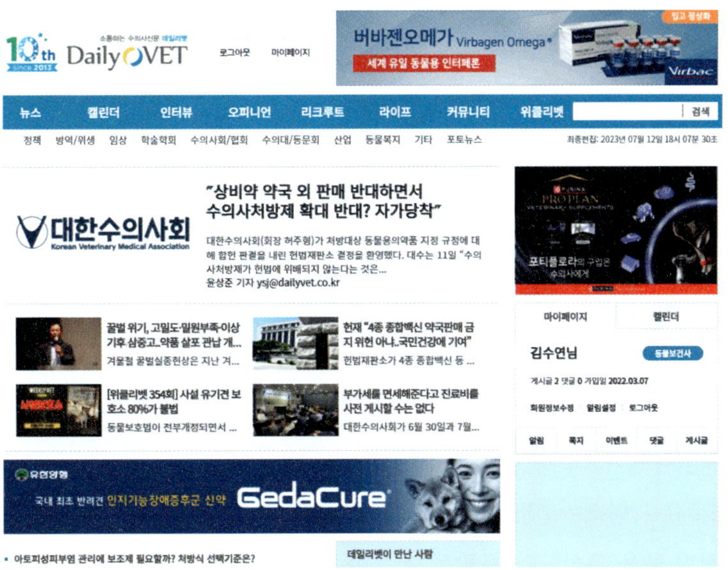


출처: 데일리벳

⑦ **사후관리 커뮤니케이션**: 고객이 동물병원 방문 후 사후관리 의사소통을 위한 시스템 구축한다. 만족도 조사, 감사 메모 또는 경험에 대한 피드백 요청 등이 있다. 이를 통해 정보를 수집하고 건의 사항이나 불만 사항을 해결할 수 있다.

### 2) 경쟁 동물병원 분석

지역 내 다른 동물 병원에서 제공하는 서비스를 평가하여 여러분이 두드러질 수 있는 격차나 영역을 파악해야 한다. 장점과 단점을 평가하여 차별화의 기회를 찾는다. 경쟁 동물병원에 대한 종합적인 분석을 수행함으로써, 그들의 서비스 제공, 가격, 시설, 온라인 존재감, 고객 경험, 시장 포지셔닝 및 평판에 대한 통찰력을 얻을 수 있다. 이 분석을 통해 동물병원을 차별화하고 서비스를 개선하며 시장에서 경쟁 우위를 창출할 수 있는 영역을 파악할 수 있다.

① **경쟁업체 식별**: 먼저 조직과 직접 경쟁하는 동물병원을 식별한다. 지역이나 목표 시장에서 유사한 서비스를 제공하고 유사한 고객 기반을 충족시키는 병원을 찾는다.

그림 서울시 강동구에 24시 동물병원 검색

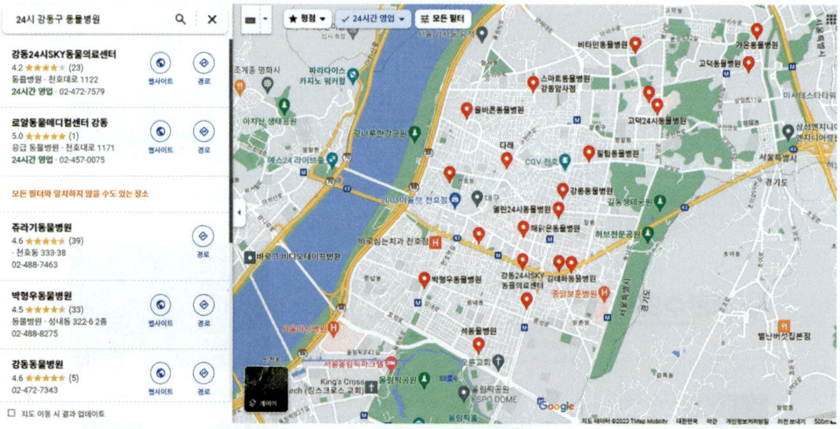


② **서비스 제공범위 평가**: 각 경쟁업체가 제공하는 서비스 범위를 분석한다. 경쟁 동물병원에서 제공하는 주요 서비스(전문진료과목, 수술 절차, 진단 능력, 응급 치료)의 유형과 서비스 제공 비용, 전문의료장비 등을 분석한다. 포괄성, 전문화 및 혁신 측면에서 각 서비스를 비교한다.

③ **온라인 상태 및 평판 검토**: 경쟁업체의 온라인 존재 및 평판을 조사한다. 웹 사이트, 소셜 미디어 페이지 및 검토 플랫폼을 방문하여 고객과의 관계를 파악하고 온라인 평판을 관리하

는 방법을 참조한다. 고객 리뷰, 평가 및 의견에 주목하여 고객 만족도를 측정하고 고객이 우수하거나 부족한 부분을 파악한다.

그림 지역 동물병원의 리뷰 검색

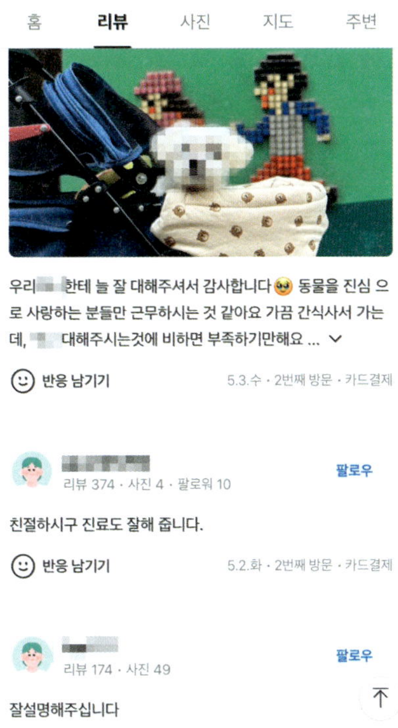
홈
리뷰
사진
지도
주변
우리 한테 늘 잘 대해주셔서 감사합니다 동물을 진심 으로 사랑하는 분들만 근무하시는 것 같아요 가끔 간식사서 가는데, 대해주시는것에 비하면 부족하기만해요 ...
반응 남기기
5.3.수 · 2번째 방문 · 카드결제
리뷰 374 · 사진 4 · 팔로워 10
팔로우
친절하시구 진료도 잘해 줍니다.
반응 남기기
5.2.화 · 2번째 방문 · 카드결제
리뷰 174 · 사진 49
팔로우
잘설명해주십니다

④ **시장 포지셔닝 분석**: 경쟁업체가 시장에서 어떻게 포지셔닝하는지 평가한다. 그들의 브랜드, 메시지, 독특한 판매 제안, 그리고 목표 고객층을 분석한다. 시장에서 두각을 나타내기 위해 동물병원의 위치를 차별화할 수 있는 격차나 기회를 식별한다.

### 3) 고유한 가치 제안 정의

고객 요구와 경쟁업체 분석에서 얻은 통찰력을 바탕으로 동물병원을 위한 명확하고 설득력 있는 고유한 가치 제안을 정의한다. 경쟁업체와 차별화되는 점이 무엇인지, 고객에게 제공되는 혜택이 있는지 뚜렷하게 결정한다. 동물병원에서 독특한 가치를 제안함으로써, 고객이 받는 서비스의 이점과 가치를 효과적으로 전달할 수 있다. 이를 통해 새로운 고객을 유치하고 충성도를 높이고 동물 병원을 시장의 경쟁업체와 차별화할 수 있다.

동물병원에서 독특한 가치를 제안할 때는 동물병원을 경쟁사와 차별화하고 고객에게 부가가치를 제공하는 측면을 강조하는 것이 중요하다.

① **강점 파악:** 동물병원의 주요 강점과 차별화 요소를 파악하는 것으로 시작한다. 경쟁업체와 차별화되는 요소를 평가한다. 여기에는 전문지식, 최첨단 장비, 특정 품종 또는 고유한 치료 접근 방식 또는 뛰어난 고객 서비스, 서비스 제공방법 또는 접근법과 같은 요소가 포함될 수 있다.

② **고객 요구 이해:** 반려동물 산업에서 고객의 구체적인 니즈, 선호도 및 문제점을 깊이 이해한다. 시장 조사, 고객 피드백 및 동향을 분석하여 동물병원이 고유한 가치를 제공하고 충족되지 않는 요구를 해결할 수 있는 영역을 식별한다.

③ **전문화된 서비스 전달:** 동 병원에서 제공하는 전문 서비스나 치료법을 강조 표시한다. 여기에는 고급 진단 기능, 전문 수술, 대체 치료법 또는 통합 의학 접근법이 포함될 수 있다. 이러한 서비스가 반려동물의 건강과 복지에 어떻게 도움이 되는지 강조하고 병원을 다른 병원과 차별화한다.

**그림** 전문진료를 홍보한 포스터

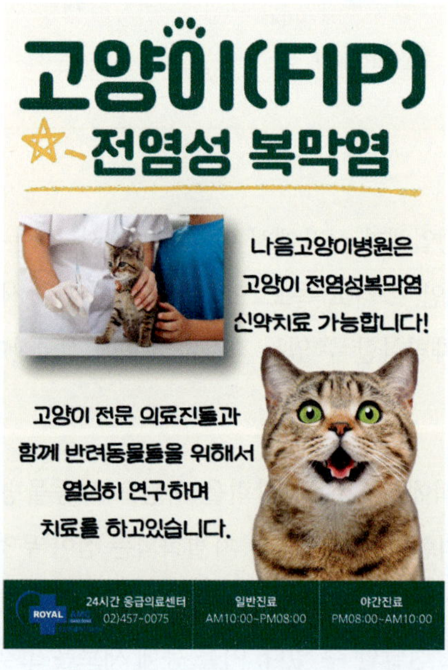
고양이(FIP)
전염성 복막염
나음고양이병원은
고양이 전염성복막염
신약치료 가능합니다!
고양이 전문 의료진들과
함께 반려동물들을 위해서
열심히 연구하며
치료를 하고있습니다.
24시간 응급의료센터
02)457-0075
일반진료
AM10:00~PM08:00
야간진료
PM08:00~AM10:00

④ **전문성 입증**: 수의사와 동물보건사의 전문성과 자격을 강조하여 전문 영역 내에서 광범위한 교육, 인증 및 경험을 보여준다. 이것은 동물병원에서 고객의 동물에게 제공되는 서비스가 분야에서 뛰어난 지식을 가진 전문가들로부터 보살핌을 제공한다는 것을 강조한다.

그림 전문성을 보여주는 자격증 및 수료증 게시

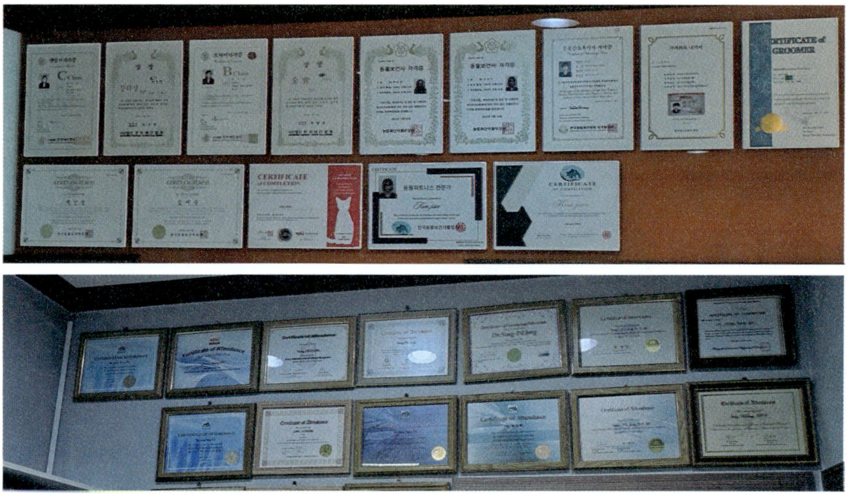

⑤ **탁월한 고객 서비스 강조**: 고객에게 긍정적이고 동정적인 경험을 보장하기 위해 취한 사전 조치를 보여줌으로써 탁월한 고객 서비스를 제공하기 위한 헌신을 강조한다. 여기에는 개별적 맞춤형 진료 계획, 효과적인 의사소통, 예약 시간 연장, 포괄적인 사후 관리 지원이 포함된다. 인상적인 추천 및 긍정적인 리뷰를 공유하여 이러한 약속을 강화하도록 한다.

⑥ **지역사회 참여**: 동물병원이 지역사회에 참여하는 것을 강조한다. 동물 복지 단체와의 파트너십, 지역사회 행사 참여 또는 책임 있는 보호자의 교육을 지속적으로 제공할 수 있음을 나타낸다. 이것은 신뢰를 쌓고 임상 환경을 넘어 동물의 복지에 대한 마음을 보여줄 수 있다.

그림 반려동물 문화축제에 참여한 반려동물 건강검진 부스

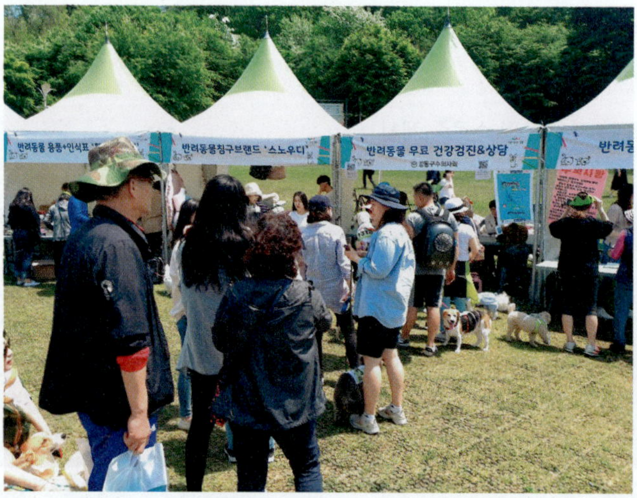

⑦ **명확한 차별화 포인트 제공**: 마케팅 자료, 웹 사이트 및 고객 커뮤니케이션에서 고유한 가치 제안과 차별화 포인트를 명확하게 전달한다. 고객과 그들의 동물을 특별하게 만드는 것이 무엇인지 그리고 해당 동물병원 서비스를 선택해야 하는지 확실하게 이해하도록 보여준다.

### 4) 안정적인 진료환경과 편안한 시설

동물병원에서는 환자와 고객에게 반갑고 편안한 환경을 조성한다. 깨끗하게 관리가 잘 되고, 방문환자와 보호자의 스트레스를 줄이고 편의를 제공하는 시설을 갖추고 있는지 확인해야 한다. 방문 시 맞이와 안정을 모두 줄 수 있는 대기 공간은 필수적이다.

① **편안한 좌석**: 고객이 기다리는 동안 쿠션이 있는 등받이 의자 또는 소파와 같은 다양한 편안한 좌석을 제공한다. 동물들의 배변, 배뇨, 물림 사고나 탈출에 대비하여 청소하기 쉽고 튼튼하고 안전한 재료를 사용해야 한다.

② **다른 동물을 위한 별도의 영역**: 개, 고양이 및 작은 동물과 같은 다양한 종류의 환자를 위한 별도의 대기 구역 또는 대기실을 지정하여 종 간의 스트레스와 잠재적인 충돌을 최소화한다.

그림 개와 고양이 출입문과 진료 공간을 분리한 특수동물병원

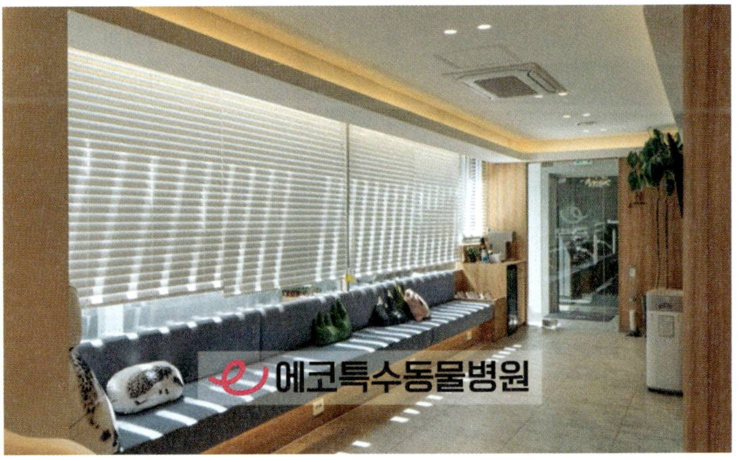


③ **개별적 구역**(Privacy partitions): 좌석 공간 사이에 칸막이나 가구를 설치하여 개인의 공간을 보장하고 안정을 준다. 특히 예민한 환자나 독립적이고 사회화가 부족한 동물에게 유용하게 사용할 수 있다.

그림 개인공간을 보장하는 대기실

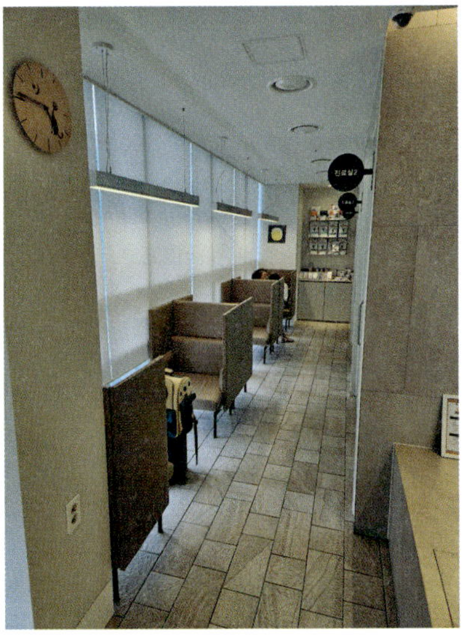

그림 개방된 천장으로 휴게공간 조성

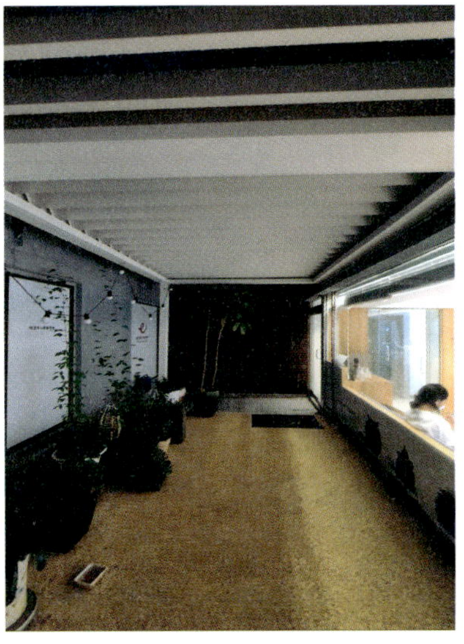

④ **자연조명 및 환기:** 풍부한 자연광과 적절한 환기를 통합하여 신선하고 공기가 좋은 분위기를 조성한다. 냄새를 줄이고 고객과 환자 모두에게 더 쾌적한 환경을 조성하는 데 도움을 준다.

⑤ **오락과 기분전환:** 환자가 기다리는 동안 불안감을 완화하고 계속해서 편안하게 대기하기 위해 작은 놀이 공간이나 상호 작용하는 장난감과 같은 동물과 친화적인 놀이 활동을 제공하는 것도 중요하다.

**그림** 동물병원 옥상에 마련된 휴게공간

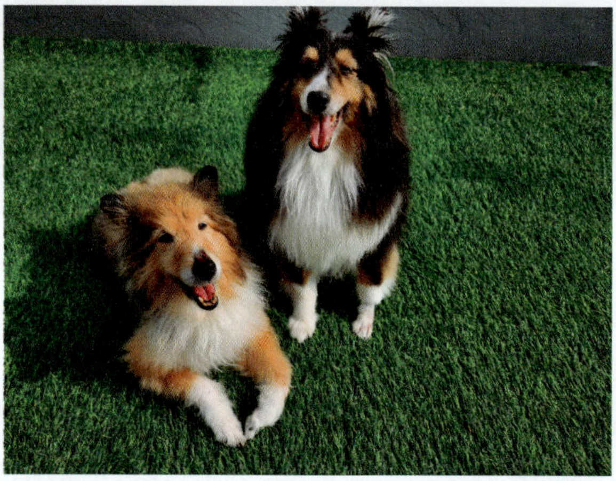

⑥ **온도 및 소음 제어:** 대기 구역이 단열이 잘되고 적절한 온도 제어 시스템이 설치되어 있어 쾌적한 환경을 유지할 수 있어야 한다. 병원의 다른 영역에서 발생하는 큰 소음의 영향을 최소화하기 위해 소음 감소 조치를 시행하면 환자와 고객 모두의 스트레스를 줄일 수 있다.

⑦ **정보 및 교육 안내자료:** 반려동물의 건강 및 예방 관리에 대한 교육적 콘텐츠를 제공하는 정보 자료, 브로셔 또는 디지털 화면으로 보여준다. 이를 통해 고객이 동물병원에서 제공되는 서비스에 참여할 수 있으며 대기 시간 동안 필요한 지식을 얻을 수 있다.

⑧ **음료 및 다과:** 동물과 고객 모두를 위한 물과 다과를 준비한다. 물그릇과 일회용 컵을 제공하고, 환자에게 위험을 주지 않는 음식을 비치하므로 긍정적인 고객 경험을 상승시킨다.

**표** 환자에게 제공되는 물과 간식의 주의점

동물병원에서 동물들을 위해 음료와 간식을 준비할 때, 환자의 건강, 식사 제한, 그리고 특정한 필요에 우선순위를 두는 것이 중요하다.

- **담당 수의사의 지침 확인:** 질병에 제한된 급여식이, 검사 전후의 급여 제한 항목 확인
- **신선한 물 제공:** 정기적으로 그릇 세척 또는 일회용 물그릇 제공
- **기호성 높은 간식:** 소화가 쉽고 양질의 재료, 담당 수의사의 승인을 받은 간식 제공
- **식단제한 고려:** 음식 알레르기 또는 처방식이의 필요성 등의 특정한 식단 제한 확인
- **적절한 보관 및 취급:** 신선도를 유지하고 오염을 방지하기 위한 보관 방법 확인

동물과 고객 모두를 위한 다과를 준비할 때는 항상 식품 안전과 위생을 우선시해야 한다. 조제 및 제공 구역의 청결 상태를 정기적으로 모니터링하고 유지하며, 유통기한이 지났거나 섭취하기에 부적합한 품목은 폐기한다.

⑨ **간판과 안내:** 고객이 병원의 내부를 쉽게 확인하고 찾을 수 있도록 대기 구역 전체에 투명한 표지판을 설치한다. 여기에는 검사실, 화장실 및 기타 중요한 영역에 대한 안내가 포함되어 혼란을 최소화하고 긍정적인 고객 경험으로 더해질 수 있다.

## Ⅱ 서비스 기법

서비스 기술은 고객에게 고품질 서비스를 제공하기 위해 사용되는 특정 방법, 접근 방식 또는 전략으로 정의할 수 있다. 이러한 기술은 고객 경험을 향상시키고, 고객의 요구를 효과적으로 충족시키며, 고객 만족을 보장하기 위해 설계된다. 서비스 기술은 동물의료 분야를 포함하여 다양한 산업과 분야에 걸쳐 달라질 수 있다.

동물병원의 맥락에서 서비스 기술은 동물들에게 특별한 치료를 제공하고 그들의 보호자에게 긍정적인 경험을 위해 사용되는 관행과 절차를 가리킨다. 이러한 기술은 고객과의 효과적인 의사소통, 개인화된 관리 계획, 환자에 대한 공감적 돌봄, 효율적인 작업 흐름 관리, 진단 기술, 직원을 위한 지속적인 교육 및 훈련, 원활한 관리 전환 등을 포함한 광범위한 활동과 전략을 포함한다.

동물병원에서의 서비스 기술은 동물 서비스의 전달을 최적화하고, 동물 복지를 촉진하고, 애완동물 주인들의 기대와 요구를 충족시키기 위한 것이다. 효과적인 서비스 기법을 구현함으로써 동물병원은 고객 만족도를 높이고 신뢰와 충성심을 구축하며 동물들에게 가능한 최고의 치료를

제공할 수 있다

## 1. 서비스 청사진(service blueprint)[21]

동물병원의 서비스 청사진은 반려동물 주인의 관점에서 수의학 서비스를 전달하는 단계별 과정과 전반적인 고객 경험을 보여주는 시각적 표현이나 도표다. 동물병원의 맥락에 특정한 서비스 전달 과정에 관련된 다양한 구성 요소, 상호 작용 및 접점을 나타낸다.

동물병원을 위한 서비스 청사진은 동물병원에서 고객행동이 시작될 때부터 끝날 때까지 서비스 전환을 시각화하고, 잠재적인 문제점을 파악하고, 프로세스를 간소화하고, 전반적인 고객 경험을 개선하는 데 도움이 된다. 서비스의 다양한 구성 요소 간의 상호 작용과 의존성을 이해하는 데 도움이 되며 환자의 건강, 보호자의 만족도 및 운영 효율성을 우선시하는 고객 중심 전략의 설계를 지원한다.

### 1) 서비스 청사진의 구분

① **고객행동**: 동물병원에서 경험을 탐색하는 고객의 행동, 결정 및 행동을 나타낸다. 여기에는 예약, 동물을 병원에 데려오기, 동물의 건강에 대한 관련 정보 제공, 치료 선택권 논의, 치료 후 관리 후속 조치 등의 단계가 포함된다.

② **보여지는 직원 행동**: 환자가 있는 곳에서 고객과 직접 접촉하는 수의사, 동물보건사 및 기타 직원의 행동과 상호 작용에 초점을 맞춘다. 환자를 맞이하고 분류하기, 검사 및 진단 수행, 진단 및 치료 계획 설명, 동물 관리에 대한 안내 및 문제 해결 등의 활동을 포함한다.

③ **안보이는 직원 행동**: 동물 서비스 제공을 지원하지만, 고객에게는 보이지 않는 활동을 나타낸다. 진료기록 관리, 검사, 수술 준비, 재고 관리 및 동물병원 내 다른 부서 또는 팀 간의 조정과 같은 작업이 포함된다.

④ **지원 프로세스**: 동물병원의 효율적인 운영을 가능하게 하는 조직 프로세스, 시스템 및 지원이 해당한다. 예약 일정, 청구 및 보험 처리, 처방전 관리, 직원 교육 및 개발, 품질 관리 및 규제 표준 준수와 같은 활동이 포함된다.

⑤ **물리적 증거**: 물리적 증거는 고객이 동물병원과 상호 작용하는 동안 마주치는 유형 요소 또는 접촉점을 포함한다. 여기에는 병원에 대한 전반적인 인식과 제공되는 관리 수준을 평가할 수 있는 병원 시설, 대기실, 검사실, 의료 장비, 간판 및 기타 신체적 측면이 포함될 수 있다.

---

21 1984년 G.L.shostack이 '하버드 비즈니스 리뷰_Designing Services that Delivery' 제안한 개념으로 고객과 관련된 부서들이 취하는 활동들을 시간의 흐름에 따라 보여주고 그들 사이의 상호작용을 나타냄

그림 동물병원 서비스 청사진

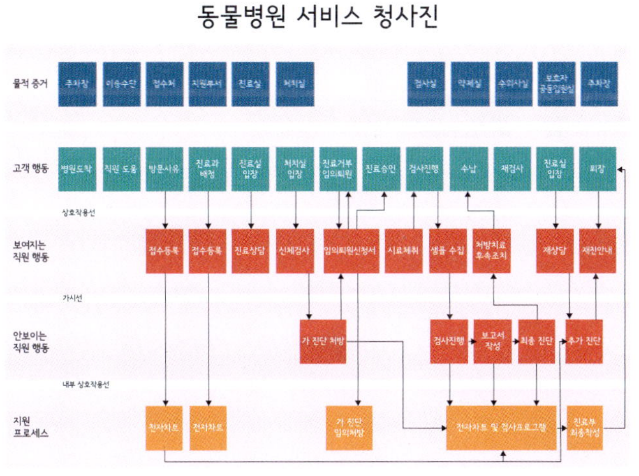


## 2) 서비스 청사진의 특징

① Blueprint Line

- 상호작용선(Interaction Lines): 서비스 Blueprint의 상호작용선은 고객과 서비스 제공업체 또는 기타 관련 당사자 간의 직접적인 상호작용을 나타낸다. 이 선은 고객과 서비스 직원이 상호 작용하는 접점이다. 예를 들어, 동물병원 청사진에서 상호작용선은 접수를 하거나, 내부 직원과 의사소통하거나, 결제하는 지점을 보여줄 수 있다.
- 가시선(Line of visibility, Lines of Sight): 가시선은 서비스 시스템 내의 특정 요소 또는 프로세스에 대한 고객의 가시성을 보여준다. 그들은 고객이 여정 중에 관찰하거나 인지할 수 있는 것을 보여준다. 가시선은 고객이 서비스에 대한 인식에 영향을 미칠 수 있는 특정 작업 또는 프로세스를 목격할 수 있는 순간을 식별하는 데 도움이 된다. 예를 들어, 동물병원 청사진에서 가시선은 접수 데스크나 대기실에서 고객들이 볼 수 있는 것을 말한다.

표 가시선의 구분

가시선 위의 활동: 고객이 눈으로 확인 가능하며, 서비스 인식에 큰 영향을 준다.
가시선 아래의 활동: 서비스 달성을 위해 반드시 필요하지만 고객의 눈에 보이지 않는다.

그림 동물병원 서비스 청사진의 가시선의 활용

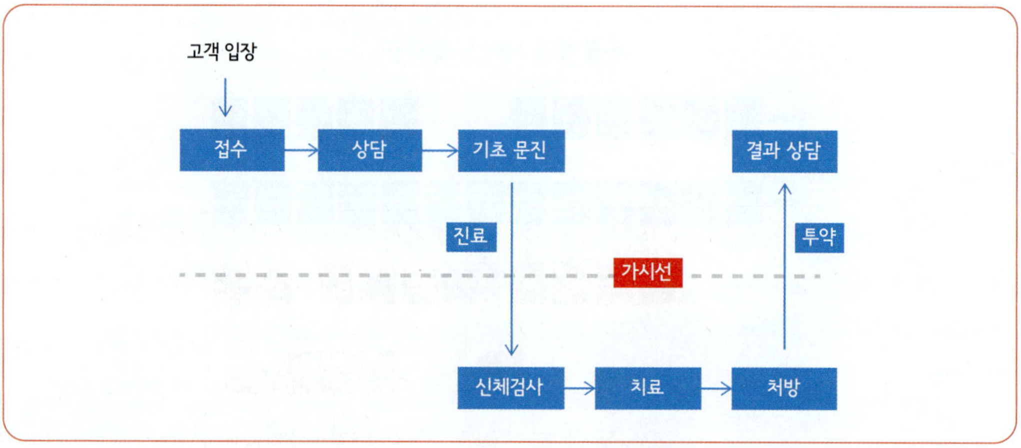


- **내부 상호작용선**(Lines of Internal Interaction): 내부 상호작용선은 서비스 시스템 내에서 서로 다른 서비스 직원 또는 내부 프로세스 간의 상호작용 및 종속성을 나타낸다. 이러한 선은 서비스 제공에 필요한 이면 활동을 식별하는 데 도움이 된다. 예를 들어, 동물병원 서비스 청사진에서 내부 상호작용선은 원무지원 담당자와 검사실 담당자 간의 커뮤니케이션 및 조정 또는 서로 다른 부서 간의 정보 흐름을 나타낼 수 있다.

### ② 실수 가능점(Fail Points) 확인

동물병원 서비스 청사진의 실수가능점은 서비스 프로세스 내에서 실수 또는 문제점이 발생할 수 있는 잠재적인 영역 또는 순간을 의미한다. 이는 고객 경험 또는 서비스 제공의 효율성에 부정적인 영향을 미칠 수 있는 중요한 사항이다.

표 동물병원의 Fail Points

- **약속 예약:** 예약 프로세스가 혼란스럽거나 비 효율적인 경우 오류, 이중 예약 또는 고객 대기 시간이 길어질 수 있다. 고객은 좌절감과 전반적인 서비스 경험이 저하될 수 있다.
- **접수 절차:** 동물병원의 접수 절차가 흐트러지거나 명확한 지시가 없으면 반려동물 주인들에게 혼란을 주고, 필요한 정보를 받는 것이 지연되거나, 심지어 중요한 서류를 잃어버릴 수도 있다. 이는 적절한 관리를 제공하는 데 있어 좌절감과 잠재적인 오류를 초래할 수 있다.
- **대기 시간:** 접수 구역 또는 검사 대기 시간이 길면 상당한 장애가 발생할 수 있다. 고객이 적절한 커뮤니케이션이나 업데이트 없이 과도하게 기다려야 하는 경우, 불만과 서비스 품질 저하에 대한 인식으로 이어질 수 있다.

- **의사소통 단절:** 고객, 수의사, 그리고 다른 직원들 사이의 효과적인 의사소통은 매우 중요하다. 불완전하거나 명확하지 않은 지침, 검사 결과 또는 치료 계획에 대한 의사소통의 오류 또는 정보 미제공과 같은 의사소통의 실패는 오해, 치료 지연 또는 심지어 의료적 오류를 초래할 수 있다.
- **의료 절차 및 치료:** 오진, 약물의 부적절한 투여, 필요한 치료를 제공하지 않는 등 의료 절차의 실패나 오류는 동물의 건강과 병원에 대한 고객 신뢰에 부정적인 결과로 나타난다.
- **퇴원 절차와 후 처치 안내:** 퇴원에 대한 절차, 치료 후 관리에 대한 지침, 약물 투여 또는 후속 예약을 포함하여 명확하지 않으면, 혼란과 동물의 회복에 잠재적인 차질을 초래할 수 있다.

그림 동물병원 fail point

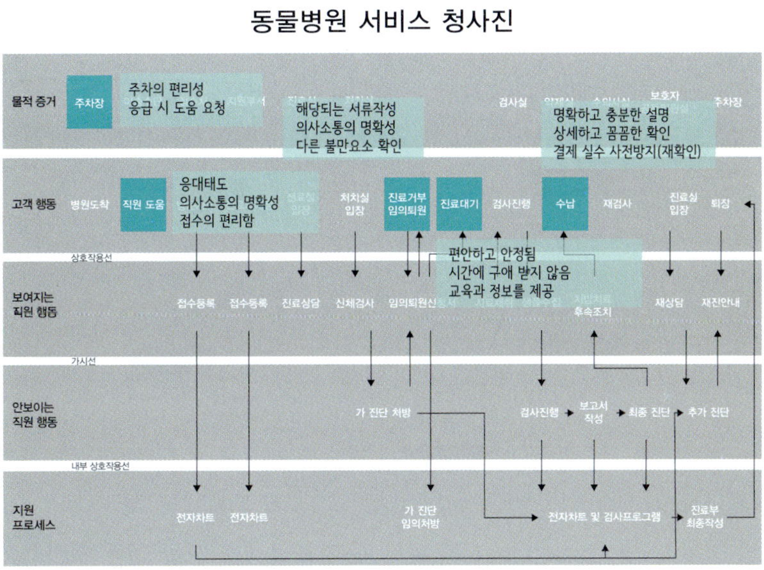


## 2. MOT 사이클 차트(MOT cycle chart)

MOT 사이클 차트(MOT Cycle Chart) 또는 PDCA 사이클(Plan-Do-Check-Act) 또는 데밍 사이클(Deming Cycle)은 동물병원과 같은 서비스 조직을 포함하여 다양한 산업에서 널리 사용되는 서비스 경험에 개선을 위한 모델이다. 문제 해결, 프로세스 개선 및 품질 관리 달성을 위한 구조화된 접근 방식을 제공한다.

### 1) 동물병원의 MOT

"진실의 순간(Moments of Truth, MOT)"이라는 용어는 고객 서비스 및 경험 관리에서 사용되는 개념이다. 고객의 여정에서 회사나 조직에 대한 인상을 형성하는 중요한 지점 또는 상호작용을 말한다. MOT Cycle Chart는 이러한 중요한 진실의 순간을 요약하고 조직이 고객 만족에 미치는 영향을 식별하고 최적화하는 데 도움이 되는 시각적 표현 또는 체계이다.

MOT Cycle Chart는 고객의 여정을 계획하고 분석하는 시각적 도구로서, 조직이 중요한 접점을 최적화하고 고객의 기대에 맞게 조정하는 데 집중할 수 있도록 한다. 조직이 개선해야 할 영역의 우선순위를 정하고, 목표 전략을 설계하며, 궁극적으로 우수한 고객 경험을 제공할 수 있도록 지원한다.

**그림** 동물병원 MOT

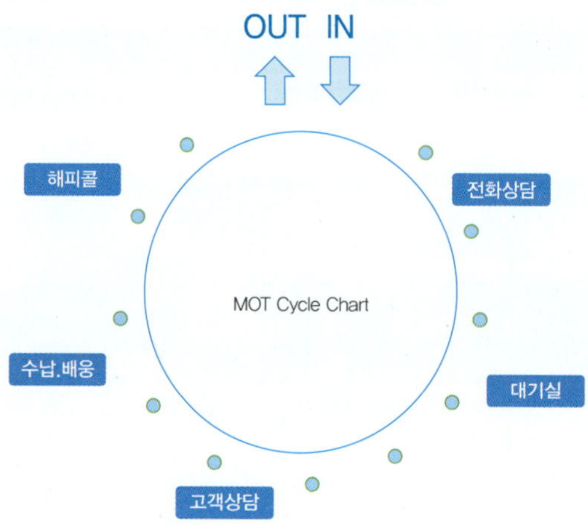


동물병원의 경우 MOT Cycle Chart를 환자 관리 프로세스 개선, 고객 서비스 개선, 운영 효율성 최적화 또는 확인된 문제나 과제 해결 등 다양한 영역에 적용할 수 있다. 이 주기를 따름으로써, 동물병원은 지속적으로 서비스를 평가하고 개선하여 동물과 고객 모두에게 최고의 경험을 보장할 수 있다.

① MOT Cycle Chart에 포함되는 요소

- **고객 접점:** 고객이 동물병원 서비스 경험 중에 조직과 가지는 다양한 접점 또는 상호작용을 식별한다. 접점에는 웹 사이트 방문, 전화 통화, 전자 메일, 직접 대화, 소셜 미디어 상호작용 등이 포함된다.

그림 동물병원 MOT의 분류

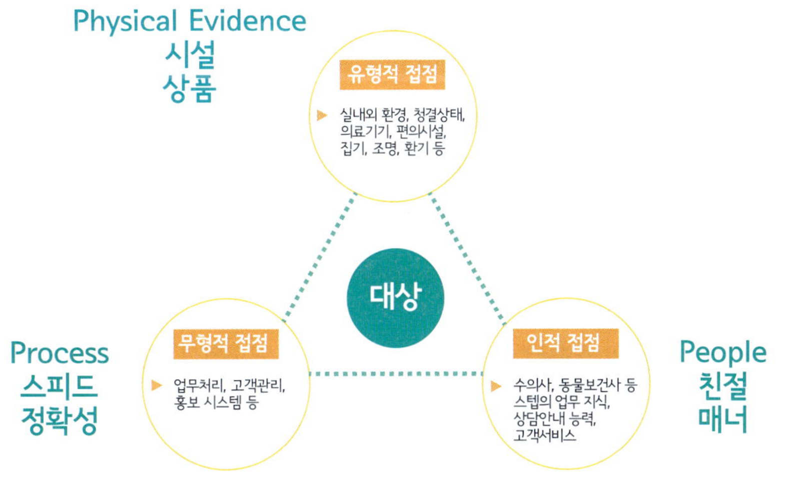


- **고객 접점 식별:** MOT Cycle Chart는 고객의 여정에서 구체적인 순간을 식별하는 데 도움이 된다. 동물병원에 대한 고객의 인식이 크게 영향을 받는 중요한 접점은 아래 그림과 같다.

그림 동물병원 고객접점

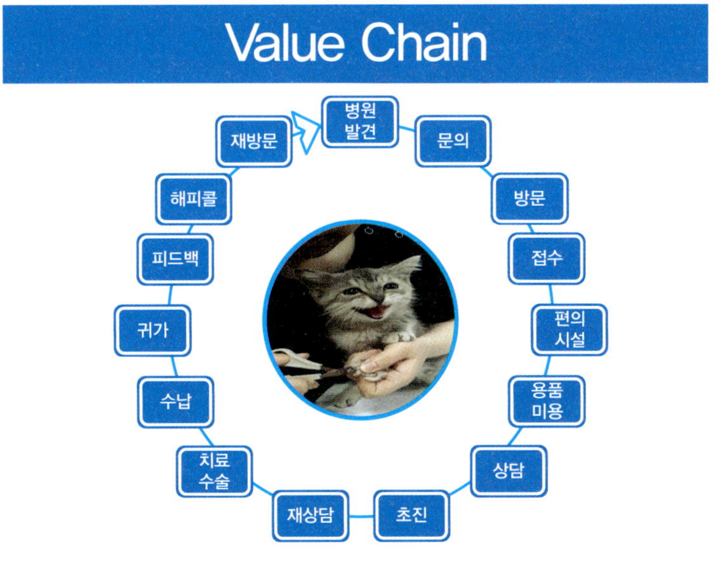

- **고객 기대 사항**: 각 고객접점에서 고객의 기대를 고려한다. 동물병원은 고객의 기대를 이해함으로써 프로세스, 조치 및 서비스 제공을 이러한 기대를 충족하거나 초과하도록 조정한다.
- **경험 평가**: 고객은 매 순간 자신의 기대, 서비스 품질, 상호작용의 용이성 및 기타 요인을 기준으로 경험을 평가한다. 이러한 평가는 조직에 대한 전반적인 만족도와 인식에 영향을 준다.
- **개선 기회**: MOT Cycle Chart를 통해 조직은 각 진실의 순간에 개선해야 할 부분을 확인한다. 고객의 피드백, 데이터 및 관찰 결과를 분석함으로써 조직은 고객 경험을 향상시킬 수 있는 문제점, 격차 또는 기회를 정확히 파악한다.

### 2) 동물병원의 PDCA(Plan-Do-Check-Act)

① **계획**(Plan): 이 단계에서 목표와 목표가 설정되고, 이를 달성하기 위한 계획이 개발된다. 여기에는 문제나 개선 기회를 파악하고, 구체적인 목표를 설정하고, 필요한 조치를 결정하고, 그러한 조치를 이행하기 위한 세부 계획을 수립하는 것이 포함된다.

② **실행**(Do): 이 단계에서는 계획된 작업을 구현하고 계획 단계에서 확인된 개선 사항을 실행한다. 일관성과 정확한 구현을 위해 계획을 문서화하고 면밀히 따르는 것이 중요하다.

③ **확인**(Check): 확인 단계에서는 구현된 조치와 개선 사항을 설정된 목표와 목표에 대해 평가하고 측정한다. 여기에는 데이터를 모니터링 및 수집하고, 결과를 분석하고, 원하는 결과와 비교하는 작업이 포함한다.

④ **점검**(Act): 점검 단계의 결과에 따라 적절한 조치를 한다. 원하는 결과가 달성되면 조치가 표준화되고 정기적인 운영에 통합된다. 결과가 예상과 다를 경우, 이 단계에서는 조정, 프로세스 개선, 구현할 추가 개선 사항 파악이 포함된다.

PDCA(Plan-Do-Check-Act)는 반복적인 프로세스로, Act 단계를 완료한 후 이전에 개선한 사항을 기반으로 새로운 목표와 목표로 사이클이 다시 시작된다는 것을 의미한다. 조직이 프로세스와 서비스의 효율성, 효과 및 품질을 높이는 데 도움이 되는 서비스 개선 접근 방식이다.

## 3. 서비스 모니터링(service monitoring)

동물병원의 서비스 모니터링은 정해진 서비스 표준대로 고객과의 접점에서 서비스가 이루어지고 있느냐를 전문 모니터를 통하여 과학적으로 평가하는 활동으로 고객 접점의 서비스 품질을 유지하고 향상시키는데 목적을 둔다. 모니터링을 통해 양질의 진료를 보장하고 고객 만족도를 유지한다.

### 1) 서비스 모니터링 개념

모니터링은 동물병원이 제공하는 서비스에 대한 환자의 만족도는 동물의료 서비스의 질과 양질의 의료 제공에 대한 논의에서 중요한 요소로 작용하기 때문에 동물병원 경영에 있어서 중요한 개념이다. 동물병원이 제공하는 서비스에 대한 평가 서비스를 제공하기 전이나 특정 서비스를 평가할 때 고객 설문조사나 평가를 통해 중요한 측면이 되며, 이는 동물병원이 제공하는 서비스가 고객 중심이 되도록 미래 서비스의 방향과 기준을 설정하는 기준이 된다. 구체적이고 다양하여 고객의 기대에 부응할 수 있도록 최선을 다하는 노력의 궁극적인 목표는 고객 만족을 극대화하고 고객 충성도를 확보하는 것이다.

### 2) 서비스 모니터링 조사 방법

① 평가 방법

- **외부평가**: 온라인 설문, 고객소리함, 방문고객 직접 설문
- **내부평가**: 원내 모니터링, 직원 설문조사

② 조사 과정

- **자료수집**: 선행 연구와 문헌자료 등을 바탕으로 서비스 품질 측정 방법 파악
- **설계**: 자료수집 결과를 토대로 설문구성, 공간적/시간적 범위 설정/표본 수 설정/조사상의 문제점을 파악하여 오차 최소화
- **측정**: 다양한 의견을 끌어내는 최적의 환경으로 조사하여 진행
- **분석**: 자료와 조사에서 나타난 결과를 토대로 분석하는 방법으로 전문인력을 구성하여 타당성있는 분석 진행
- **전략제시**: 전체적인 자료를 종합하여 현실을 반영할 수 있는 혁신전력 제시

**그림** 모니터링 주요절차

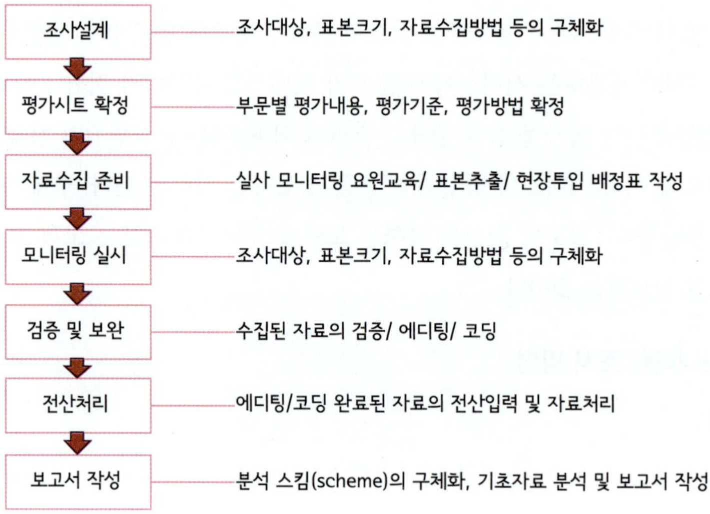


### 3) 동물병원 모니터링 방법

① 평가내용

- **대기 시간 및 약속 관리 모니터링:** 약속 대기 시간을 추적하고 약속 예약 및 관리의 효율성을 모니터링 한다. 병목 현상[22]이나 지연을 파악하고 대기 시간을 최소화하는 전략을 구현한다. 예약 확인 시스템 또는 온라인 예약 플랫폼과 같은 기술 솔루션을 사용하여 예약 프로세스를 개선한다.
- **정기적 불만 사항 및 피드백 검토:** 고객 불만 사항 및 피드백을 정기적으로 검토하고 분석한다. 주의가 필요한 반복적인 문제나 패턴을 찾고 이를 해결하기 위해 필요한 조치를 취한다.
- **성과 추적:** 모범 사례 준수, 진단 품질, 치료 결과 및 고객 상호작용을 평가하여 수의학 팀의 성과를 모니터링 한다. 정기적인 성과 평가 및 피드백 세션을 통해 개선해야 할 부분을 파악하고 직원들에게 코칭 기회를 제공할 수 있다.
- **기술 활용:** 기술을 활용하여 서비스 모니터링을 간소화한다. 고객 관계 관리(CRM) 시스템 또는 서비스 관리 소프트웨어를 구현하여 고객 상호작용, 약속 및 커뮤니케이션 기록을 추적한다.
- **미스터리 쇼핑:** 개인들이 서비스 경험을 평가하기 위해 익명으로 동물병원을 방문하는 미스

22 전체 시스템의 성능이나 용량이 하나의 구성 요소로 인해 제한을 받는 현상

터리 쇼핑 프로그램에 참여한다. 이를 통해 직원 전문성, 청결도, 커뮤니케이션 및 전반적인 고객 경험과 같은 다양한 서비스 측면에 대한 편견 없는 평가를 제공할 수 있다.

- **정기적 서비스 정책 및 절차 검토 및 업데이트**: 업계 모범 사례 및 진화하는 고객 요구에 맞게 서비스 정책 및 절차를 최신 상태로 유지한다. 기존 프로토콜의 효과를 정기적으로 평가하고 필요한 개정을 통해 최고 수준의 서비스를 제공한다.

그림 동물병원 모니터링 평가내용 예시

| 시설운영부문 | 환경관리부문 | 인력관리부문 |
|---|---|---|
| • 적당한 실내온도 | • 매장바닥 청소상태 | • 고객에게 부드러운 표정 |
| • 적절한 환기 | • 편의시설 청소상태 | • 고객에게 정중한 인사 |
| • 조명상태 | • 청소도구 관리상태 | • 성의 있는 안내행동 |
| • 시설의 온도관리 | • 휴지통 청소관리상태 | • 성실한 대기자세 |
| • 이동수단의 상태 | • 화장실비품공급상태 | • 상냥한 말투와 어감 |
| • 불만사항처리 | • 재활용처리상태 | • 적극적인 고객문제해결 노력 |
| • 신속한 고장처리 | • 주차장 청결상태 | • 단정한 용모복장 |
| | • 건물주변 청결상태 | |

② 점검 보고서 작성

- **범위 정의**: 모니터링 및 검사할 동물병원 서비스의 특정 영역 및 측면을 결정한다. 고객 상호 작용, 직원 행동, 청결, 프로토콜 준수, 커뮤니케이션 및 전반적인 서비스 품질을 포함한다.
- **검사 기준 개발**: 서비스의 각 측면을 평가하는 데 사용할 명확한 기준과 표준을 정의한다. 이러한 기준은 측정 가능하고 구체적이어야 하며 동물병원의 목표 및 동종업계 모범 사례와 일치해야 한다.
- **관찰 수행**: 동물병원의 서비스 상호 작용, 프로세스 및 활동을 관찰한다. 고객-직원 상호작용, 대기 구역, 검사실, 치료 프로토콜, 기록 보관, 위생 관행 및 기타 관련 요소를 평가한다.
- **문서화 결과**: 검사 중 상세 관찰 사항 및 참고 사항을 기록한다. 긍정적인 측면과 개선 또는 시정 조치가 필요한 부분을 모두 문서화한다. 결과를 뒷받침할 구체적인 예와 증거를 포함한다.
- **규정 준수 평가**: 동물병원의 관련 규정, 표준 및 내부 정책 준수 여부를 평가한다. 편차 또는 비 준수 문제를 식별하고 보고서에 기록한다.

- **서비스 분석**: 수집된 데이터와 관찰을 분석하여 추세, 패턴 및 반복적인 문제를 식별한다. 이러한 문제가 고객 만족도, 관리 품질 및 전반적인 서비스 제공에 미치는 영향을 평가한다.
- **권장 사항 제공**: 결과 및 분석을 토대로 개선을 위한 실행가능한 권장 사항을 제공한다. 잠재적 영향과 구현 가능성에 따라 권장 사항의 우선순위를 결정한다.
- **요약 및 보고서**: 경영진 요약, 방법론, 세부 결과, 분석 및 권장 사항이 포함된 종합적인 서비스 모니터링 검사 보고서를 작성한다. 보고서를 효과적으로 전달하기 위해 증거에 의해 뒷받침되는 명확하고 간결한 언어를 사용한다.
- **공유 및 토론**: 경영진, 직원 및 서비스관리팀과 같은 관련 이해 관계자와 보고서를 공유한다. 토론이나 회의 일정을 잡아 결과와 권장 사항을 제시하고 대화를 통해 우려 사항이나 질문을 해결하도록 유도한다.
- **후속 조치 및 진행 상황 모니터링**: 권장 작업의 구현을 모니터링하고 시간 경과에 따른 진행 상황을 추적한다. 식별된 문제가 효과적으로 해결되고 있는지 확인하기 위해 정기적인 후속 검사를 수행한다.

**그림** 고객접점 점검 보고서 예시1

### 고객접점(MOT) 점검 보고서

일시: 2000. 00. 00　시간: 10:00 ~ 20:00

병　원: 동물병원명
보고자: 김수연

**전화 문의**

| 접　점 | 점검결과 | 제　안 |
|---|---|---|
| 예약의 편리성 | - 전화응대업무 미숙(담당수의사 출근전이니 나중에 다시 전화를 달라함) : 이 부분은 초보 리셉션의 실수라 생각됨 | - 몇 시에 출근하시니 출근하시면 다시 전화드려도 되겠습니까? 급한 사항인가요? 라고 물어보면 좋을 듯 |

**병원 진입**

| 접　점 | 점검결과 | 제　안 |
|---|---|---|
| 병원 찾기 | - 지하철에서 멀지 않고, 버스정류장이 바로 앞에 있어 매우 편리하다고 느낌 | |
| 건물외관 및 간　판 | - 주차시설이 넉넉해서 좋음 | - 지저분하게 보기 싫은 정도는 아니지만 창문 청소 해주면 좋을 듯 |
| 현관 진입 시 | - 앞문에 종이 달려있으나 유리테이프로 붙여놓아 보기가 좋지 않음 종이가 누렇게 변해 있었음.<br>- 중간 유리문이 계속 열려있음<br>- 화분 쪽 용품진열이 지저분해 보임, 스프레이가 계속 빈 통으로 있음 | - 정문에는 종대신 벨을 설치하면 좋을 듯<br>- 뒷문에 나무 문 공사필요<br>- 뒷문에도 벨 장착필요 |
| 화 장 실 | - 화장실에 냄새가 남<br>- 바닥에 물 새는지 천을 깔아놓았는데 지저분해 보임 | - 방향제 필요<br>- 화장실 바닥재가 필요해 보임 |

## 그림 고객접점 점검 보고서 예시2

**접수**

| 접 점 | 점 검 결 과 | 제 안 |
|---|---|---|
| 담당직원의 용모 / 태도 | - 머리카락을 여성스럽게 묶다 보니 깔끔해 보이지 않음 | - 머리는 단정하게 하나로 묶고 너무 긴 경우에 망을 하는 것도.. |
| 접수 절차의 편리성 | - 이름을 2번 물어보고 5분 정도 대기후에 처음 오셨냐고 확인함<br>- 용품 구입하러 온 손님이 무언가를 찾는 것 같아 접수에 요청했으나 기다리라고 하고 한참 후에 응대 | - 검색이 되지 않는 경우는 바로 확인 응대 필요<br>- 고객이 무엇을 찾는지 재빨리 캐치하는 센스필요 |
| 대기시간/소요시간 예고 | - "조금만 기다려주세요" 라고 했으나 최소10분 이상 대기<br>- 대부분 "기다리세요" 라고 안내함(명령어) | - 앞으로 진료시간까지 몇 분이 걸릴지, 검사시간은 어느 정도 소요될지 안내필요 |
| 대기실 전체적인 분위기 | - 대기실에 TV가 있으나 소리는 거의 들리지 않고 흥미로운 내용이 아님<br>- 전체적으로 딱딱하고 무겁다고 느낄 수 있음<br>- 차 한잔 권하는 것을 한 번도 본적이 없음 | - 동물농장 등의 흥미로운 프로그램을 시청할 수 있도록 하면 덜 무료하지 않을까<br>- 접수 대 안쪽에서 직원들끼리 업무에 대해 이야기 하는 것도 중요하지만 대기장소가 동물병원인 만큼 보호자와 소통하는 것도 중요하니 자주 부딪힐 수 있도록 차를 권하던지 환자에 대해 물어보는 등의 행동이 필요 |
| 진료 후 응대 및 설명 | - 다음 내원 날짜 예약을 전혀 이야기하지 않음<br>- 약이나 사료에 대한 세심한 안내 없음<br>- 진료를 보지 않은 보호자가 나갈 때는 인사도 없음<br>- 나갈 때 인사가 끝나면 시선이 바로 아래로 떨어짐 | - 진료실에서 모든 예약이 이루어졌다 해도 다시 한번 확인하는 작업이 필요합니다. 보호자는 늘 잊어버리기 때문에..<br>- 나가는 도중에 뒤돌아 인사하는 보호자가 꽤 많으니 나갈 때 까지 시선을 놓치지 말것 |

## 그림 고객접점 점검 보고서 예시3

**대기**

| 접 점 | 점 검 결 과 | 제 안 |
|---|---|---|
| 고객응대 | - 출근해서 고객과 인사를 안함<br>- 처치실 간호사가 환자를 데리러 나와서 보호자와 인사도 없고 강아지와 유대관계도 없어 보임<br>- 인사를 받는다라는 느낌이 강하게 들었음<br>- 표정이 매우 경직되어 있음. 무안하거나 보호자 웃는 반응으로 미소가 보임<br>-시선이 고객을 따라가지 않음. 무엇을 요구하는지 전혀 알 수 없음. 끝인사 이후 자신의 할일으로 바로 돌아가 보호자 뒤돌아 보는 것을 알 수 없음<br>- 결제할 때 보호자는 리셉션을 보고 이야기하는데 응대직원은 계속 컴퓨터와 이야기함<br>- 움직임이 데스크 안에서만 있음. 밖에 더러워진 부분, 보호자 유대관계 부족해 보임<br>- 호칭이 엉망(언니, 누구씨)<br>- "줄을 묶고 계세요" 명령조사용(이 보호자 나갈 때까지 죄송하다고 하고 갔음에도 괜찮다라고 다독여 주는 사람이 아무도 없었음)<br>- 처치실 안쪽에서 강아지가 짖고 있어 보호자 불안감 느끼는데 즉각적 대응이 되지 않았음<br>- 오늘 금식하셨죠? 먹였는데. 아 먹이셨어요? 얘기해주지. 아 네.. (….) | - 친절 교육 절실하게 필요<br>(인사, 표정, 전화응대, 시선처리, 호칭교육)<br>- 계속 움직이거나 고객이 심심하지 않도록 해줘라<br>Ex. 차를 권하던지, 가져다 드리면서 간단한 대화도 나눌 수 있는 스킬 꼭 필요.(단, 눈치가 없거나 말을 조리 있게 못하는 직원은 마이너스가 될 수 있음)<br>- 보호자가 불안해하면 말하기 전에 움직여서 불안감에 대한 안내 (선생님 진료보려면 기다려야하는데 미용하고나서 불안한가 봐요. 어머님께서 조금 안고 계시다가 들어갈까요? 하면서 강아지를 데리고 나왔으면 좋았을 걸..)<br>- 예약시 금식안내등은 기본으로 해야함 |
| 기 타 | - 데스크 팀장 또는 실장이 보호자와 가장 많이 소통 해야 하는데, 업무량이 많아서 놓치는 부분이 많음 | - 지세은실장 업무분담필요. 본인이 스스로 분리,관리하는 역량강화 |

**그림** 고객접점 점검 보고서 예시4

기타

1. 고객에게 동물병원의 성실성, 신뢰성, 적극성을 전달하기 위해 다양한 방법을 사용하는가? / 서비스 안내 담당자가 있는가?
2. 고객 불만 접수 채널이 마련되어 있는가?
3. 고객에게 제공되는 정보는 전문용어를 피하고 쉬운 용어로 사용되는가?
4. 비용에 대한 지불방법을 적절히 설명하고 있는가?
5. 서비스는 쉽고 친근하게 접근할 수 있는가?
6. 서비스 접점에서 특별한 요구를 가진 환자 또는 보호자에 대한 대처 방법은 있는가?
7. 각종 편의시설(주차장, 쉼터, 휴게실, 식수대, 독서대 등)은 적절하게 배치되어 있고, 유지 관리되고 있는가?
8. 고객편의 시설 및 공간은 쾌적하고 안락한 분위기를 유지하고 있는가?

# 제3장
# 상담기법



## Ⅰ 동물보건사의 소통

동물병원에서의 의사소통은 매우 중요한 부분 중 하나이다. 동물보건사의 올바른 지식전달은 동물의 보호자에게 교육을 지원하여 동물들에게 좋은 보살핌을 제공한다. 이들의 감정적인 어려움과 불편함을 돕고 응급 상황에서 효과적인 대응을 할 수 있도록 한다. 동물병원은 다수의 사람과 협력하는 곳으로 원활한 커뮤니케이션을 사용함으로 일의 효율을 높이고 실수를 제거할 수 있다.

### 1. 의사소통

의사소통은 개인이나 집단 간에 정보, 아이디어, 생각, 감정을 교환하는 과정이다. 그것은 인간 상호작용의 필수적인 부분이며 개인적인 관계, 사업, 교육, 그리고 사회적인 상호작용을 포함한 삶의 다양한 측면에서 중요한 역할을 한다.

#### 1) 의사소통의 정의

의사소통은 개인이나 집단 간에 정보, 아이디어, 생각 또는 감정을 교환하는 과정으로 정의될 수 있다. 그것은 말하거나 쓰여진 단어, 몸짓 또는 시각적 매체와 같은 다양한 경로를 통해 발신자로부터 수신자에게 메시지를 전송하는 것을 포함한다. 효과적인 의사소통을 위해서는 명확하고 간결한 표현, 적극적인 경청, 이해, 그리고 의도된 메시지의 정확한 전송과 수신을 보장하기 위한 적절한 피드백이 필요하다.

토머스 존 왓슨 시니어(Thomas John Watson Sr)[23]는 "커뮤니케이션은 일하는 사람들을 위해 일한다(Communication works for those who work at it)."라고 말한다. 그는 의사소통에 적극적으로 참여하고 노력하는 것의 중요성을 강조한다. 효과적인 의사소통은 자동적으로 또는 쉽게 일어나는 것이 아니라 노력과 헌신이 필요하다. 즉, 의사소통에 적극적으로 참여하고 집중함으로써 개인이 자신의 메시지를 명확하게 전달하는 능력을 향상시키고, 주의 깊게 경청하며, 다른 사람들과의 더 강력한 관계를 구축할 수 있다는 것을 의미한다.

의사소통은 연습으로 개발되고 연마될 수 있는 기술이다. 의사소통 능력을 향상시키기 위해 시간과 노력을 투자하는 사람들이 다른 사람들과 성공적이고 의미 있는 상호작용을 할 가능성이 더 높다. 효과적인 의사소통은 신중한 노력의 결과이며, 보다 개인적이고 전문적인 관계에서 더 나은 결과를 얻기 위해 의사소통 기술에 적극적으로 개발하려는 노력을 해야 한다.

**그림** 커뮤니케이션의 기본모델

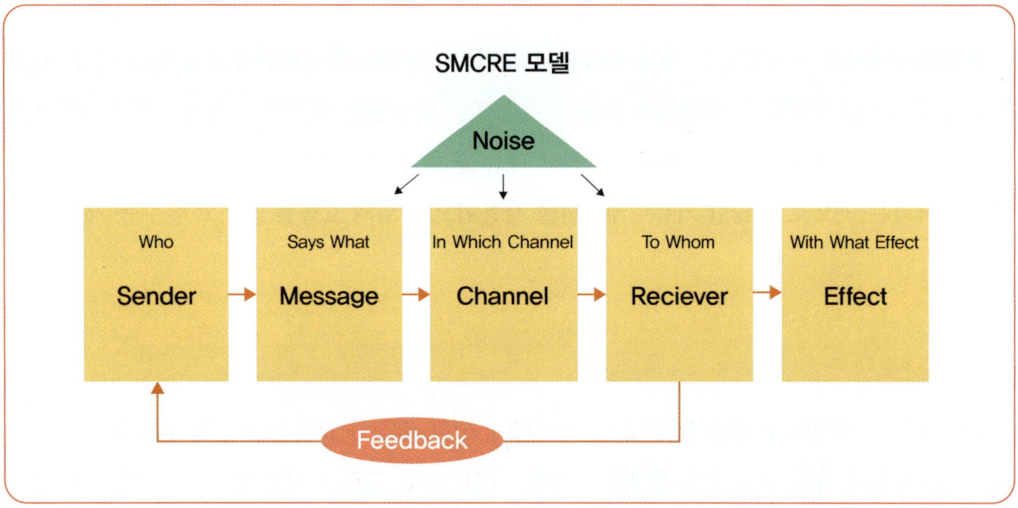


① 발신자(Sender)

보낸 사람은 통신을 시작하는 개인 또는 집단이다. 수신자에게 전달할 메시지 또는 정보가 있다. 보낸 사람은 메시지를 전송할 수 있는 양식으로 부호화한다.

23 IBM의 전 회장, CEO

② 메시지(Message)

메시지는 발신인이 통신하려는 정보, 아이디어 또는 내용이다. 언어적, 문서, 시각적 또는 비언어적일 수 있다. 메시지에는 단어, 제스처, 기호, 이미지 또는 기타 의사소통 형식을 포함한다.

③ 채널(Channel)

채널은 발신자에서 수신자로 메시지를 전송하는 데 사용되는 매체 또는 방법이다. 대면 대화, 전화 통화, 이메일, 문자 메시지, 문서, 비디오 통화 또는 기타 통신 플랫폼 또는 도구가 될 수 있다.

④ 수신자(Receiver)

수신자는 메시지가 전달되는 개인 또는 집단이다. 그들은 보낸 사람으로부터 메시지를 받고 그것의 의미를 이해하기 위해 그것을 해독한다. 수신자는 적극적으로 메시지를 해석하고 이해함으로써 의사소통 과정에서 중요한 역할을 한다.

⑤ 반응(Effect)

의도적이든 비의도적이든 생겨나는 커뮤니케이션의 결과이다.

⑥ 피드백(Feedback)

피드백은 메시지에 대한 수신자의 응답 또는 반응이다. 메시지가 수신되고 이해되었음을 발신인에게 확인한다. 피드백은 언어적이거나 비언어적일 수 있으며 효과적인 의사소통을 위한 필수적인 요소로 작용한다.

⑦ 맥락(Context)

통신이 이루어지는 환경, 환경 및 상황을 나타낸다. 물리적 환경, 사회적 규범, 문화적 배경 및 메시지의 해석과 이해에 영향을 미칠 수 있는 기타 요소가 포함된다.

⑧ 소음(Noise)

통신 프로세스를 방해하거나 왜곡할 수 있는 간섭 또는 장벽을 말한다. 큰 소리나 산만함과 같은 외부적이거나 언어 장벽, 다른 해석 또는 선입견과 같은 내부적일 수 있다. 효과적인 의사소통을 위해서는 소음을 줄이는 것이 필수적이다.

### 2) 동물보건사 의사소통의 중요성

동물보건사의 효율적인 의사소통과 올바른 지식전달은 동물병원에서 필수적으로 필요한 요소들로 다음과 같이 사용될 수 있다.

① **환자 관리:** 효과적인 의사소통은 동물들에게 최적의 치료를 제공하기 위해 필수적이다. 동물보건사는 환자들의 병력, 현재 상태, 치료 계획, 상태의 변화와 같은 환자들에 대한 중요한 정보를 공유하기 위해 수의사, 동물보건사, 그리고 다른 직원들과 의사소통을 해야 한다. 명확하고 정확한 의사소통은 동물들을 돌보는 것에 관련된 모든 사람들이 잘 알고 있고 적절하고 효율적인 치료를 제공할 수 있도록 보장한다.

② **협업 및 팀워크:** 동물병원에서는 수의사, 동물보건사, 지원 직원을 포함한 다양한 분야의 팀을 포함한다. 효과적인 의사소통은 이러한 사람들 간의 협업과 팀워크를 촉진한다. 동물보건사는 다른 팀원들과 의사소통하여 환자 관리를 조정하고, 책임을 공유하며, 동물들에게 가능한 최고의 치료를 제공하는 공동의 목표를 위해 함께 일하고 있는지 확인해야 한다.

③ **고객 교육 및 지원:** 반려동물 보호자를 교육하고 지원하는 데 중요한 역할을 한다. 진료절차, 치료 계획, 약물 및 사후 관리 지침을 설명하기 위해 고객과 효과적으로 소통할 필요가 있다. 명확한 의사소통은 고객이 제공된 정보를 이해하고, 동물의 관리에 정확한 정보에 입각한 결정을 내릴 수 있으며, 권장되는 치료 및 관리 프로토콜을 적절하게 따를 수 있도록 돕는다.

④ **정서적 지원:** 아프거나 다친 동물들을 다루는 것은 고객과 동물보건사 등 모두에게 정서적으로 어려울 수 있다. 고객에게 공감하고 경청하며 그들의 고민과 불안을 해결함으로써 정서적인 지원을 제공한다. 좋은 의사소통 기술은 고객이 동물보건사에게 긍정적으로 신뢰 가능한 환경을 만들 수 있다.

⑤ **응급 상황:** 동물병원은 신속하고 효율적인 의사소통이 중요한 응급 상황에 직면한다. 응급 상황에서 신속하고 명확하게 의사소통하여 긴장을 놓치지 않고 최신 정보를 제공하며 동물을 안정시키고 치료에 필요한 조치를 조정할 수 있다. 효과적인 의사소통은 응답이 신속하고 체계적이며 집중적으로 절차를 수행하며, 이를 통해 긍정적인 결과를 얻을 가능성을 높인다.

## 2. 의사소통 방법

효과적인 의사소통은 정보를 정확하게 전달하고 수신하며 전달되는 메시지를 이해하는 것을 포함한다. 명확성, 적극적인 경청, 공감, 적절한 피드백이 필요하다. 의사소통은 연설자가 연설 할 때와 같은 단방향일 수도 있고, 서로의 생각을 교환하는 상호작용일 수도 있다.

의사소통은 정보를 공유하고, 생각과 감정을 표현하고, 관계를 형성하고, 다른 사람들에게 영향을 주고, 갈등을 해결하고, 행동을 조정하는 것이며 다양한 목적을 수행한다. 개인 간의 의사소통, 개인 내 의사소통, 집단 간의 의사소통, 미디어 채널을 통한 대중적 의사소통과 같은 다양한 환경에서 발생할 수 있다.

기술의 발전으로 전화 통화, 화상 회의, 이메일, 인스턴트 메시지, 소셜 미디어 등과 같은 다양한 채널을 통해 방대한 거리에 걸쳐 연결하고 통신할 수 있게 되었다. 이러한 도구는 통신의 범위와 속도를 확장하여 전 세계적으로 다른 사람들과 쉽게 연결할 수 있게 했다.

**그림** 의사소통 채널

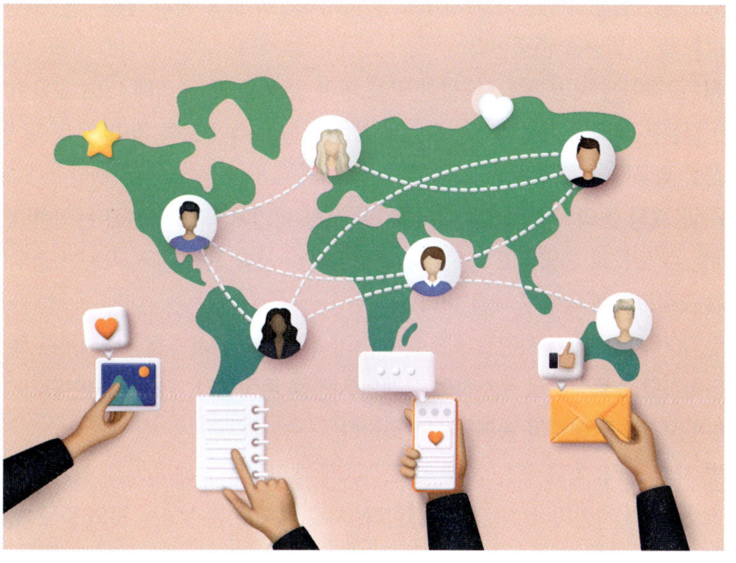

### 1) 의사소통의 기술

다른 사람과의 관계를 형성하고 유지하기 위해서는 좋은 의사소통 기술을 가져야 한다. 이런 기술을 습득한 동물보건사는 자신의 생각과 의견을 효과적으로 표현할 수 있다. 이를 통해 일의 협업, 팀워크 향상, 충돌 해결, 지식과 정보공유, 직업에서의 발전, 개인의 개발들이 이루어지며, 다양한 상황들을 고려하여 정보에 입각한 결정을 내릴 수 있다. 갈등을 줄이고 연결과 이해를 촉진하는 의사소통의 기술은 긍정적이고 건강한 관계를 만들어주며, 이를 지속적으로 개발하고 연마하는 것은 전반적인 성공과 행복에 기여할 수 있다.

**표** 의사소통의 고려사항

- **경청의 장애물 없애기:** 고객과 효과적이고 공감적인 의사소통을 하기 위해 듣기를 방해하는 장애물을 없앤다. 미리 판단하거나 주의 산만하지 않도록 하여, 고객의 우려 사항을 주의 깊게 듣고, 진단, 치료 및 절차에 대한 명확한 설명을 제공하며, 고객이 가질 수 있는 모든 질문을 해결한다.
- **동정심과 공감:** 고객이 그들의 동물의 건강에 대해 걱정하거나 감정적으로 괴로워할 수 있다는 것을 인식한다. 고객의 우려와 감정에 대해 공감, 이해, 동정심을 표현한다. 어려운 시기에 안심과 편안함을 제공하면서 인내심과 지지를 보낸다.
- **존경과 예의:** 모든 고객을 존중하고 예의 바르게 대한다. 따뜻하게 맞이하고, 고객이 선호하는 호칭으로 대화하고, 동물병원의 방문이 가치 있고 감사하게 느끼도록 한다. 전문적인 표준을 유지하고, 개인 정보 보호 및 기밀성을 존중한다.
- **교육 및 지침:** 고객에게 예방 관리, 적절한 약물 투여 및 치료 후 관리에 대해 교육한다. 고객이 정보에 입각한 결정을 내리고 동물의 전반적인 건강을 개선할 수 있도록 영양, 운동 및 일반적인 웰빙에 대한 지침을 제공한다.
- **투명한 청구 및 재정 논의:** 치료 비용, 수수료 및 지불 방법에 대해 사전에 논의한다. 고객이 요금 내역을 이해할 수 있도록 투명하고 항목별로 분류된 청구서를 제공한다. 가능한 경우 동물 보험 또는 재정 지원 프로그램에 대한 안내를 한다.
- **약속 예약 및 대기 시간:** 대기 시간을 최소화하고 약속 예약 프로세스를 간소화하도록 노력한다. 약속 시간을 정확하고 효율적으로 준수하여 고객의 시간을 존중한다. 일정이 지연되거나 변경될 경우 사전에 명확한 시간을 안내하여 불편을 최소화한다.
- **후속 조치 및 사후 관리:** 치료 또는 처방 후 고객에게 해피콜을 통해 환자의 경과를 확인하고, 고객이 가질 수 있는 우려 사항이나 질문을 해결한다. 치료 계획을 준수하는 것의 중요성을 강조하면서 사후 관리 및 후속 방문에 대한 명확한 지침을 안내한다.
- **지속적인 관리:** 동물병원의 내부 직원들의 일관된 의사소통과 조정을 보장함으로써 지속적인 의식을 함양한다. 반려동물의 건강관리와 고객의 신뢰와 친숙함을 쌓기 위해 예방관리와 교육상담을 진행한다.

### 2) 의사소통의 종류

의사소통은 언어적, 비언어적, 서면적, 시각적을 포함한 많은 형태를 취할 수 있다. 언어적 의사소통은 메시지를 전달하기 위해 말이나 글을 사용하는 것을 포함한다. 비언어적 의사소통은 몸짓, 표정, 몸짓, 목소리 톤을 포함하며, 이는 언어적 메시지를 보완하거나 모순되게 표현될 수 있다. 문서 커뮤니케이션은 정보를 전송하기 위해 편지, 이메일, 메모 또는 보고서와 같은 서면 단어를 사용하는 것을 포함한다. 시각적 의사소통은 이미지, 그래프, 차트 또는 비디오와 같은 시각적 요소를 사용하여 의미를 전달하여 원활한 소통을 돕는다.

**표** 동물보건사의 의사소통 종류와 사용방법

| | |
|---|---|
| **언어적 표현** | - 명확하고 자신 있는 목소리<br>- 적극적으로 듣기<br>- 꾸밈말 줄이기<br>- 전문 용어 최소화 |
| **비언어적 표현** | - 외현적(外現的) 표현<br>- 의도적인 표현<br>- 효과적인 몸짓 |
| **서면적 표현** | - 단순 명료함<br>- 문체의 적정성<br>- 재검토 과정 |
| **시각적 표현** | - 분명하고 간단하게 전달<br>- 대상을 고려<br>- 가치를 더해주는 자료 |

① 언어적 의사소통(verbal communication)

언어적 의사소통은 주변 사람들에게 정보를 전달하기 위해 단어를 사용하는 데 초점을 맞추는 특정한 기술들을 필요로 한다. 언어적 의사소통은 서면 커뮤니케이션과 음성 커뮤니케이션을 모두 의미하지만, 주로 음성 커뮤니케이션을 설명할 때 사용한다.

이러한 의사소통의 유형에서 언어적인 것으로 계량화하는 요소는 개인의 단어 선택뿐만 아니라 그것들이 어떻게 받아들여지고 결국 해석되는지를 중심으로 한다. 이 기사를 위해, 우리는 주로 구어 능력에 초점을 맞출 것이다.

효과적인 언어 소통자가 되기 위해서는 단순히 말하는 것 이상의 것이 필요하다. 언어 능력은 다른 사람들로부터 메시지를 받는 방법뿐만 아니라 정보를 전달하는 방법으로 구성된다.

▪ 효과적인 말하기

- 단어

적절한 단어 선택은 상황과 주제, 청중에 따라 달라진다. 예를 들면 고객들에게 전달하는 단어와 동료에게 전달할 때 동일한 단어를 사용하지 않는다. 주제가 달라질 수도 있으니 단어는 항상 신중하게 선택한다.

**표** 주의를 끄는 단어

**- 즉시**

즉시라는 단어는 지금 당장 무언가를 해야 한다는 긴박감을 전달한다. 다른 맥락에서는 작업이나 이벤트에 대한 헌신을 보여줄 수 있다.

**"가는 중입니다. 즉시 도착하겠습니다."**

**- 리뉴얼**

Renewal(갱신)이라는 단어는 어떤 것이 신선하거나 깨끗함을 나타낼 수 있다. 그것은 두 번째 기회를 얻는 느낌 또는 과거의 도전을 잊거나 바로잡을 수 있는 능력을 떠올리게 한다.

**- 활력**

활력은 깨어 있고, 살아 있고, 강하고 활력이 넘친다는 강력한 정신적 느낌을 준다. 문장에서 단어를 사용하면 다음과 같이 말할 수 있다.

**"재활운동을 시작한 뒤에 동물의 움직임에 활력이 넘치고 활동성이 좋아졌어요."**

**- 무제한**

무제한이라는 단어는 또한 경계로부터의 자유를 의미한다. 제품이나 서비스를 받기 위해 노력하지 않고도 쉽게 접근할 수 있음을 나타낼 수도 있다.

**"이 퍼피클래스를 이수하시면 고객님께서는 무제한으로 교육정보를 확인할 수 있습니다."**

**- 맞춤형**

개인화라는 단어는 항목, 디자인 또는 프로세스가 독특하고 개인 또는 그룹을 위한 특정 표준 세트에 맞게 특별히 생성되었음을 의미한다.

**"셀티 품종 아이들이 좋아하는 맞춤 장난감을 주문했습니다."**

**- 무료**

무료라는 단어는 그것이 포함된 문장의 더 큰 의미에 따라 다른 의미를 가질 수 있다. 때때로 무료는 한정된 상황에서 벗어날 수 있는 능력을 의미한다. 다른 경우에는 금전적 교환 없이 무언가를 얻는 것을 의미한다.

**"이 산책 가방은 동물병원 고객님들께는 무료로 제공됩니다."**

**- 보장**

보증된이라는 단어는 어떤 일이 일어나거나 일어나지 않을 것이라는 약속을 전달한다. 불확실성이나 예상치 못한 느낌을 제거한다.

**"건강검진을 통해 우리 아이의 질병을 초기에 발견하고 악화되지 않는 것을 보장합니다."**

**- 재미**

재미라는 단어는 기쁨의 감정을 불러일으키고 문제의 제품, 서비스 또는 이벤트가 즐거움을 위한 것이라는 약속을 불러일으키기 때문에 주의를 끄는 단어다.

"이 노즈워크 장난감은 간식통을 돌리고 간식을 찾아 먹으면서 다양한 재미를 통해 후각능력을 활성화하고 문제해결 능력을 길러줍니다."

- **흥미로운**

흥미롭다는 단어는 환희와 행복의 감정을 불러일으킨다. 일반적으로 참석하거나 사용하고 싶고 강력한 유대감을 갖고 있는 상황, 이벤트 또는 제품을 나타낸다. 또한 감정을 고조시키는 모든 이벤트를 나타낼 수도 있다.

- **쉬운**

쉬운이라는 단어는 노력 없이 발생하는 상황이나 작업을 가리킬 수 있다. 쉬운의 의미는 문제의 항목이 사용하기 간단하거나 상황이 시간을 많이 차지하지 않을 수 있음을 의미할 수 있다.

"이 약은 먹이기가 쉽습니다. 기호성이 높은 닭고기 향이 첨가되어 있습니다."

- **신뢰할 수 있는**

신뢰라는 단어는 사람들로 하여 안정감과 안전함을 느끼게 한다. 신뢰할 수 있는 사람이나 일관되고 변하지 않는 프로세스를 가리키는 경우가 많다.

"저희 임상병리 장비는 매우 신뢰할 수 있습니다. 소프트웨어를 최신으로 자동 업데이트합니다."

- **중대한**

심각한 이라는 단어는 동물병원이나 의료가 연결된 환경에서 자주 사용되기 때문에 관심을 끄는 다른 단어보다 더 부정적인 의미를 준다. 그러니 중대한 이라는 단어는 "중요한" 또는 "필요한"을 의미할 수 있다.

- **편리함**

편리함이라는 단어는 "쉬운"의 동의어다. 최소한의 노력으로 접근할 수 있고 생각 없이 사용하거나 방문할 수 있는 물건이나 장소를 나타낸다.

"24시 응급센터는 중환자들이 언제든지 이용하도록 원내에서도 편리한 위치에 있습니다."

- **새로운**

"new"라는 단어는 사람들로 하여금 신선하고 깨끗하며 혁신적인 것을 생각하게 만든다. 이 단어는 설명하는 항목이 오래되었거나 이전에 출시된 것보다 낫다는 것을 암시하는 경우가 많다. 또한 사람들이 이전에 보거나 경험한 적이 없는 것에 대한 소개를 나타낼 수도 있다.

"이 새로운 영양제는 이전 제품보다 훨씬 효과가 좋습니다. 오메가3, 6의 함유량과 흡수율을 높였습니다."

"새로 입고된 치과 영상기기는 우리 지역에서는 최초로 도입되었습니다. 환자들의 정확한 진단을 위해 사용됩니다."

- **강한**

"strong"이라는 단어는 어떤 것이 튼튼하고 움직일 수 없음을 나타낸다. 건물이나 다리와 같은 구조물을 가리킬 수 있다. 또한 쉽게 도전을 극복하고 자신감이 넘치며 다른 사람의 성공을 돕는 사람과 같은 사람의 자질을 설명할 수도 있다.

- **비밀**

일반적으로 공개되지 않은 정보를 나타낸다. 많은 사람들이 종종 호기심을 충족시키기 위해 비밀을 알고 싶어 한다. 마케팅 전략으로 "비밀"이라는 단어를 사용하여 다음과 같은 슬로건을 만들 수 있다.

**"저희 퍼피클래스의 다음 깜짝 게스트는 누구죠? 그 비밀은 다음 주 금요일에 공개됩니다. 놓치지 마세요!"**

출처: 판매를 위한 15가지 강력한 단어

- 전달 방법과 명확성(Clarity)

정보를 전달하는 방법은 전달하려는 메시지가 큰 영향을 미친다. 의도적으로 말을 전달하고 있는지 확인하기 위해 다른 사람과 대화할 때 목소리의 속도와 톤을 인식한다. 또한 메시지가 쉽게 이해되도록 또렷하게 말한다.

**표** 명확하게 말하는 법

간결하고 요점만 말한다.
발음을 정확하게 한다.
자신감을 갖는 확인 있는 어조를 사용한다.
불안을 진정하고 천천히 말한다.
생각할 시간을 충분히 갖는다.
지속적으로 연습한다.
성대를 편안하게 유지한다.
자신을 들여다보고 기록한다.
호흡 조절한다.
속어와 유아어를 사용하지 않는다.

▪ 전문용어의 사용

동물병원에 근무하는 직원들의 언어표현에 따라 일에 대한 태도와 교육정도, 전문성이 판단될 수 있다. 고객이 이해하지 못하는 전문적인 수의학용어를 사용하는 것은 지양하지만, 고객이 이해하고 신뢰할 수 있는 적절한 언어 사용을 통해 전문성을 가진 이미지를 구축할 수 있다. 다음의 표현은 동물병원의 기준을 따르도록 한다.

**표** 전문용어의 사용

| 적절 | 부적절 |
|---|---|
| 보호자(client) | 손님(customer) |
| 환자(patient) | 동물(animal) |
| 접수실(reception room) | 대기실(waiting room) |
| 검사(examination) | 조사(to look at) |
| 외과적 절차(surgical procedure) | 자르기(to cut) |
| 주사(infection), 예방접종(vaccination) | 쏘기(shot) |
| 항문(anus) | 똥꼬(butt hole) |
| 음경(penis) | 비엔나 소시지(dick, weenie) |
| 배뇨(urination) | 쉬(to piss) |
| 배뇨하다(urine) | 쉬하다(pee) |
| 배변하다(defecate) | 똥싸다(poop, crap) |
| 변(feces) | 똥(crap) |
| 유두(nipple) | 젖꼭지(tit) |
| 귓바퀴(pinna) | 귓불(ear flap) |
| 앞다리(front leg), 뒷다리(hind leg) | 팔(arm), 다리(leg) |
| 난소자궁적출술(Ovariohysterectomy), 난소적출(spay) | 포경(spade) |
| 발정(estrus) | 암내(heat) |
| 안락사(euthanize) | 죽이다(kill), 잠들다(put to sleep) |
| 부검(necropsy) | 해부(necropsy) |

출처: Tasks for the Veterinary Assistant 번역본 수의간호실무 [표1-1] 발췌_Paula Pattengale, DVM, MA

### ▪ 의사소통 스킬

동물병원에서 의사소통 기술은 동물병원과 고객 간의 명확하고 양질의 서비스를 제공하는데 필수이며, 효과적인 환자 관리를 가능하게 한다. 의사소통이 잘못되면 의료 절차, 약물 투여 또는 중요한 정보의 잘못된 해석으로 안전을 위협한다. 협업과 조정, 정서적 지원, 의사결정, 어려운 상황과 갈등, 충돌 해결 등 올바른 치료와 개입을 위해서 의사소통 기술은 필수적이다.

- 인정하기

의사소통의 맥락에서 "인정(認定)"은 대화나 상호작용에서 특정 사실, 관점 또는 감정을 인정하고 받아들이는 행위를 말한다. 그것은 불편하거나 받아들이기 어렵더라도 정보나 피드백에 개방적이고 정직하고 수용적이다.
의사소통 중에 누군가가 인정하는 것에 관여할 때, 그들은 방어나 부정 없이 상대방의 관점을 듣고 이해하려는 의지를 보여준다. 그것은 다른 사람의 진술이나 경험이 자신의 신념이나 의견과 다르더라도 그것의 타당성이나 진실성을 인정하는 것을 포함한다.

- 감정 이입하기

그림 감정 이입하기 예시

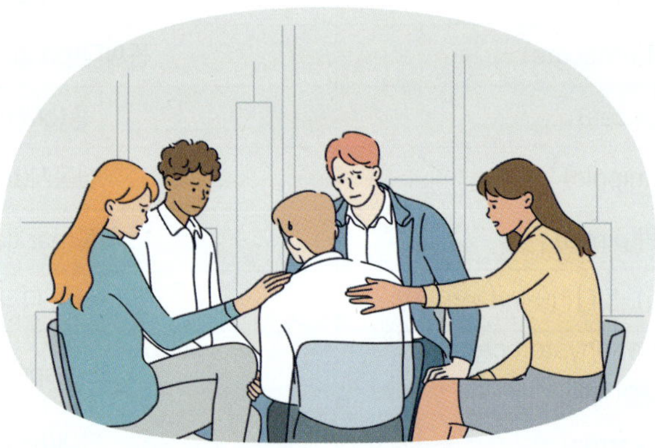

감정 이입은 대화 중에 다른 사람을 의식적으로 격려함으로써 의사소통을 향상할 수 있다. 경청하고 있다는 것을 상대방에게 보여주고, 상대방의 말을 듣고 이해하고 있음을 상대방에게 알려줌으로써 친밀감을 형성하는 데 도움을 준다. 이는 언어적 및 비언어적 기술로 모두 사용한다. 감정 이입을 위해서는 상대의 감정을 알고, 인정하고 수용해야 한다.

**표** 감정 이입의 장점

긴장 최소화
개방감과 따뜻함 전달
안심
의미 있는 관계 개발
의사소통에 참여하도록 격려

- 질문하기

질문은 설명을 얻거나 무언가에 대한 이해를 테스트하거나 지원을 요청하는 좋은 방법이 된다. 관심을 전달하거나 대화를 시작하거나 다른 사람이 대화에 참여하도록 유도할 때 유용한 도구이기도 하다.

**표** 질문기법

- **질문의 유형**
  - 개방형 질문: 대답 내용에 제한이 없는 형태의 질문이다. 자세한 추가설명을 요구하고 대답에서는 고객의 재량을 허용한다.

    "경련할 때는 어떤 행동을 보이나요?"(개방형)

    "다리 쪽 통증은 어떤 경우에 심해지거나 완화되나요?"(구체적 개방형)
  - 폐쇄형 질문: 반면에 폐쇄형 질문은 간단한 답변만 요구한다. 이러한 응답은 일반적으로 몇 단어에 불과하며 사용자가 대화를 계속 제어하도록 요청할 수 있다.

    "계단을 내려오고 다리를 들고 있었던 적이 있나요?"

    "사료를 먹고 난 뒤에 어느 정도 후에 배변을 하나요?"
- **개방형에서 폐쇄형으로 좁혀가기(open-to-closed cone)**[24]

  개방형과 폐쇄형의 질문은 둘 다 매우 중요하고, 목표하는 바가 서로 다르다. 질문 시 언제 어떤 방법을 사용할지 결정하여야 한다. 질문자는 개방형 질문을 이용하여 고객의 관점에서 문제의 큰 틀을 잡고, 빠뜨렸을 가능성이 있는 추가정보를 얻기 위해 폐쇄형 질문을 한다.
- **고객에게 환자의 이야기 끌어내기**

  고객 스스로 자세하게 이야기하도록 개방형 질문을 한다.
  다음 질문을 하기 전에 듣고 생각할 시간과 여유를 주기
  고객의 참여를 유도시키기

  "불편해 보이는 부위를 말해주세요" > "아까 다리를 아파한다고 하셨는데, 어느 쪽 다리를 아파하나요?"

24 Goldberg *et al*. 1983

- 설명 확인(반영)

상대방이 말하는 내용을 이해하고 있는지 정기적으로 확인하는 반영을 통해 확인 과정이다. 이 과정에는 일반적으로 감정과 메시지를 다른 말로 표현한 다음 상대방에게 다시 반복하는 것이 포함된다. 명확성을 제공하는 것 외에도 질문자가 상대의 관점에서 이해하고 노력하고 있음을 상대에게 보여주고, 존중과 관심을 나타낸다. 특히 얼굴이 보이지 않는 비대면 대화에서나, 딱딱한 표현을 사용한 대화에서 확인을 위한 재질문을 통해 부드럽게 표현할 수 있다.

**표** 설명 확인 예시

"3일 뒤에 다시 방문하면 되나요?"
_네. 안녕히 가세요
_네 보호자님. 3일 뒤에 오시면 됩니다.
_네 3일 뒤 방문하셔야 합니다. 시간이 괜찮으신가요? 재진은 몇 시가 편하신가요?

- 요점 요약

반영과 비슷하지만 논의된 정보를 검토하여 합의에 도달하고 관련된 모든 당사자가 기대 또는 다음 단계를 이해하도록 하는 데 더 중점을 둔다.

② 비언어적 의사소통(nonverbal communication)

비언어적 의사소통은 단어나 구어를 사용하지 않고 메시지나 정보를 전달하는 것을 말한다. 표정, 몸짓, 몸짓, 눈맞춤, 자세, 억양, 터치, 그리고 다른 비언어적 신호를 통해 의미를 전달하는 것을 포함한다. 비언어적 의사소통은 인간의 상호작용에서 중요한 역할을 하며, 우리가 말하는 단어를 보완하고 때로는 무색하게 한다. 그것은 감정, 태도, 의도, 그리고 관계 역학을 전달할 수 있다. 예를 들어, 누군가를 만났을 때 미소를 짓는 것은 친근함, 수용, 개방성을 전달한다.

비언어적 의사소통은 사람이 어떻게 느끼는지, 정보를 받는 방법, 사람 또는 그룹에 접근하는 방법을 포함하여 상황에 대한 귀중한 정보를 제공하기 때문에 중요하다. 비언어적 의사소통에 주의를 기울이고 읽는 능력을 개발하는 것은 경력의 모든 단계에서 활용할 수 있는 귀중한 기술이다. 비언어적 의사소통의 단서는 문화, 맥락, 그리고 개인에 따라 다를 수 있다는 것을 주목하는 것이 중요하다. 이러한 단서들을 인지하고 잠재적인 의미를 이해하는 것은 의사소통을 향상하고 사람들 사이의 더 나은 이해를 촉진할 수 있다.

**표** 비언어적 의사소통

**비언어적 의사소통의 의미**[25]

- 자세: 앉기, 서기, 경직된 자세, 이완된 자세
- 근접성: 공간 사용, 상담자와 고객 사이의 물리적 거리와 위치
- 접촉: 악수, 가벼운 접촉
- 신체 움직임: 손과 팔의 동작, 안절부절 못함, 끄덕임, 발과 다리의 움직임
- 얼굴 표정: 올라간 눈썹, 찡그림, 미소, 울음
- 눈의 반응: 눈맞춤, 주시, 노려봄
- 음성 단서: 음조, 속도, 음량, 리듬, 침묵, 멈춤, 억양, 말실수
- 시간 사용: 빠르게, 느리게, 정각, 시간초과, 서두름, 반응속도
- 신체적 상태: 인종, 성별, 체형, 의복, 차림새
- 환경적 단서: 위치, 가구배치, 조명, 온도, 색

- **표정**(Facial expressions): 미소를 짓거나, 인상을 찌푸리거나, 눈썹을 올리거나, 눈을 좁히는 것과 같은 얼굴표정은 다양한 감정과 반응을 전달할 수 있다.
- **신체 언어**(Body language): 몸을 구부리거나 팔짱을 끼거나 우뚝 서는 것과 같은 몸의 움직임과 자세는 흥미, 주의력, 방어력, 개방성 및 기타 태도를 보여준다. 앉거나 서 있는 방식은 또한 편안함 수준, 전문성 및 사람이나 대화에 대한 일반적인 성향을 전달할 수 있다.
- **제스처**(Gestures): 손동작, 끄덕임, 가리키기 및 기타 제스처는 강조를 추가하거나 의미를 명확하게 하거나 동의 또는 불일치를 나타낼 수 있다.
- **눈맞춤**(Eye contact): 아이컨택을 사용하는 방법은 주의력, 존중, 관심 또는 심지어 지배력을 포함한 다양한 메시지를 전달할 수 있다. 전략적으로 눈을 맞추는 것(또는 눈을 맞추지 않는 것)은 관심을 전달하는 매우 효과적인 방법이다.

  예 누군가에게서 시선을 떼고 바닥이나 전화기를 바라보는 것은 무관심이나 무례함으로 전달된다.
- **목소리 톤**(Tone of voice): 엄격히 비언어적이지는 않지만, 우리 목소리의 어조, 음조, 음량, 억양은 구어체를 보완하거나 모순되는 감정, 태도, 의도를 전달할 수 있다.

25 Suzanne Kurtz, Jonathan Silverman, Juliet Draper(2010) Sill for communicating with patients. 상자5.2. 동국대학교출판부

- **근접성 및 개인 공간**(Proximity and personal space): 상호 작용하는 동안 우리가 다른 사람들과 유지하는 물리적 거리는 편안함, 친밀감 또는 경계를 전달할 수 있다.
- **터치**(Touch): 악수, 등을 두드리거나 포옹과 같은 적절한 터치는 문맥과 문화적 규범에 따라 따뜻함, 지지, 축하, 공감을 전달할 수 있다. 이러한 형태의 의사소통은 수신자가 괜찮다는 것을 알고 있을 때만 드물게 사용해야 한다. 분노, 좌절 또는 기타 부정적인 감정을 전달하는 데 사용해서는 안 된다.

  예 친구의 어깨에 손을 얹는 것은 지원이나 공감을 전달할 수 있다.
- **외모**(Appearance): 위생관리와 단정함, 복장, 그리고 전반적인 외모는 정체성, 사회적 지위, 그리고 전문성의 측면을 전달할 수 있다.

### ③ 문서 소통(written communication)

문서를 활용한 의사소통은 현대 정보화 시대에 중요한 기술이다. 동물병원에서는 이메일, 우편, 메모, 문자 메시지 또는 온라인 메시지를 통해 서면으로 의사소통해야 한다. 문서를 활용한 의사소통은 명확성, 일관성 및 효율성을 고려해야 한다. 이러한 의사소통 방법은 효과적으로 방향을 제시할 수 있다.

**표** 문서 의사소통 방식

| 이메일, 문자메시지, 블로그게시물, 우편물, 보고서, 제안서, 계약서, 설명서, 매뉴얼, 메모, 게시판, 인스턴트 메시지, 엽서, 팩스, 광고, 브로셔, 보도자료 등 |
|---|

- **문서 의사소통의 중요성**

동물병원뿐만 아니라 기업의 거의 모든 업무에서는 문서 의사소통을 사용한다. 거리와 시간, 비용의 제약이 적어 경제적이고 효율적으로 활용할 수 있다. 긴급한 사항이 아닌 일반적 메시지(편지, 엽서 등)를 보내어 감사를 표하거나 고객에게 도움이 되는 정보를 제공할 수 있다. 또한 간결하고 명확하게 작성된 문서는 의사소통의 장애를 줄이는 장점이 있다. 이러한 문서는 기록이 용이하고 긍정적이고 존중하는 관계를 발전시키는 데 도움이 된다. 문서를 사용하여 고객 관계를 촉진하고 긍정적인 인상을 남기는 등 간접적인 비즈니스 촉진 도구로 사용된다. 동물병원의 가치를 전달하여 긍정적인 이미지를 구축할 수 있다. 동물병원에서 보내는 모든 문서는 조직의 가치와 품질을 대변하는 친선 대사이다.

## ▪ 효과적인 문서 커뮤니케이션의 방법

**표** 문서 의사소통 특징

- **포괄적:** 모든 관련 세부 정보 포함한다.
- **정확성:** 모든 세부 사항이 정확하게 기록되어 있다.
- **적절함:** 적절한 어조와 격식을 갖추고 있다.
- **구성:** 철자와 문법이 정확하게 구성되어 있다.
- **명확함:** 이해하기 쉽게 정리가 되었다.

- 정확한 목표와 명확한 진술

효과적인 문서 커뮤니케이션은 독자에게 전달하는 분명한 목표가 있다. 독자가 무엇을 하거나 알기를 원하는지 명확한 단어로 설명한다.

- 올바른 문체 사용

문체는 글이 더 효과적이도록 도울 수 있다. 서약서, 동의서와 같은 형태의 의사소통에는 형식적인 문체가 필요하다. 그러나 고객에게 편지를 쓸 때는 부드럽고 비공식적인 문체를 사용하기도 한다. 문체는 글의 목적과 독자에 따라 다르다.

- 간단한 문장

전문용어, 표현 또는 크고 복잡한 단어를 피하고 내용을 쉽게 이해할 수 있도록 해야 한다.

- 일관된 주제

관련 없는 정보는 피하고, 명확한 주제를 설명한다. 복잡하고 긴 문장은 독자가 읽지 않거나 이해하는 시간이 소요되므로 단락과 문장을 짧게 유지한다. 독자에게 가치를 더하고 주요 목표에 집중하는 단어만 포함한다.

- 글의 교정

올바른 구두점, 철자 및 문법이 중요하다. 글을 보내거나 공유하기 전에 다른 사람과 함께 검토한다. 아무도 없으면 혼자 소리 내어 읽어본다.

- 시안성

짧은 텍스트와 충분한 여백이 포함된 이메일, 메모, 편지 및 웹페이지는 텍스트가 많은 글보다 읽기 쉽다. 콘텐츠를 읽기 쉽고 이해하기 쉬운 단락 또는 섹션으로 나눈다. 글머리 기호, 헤더 및 짧은 단락을 사용하여 텍스트를 이해하기 쉽게 구성한다.

- 전문성

업무용으로 글을 쓸 때는 전문적인 내용을 유지한다. 독자가 의도한 것과 다르게 해석할 수 있는 민감한 주제에 대해 가볍게 다루거나 논의하지 않는다. 특히 공식적인 의사소통에서 전문적인 문체는 독자가 신뢰하도록 유도한다.

④ 시각적 의사소통(visual communication)

동물병원 다양한 커뮤니케이션 전략을 사용하여 고객과 연결하고 잠재 고객이나 파트너에게 정보를 전달할 수 있다. 시각적 커뮤니케이션은 다양한 사람들에게 메시지를 간결하고 효과적으로 전달하는 효과적인 방법이 될 수 있다. 이 커뮤니케이션 접근 방식이 무엇이며 이를 사용하는 이점을 이해하면 기업이 브랜딩 및 광고 캠페인 또는 내부 직원 메시지 전달에 도움이 된다.

■ 시각적 의사소통

시각적 의사소통은 정보나 아이디어를 전달하기 위해 이미지, 비디오, 그래프와 같은 시각적 자원을 사용하는 행위다. 형식에 따라 시각적 커뮤니케이션 전략의 요소에는 일러스트레이션,

그림 SNS 게시물

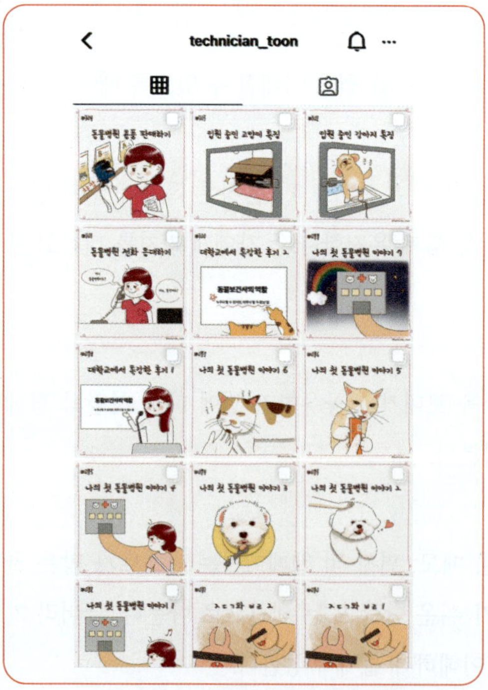


그림 SNS 게시물

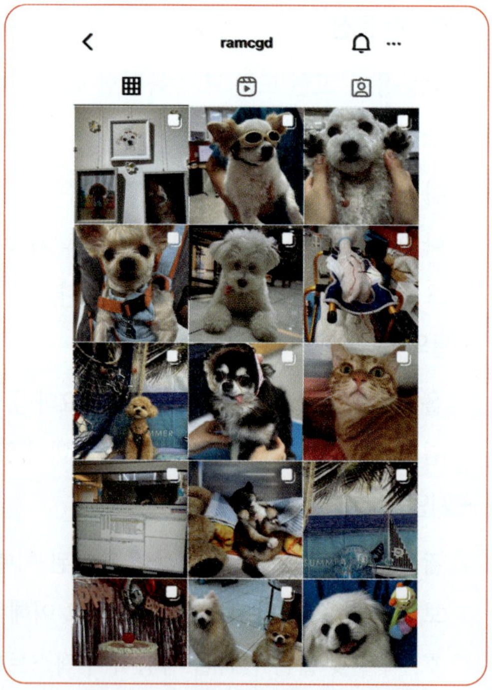


출처: 동물보건사(수의테크니션) 툰

아이콘, 데이터 시각화, 애니메이션 및 상호 작용이 포함될 수 있다. 브랜드나 회사에 적합한 시각적 커뮤니케이션 유형은 대상 고객과 조직의 목표에 따라 달라질 수 있다. 또한 소셜 미디어 플랫폼, 온라인 포럼 또는 회사 웹 사이트와 같이 소비자가 자주 사용하고 상호 작용하는 시각적 커뮤니케이션 모드에 따라 달라질 수 있다.

### ▪ 시각적 의사소통의 중요성

시각적 커뮤니케이션은 조직이 브랜드, 제품 또는 서비스와 관련된 의미와 정보를 전달하는 데 효과적인 방법이 될 수 있다. 동물병원은 직원에게 정보를 제공할 때 시각 자료를 사용할 수도 있다.

- **효율적인 정보 공유**: 시각적 도구와 시각적 소통 도구를 사용하면 조직에서 오디오 클립이나 서면 광고보다 빠르게 아이디어를 공유할 수 있으므로 잠재적으로 시간과 자원을 절약할 수 있다. 이미지와 비디오는 청중의 관심을 끌고 텍스트가 많은 콘텐츠보다 더 잘 참여하도록 할 수 있다.
- **일관된 브랜드 경험 제공**: 시각적 의사소통을 통해 청중은 다양한 색상, 로고 또는 기타 마케팅 구성 요소를 포함할 수 있는 정보를 보거나 시청할 때 일관된 브랜드를 경험할 수 있다. 이것은 동물병원이 추구하는 가치와 연결하도록 한다.
- **정보 보유율 증가**: 시각적 콘텐츠는 청중이 제시한 정보를 기억하는 데 도움이 될 수 있다. 고객에게 메시지를 전달하는 것, 조직의 내부 구성원에게 메시지를 전달하는 것, 청중에게 지속적인 인상을 남기는 것에는 정보의 강력한 인상이 중요한 요소이다.

### ▪ 시각적 의사소통의 유형

동물병원에서 다양한 청중에게 메시지와 정보를 전달하는 데 사용할 수 있는 몇 가지 시각적 커뮤니케이션 도구가 있다. 이를 사용하여 데이터 및 정보를 전달하고, 제품의 기능을 설명하고, 직원에게 동물병원 내 변경 사항을 알릴 수 있다. 전문가가 시각적 커뮤니케이션에 사용할 수 있는 일반적인 도구에는 인포그래픽(infographic), 파이 차트(Pie Chart)및 애니메이션 GIF가 포함된다.

**표** 시각적 의사소통의 유형

| 스크린샷(Screenshot) |
|---|
| 슬라이드 데크 프레젠테이션(Slide Deck Presentation) |
| 마인드맵(Mind Map) |
| 시각적 보고서 |
| 소셜 미디어 게시물 |
| 화면 녹화 |
| 표와 그래프 |
| 화이트보드 애니메이션(Whiteboard Animation) |
| 대면 카메라 비디오 녹화 |

■ 시각적 커뮤니케이션 활용 방법

- 의사소통의 목표 확인

동물병원의 내부 구성원에게 메시지를 전달하기 위해 시각적 보조 자료를 만드는지 또는 소비자와 소통하고 상호 작용하는지 여부에 따라 콘텐츠의 목표가 다를 수 있다. 특정 청중과 정보를 공유하는 목적을 결정하고 전달하려는 정보를 명확하게 정의하여 이미지, 비디오 또는 인포그래픽 생성을 시작할 수 있다. 전략에는 비교, 변경 사항 표시, 정보 전달, 구성 순위 제공, 관계 입증 등을 활용할 수 있다.

- 일관된 시각적 브랜드 개발

외부 커뮤니케이션의 경우 일관되고 인식 가능한 브랜드를 개발하고 동물병원으로 제작되는 모든 시각적 콘텐츠가 전반적인 브랜드 이미지와 일치하도록 하는 것이 중요하다. 이를 통해 소셜 미디어 게시물, 전단지 및 이메일 뉴스레터와 같은 소비자 대면 마케팅 캠페인의 모든 측면이 회사 이미지와 일관되게 일치하도록 할 수 있다. 여기에는 동일한 색 구성표, 균일한 머리글 및 바닥글을 사용하고 모든 문서에서 조직의 로고를 통합하거나 시각적 콘텐츠 전체에서 동일한 기호 및 아이콘을 사용하는 것이 포함될 수 있다.

그림 조직 로고의 통합

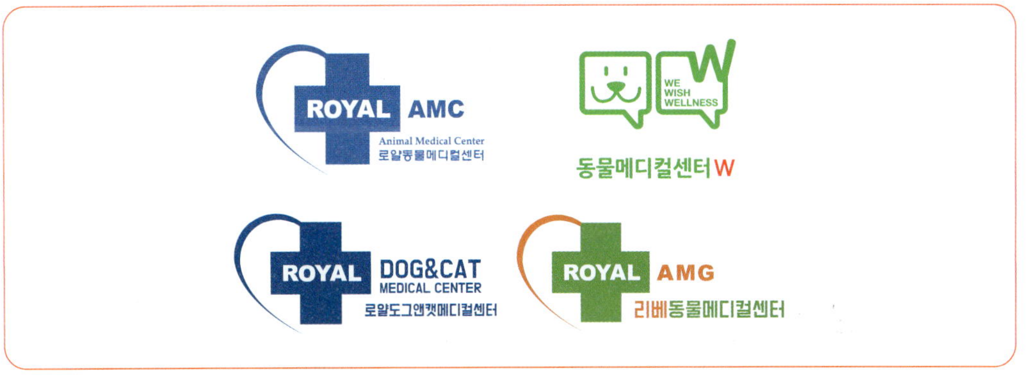


- 시각적 콘텐츠로 변환

자신의 콘텐츠를 만들 필요가 없는 시각적 커뮤니케이션 도구를 사용하여 탐색한 후에는 메모를 번역하고 이미지 및 비디오와 같은 시각적 도구로 전환할 수 있다. 동물병원의 진료 케이스, 실적, 브랜드 전략 또는 온보딩 절차와 관련된 서면 정보가 있을 수 있으며 이를 고객이 이해하고 기억하기 쉬운 시각적 콘텐츠로 변환할 수 있다. 또한 메모를 사용하여 비디오 스크립트를 만들고 발표하는 정보에 대해 배우기 위해 다른 사람들이 볼 수 있는 영상으로 제작한다.

- 마케팅 콘텐츠 업데이트

다양한 시각적 커뮤니케이션 전략을 사용하여 이메일 뉴스레터에 비디오 또는 대면 카메라 녹화 인터뷰를 추가하거나 소셜 미디어 게시물에 인포그래픽을 사용하는 등 마케팅 콘텐츠를 업데이트할 수 있다. 청중이 쉽게 이해할 수 있는 정보를 공유할 가능성이 더 높을 수 있으므로 서면 정보에 추가하거나 대신 시각적 구성 요소를 사용하면 콘텐츠가 더 많은 조회수를 얻는 데 도움이 된다. 청중은 시각적 커뮤니케이션 전략이 다른 접근 방식보다 더 매력적이라는 것을 알 수 있으며, 가치 있는 데이터나 제공되는 동물병원 서비스를 명확하게 이해하는 데 도움이 될 수 있으며, 이 모든 것이 방문 동기를 부여할 수 있다.

그림 동물병원 홈페이지에 표시된 정보

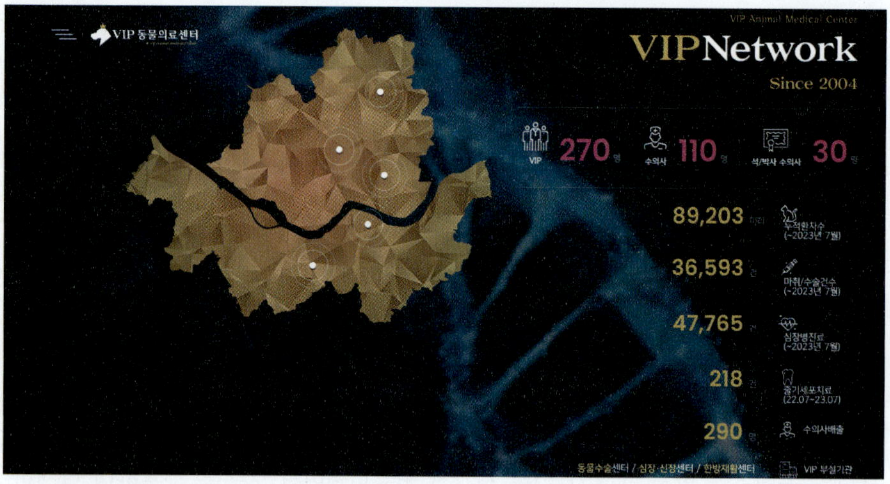


표 시각적 의사소통을 위한 Tip

| 복잡한 정보를 쉽게 이해할 수 있도록 아이콘 사용 |
|---|
| 명확하고 현대적인 디자인 스타일 사용 |
| 시각적 콘텐츠를 참조 가이드로 사용 |
| 가능한 많은 텍스트 제거 |
| 특정 색상을 사용하여 주요 정보를 강조 |
| 데이터를 사용하여 스토리 텔링 |

# II 효과적인 의사소통을 위한 방안

"의사소통에서 가장 중요한 것은 말하지 않은 것을 듣는 것이다.(The most important thing in communication is hearing what isn't said.)" _피터 드러커(Peter Drucker)

## 1. 의사소통의 환경

### 1) 의사소통의 방해 요인

의사소통의 방해 요소들을 인식하고 이를 극복하기 위해 적극적으로 노력하는 것은 의사소통을 개선하고 관련된 동물병원 구성원들이 메시지를 정확하게 전달하고 이해할 수 있도록 하는 데 도움이 될 수 있다.

① 명확성 결여

메시지가 불분명하거나 모호할 때 의사소통이 방해될 수 있다. 생각이 잘 표현되지 않거나, 복잡한 언어를 사용하거나, 구성이 부족하면 혼란과 오역을 초래할 수 있다.

② 소음 및 방해 요소

시끄러운 배경 소리와 같은 물리적 소음 또는 방해나 다수의 작업을 하면서 동시에 소통하는 산만함은 의사소통을 방해할 수 있다. 이러한 외부 요인들은 메시지에 집중하기 어렵게 만들고 오해를 불러일으킬 수 있다.

③ 주의력 또는 참여 부족

의사소통은 발신자와 수신자 모두의 적극적인 참여를 필요로 한다. 만약 어느 한쪽이 무관심하거나 완전히 관여하지 않는다면, 메시지를 효과적으로 수신하거나 이해하지 못할 수 있다.

④ 언어 장벽: 개인이 서로 다른 언어를 사용하거나 공통 용어에 대한 숙련도가 제한적일 때, 의사소통을 방해할 수 있다. 방언, 억양 또는 전문용어의 차이는 또한 이해에 장벽을 만들 수 있다.

⑤ 문화적 차이: 문화적 규범, 가치, 그리고 의사소통 방식은 문화마다 다르다. 이러한 문화적 차이를 알지 못하거나 고려하지 않을 때 오해가 발생할 수 있다.

⑥ 감정적 장벽: 분노, 두려움, 스트레스와 같은 강한 감정은 효과적인 의사소통을 방해할 수 있다. 감정은 명확한 표현을 방해하거나 방어적이거나 공격적인 반응을 일으키거나 능동적인 경청을 방해할 수 있다.

⑦ 공감과 이해의 부족: 의사소통은 개인이 공감하거나 서로의 관점을 이해하지 못할 때 방해를 받는다. 판단력, 선입견, 또는 열린 마음의 부족은 효과적인 의사소통에 장벽을 만들 수 있다.

⑧ 정보 과부하: 처리해야 할 정보가 너무 많거나 동시에 전달되는 메시지가 너무 많으면 수신자를 압도하고 효과적으로 이해하고 응답하는 능력을 방해할 수 있다.

⑨ 계층적 또는 전력 역학: 직장이나 특정 사회적 맥락과 같이 상당한 권력 차이나 계층 구조가 있는 상황에서는 의사소통이 방해될 수 있다. 자신의 생각을 표현하거나, 권위에 도전하는 것을 주저할 수 있다.

⑩ 기술적 문제: 오디오 또는 비디오 품질 저하, 네트워크 연결 문제 또는 통신 플랫폼의 결함과

같은 기술을 통한 통신은 효과적인 통신을 방해할 수 있다.

## 2. 효과적인 의사소통을 위한 방안

효과적인 의사소통은 지속적인 학습 과정이기 때문에 피드백에 개방적이고 적극적인 경청을 연습하며 필요할 때 명확성을 찾는 것이 중요하다.

**표** CLEAR 의사소통 원칙

- **요약(Concise):** 의사소통의 요점을 분명히 하라. 듣는 사람이나 읽는 사람에게 혼동을 줄 수 있는 불필요한 전문용어, 수식어를 피하고, 메시지를 간결하게 전달한다.
- **경청(Listen):** 다른 사람들이 말을 하거나 생각을 공유할 때 적극적으로 경청한다. 언어적 메시지, 비언어적 신호에 주의를 기울인다. 주의 깊고 관심이 있다는 것을 보여줌으로써, 더 나은 이해와 친밀감을 길러준다.
- **참여(Engage):** 소통하는 사람과 함께 참여한다. 대화상대의 참여를 독려하고, 자유로운 질문을 하고, 참가자들의 의견을 듣는다. 상대의 관점을 중요시하고 더 상호작용적이고 협력적인 대화를 촉진한다는 것을 나타낸다.
- **적응(Adapt):** 상대방의 필요와 선호에 따라 의사소통 방식을 조정한다. 그들의 배경, 지식, 의사소통 방식을 고려한다. 상대방이 메시지를 더 쉽게 이해하고 연결할 수 있도록, 이해하기 쉬운 언어와 예를 사용한다.
- **존중(Respect):** 상대방의 생각, 의견, 감정을 존중한다. 무시하거나 비판적인 언어를 사용하지 않는다. 모든 사람이 조롱이나 비난을 두려워하지 않고, 자신을 표현하는 것을 편안하게 느낄 수 있는 안전하고 포괄적인 환경을 조성한다.

### 1) 개방적 풍토

개방적인 의사소통 환경 또는 개방적인 분위기라고도 하는 개방적인 환경은 효과적인 의사소통이 이루어질 수 있는 좋은 환경을 말한다. 고객뿐만 아니라 동물병원의 내외부 구성원들의 생각을 표현하고, 공유하고, 의미 있는 대화에 참여하는 것을 편안하게 느끼는 환경을 만드는 것이다. 개방적인 환경은 신뢰, 존중 및 적극적인 참여를 촉진하여 효과적이고 협력적인 의사소통으로 이어진다.

#### ① 신뢰와 존중

신뢰를 쌓고 다른 사람들의 의견, 관점, 그리고 기여를 존중하는 것은 필수적이다. 모든 사람이 가치 있다고 느끼고 듣는 환경을 장려하는 것은 열린 의사소통을 촉진한다.

**표 Rapport**

라포(라포르)는 사람들 사이의 긍정적이고 조화로운 연결이나 관계를 말한다. 상호 이해, 신뢰, 공감이 특징으로 효과적인 의사소통과 상호작용이 가능하다. 공감대가 형성되면, 개인들은 서로에게 편안함을 느끼고 개방감과 협동심으로 이어진다. 개인적인 관계, 전문적인 환경, 고객 서비스 상호 작용 및 치료 상황을 포함한 다양한 환경에서 관계 형성은 중요하다. 친밀감을 형성하는 것은 더 원활한 의사소통, 더 나은 팀워크, 그리고 신뢰와 상호 존중을 바탕으로 한 오래 지속되는 관계 수립을 가능하게 한다.

② 적극적 경청

적극적인 경청은 화자에게 모든 주의를 기울이고, 그들의 메시지를 이해하고, 진정한 관심을 보여주는 것이다. 눈을 마주치는 것을 유지하고, 고개를 끄덕이거나 말로 신호를 제공하고, 산만함을 피하도록 한다. 적극적인 경청은 화자의 의견을 중요시하고 표현하도록 장려한다.

③ 판단하지 않는 태도(수용성)

판단하지 않은 태도를 취하는 것은 섣부른 평가나 비판을 피하는 것을 의미한다. 내신, 이해하고 명확한 설명을 구하는 데 집중한다. 판단을 보류함으로써, 비판이나 부정적인 반응을 두려워하지 않고 화자가 자유로이 생각을 공유할 수 있는 안전한 공간을 만든다.

④ 자유로운 질문

질문을 사용하면 대화가 장려되고 대화가 확대된다. 이러한 개방형 질문은 단순한 “예” 또는 “아니오”로 대답할 수 없으며 더 신중한 답변이 필요하다. 대화 진행을 할 때의 생각, 느낌, 경험을 공유하도록 유도하여 더 깊고 의미 있는 정보 교환을 촉진한다.

⑤ 격려와 지원

상대의 의견을 인정하고 감사함으로써 격려와 지원의 분위기를 조성한다. 긍정적인 피드백을 제공하고, 상대의 노력을 인정하며, 필요할 때 적절한 지원을 제공한다. 자신감을 형성하는 데 도움이 되고 개인의 생각과 아이디어를 계속 공유하도록 동기를 부여한다.

⑥ 협업 및 대화

대화를 촉진하고 다양한 관점을 초대함으로써 협력적 사고방식을 육성한다. 적극적인 참여를 장려하고 개인이 자신의 고유한 통찰력, 경험 및 전문 지식을 제공하도록 장려한다. 협업의 가치와 포괄적인 솔루션에 도달하기 위한 다양한 관점의 중요성을 강조한다.

⑦ 충돌 해결

개방적인 환경은 갈등이 발생할 수 있다는 것을 인정하지만 건설적인 방식으로 해결할 수 있는 장치를 마련한다. 갈등에 대한 공개적인 토론을 장려하고, 관련된 모든 당사자의 의견을 적극적으로 경청하며, 상호 합의된 해결책을 찾기 위한 문제해결 접근 방식을 만든다.

⑧ 피드백 및 성찰

건설적인 피드백을 주기적으로 제공하고, 개선을 위한 구체적인 통찰력과 제안을 제공한다. 자기 성찰을 장려하고 성장과 발전에 대한 열린 대화를 통해 지속적인 학습과 향상의 문화를 조성한다.

### 2) 메시지 전달 기술

효과적인 의사소통 기술은 동물병원 환경에서 명확하고 정확한 정보 교환의 역할로 매우 중요하다. 이러한 기술들이 동물 건강과 웰빙에 대한 진정한 열정과 결합할 때, 동물병원 환경에서 성공적인 의사소통에 기여한다. 메시지 전달 기술인 말하기 방법의 지속적인 개선과 실천은 고객과 동물병원 구성원 모두의 전반적인 경험을 향상할 수 있다.

① You Message

초점이 화자에서 메시지의 청취자 또는 수신자로 이동하는 의사소통 기술이다. 그것은 말하는 사람 그 자체보다는 말하는 사람의 경험, 관점 또는 감정을 강조하는 언어를 사용하는 것을 말한다. You Message의 목적은 대화를 더 포괄적이고, 매력적이며, 듣는 사람의 요구에 맞게 만드는 것이다.

- **대명사 이동:** 말하는 사람에게 초점을 맞춘 "나", "나의" 문장을 사용하는 대신, 듣는 사람에게 주의를 돌리기 위해 상대를 지칭하는 "당신", "고객님", "보호자님", "너의" 등으로 문장을 통합한다. 대명사의 변화는 청취자 중심의 대화를 만들 수 있다. 예를 들어, "제 생각엔..." 또는 "제가 느끼기에는..."를 사용하는 대신 "당신은 아마.." 또는 "당신은 생각하고 있을 수도 있습니다..."로 초점을 변경한다.

- **우려 사항 해결:** 청취자의 우려, 필요 또는 질문을 직접 해결하는 것에 사용된다. 상대의 관점을 인정하고 그들의 구체적인 관심사를 해결함으로써, 대화를 청취자의 상황에 더 적절하고

맞춤형으로 만들어 준다.

"보호자님은 치료 계획에 대해 약간의 우려가 있는 것으로 알고 있습니다. 그런 우려를 어떻게 해결할 수 있을지 담당 선생님과 함께 논의해 보겠습니다."

- **매력적인 질문**: 듣는 사람이 그들의 생각이나 경험을 공유하도록 격려하는 자유로운 질문을 한다. 이러한 질문은 정보를 수집하거나, 이해도를 측정하거나, 의견을 구하는 데 사용될 수 있다. 청취자를 적극적으로 참여시킴으로써, 그들의 의견과 기여가 가치 있다는 것을 보여준다.

"고객님께서는 급여방식의 변화를 일상생활에 어떻게 적용하실 수 있나요?"

- **검증과 공감**: 듣는 사람의 감정과 경험에 대한 검증과 공감을 표현할 수 있다. 상대의 감정을 인정하고 이해를 보여줌으로써, 지지적이고 공감적인 환경을 만든다. 이것은 신뢰를 증진하고 듣는 사람이 더 개방적이 되도록 격려한다.

"이 정보는 고객님에게 정말 필요한 부분이라고 생각합니다. 저희는 환자의 회복에 지원을 제공하고 다음 단계를 안내하기 위해 이 자리에 있습니다."

- **맞춤 정보**: You Message를 사용할 때, 듣는 사람에게 반향을 일으키는 방식으로 정보를 제시하는 것이 중요하다. 청취자의 이해 수준, 선호도 및 개별 상황을 고려한다. 말을 전달하는 사람의 언어와 예문을 받아들이는 사람의 특정한 상황에 적응시킴으로써, 이해와 참여를 증진한다.

"고객님께서 알려주신 내용을 토대로 생활 습관에 맞는 대체 식이 방안을 모색하는 것이 유익할 것 같습니다."

### ② 칭찬 화법

칭찬은, 말하기 기술로서 누군가 또는 무언가에 대해 긍정적인 피드백, 감사 또는 칭찬을 표현하는 것을 말한다. 장점, 성취 또는 긍정적인 자질을 인정하고 강조하는 방법이다. 효과적인 칭찬은 진실해야 하고, 구체적이어야 하며, 개인이나 상황에 맞춰져야 한다. 칭찬을 말하는 기술로 활용함으로써, 긍정적인 관계를 형성하고, 동기를 증진하고, 지지하고 격려하는 분위기를 기를 수 있다.

- **인정**: 칭찬은 누군가의 성과, 노력, 또는 기여를 인정하고 인정하는 데 사용될 수 있다. 구체적인 성과나 긍정적인 조치를 강조함으로써 검증과 강화를 제공할 수 있다.

"저는 환자의 회복에 대해 보호자님의 헌신과 노력을 인정하고 싶습니다. 투약과 치료의 시기를 맞춰서 오신 것이 회복에 큰 도움이 되었습니다."

- **격려**: 칭찬은 개인에게 동기를 부여하고 영감을 주는 격려의 한 형태가 될 수 있다. 장점에 집중하고 그들의 능력에 대한 자신감을 표현함으로써, 자존감과 자신감을 높이는 데 도움을 줄 수 있다.

"선생님의 성실함과 문제해결 능력은 동물병원 업무에 많은 도움이 되고 있습니다. 앞으로도 잘 부탁드립니다!"

- **긍정적 강화**: 칭찬은 원하는 행동, 기술 또는 태도를 강화할 수 있다. 긍정적인 결과나 개선점을 강조함으로써, 긍정적인 행동을 계속하도록 격려할 수 있다.

"의사소통 능력이 상당히 향상되었고, 이는 우리가 받은 긍정적인 피드백에 반영됩니다. 다른 사람들과 연결되는 당신의 능력은 우리 팀에 귀중한 자산입니다."

- **지원적 환경**: 칭찬은 긍정적이고 지원적 환경을 만드는 데 도움을 준다. 다른 사람들을 공개적으로 인정하고 감사함으로써, 당신은 인정하고 협력하는 문화를 육성한다. 이것은 사기를 높이고, 팀워크를 강화하며, 그룹이나 조직 내에서 감사의 마음을 만들 수 있다.

- **구체화**: 칭찬할 때, 구체적이고 진실한 것이 중요하다. 일반적이거나 공허한 칭찬을 피하고 대신 인정받을 만한 특정 측면이나 행동에 집중한다. 이것은 칭찬이 진실하고 관찰에 근거한다는 것을 보여준다. "수고하셨습니다"라고 말하는 대신 "보고서의 세부 사항에 대한 철저함과 주의력이 탁월했습니다. 그것은 당신의 전문성을 보여주었습니다."

**표** TAP 기법을 이용한 칭찬

- **T(Think):** 눈에 보이는 사물, 소유물, 모습, 행동
- **A(Achievement):** 업적, 성취, 성공한 사례
- **P(Personality):** 성격, 인성, 천성, 개성

③ Yes화법

말하기 기술의 맥락에서 Yes는 의사소통 중 긍정적이고 긍정적인 언어의 사용을 의미할 수 있다. 동의, 검증 또는 지원을 전달하는 진술 또는 응답이 포함된다. Yes를 말하기 기술로 사용할 때, 대답이 진실하고 적절하며 대화의 맥락과 일치하는지 확인하는 것이 중요하다. 긍정적이고 건설적인 상호작용에 활용하고, 이해, 지원 및 협업을 촉진해야 한다.

- **동의:** 동의를 표시하기 위해 Yes를 사용하는 것은 상대와 같은 생각을 하고 있거나 공통된 이해를 공유하고 있다는 것을 보여주는 방법이다. 공유된 의견을 확인하거나, 다른 사람의 의견과 일치하거나, 상호 동의를 확인하는 데 사용할 수 있다.

  "네 맞습니다. 이 새로운 시스템을 구현하면 효율성이 향상될 것이라는 데 동의합니다."

- **인정:** "예"를 사용하여 다른 사람의 감정, 경험 또는 우려 사항을 확인할 수도 있다. 그것은 당신이 그들의 관점을 이해하고 인정한다는 것을 보여준다. 이러한 맥락에서 "예"를 사용함으로써 공감을 전달하고 도움을 주려는 마음을 전달할 수 있다.

  "네, 왜 속상한지 이해할 수 있습니다. 어려운 상황입니다."

- **지원:** "예"를 지원 진술로 사용하면 도움을 주거나 도움을 제공하려는 의지를 나타낼 수 있다. 이 메시지는 대화상대의 요구를 수용하고 도움을 제공할 준비가 되어 있음을 나타낸다.

  "네, 예약하면 대기 시간 없이 진료합니다."
  "오늘은 예약 불가능합니다만 내일 오전은 편하게 오실 수 있어요. 시간 어떠신가요?"

- **격려:** 다른 사람들에게 동기를 부여하고 격려하는 형태로 사용될 수 있다. 능력을 확인하거나 잠재력에 대한 자신감을 표현함으로써, 상대가 행동을 취하거나 목표를 추구하도록 영감을 줄 수 있다.

"네, 저는 아이들의 회복 능력을 믿습니다. 충분히 좋아질 것이라고 생각해요."

- **긍정적 강화**: 긍정적 강화를 제공하는 방법이 될 수 있다. 누군가의 노력, 성취, 진보를 인정하고 감사함으로써, 자신감을 높이고 원하는 행동을 강화할 수 있다.

"네, 보호자님께서 아주 잘 해냈습니다. 보호자님의 헌신과 관심이 아이의 회복과 안전에 큰 영향을 줄 거라 생각합니다."

### 3) 효과적 경청

① 능동적 경청

대화 시 상대방의 말을 듣기보다 대응 계획에 집중할 때가 있다. 그러나 진정으로 효과적인 언어를 전달하려면 잘 듣는 사람이 되어야 한다. 상대의 말에 집중하고 말을 마칠 때까지 기다린다. 열린 마음을 유지하여 편견이나 고정관념에 근거한 성급한 판단을 내리지 않도록 한다. 사실만 듣지 않도록 하여 전하는 메시지의 특정 측면에만 집중하지 않는다. 대신 전반적인 메시지와 주요 요점을 이해하려고 시도한다. 산만함을 줄이도록 하고 필요한 경우 조용한 곳으로 이동하거나 전화기를 무음으로 설정한다.

② 촉진 반응

경청과 더불어 고객들이 이야기를 계속하도록 적극적으로 격려하는 것은 매우 중요하다. 질문에 대한 답변을 지속적으로 격려하지 않는다면 훌륭한 개방형 질문에도 한두 마디로 답할 수 있다. 더 많이 말하도록 촉진하는 방법은 다음을 사용한다.

- **걱정**: 고객이 환자를 대하는 걱정에 공감과 이해를 표현하는 것으로 대화를 시작한다. "고객님이 아이의 증상에 대해 걱정이 많으셨겠어요. 상처 부위가 심각하여 걱정입니다만 병원에서 함께 노력하겠습니다."
- **격려**: 긍정적인 강화를 사용하여 관심과 지지를 표시한다. "추가 정보는 언제든지 공유해 주세요" 또는 "듣고 도움을 드리러 왔으니 주저하지 말고 더 말씀해 주세요"와 같은 문구를 사용하여 고객이 자신의 생각, 고민, 질문을 공유하도록 격려한다.
- **침묵**: 때때로 침묵은 고객이 자신을 더 표현하도록 장려할 수 있다. 질문을 한 후 또는 응답을 기다리는 동안 잠시 침묵을 유지한다. 이를 통해 고객은 생각을 정리하고 계속해서 말할 수 있다.

- **반복**: 고객이 제시한 중요한 요점을 반복하거나 바꾸어 적극적인 경청을 보여주고 이해하고 있음을 나타낸다.

"제가 올바르게 이해했다면, 보호자님은 ~말하고 있는 것입니다." 아니면 "그래서, 제가 이해하기로는..."

- **바꾸어 말하기**: 고객이 한 말을 자신의 말로 요약하거나 다시 설명한다. 이 기술은 오해를 해명하는 데 도움이 되며 대화에 적극적으로 참여하고 있음을 보여준다.

"그래서, 우리 아이가 다른 동물들과 함께 있을 때 더 불편하게 느끼는 것 같다는 말씀이지요?"

- **생각 공유**: 상담자의 생각, 통찰력 또는 제안을 지원적이고 협력적인 방식으로 공유한다. 고객이 정보에 입각한 결정을 내릴 수 있도록 관련 정보, 조언, 방안을 제공한다. 그러나 대화를 주도하거나 고객의 우려를 무색하게 하지 않도록 주의해야 한다. 상담자의 제안이나 가능성으로 제시한다.

"제 경험에 비추어 볼 때, 보호자님께서 고려할 수 있는 한 가지 방법은..."

- **민감성**: 고객의 감정 상태를 염두에 두고 정보를 민감하게 전달한다. 메시지의 속도, 톤 및 내용을 조정하면 메시지가 지원되고 이해된다고 느낄 수 있다.

"이 검사로 인해 당황하셨다면 죄송합니다. 이것은 치료를 위해 반드시 필요한 과정이며, 빠르고 안전하게 진행하려고 노력할 것입니다."

- **노력 인정**: 환자의 건강관리에 대한 고객의 노력을 인정하고 감사의 마음을 전한다. 진행 상황, 치료 준수 또는 긍정적인 라이프스타일 변화를 강조한다.

"저는 보호자님이 치료 계획을 따르는 데 헌신적으로 노력하였음을 칭찬합니다. 보호자님의 노력은 우리 아이 치료에 결정적인 역할을 하고 있습니다."

- 안심: 환자와 고객의 행복에 대한 헌신을 분명히 전달하고 환자를 돕겠다는 의지를 강조한다. 고객의 우려 사항을 해결하고 의료 과정 전반에 걸쳐 필요한 지원을 제공할 수 있도록 고객을 안심시킨다.

## III 보호자 교육

동물병원의 주요 업무 중 하나는 원내 방문하는 고객들이 자신의 반려동물과 함께 건강하고 슬기롭게 생활할 수 있도록 돕는 것이다. 이는 동물들의 질병을 치료하는 것으로 중요한 역할을 하지만 그에 앞서 질병을 예방하고, 동물복지 차원에서도 동물이 행복한 상태로 살아갈 수 있어야 하며, 이웃과 더불어 살아갈 때 불편함을 주지 않도록 깊이 있는 이해가 필요하다.

### 1. 기초상식

반려동물학에서는 동물의 수명과 성장주기에 따른 발달을 필수 학문으로 교육받고 있다. 이러한 학문을 바탕으로 고객에게 보다 쉽게 전달하여 동물들의 건강증진에 힘쓸 수 있도록 하여야한다.

#### 1) 동물의 수명

영국 반려동물의 연간 기대수명과 사망률의 수명표[26]에서 확인된 바에 따르면 2016년 1월부터 2020년 7월 31일 사이에 사망한 개 30,563마리를 조사하였으며, 0세의 기대수명은 11.23년으로 수컷(11.07세)보다 암컷(11.31세)이 조금 더 길었다. 수명 테이블은 품종마다 크게 나르게 나타났으며 Jack Russell Terrier(12.72세)가 가장 길고, French Bulldog(4.53세)은 가장 짧은 기대수명을 보였다.

26 Life tables of annual life expectancy and mortality for companion dogs in the United Kingdom(2022KendyTzu-yunTeng, Dave C. Brodbelt, Camilla Pegram, David B. Church & DanG. O'Neill)

**그림** 동물의 수명

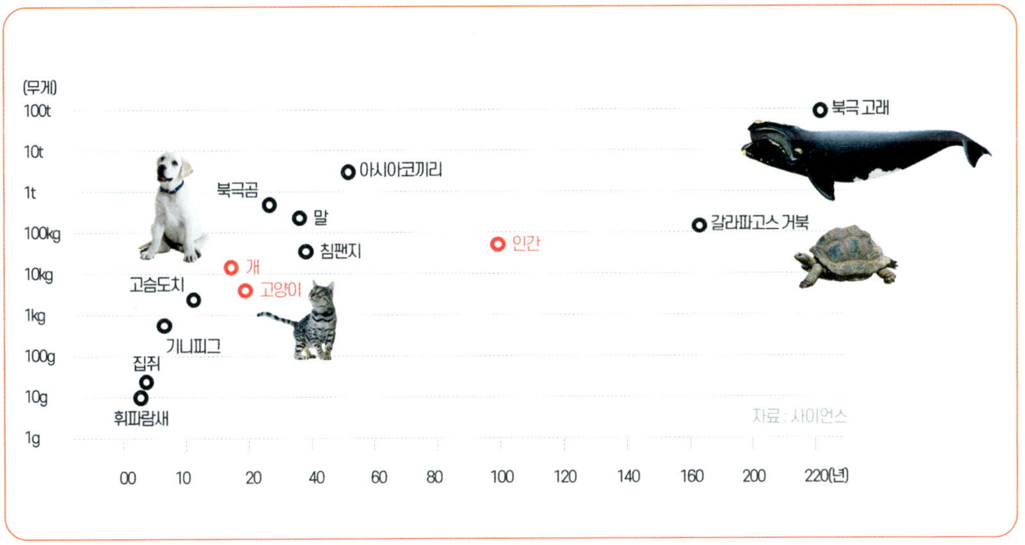


**그림** 품종 그룹별 수명

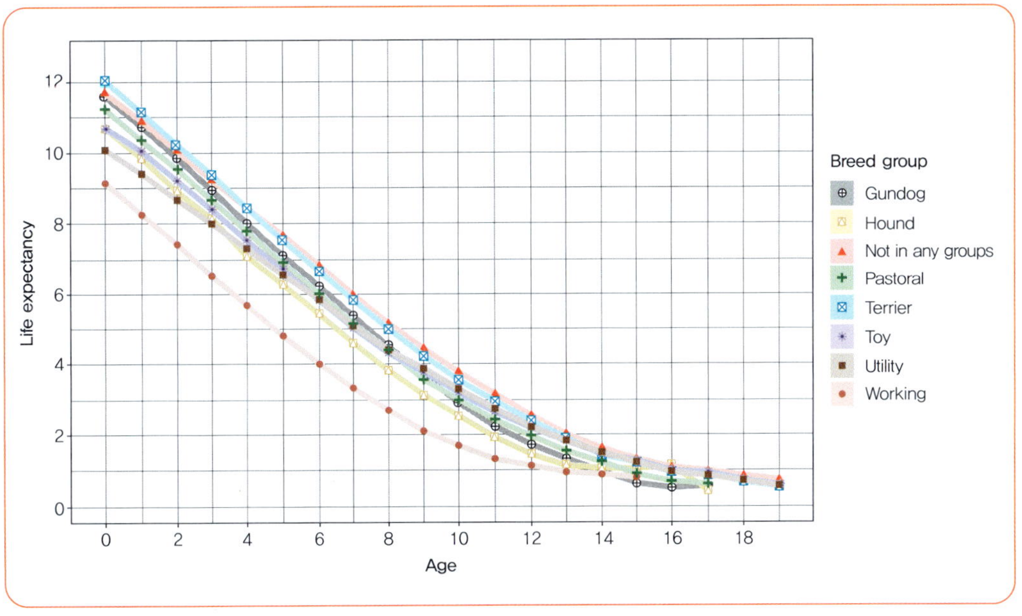

**표** 수명테이블

| Breed | Life expectancy(ê) at age 0 and the 95% confidence interval (CI) | Last age (year) in the life table | êat the last age (year) in the life table and the 95% CI | Year interval when ê become 1.5 | Number of dogs in the life table |
|---|---|---|---|---|---|
| Jack Russell Terrier | 12.72(12.53-12.90) | 19 | 0.66(0.39-0.97) | 14-15 | 1620 |
| Yorkshire Terrier | 12.54(12.30-12.77) | 18 | 0.74(0.45-1.05) | 14-15 | 1042 |
| Border Collie | 12.10(11.85-12.33) | 17 | 0.68(0.42-1.00) | 13-14 | 942 |
| Springer Spaniel | 11.92(11.69-12.13) | 16 | 0.73(0.47-1.03) | 12-13 | 790 |
| Crossbred | 11.82(11.72-11.92) | 19 | 0.54(0.36-0.76) | 14-15 | 6511 |
| Labrador Retriever | 11.77(11.67-11.89) | 16 | 0.51(0.34-0.71) | 12-13 | 2500 |
| Staffordshire Bull Terrier | 11.33(11.19-11.48) | 18 | 0.61(0.29-0.97) | 13-14 | 2364 |
| Cocker Spaniel | 11.31(11.13-11.53) | 16 | 0.51(0.33-0.70) | 12-13 | 1073 |
| Shih-tzu | 11.05(10.73-11.40) | 17 | 0.83(0.48-1.26) | 13-14 | 638 |
| Cavalier King Charles Spaniel | 10.45(10.26-10.62) | 15 | 0.77(0.48-1.10) | 11-12 | 867 |
| German Shepherd Dog | 10.16(10.00-10.370) | 15 | 0.79(0.50-1.14) | 11-12 | 1110 |
| Boxer | 10.04(9.85-10.21) | 15 | 0.83(0.29-1.46) | 10-11 | 836 |
| Beagle | 9.85(9.17-10.24) | 14 | 1.08(0.62-1.59) | 12-13 | 172 |
| Husky | 9.53(8.71-9.88) | 14 | 1.02(0.49-1.60) | 12-13 | 154 |
| Chihuahua | 7.91(7.48-8.39) | 16 | 1.07(0.67-1.52) | 15-16 | 458 |
| American Bulldog | 7.79(7.16-8.33) | 12 | 1.48(0.95-2.03) | 10-11 | 129 |
| Pug | 7.65(6.99-8.20) | 13 | 1.17(0.75-1.63) | 11-12 | 197 |
| English Bulldog | 7.39(7.08-7.69) | 13 | 0.59(0.35-0.82) | 9-10 | 478 |
| French Bulldog | 4.53(4.14-5.01) | 11 | 1.39(0.84-1.98) | 10-11 | 232 |

특히 개에서 단두종은 가장 짧은 기대수명을 가진 것으로 확인됐다. French Bulldog은 4.5년, English Bulldog은 7.4년이었고, Pug는 7.7년, American Bulldog은 7.8년이었다. 반려견의 짧은 수명에 영향을 미치는 주된 원인으로는 호흡기 질환이나 척추 질환, 출산 등과 관련이 있다. 고양이의 경우 평균 수명은 건강, 식단 및 환경을 포함한 여러 요인에 따라 달라지지만 반려고양이의 평균 수명은 약 12-14년이다. 그러나 건강관리가 잘 된 고양이는 약 20세까지 살 수 있다

는 보고가 종종 발생된다. 고양이의 품종은 종종 고양이의 기대 수명을 결정하는 요소로 간주되지만 이것이 보장되지는 않는다. 가장 오래 산 고양이는 미국 텍사스의 크림 퍼프는 2005년 안타깝게도 세상을 떠나기까지 무려 38년 3일을 살았다고 보고되었다.[27]

그밖에 다양한 동물들을 반려동물로 함께하고 있다.

평균수명이 4~5년으로 알려진 도룡농의 경우 프랑스 리옹 제1과학대학 교수들의 연구에 의하면 도룡농은 평균수명이 69년이며 최장수 도롱농의 경우 100년을 산다고 밝혔으며, 2014년 일본에서는 80년된 길이 1.5m의 거대한 도룡농이 발견되었다(MBN News). 실제로 2004년에는 미국 인디에나주에 28년을 반려도룡농의 이야기가 뉴스로 나오기도 하였다.[28]

거북이는 십장생으로 평균수명을 200년으로 추정하지만 반려동물로 함께하는 육지거북이의 평균수명을 20~30년으로 전문가들은 보고 있다.

동물보건사들은 반려동물의 라이프테이블을 이해함으로써 다양한 유형의 동물을 삶에 대하여 깊이 있는 이해를 할 수 있도록 하며, 동물의 건강과 복지를 개선하여 통찰력 있는 프로그램을 제공할 수 있어야 한다.

### 2) 성장주기와 발달

반려동물은 종(種)에 따라 다른 성장주기와 발달 단계를 거친다. 보호자들은 반려동물을 의인화하는 경향이 있어 마치 사람 아기처럼 생각하여 대한다. 예를 들면 2개월령의 강아지를 볼 때 마치 백일 된 사람의 아기와 같다고 느끼기 때문이다. 하지만 생물학적으로는 7년령이면 노년기에 접어든다. 그러나 보호자는 7년령의 개를 마치 7살짜리 사람의 아이처럼 여기는데, 이는 명백히 잘못된 생각이다. 이로 인해 반려동물의 성장 발달과 신체의 노화 과정을 정확히 인지하지 못하게 되어, 올바른 돌봄을 지속하기 어려워진다. 또한, 적절한 교육을 제공하지 못하면 사회화 문제들이 발생할 수 있다.

평생 함께 어울어져 지내야 하는 반려동물과 잘 적응하기 위해서는 다양한 환경과 자극을 긍정적으로 경험해야 한다. 이를 위해 1차 사회화 시기에 필요한 사회화 교육에 집중할 필요가 있다. 이 시기를 건강하게 보내지 못하면 순차적으로 맞이하는 두려움기와 청소년기를 지나게 될 때 주장이 강해진 반려동물의 행동을 보호자가 감당하지 못하게 되며, 동물병원이나 다른 가정으로 입양을 보내는 상담이 증가할 수 있다.

따라서, 1차 사회화 교육은 문제행동을 예방할 수 있는 중요한 요소로, 마음의 예방백신으로

27 https://www.guinnessworldrecords.com

28 https://www.nocutnews.co.kr/news/34460 노컷뉴스'28년간 산 최장수 도롱뇽, 주인보다 오래살아 화제' 2004.11.23

비유할 수 있다. 동물보건사는 반려동물의 신체적 건강뿐만 아니라 정신적 건강을 최선으로 유지하기 위해 보호자를 교육하고 이러한 노력을 함께 해야 한다.

동물의 종마다, 개체가 처한 환경에 따라 시기는 1차 사회화 시기는 달라질 수 있다. 원활하고 정확한 보호자 교육을 위해서는 이에 따른 동물행동학적 기초상식이 필요하다. 사회화 교육의 최종 목적은 사람과 동물이 좋은 관계를 형성하는 것이다.

사람이 반려동물과 깊은 유대감을 형성하고 스트레스 없이 조화로운 공존을 촉진하기 위해서는 언어와 언어 신호가 다를 수 있는 동물의 의사소통 방법을 이해하는 것이 중요하다. 동물들은 보호자들이 적절하게 반응하고, 세심한 관찰을 통해 그들의 불편함이나 필요를 효과적으로 이해할 수 있다. 대조적으로, 부적절한 의사소통은 더 적극적인 표현과 습관화된 반응으로 이어질 수 있으며, 잠재적으로 동물과 보호자 모두에게 스트레스를 악화시킬 수 있다.

명확한 규칙과 예측 가능한 일상이 있는 환경에서 동물들은 안정감을 찾기 때문에 돌봄의 일관성은 필수이다. 일관되지 않은 보호자의 행동과 태도는 동물들에게 혼란을 일으키고 불안감을 고조시켜 그들의 행동과 의사결정에 영향을 미칠 수 있다. 따라서, 공유된 생활 공간에 대해 상호 합의된 규칙과 규범을 정의하고 준수하는 것이 중요하다. 동물들이 이러한 확립된 지침에서 벗어난 행동을 보일 때, 보호자들은 적절한 훈련과 교육을 통해 확고하고 일관된 반응을 보여줌으로써 원하는 행동 패턴을 강화해야 한다.

#### ① 긍정적 행동 습관을 만들기 위한 보호자 교육 안내

- **이름 알기**: 기분 좋은 이름과 기분 나쁜 이름을 구분해서 사용
- **기초 예절교육**: 앉아, 기다려, 엎드려, 이리와, 안 돼, 손을 할 줄 알면 대부분의 문제행동을 예방하거나 해결할 수 있다.
- **분리불안 예방 교육**: 크레이트 교육, 보호자에게 지나치게 집착하지 않도록 반려동물과 적절한 심리적 거리를 둔다,
- 보호자는 반려동물을 불안하게 하는 행동을 스스로 하지 않도록 주의한다.
- 긍정강화를 통한 배변 교육을 한다.
- 문제행동이 발생한 후에는 교정이 쉽지 않으므로 사전에 방지하는 교육을 한다.
- 체계적 둔감화를 통해 그루밍에 적응하고 신체 접촉에 대한 민감도를 낮추는 교육을 한다.

② 산책 매너와 공중예절

- 동물등록
- 인식표 착용
- 리드줄하고 산책
- 배변봉투 및 물통, 매너벨트 사용
- 입마개 적응 훈련
- 각측 보행을 이용한 산책 교육
- 공공장소에서 매너 있는 행동 교육
- 콜링(Calling)교육, 기초 예절교육으로 참을성 교육
- 다른 동물 및 이웃과 친절하게 만나기

## 2. 관리하기

### 1) 급여

반려동물의 먹이는 주식과 간식으로 나뉘며, 이러한 구분은 함유되어 있는 필수영양소 구성의 완전함과 불완전함을 기준으로 한다. 또한, 동물의 종(種), 성체가 된 시점의 체형과 현재 연령, 활동량, 알레르기 반응 여부에 따라 개별 동물의 특성에 적합한 사료를 선택할 수 있다. 이상적인 경우 하루에 필요한 에너지요구량(DER)의 90%를 주식으로, 10%를 간식으로 급여하는 것이 권장한다. 그러나 대다수의 경우 동물은 간식을 선호하기 때문에, 점차 편식을 하다가 결국 주식 섭취를 거부할 수 있다. 이로인해 많은 경우에 간식이 주식처럼 급여되는 상황이 발생한다.

동물들은 스스로 건강한 식습관을 조절하거나 이성적 판단을 하지 못하므로, 동물의 기호만을 고려하여 먹이를 급여하는 것보다는 신체를 건강하게 유지하고 개체의 특성에 맞는 먹이를 선택하여 급여한다. 이러한 판단은 전적으로 보호자의 책임이며, 우리는 보호자가 올바른 판단으로 좋은 먹이를 선택할 수 있도록 최선을 다해 정보를 제공하고 건강한 양육을 지원하는 데 도움이 되어야 한다.

또한, 야생에서 생활하는 동물은 먹이사슬에 따라 동물이나 곤충을 사냥하거나 자연의 야채나 과일을 섭취하여 영양을 얻는다. 하지만 현재 반려동물의 먹이는 비용도 적절하고, 관리가 편하여 사람의 편리성을 위해 건조한 사료로 가공하여 급여하는 경우가 일반적이다. 최근에는 반려동물의 건강과 질병 예방에 대한 관심이 증가하면서, 건조사료에 비해 상대적으로 고가의 습식사료를 먹이는 보호자들이 늘어나고 있다. 또는 건조사료를 물에 불려서 습식사료처럼 만들어

먹이는 방법도 고려할 수 있으나, 사료의 가공 방법에 따라 필수영양소의 손상이 발생할 수 있으므로 별도의 영양보조제를 추가하여 건강을 관리할 필요가 있다.

**표** 식습관 교육이 필요한 이유

- 질병으로 입맛이 없는지, 편식을 해서 안 먹는지 구분하기 어려워지는 상태가 되면 컨디션 저하 및 질병에 징후를 초기에 발견하기가 어렵다.
- 영양 불균형으로 인한 신체적, 정신적 문제가 발생할 수 있다.
- 먹이에 대한 욕구가 없어 교육을 할 때 동기부여가 쉽지 않고 보호자의 리더십이 무력화된다.
- 맛있는 음식에 길들여진 경우 추후 노화로 인해 감각이 저하되면 후각과 미각기능 저하로 더 강한 자극이 있어야 식욕이 생긴다. 식욕을 끌어올리기가 쉽지 않다.
- 질병이 발생하면 기호성이 덜한 처방사료를 급여해야 하는 경우에 원활하게 급여가 쉽지 않다.

**그림** 보호자 교육자료

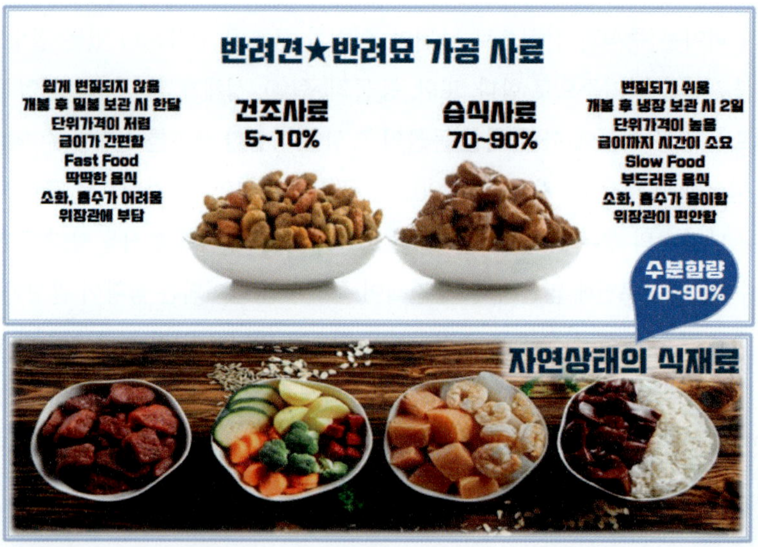

반려견★반려묘 가공 사료
쉽게 변질되지 않음
개봉 후 밀봉 보관 시 한달
단위가격이 저렴
급이가 간편함
Fast Food
딱딱한 음식
소화, 흡수가 어려움
위장관에 부담
건조사료
5~10%
습식사료
70~90%
변질되기 쉬움
개봉 후 냉장 보관 시 2일
단위가격이 높음
급이까지 시간이 소요
Slow Food
부드러운 음식
소화, 흡수가 용이함
위장관이 편안함
수분함량
70~90%
자연상태의 식재료


## 2) 위생관리

최근에는 반려동물과 사람이 동일한 거주공간에서 밀접하게 공존하고 함께 생활하는 추세가 두드러지고 있다. 과거에는 마당에서 반려동물을 양육하는 경우가 일반적이었지만, 최근에는 실내 거주 공간에서 함께 생활하는 경우가 증가하였다. 이러한 변화로 인해 발톱이나 털을 관리하는 방법과 주기도 변화하게 되며, 특히 한국의 실내 바닥은 장판이나 마루와 같이 미끄러운 재질로 되어 있어 발톱이나 발바닥 털이 자연스럽게 닳아 없어지는 경우는 드물다. 이로 인해 발톱이나 발바닥 털이 주기적으로 관리되지 않을 경우 보행에 불편함을 초래하거나 근골격계에 손상을 일으킬 수 있는 위험도 있다.

특히, 눈에 잘 띄지 않는 신체 부위의 관리는 보호자가 주의를 기울이지 않으면 놓치고 지나치기 쉬운데, 동물이 불편함이나 통증을 호소하는 심각한 단계까지 발생하기 전에 보호자의 상담과 세심한 보살핌이 필요하다. 따라서 보호자에게 이러한 부위도 주의 깊게 관찰하고 교육하는 것이 중요하며, 이를 통해 반려동물의 건강을 적극적으로 관리할 수 있다.

▪ 위생 관리를 위한 보호자 교육

- 발톱 깎는 법
- 기본 위생 미용 주기와 방법
- 항문낭 관리 방법
- 목욕하는 법
- 귀 청소 및 눈 주변 관리 방법
- 빗질 및 털 관리 방법

### 3) 기본백신

동물백신은 특정 지역에서 흔히 발생하는 질병, 고위험도 또는 심각한 휴유증을 유발하는 질병, 그리고 사람에게도 전파 가능한 전염성 질병을 예방하기 위해 접종하는 것이다. 이러한 백신은 특정 병원체를 약독화한 항원을 동물에게 주입하여 특정 항체 및 체세포면역을 강화시킨다. 국가와 지역에 따라 필수 접종 사항이 다소 다르기 때문에, 보호자들에게는 익숙한 접종이라도 이해하기 어려워할 수 있다. 따라서 보호자들이 이해하기 쉽도록 백신에 대한 내용을 간결하게 정리한 안내문을 제공하고, 설명할 때도 활용하여 보호자가 집에 돌아간 후에도 다시 한번 참고할 수 있도록 돕는 것이 좋다.

백신 프로그램을 설명할 때는 예방 가능한 질병의 종류, 접종 간격, 접종 횟수, 비용 등을 사전에 고지해야 한다. 또한, 드물게 발생할 수 있는 과민반응에 대해서도 미리 안내해야 한다. 보호자가 문제가 발생했을 때 당황하지 않도록 예상되는 상황에 대한 사전 안내를 제공하고, 빠르게 대응할 수 있도록 지침을 제공해야 한다. 만약 사전 고지가 이루어지지 않았다면 보호자들이 큰 불만을 표출할 수 있다.

또한, 내외부 기생충 예방날짜를 놓치지 않도록 주의해야 하며, 질병 예방과 공중보건 개선을 위해 예방의학의 중요성에 대해 상세하게 설명할 수 있어야 한다. 이를 통해 보호자들이 반려동물의 건강을 유지하고 사회 전반적인 건강을 개선하는 데 기여할 수 있다.

### 4) 질병예방

반려동물이 동물병원을 찾을 때, 질병이나 상해와 같은 불가피한 원인으로 발생하는 경우도 있지만, 많은 경우에는 관리 부주의로 인한 문제를 발견할 수 있다. 이러한 문제들은 반려동물이 독성이 있는 음식물을 섭취하거나 장폐색과 같이 심각한 문제를 일으키는 음식물을 무분별하게 먹게 될 때, 시설물에 주의를 기울이지 않아 발생하는 상해, 안고 있다가 낙상이 발생하는 경우, 리드줄 미착용으로 인한 교통사고나 교상, 그리고 적절한 그루밍이 이루어지지 않아 피부질환이 발생하는 상황 등 다양하다. 특히, 고양이와 특수동물은 스트레스 관리와 적절한 환경 설정에 따라 여러 가지 질병이 발생할 수 있다.

따라서 동물보건사는 보호자의 양육 경험과 상식을 확인하여 질병 예방에 필요한 지식을 전달하고 보호자를 교육하는 역할을 수행한다. 이를 통해 반려동물의 건강을 보호하고 안전하고 쾌적한 환경에서 함께 생활할 수 있도록 돕는 것이 동물보건사의 중요한 임무다.

제4장

# 불만고객 응대



## I 불만고객 응대기법

소비자 구매 행동에 대한 연구에 따르면 개인은 미디어 채널을 통해 배포되는 브랜드 광고에만 의존하기보다는 개인적인 추천과 직접적인 경험에 더 강한 경향을 보인다. 특히, 소비자의 83%는 친구와 가족의 광고에 신뢰를 두고 있으며, 66%는 온라인 낯선 사람들이 공유하는 의견으로 신뢰를 확장하고 있다. 또한 55%의 소비자가 소셜 미디어 플랫폼에 의존하여 기업 관련 문제에 대한 불만을 표출하고 있다. 이는 불만을 가진 혼자만의 고객이 표출하는 불만이 다른 수많은 고객의 의견을 좌우할 수 있는 증폭 효과를 강조한다.

대부분의 고객이 불만의 초기 원인보다 해결 프로세스를 우선시하기 때문에 가장 중요한 것은 기업 고객 불만을 해결하는 방식이다. 고객이 기업의 명성을 더럽힐 의도로 불만을 제기하는 것이 아니라 신속하고 만족스러운 해결책을 찾는다는 점을 인식하는 것이 중요하다. 따라서 원활하고 효과적인 솔루션을 제공하면 거부 상황을 긍정적인 결과로 전환할 수 있다. Harvard Business Review에 게재된 연구 결과에 따르면, 브랜드에 대해 우려를 표명하거나 소셜 미디어 플랫폼에 부정적인 의견을 게시한 개인은 적절하고 즉각적 해결책을 받았을 때 불만 제기를 하지 않았던 사람들보다 브랜드 충성도에 대한 더 큰 경향을 보였다.

## 1. 불만고객 필요성

불만 사항은 서비스에 대한 피드백을 제공하고 제품, 서비스 또는 경험에 대한 우려를 제기하는 데 중요한 역할을 한다. 이들의 피드백을 통해 기업과 조직은 개선해야 할 부분을 파악하고 고객 불만을 해결하며 전반적인 고객 만족도를 높일 수 있다. 고객 불만 사항은 구체적인 상황에 따라 크게 달라질 수 있으며, 모든 고객이 부정적인 경험이나 불만을 가지는 것은 아니다. 동물병원은 환자의 건강과 고객 만족을 보장하기 위해 고객의 우려를 해결하고 서비스를 지속적으로 개선하기 위해 노력하여야 한다.

### 1) 동물병원에 불만을 제기할 수 있는 고객들

동물병원에서는 고객의 구체적인 고민이나 경험에 따라 다양한 유형의 고객이 불만을 제기할 수 있다.

① 환자의 보호자

이들은 동물병원에 직접 동물을 데리고 오는 동물을 돌보는 사람들이다. 긴 대기 시간, 제공되는 치료의 질에 대한 불만, 직원과의 의사소통 문제 또는 청구 불일치와 같은 문제에 대해 불평할 수 있다.

② 동물 구조 단체

단체들은 종종 동물병원과 긴밀하게 협력하며 동물들의 치료나 복지에 대해 우려할 수 있다. 그들은 병원에서 준수되는 조건이나 프로토콜에 대해 불평하거나 특정 사례의 처리와 관련된 문제를 제기할 수 있다.

③ 사육자(Breeder), 관리사(Pet Manager)

예방접종, 사육 평가 또는 수술과 같은 서비스를 위해 동물병원에 의존하는 사육자는 치료의 효과, 진단 정확성 또는 병원의 시설이나 전문 지식에 대한 인식상의 결함에 대해 불만을 가질 수 있다.

④ **전원(refer) 동물병원**: 어떤 경우에, 동물병원끼리 연결하고 소개하는 것은 고객을 소개하는 동물병원과 관련된 문제에 직면할 수 있다. 진료기록이나 접수 지연, 치료 계획에 대한 이견, 담당 수의사와 병원 간의 협업 및 의사소통 수준에 대한 우려 등에 대해 불만을 제기할 수 있다.

⑤ **일반인 또는 지역사회 구성원**: 동물병원의 직접적인 고객이 아닌 사람들도 불만의 목소리를 낼 수 있다. 그들은 그들이 관찰하거나 부적절하다고 인식하는 소음, 냄새 또는 동물 복지

관행과 같은 문제에 대해 걱정할 수 있다.

### 2) 고객 불만 사항의 필요

고객 불만 사항은 여러 가지 이점과 개선 기회를 제공하기 때문에 동물병원 경영에 유용하게 활용된다. 동물병원이 고객 불만을 귀 기울여 들어야 하는 이유는 여기에 있다. 고객 불만 사항을 부정적인 피드백으로만 보지 말고 개선의 기회로 보는 것이 중요하다. 불만 사항을 수용하고 효과적으로 해결함으로써 기업은 운영을 강화하고 고객 만족도를 향상시키며 장기적인 성공을 이끌 수 있다.

① 문제 파악

고객 불만 사항은 비즈니스가 부족할 수 있는 영역을 강조하는 중요한 피드백의 원천이다. 불만 사항을 청취하고 해결함으로써 동물병원은 반복적인 문제, 시스템 장애 또는 고객 불만 사항을 파악할 수 있다. 이러한 정보는 기업에서 개선이 필요한 부분을 파악에 도움이 된다.

② 품질 개선

불만 사항은 서비스의 단점을 밝혀내어 동물병원이 필요한 개선을 할 수 있도록 한다. 불만의 근본 원인을 분석함으로써 동물병원은 서비스를 개선하고, 품질 격차를 해소하며, 고객의 기대에 보다 효과적으로 부응하기 위해 프로세스를 개선할 수 있다.

③ 고객 유지

불만 사항을 신속하고 효과적으로 해결하는 것은 고객의 우려가 심각하게 받아들여진다는 것을 보여준다. 만족스러운 해결책을 제공함으로써 고객 관계를 회복하고 충성도를 높이는 기회를 갖게 된다. 불만족스러운 고객을 행복하고 충성스러운 고객으로 변화시키는 것은 고객 유지를 장기적으로 끌어갈 수 있다.

④ 평판 관리

고객 불만 사항은 비즈니스가 시장에서 어떻게 인식되는지에 대한 통찰력을 제공할 수 있다. 고객의 피드백을 바탕으로 불만 사항을 적극적으로 해결하고 개선 사항을 구현함으로써 동물병원은 고객 서비스 및 대응성에 대한 평판을 높일 수 있다. 이것은 긍정적인 입소문 추천과 더 강력한 브랜드이미지로 이어질 수 있다.

⑤ 혁신 및 성장

고객의 불만은 때때로 충족되지 않는 요구나 기업이 혁신하고 차별화할 수 있는 영역을 강조할 수 있다. 기업은 고객의 우려 사항에 주의를 기울임으로써 성장을 주도하고 경쟁업체보다 앞서 나갈 수 있는 새로운 제품, 서비스 또는 프로세스 개선의 기회를 식별할 수 있다.

⑥ 직원 교육 및 개발

불만 사항은 직원을 위한 귀중한 교육 도구로 사용될 수 있다. 직원들이 고객의 기대를 이해하고, 문제해결 능력을 향상하며, 의사소통과 공감 능력을 향상할 수 있는 실제 시나리오를 연구한다. 불만 사항을 분석하고 논의함으로써 동물병원 직원들에게 지침과 지원을 제공하여 전문적인 성장과 고객 상호작용을 개선할 수 있다.

## 2. 불만을 만족으로

고객 불만 경청은 좋은 고객 서비스에 반드시 필요할 뿐 아니라, 고객이 제공하는 피드백은 전반적인 기업 성장에도 도움이 되므로 고객 만족도에서 높은 점수를 얻는 것보다 의미가 있다.

> "고객 불만은 비즈니스 인텔리전스[29]를 위해 매우 유용합니다. 고객 불만은 시스템이나 프로세스의 격차를 찾아내고, 개선할 기회를 주거나 제품을 새로운 방식으로 바라볼 수 있도록 해줍니다. 이러한 귀중한 정보를 통해 팀 간에 통찰력을 공유하고 제품 혁신을 꾀할 수 있습니다. 고객 불만은 기업을 더 발전시켜 나가기 위한 첫 번째 단계 중 하나입니다. 고객 불만은 기업이 금이 간 고객과의 관계를 회복할 수 있는 가장 큰 기회입니다."[30]

### 1) 불만을 만족으로 회복하는 방법

효과적인 서비스 복구 및 사전 예방 조치를 통해 고객의 우려 사항을 해결하고 신뢰를 회복하며 고객 만족도를 높일 수 있다. 고객의 불만을 만족으로 전환하려면 고객의 문제를 효과적으로 해결하기 위한 사전 예방적 조치와 진정한 노력이 필요하다. 고객 피드백의 우선순위를 정하고 서비스 복구에 집중함으로써, 동물병원은 고객 관계를 회복하고 잠재적으로 불만족스러운 고객을 충성스러운 브랜드 옹호자로 만들 수 있다.

① 적극적으로 경청

고객의 우려와 불만을 표현할 수 있는 플랫폼을 제공한다. 고객의 불만족스러운 감정을 인

29 비즈니스 인텔리전스(Business Intelligence, BI)는 조직이 더 나은 의사결정을 내리고, 정보를 기반으로 행동을 취하고, 보다 효율적인 비즈니스 프로세스를 구현할 수 있게 해주는 역량 또는 학문을 이야기한다.

30 Jonathan Brummel, Zendesk의 Premier 지원팀 선임 매니저

정하고 그들의 경험을 검증하면서, 피드백에 주의 깊게 귀를 기울인다. 상호작용을 통해 공감과 이해를 보여준다.

② 사과와 책임

고객의 불만을 초래한 실수나 단점에 대해 진정한 사과를 한다. 책임을 지는 것은 책임감을 보여주며 회사가 고객의 만족을 중요시한다는 것을 보여준다.

③ 신속한 문제해결

고객의 문제를 해결하기 위해 즉각적인 조치를 한다. 상황을 해결하고 향후 문제가 재발하지 않도록 취해야 할 조치를 공유한다. 프로세스 전반에 걸쳐 고객에게 계속 정보를 제공할 수 있도록 한다.

④ 솔루션 제공

고객에게 구체적인 문제를 해결할 수 있는 방안을 제시한다. 유연성을 갖추고 가능한 한 그들의 요구를 수용할 용의가 있다는 것을 알린다. 고객 만족에 대한 호의와 헌신을 보여주기 위해 보상이나 적절한 구제책을 제공하는 것을 고려한다.

⑤ 직원 역량 강화

직원들에게 고객 문제를 해결하는 데 필요한 권한과 도구를 제공한다. 불필요한 지연이나 절치 없이 고객에게 이익이 되는 결정을 내릴 수 있도록 지원한다.

⑥ 피드백을 통해 학습

고객 불만 사항을 개선의 기회로 활용한다. 문제의 근본 원인을 분석하고 향후 유사한 문제가 발생하지 않도록 변경할 수 있는 영역을 구분한다. 지속적인 개선을 하기 위해 시정 조치를 시행하고 관련 팀과 피드백을 공유한다.

⑦ 후속 조치

초기 문제를 해결한 후 고객에게 후속 조치를 하여 고객이 만족하는지 확인하고 추가 지원이 필요한지 확인한다. 이는 긍정적인 고객 경험을 강화할 수 있다.

### 2) 나쁜 소식을 전하는 방법

동물병원에서는 고객이 원하지 않는 결과나 상태에 대하여 이야기하는 경우도 있다. 예를 들면 고객이 원하는 정보가 없거나 제품이나 서비스가 지연되거나, 환자의 심각한 상태에 대한 정보, 장례 업체의 추천 등은 말하는 사람도 받아들이는 사람도 어려운 일이다. 아래의 지침을 참고로 진행하는 것을 추천한다.

① 준비

- 되도록 빨리 약속을 정한다.
- 방해받지 않는 충분한 시간을 만든다.
- 편안하고 친숙한 환경을 제공한다.
- 다른 가족들과 동반하도록 격려한다.
- 상황과 기록, 환경을 적절히 고려한다.
- 사적인 감정을 배제한다.

② 예비정보 전달

- 무엇을 할지 요약하고 고객과 함께 점검한다.
- 지난 진료 이후의 증상을 확인한다.
- 고객의 생각과 의사를 확인한다.

③ 정보공유 (단, 진료와 관련이 있는 경우 수의사의 지침에 따른다)

- 고객이 이해하고 있는 것(아는 것, 생각하는 것, 들은 것)을 평가하라.
- 고객의 정보 수용성을 평가하라.
- 힘든 정보가 있다는 것을 경고한다.
- 기본 정보를 단순하고 솔직하게 전달하라.
- 설명을 고객의 관점과 연계한다.
- 머뭇거리거나 위압적이지 않는다.
- 너무 많은 정보를 너무 빨리 주지 마라.
- 속도를 조절하라. 진행하면서 이해 정도와 감정을 점검한다.
- 고객의 지능, 반응, 감정에 맞춘 용어를 사용하고 전문용어를 피한다.
- 비언어적 행동을 인식하면서 응대한다.

④ 세심한 응대

- 고객의 비언어적 단서를 이해하고 반응한다.
- 고객의 감정적 장벽(무시하거나 듣기를 멈춤)을 고려한다.
- 시간과 침묵, 부정을 허용한다.
- 감정을 빠른 시기에 표현할 수 있도록 격려한다.
- 고객의 감정과 어려움에 수용, 공감과 관심으로 반응한다.
- 고객의 걱정을 끌어낸다.
- 정보에 관한 고객의 이해도를 확인한다.

⑤ **계획과 지지**

- 다음에 일어날 일에 대한 계획을 확인한다.
- 앞으로 일어날 수 있는 일에 대한 넓은 범주를 제공한다.
- 현실성 있는 희망을 준다.
- 고객과 공동체임을 강조한다.
- 안전망을 설치한다.

⑥ **종결**

- 요약하고 이해도를 확인한다.
- 추가 질문에 대한 고객의 의견을 묻는다.
- 고객에게 강요하지 않는다.
- 빠른 예약과 전화를 제안한다.
- 가족, 친구 등의 지지체계를 확인한다.
- 주변에게 알릴 것을 제안한다.
- 서면 자료를 제공한다.

## 3. 동물병원 불만고객 응대

고객 불만 사항을 효과적으로 처리하는 것은 고객 만족을 유지하고 동물병원의 이미지를 확립하는데 매우 중요하다. 각 고객 불만 사항은 고유하며 상황에 따라 구체적인 접근 방식이 달라질 수 있다. 핵심은 고객을 만족시키고 비즈니스에 대한 신뢰를 유지할 수 있는 해결책을 찾는 데 중점을 두고 신속하고 공감적으로 불만을 해결하는 것이다.

### 1) 불만 처리 단계

그림 고객불만 처리단계

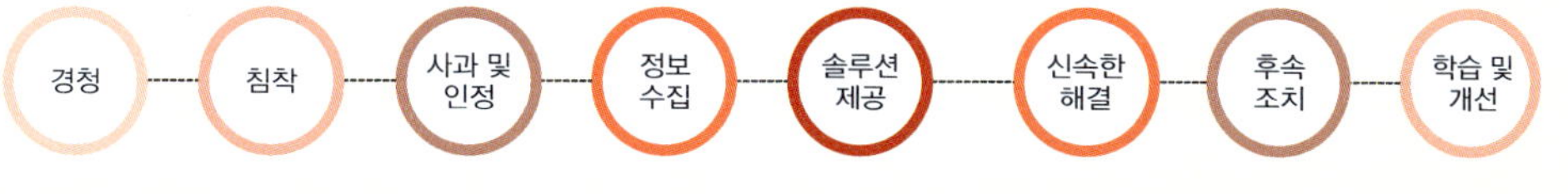


① **경청**

고객이 중단 없이 자신의 우려를 충분히 표현할 수 있도록 한다. 적극적인 경청을 시연하고 문제에 대한 공감을 표시한다.

② 침착하고 전문적인 자세 유지

침착함을 유지하고 방어적이거나 논쟁이 되는 것을 피한다. 상호 작용하는 동안 전문적인 어조와 태도를 유지한다.

③ 사과 및 인정

고객이 직면한 실수나 문제에 대해 책임진다. 고객의 피드백을 중요하게 생각하고 고객의 불만을 이해한다는 것을 보여주며 진심으로 사과한다.

④ 정보수집

관련 질문을 통해 불만 사항에 대한 구체적인 세부 정보를 수집한다. 이를 통해 상황을 완전히 이해하고 문제를 효과적으로 해결할 수 있다.

⑤ 해결 방안 제공

수집된 정보를 바탕으로 고객의 불만 사항을 해결하기 위한 해결책 또는 행동 방침을 제안한다. 유연성을 갖추고 고객과 기꺼이 협력하여 만족스러운 해결책을 찾는다.

⑥ 신속한 해결

제안된 솔루션을 최대한 신속하게 구현한다. 불만 사항을 해결하기 위해 수행되는 단계를 전달하고 필요한 경우 일정을 제공한다.

⑦ 후속 조치

불만 사항을 해결한 후 고객에게 후속 조치를 취해 고객이 만족하는지 확인하고 문제가 완전히 해결되었는지 확인한다. 이것은 고객 관리에 대한 동물병원의 헌신을 보여주고 긍정적인 관계를 유지하는 데 도움이 된다.

⑧ 학습 및 개선

고객 불만 사항을 학습 기회로 활용한다. 불만의 근본 원인을 분석하고 서비스 또는 프로세스에서 개선해야 할 부분을 파악하여 향후 유사한 문제가 발생하지 않도록 한다.

### 2) 불만 처리 방법

① 일반적인 불만에 대한 답변을 쉽게 찾도록 지원

고객이 고객 지원 상호 작용에 만족하는지 여부에서 속도는 중요한 요인이다. 여기서는 잘 구성되고 검색가능한 정보가 도움이 된다. 답변에 쉽게 액세스할 수 있으면 상담원 생산성이 높아지며 고객을 위해 더 빠른 해결 방안을 제공할 수 있다.

② 고객 불만 창구 통합

3가지 다른 채널에서 3번의 다른 시간에 불만을 반복해서 제기해야 한다면 동물병원에 대해 좋은 경험을 하기는 어려울 것이다. 그러므로 상담원에게는 고객 연락처, 고객이었던 기간, 마지막으로 연락한 이유, 커뮤니케이션 시작 순간 등 고객 관련 상황과 불만을 찾아내는 수단이 필요하다. 모든 고객 정보를 확보할 수 있는 하나의 중앙 위치를 제공하는 통합 고객 관계 관리 도구를 팀이 갖추도록 한다.

③ 일반적인 고객 불만 추적

개별 고객 불만은 고립되어 존재하는 것이 아니다. 한 고객에게 문제가 발생할 경우 다른 고객들도 같은 상황에 처할 수 있다. 고객 경험을 전체적으로 개선하려면 고객 피드백에서 추세를 볼 수 있도록 접수하는 모든 소리를 추적하는 시스템을 만든다. 그런 후 고객 중심 지원부서를 혁신하여 해당 데이터를 통해 고객의 의견을 보다 자세히 나타내어야 한다. 상담원에게 적절한 불만 관리 소프트웨어, 도구 및 프로세스가 준비되면 고객의 문제를 해결할 수 있는 최선의 응답을 제공하는 것은 상담원의 몫이다.

④ 다양한 유형의 고객 이해

고객 불만 처리에 두루 적용할 수 있는 단 하나의 해결책이란 없다. 화난 고객이라고 해서 고객 서비스 상호 작용에서 모두 동일한 것을 원하지는 않기 때문이다. 적절한 응답은 고객과 구체적인 상황에 따라 좌우된다.

환불을 원하는 고객이 있는가 하면, 사과를 좀 더 원하는 고객도 있다. 상담원은 다양한 유형의 까다로운 고객을 알아보는 방법과 각 고객을 다루는 최선의 방법을 배우면 도움이 된다.

⑤ 적절한 목소리 톤

공격적이고 불만이 많은 고객을 다룰 때는 평정심을 유지하고 온화한 톤을 유지하기 어렵지만 반드시 개발하여야 하는 요소다. 전화를 통해 대화할 뿐 아니라, 공격적인 이메일이나 문자 메시지도 받는다. 상담원은 공감과 호기심을 가지고 인간적인 모습으로 신중하게 대응하여 상황을 해결하려고 노력해야 한다. 감정 없는 로봇처럼 행동하면 도움이 되지 않는다. 그러한 균형을 찾기란 어렵지만 중요한 일이다.

⑥ 응답하기 전에 경청

화난 사람은 자신의 이야기를 들어주는 것을 원한다. 우선 문제를 이해하는 시간을 가진 다음에 해결을 시도한다. 먼저 함께 시간을 가지면서 경청한다. 고객에게 들은 불만 사항을 다시 따라 말해주면서 이해했음을 확인하는 절차가 필요하다. 불만을 제기한 입장에서 누군가가 시간을 내어 자신의 이야기를 듣고서 불만이 타당하다는 것을 인정하고 사과한다면 환불이나 무료 제공 못지않게 감동으로 다가올 것이다.

해결 방안을 찾기 전에 전체적인 상황을 파악해야 하며 이를 위해서는 적절한 질문을 하고 충분히 경청해야 한다. 매우 화난 고객의 경우에는 고객의 의견을 경청한 후에 후속 질문을 하면서 대화의 방향을 전환하는 것도 긴장 완화에 도움이 된다.

⑦ 솔직한 실수 인정

고객은 해결할 수 없는 상황에 대해 불만을 제기하게 된다. 하지만 업무를 잘못 처리하는 경우도 종종 있다. 그런 상황에 마주하면 실수를 인정하는 것이 중요하다.

⑧ 예상 결과 전달

해결에 소요될 예상 기간이나 어느 정도까지 해결해줄 수 있는지를 고객에게 미리 설명한다. 수행할 수 없는 일을 약속하지는 않는다. 사람들은 처음부터 타당한 예상 결과를 전달받으면 상담원이 제안할 수 있는 내용이 제한된다는 사실을 이해하게 된다.

고객을 실망시키고 있다고 느낄 수도 있지만 솔직함과 숨김 없는 태도를 강조하는 것이 중요하다. 당장 고객이 원하는 해결 방안을 제시할 수 없어도 전달하는 태도에 의미를 둔다.

⑨ 가능한 최적의 해결 방안 제공

문제를 이해했다면 후속 조치를 취하고 문제를 해결하는 최선의 방안을 결정해야 한다. 문제해결 단계를 진행하면서 대화를 나누든, 대체 제품을 보내주든, 환불을 해주든, 고객이 원하는 대로 해줄 수 없다는 사실에 대해 진심으로 사과하든, 고객이 동물병원에 대해 더 좋는 감정을 느낄 수 있는 어떤 것을 고객에게 제공해야 한다. 바로 이것이 훌륭한 서비스 복구이다.

⑩ 최선을 다하기

후속 조치를 취한 후에 여력이 있다면 최선을 다한다. 고객의 기대 수준을 넘어서면 성공한 것이다. 77%의 고객은 기업과 관련해 긍정적인 경험을 한 후에 그 기업을 추천한다. 즉, 손으로 감사 편지를 쓰거나 향후 할인 혜택을 제공하는 것만으로도 고객을 놀라게 할 수 있다.

### 3) 고객 불만을 사전에 차단하기

고객 불만에 대응하기 위해서는 전략 수립이 중요하지만 불만이 시작될 가능성을 사전에 줄이기 위해 할 수 있는 일도 있다. 고객 불만은 처음에는 레몬처럼 보이겠지만 이를 잘 활용하면 훌륭한 레모네이드를 만들 수 있다. 항상 경청하고 최선의 해결 방안을 제공하여 이러한 경험을 토대로 고객 중심 기업을 만들 수 있을 것이다. 고객 문제를 잘 처리한다면, 오늘 화난 고객이 내일은 가장 충성스러운 고객이 될 수 있다.

① 해야 할 일

- 고객에게 설문 조사를 보낸다.
- 불만 사항을 정리하여 내부 학습자료로 활용한다.
- 지속적인 직원 교육을 진행한다.
- 동물병원 경험 관리 프로세스를 구축한다.

② 하지 말아야 할 일

- 향후 문제가 될 부분을 덮어두지 않는다.
- 거래를 중단하거나 마음이 떠난 고객에게 미련을 두지 않는다.

# II 고객 불만 사례분석

## 1. 동물병원에서 자주 발생되는 불만

### 1) 시간

① 예약에 2-3주 이상 걸린다.

② 진료 대기 시간이 30분 이상 지연이 되어도 그에 대한 어떠한 사과나 설명도 없다.

③ 점심시간에 동물병원이나 근무자에게 전화를 걸어도 응답이 없다.

④ 다음 예약 시 결정할 수 있는 수술이나 검사 등의 진료에 대한 중요한 결정을 급히 하도록 독촉한다.

⑤ 예약하고 방문해도 지켜지지 않는다.

⑥ 검사나 치료시간이 안내되지 않는다.

### 2) 태도

① 상담하는 동안 상담자가 반복해서 시계를 확인한다.

② 전화 연결이 되어도 담당 수의사와 통화할 수 없거나 모른다고 대답한다.

③ 전화해달라고 했는데 받지 않거나 모른다고 응대한다.

④ 고객의 귀한 반려동물을 단지 동물이라고 희망이 없고 들어가는 비용만큼 가치가 없다고 이야기한다.

⑤ 고객의 동물이 금전적 가치가 어느 정도인지 의견을 요구한다.

⑥ 상담 도중 나가버리거나, 고객이 고통이나 비통해하는 모습을 보이면 불편해하거나 피한다.

⑦ 원칙과 규정만 이야기하면서 고객의 이야기를 듣지 않는다.

⑧ 자주 가는 곳임에도 처음 본 고객처럼 응대한다.

⑨ 고객과 함께 흥분한다.

⑩ 고객의 말을 의심하거나 규정을 안내하며 자신의 행동을 정당화한다.

### 3) 시스템

① 주요 처치나 수술을 마친 뒤에 환자의 상태를 알려주는 연락이 없다.

② 늘 고객이 먼저 연락하여서 입원환자의 상태를 확인하여야 한다.

③ 환자의 검사가 무관심과 부주의에 의하여 반복적으로 정지되거나 무시된다.

④ 고객의 동물의 응급한 상황에도 즉각적으로 대처하지 않는다.

⑤ 접수, 응급 순서에 관계없이 무질서하게 진료를 진행한다.

⑥ 문제해결 능력이 없는 직원이 지속적으로 응대한다.

### 4) 환경

① 중요한 결정을 내릴 수 있도록 검사실이나 대기실로부터 떨어진 비공식적인 장소가 없다.

② 동물병원의 내부가 지저분하고 위생적이지 않다.

③ 수의사와 동물보건사, 동물병원 직원들이 단정하지 않은 복장으로 응대한다.

## 2. 동물병원 불만 사례분석

### 1) 진료 후 호전되지 않았을 경우

보호자가 약을 잘 안 먹이거나 제때 방문하지 않는 경우가 발생하였다. 이후 동물병원에서 진료를 잘 못 본다, 오진을 했다, 약이 안 듣는다 라며 불만을 토로한다.

- 응대 서비스: 고객을 비난하지 않고, 질문하여 스스로 깨달을 수 있도록 유도
- 서비스 결과: 고객 이해를 통해 적극적 진료 참여

### 2) 공격적인 환자로 인해 사람이 다친 경우

환자의 통증으로 인해 공격성을 보여서 강하게 제압을 하였다. 이로 인해 보정하던 동물보건사는 손과 팔에 물리는 결과가 발생하였다. 이를 보호자에게 알리면서 “사납거나 예민하다”고 표

현하였고, 고객은 다른곳에서 이런 경우가 없었다면서 동물학대를 의심한다.

- 응대 서비스: 환자의 행동을 공격성이나 예민함으로 치부하지 않고 공감하며, 감정을 배재하고 상황설명을 한다.
- 서비스 결과: 고객이 미안함과 감사한 마음을 전달

### 3) 환자가 다친 경우

- 검정 발톱의 강아지의 기본관리를 동물병원에 의뢰하였다. 검은 발톱은 혈관이 보이지 않아 출혈 발생 확률이 있음을 안내했다. 고객은 수긍하며 진행을 요청했다. 발톱에서 출혈이 발생하자 '처음부터 잘 깎지 그랬냐'며 전문성을 의심하고 불만을 토로한다.

- 응대 서비스: 상황 재설명. 차트에 기록. 미안한 마음 전달
- 서비스 결과: 감정의 변화를 표현하지 않음. 지속적으로 해당 동물병원 이용

수술 후 핫팩으로 체온을 올리다가 환자가 화상을 입었다. 고객은 관리 소홀로 수술비용까지 환불받기를 원한다.

- 응대 서비스: 사과. 입원 처치 비용의 할인
- 서비스 결과: 고객의 요구가 이루어지지 않아 재방문 하지 않음

### 4) 투약 안내가 미흡한 경우

- 제안: 충분하지 않은 복약 설명, 조제약 용량이 다른 부분, 사용 약의 변경 등 투약에 대한 안내가 사전에 되지 않으면 불만 사항으로 이루어질 수 있음. 반드시 사전 설명 후 약을 전달한다.

### 5) 시스템 오류

전자 차트 정보를 못 찾거나, 예약 문자 발송이 지연 또는 누락된 경우

### 6) 비용 사전 고지 미흡

다른 동물병원에서 진료를 받다가 정밀 검사와 진료로 인해 동물병원 신규내원한 고객이다. 검사와 치료가 끝난 뒤 약을 처방받았다. 고객은 투약 용량이 동일한데 비용이 차이가 난다고 불만을 제기하였다.

- 응대 서비스: 비용 사전고지하지 않음을 사과. 고객감정 돌보기. 약의 성분과 용량이 변경됨을 설명
- 서비스 결과: 고객 수긍. 정밀 검사가 필요할 때마다 방문

### 7) 상담자의 말투로 인한 불만

진료 수의사 또는 동물 보건사, 응대하는 리셉션의 강한 억양과 단답형의 대답이 불친절하다고 느껴 불만을 제기하였다.

- 제안: 재질문 또는 고객의 요구사항을 다시 한번 확인하는 작업을 통해 불친절하다는 인상을 줄여줌

### 8) 계산 실수, 제품이나 약을 빠뜨림

고객이 집에 갔는데 잘못 계산되었다고 하거나, 약이 빠졌다고 전화가 와서 불만을 제기한다.

- 제안: 용품이나 약품 등을 함께 전달하여야 할 때는 계산 시 영수증과 함께 물품을 확인하고 전달한다. 계산 실수는 동물병원과의 신뢰도에 영향을 주므로 결제 시 카드영수증이나 최종금액을 고객과 함께 확인한다.

# 부록

1. 동물보건의학용어

2. 동물병원관련서식

# 동물보건의학용어

| | | |
|---|---|---|
| 가족력 | family history | FH |
| 간기능검사 | liver function test | LFT |
| 간염 | hepatitis | |
| 간질 | epilepsy, seizure | |
| 간질액 | interstitial fluid | |
| 감별진단 | rule out | R/O |
| 감염 | infection | |
| 갑상선 기능 검사 | thyroid function test | |
| 강직 | ankylosis | |
| 객혈 | hemoptysis | |
| 거담 | expectoration | |
| 거대적아구성 빈혈(악성빈혈) | megaloblastic anemia | |
| 거부반응 | rejection | |
| 건염 | tendonitis | |
| 견인 | traction | |
| 결석 | calculus | |
| 겸상적혈구성 빈혈 | sickle cell anemia | |
| 경련 | convulsion, cramp | |
| 경막 외 차단 | epidural block | |
| 경막하 혈종 | subdural hematoma | SDH |
| 경색증 | infarction | |

| | | |
|---|---|---|
| 경직 | rigidity[31] | |
| | tetany[32] | |
| 고나트륨혈증 | hypernatremia | |
| 고인산혈증 | hyperphosphatemia | |
| 고장성 | hypertonic | |
| 고칼륨혈증 | hyperkalemia | |
| 고칼슘혈증 | hypercalcemia | |
| 고혈당 | hyperglycemia | |
| 골관절염 | osteoarthritis | OA |
| 골다공증 | osteoporosis | |
| 골반염증성질환 | pelvic inflammatory disease | PID |
| 골수 | bone marrow | |
| 골수이형성증후군 | myelodysplastic syndrome | |
| 골절 | fracture | Fx |
| 공복시 혈당 | fasting blood sugar | FBS |
| 과거력 | past history | PH |
| 과립구 | granulocyte | |
| 과민반응 | hypersensitivity reaction | |
| 관상동맥 | coronary artery | |
| 관상동맥질환 | coronary artery disease | CAD |
| 관절염 | arthritis | |
| 관절통 | arthralgia | |
| 괴사 | necrosis | |
| 교질삼투압 | oncotic pressure | |
| 구축 | contracture | |
| 구토 | vomiting | |
| 국소마취 | local anesthesia | |
| 국소빈혈 | ischemia | |
| 근전도 검사 | electromyogram | EMG |
| 급성 | acute | |

31 근육이 지속적으로 뻣뻣하게 긴장된 상태이다. 주로 중추신경계 손상, 파킨슨 증후군, 전신 강직증 등에서 사용한다.

32 저칼슘혈증 등 전해질 불균형으로 인한 불수의적·간헐적 근육 경련을 뜻한다. 전신 또는 국소적으로 나타난다.

| 급성 세뇨관 괴사 | acute tubular necrosis | |
|---|---|---|
| 급성 신손상 | acute kidney injury | |
| 급성 콩팥기능상실, 급성 신부전 | acute renal failure | |
| 기도폐쇄 | airway obstruction | |
| 기초대사율 | basal metabolic rate | BMR |
| 기침 | cough | |
| 기회질환 | opportunistic diseases | |
| 기흉 | pneumothorax | |
| 나트륨 | sodium | |
| 낭종 | cyst | |
| 내번 | inversion | |
| 내시경검사 | endoscopy | |
| 네프론, 콩팥단위, 신원 | nephron | |
| 노출 후 예방 | postexposure prophylaxis | |
| 녹내장 | glaucoma | |
| 농뇨 | pyuria | |
| 농양 | abscess | |
| 뇌내출혈 | intracerebral hemorrhage | ICH |
| 뇌색전증 | cerebrovascular embolism | CVE |
| 뇌성마비 | cerebral palsy | CP |
| 뇌척수액 | cerebrospinal fluid | CSF |
| 뇌파검사 | electroencephalography | EEG |
| 뇌혈관 질환 | cerebro vascular disease | CVD |
| 뇌혈관사고 | cerebrovascular accident | CVA |
| 뇌혈전증 | cerebrovascular thrombosis | CVT |
| 늑골척추각 | costovertebral angle | CVA |
| 다갈증 | polydipsia | |
| 다낭성 신병 | polycystic kidney disease | |
| 다뇨, 다뇨증 | polyuria | |
| 다발성 경화증 | multiple sclerosis | MS |
| 다발성 골수증 | multiple myeloma | |
| 단백뇨 | proteinuria | |
| 단핵구 | monocyte | |

| 당뇨 | glycosuria | |
|---|---|---|
| 당뇨병 | diabetes mellitus | DM |
| 대사성 산증 | metabolic acidosis | |
| 대사성 알칼리증 | metabolic alkalosis | |
| 동공반사 | light pupil reflex | LPR |
| 동맥경화증 | arteriosclerosis | |
| 동맥류 | aneurysm | |
| 동맥압 | arterial blood pressure | ABP |
| 동맥혈 가스 검사 | arterial blood gas analysis | ABGA |
| 두통 | headache | |
| 등장성 | isotonic | |
| 류마티스 관절염 | rheumatoid arthritis | RA |
| 림프구 | lymphocyte | |
| 림프종 | lymphoma | |
| 마취 | anesthesia | |
| 만성 | chronic | |
| 만성 신질환 | chronic kidney disease | |
| 만성 콩팥기능상실, 만성 신부전 | chronic renal failure | |
| 만성 폐쇄성 폐질환 | chronic obstructive pulmonary disease | COPD |
| 말기 신질환 | end stage renal disease | ESRD |
| 망상적혈구 | reticulocyte | |
| 맥박 | pulse | P |
| 면역 | immune | |
| 면역감시 | immunologic surveillance | |
| 면역결핍 | immunodeficiency | |
| 면역글로불린 | immunoglobulin | Ig |
| 면역력 | immunocompetence | |
| 면역억제요법 | immunosuppressive therapy | |
| 무기폐 | atelectasis | |
| 무뇨 | anuria | |
| 무반응 | anergy | |
| 무지증 | amelia | |

| 무호흡 | apnea | |
|---|---|---|
| 물리 치료 | physical therapy | PT |
| 바이러스 부하 | viral load | |
| 반상출혈 | ecchymosis | |
| 발암물질 | carcinogens | |
| 발작 | stroke | |
| 발포제 | vesicants | |
| 방광 | bladder | |
| 방광경 | cystoscope | |
| 방광경검사 | cystoscopy | |
| 방광내압측정검사 | cystometrogram | |
| 방광염 | cystitis | |
| 방광절제술 | cystectomy | |
| 방사선요법 | radiation therapy | |
| 배뇨곤란 | dysuria | |
| 배설요로 조영술 | excretory urography | EUG |
| 백내장 | cataract | |
| 백혈구 | leukocyte / white blood cell | WBC |
| 백혈구감소증 | leukopenia | |
| 백혈구증가증 | leukocytosis | |
| 백혈병 | leukemia | |
| 범혈구감소증 | pancytopenia | |
| 변비 | constipation | |
| 변형 | deformity | |
| 병기 | staging | |
| 병력 | history | Hx |
| 병인, 원인 | etiology | |
| 보우만주머니 | Bowman's capsule | |
| 복막투석 | peritoneal dialysis | PD |
| 복수 | ascites | |
| 부목 | splint | |
| 부분트롬보플라스틴 시간 | partial thromboplastin time | PTT |
| 부위마취 | regional anesthesia | |

| 부작용 | side effect | |
|---|---|---|
| 부정맥 | arrhythmia | |
| 부종 | edema | |
| 분만예정일 | estimated date of confinement | EDC |
| 분무기 | nebulizer | |
| 비대 | hypertrophy | |
| 비장절제술 | splenectomy | |
| 비정상 | abnormal | |
| 빈뇨 | frequency of urine | |
| 빈맥 | tachycardia | |
| 빈혈 | anemia | |
| 빈호흡 | tachypnea | |
| 사구체 | glomerulus | |
| 사구체 여과율 | glomerular filtration rate | GFR |
| 사구체신염 | glomerulonephritis | |
| 사이토카인 | cytokine | |
| 산 | acid | |
| 산재성/파종성 혈관 내 응고증 | disseminated intravascular coagulation | DIC |
| 산증 | acidosis | |
| 산통, 급경련통 | colicky pain | |
| 삼출(삼출액) | effusion | |
| 삼투 | osmosis | |
| 삼투압 | osmotic pressure | |
| 상기도 감염 | upper respiratory infection | URI |
| 생검 | biopsy | bx |
| 서맥 | bradycardia | |
| 서호흡 | bradypnea | |
| 석고붕대 | cast | |
| 선천성 심질환 | congenital heart disease | CHD |
| 설사 | diarrhea | |
| 세균뇨 | bacteriuria | |
| 세동 | fibrillation | |

| 세포매개면역 | cell-mediated immunity | |
|---|---|---|
| 소변 분석검사 | urinalysis | |
| 소양증, 가려움 | pruritus | |
| 소화불량 | dyspepsia | |
| 쇄석술 | lithotripsy | |
| 수술 전 | preoperative | pre-op |
| 수술 후 | postoperative | post-op |
| 수술실 | operating room | OR |
| 수신증, 물콩팥증 | hydronephrosis | |
| 수축기 | systole | |
| 수포 | bulla | |
| 수핵 탈출증 | herniated nucleus pulposus | HNP |
| 수혈 | blood transfusion | |
| 순환 | circulation | |
| 식도위십이지장내시경검사 | esophagogastro duodeneoscopy | EGD |
| 식욕부진 | anorexia | |
| 신경화증 | nephrosclerosis | |
| 신동맥 협착 | renal artery stenosis | |
| 신동맥조영술 | renal arteriography, angiography | |
| 신석증 | nephrolithiasis | |
| 신우 | renal pelvis | |
| 신우신염 | pyelonephritis | |
| 신장 | kidney | |
| 신장암 | kidney cancer | |
| 신장염 | nephritis | |
| 신장이식 | kidney transplantation | |
| 신장절제술 | nephrectomy | |
| 신증, 콩팥증 | nephropathy, nephrosis | |
| 신증후군 | nephrotic syndrome | |
| 실신 | syncope | |
| 심계항진 | palpitation | |
| 심근경색 | myocardial infarction | MI |

| 심박동 정지 | cardiac arrest | |
|---|---|---|
| 심부건 반사 | deep tendon reflex | DTR |
| 심장 마사지 | cardiac massage | |
| 심장박동기 | pacemaker | |
| 심장병 | heart disease | HD |
| 심장판막질환 | valvular heart disease | VHD |
| 심전도 | electrocardiogram | ECG(EKG) |
| 심폐소생술 | cardio pulmonary resuscitation | CPR |
| 아두 골반 불균형 | cephalo pelvic disproportion | CPD |
| 악성 | malignant | |
| 악액질 | cachexia | |
| 안압 | intraocular pressure | |
| 알도스테론 | aldosterone | |
| 알부민혈증 | albuminemia | |
| 알카리증 | alkalosis | |
| 암 | cancer | |
| 압통 | tenderness | |
| 야뇨증 | nocturia | |
| 양성전립성비대증 | benign prostatic hypertrophy | BPH |
| 염좌 | sprain | |
| 염증반응 | inflammatory response | |
| 예후 | Prognosis | Px |
| 예진 | impression | IMP |
| 오른쪽 귀 | auris dextra | AD |
| 오심 | nausea | |
| 오한 | chilling | |
| 요관 | ureter | |
| 요관염 | ureteritis | |
| 요관폐색 | ureter obstruction | |
| 요도 | urethra | |
| 요도 도뇨관 | urethral catheter | |
| 요도염 | urethritis | |
| 요독증 | uremia | |

| 요로 감염 | urinary tract infection | UTI |
|---|---|---|
| 요로결석 | urinary tract calculi, urinary tract stone | |
| 요로성 패혈증 | urosepsi | |
| 요로전환술 | urinary diversion | |
| 요역류 | urinary reflux | |
| 요정체 | urinary retention | |
| 요추천자 | lumbar puncture | LP |
| 용혈 | hemolysis | |
| 운동실조 | ataxia | |
| 울혈성심부전 | congestive heart failure | CHF |
| 위궤양 | gastric ulcer | |
| 위축 | atrophy | |
| 유산 | abortion | AB |
| 이뇨 | diuresis | |
| 이뇨제, 배뇨 촉진제 | diuretic | |
| 이완기 | diastole | |
| 인슐린 비의존성 당뇨병 | non-insulin dependent diabetes mellitus | NIDDM |
| 인슐린 의존성 당뇨병 | insulin dependent diabetes mellitus | IDDM |
| 입원환자 | inpatient | IP |
| 자가면역 | autoimmunity | |
| 자궁경부 도말 | papanicolaou smear | Pap |
| 자기공명영상 | magnetic resonance imaging | MRI |
| 잔뇨 | residual urine | |
| 재발 | recurrent | |
| 재생불량성 빈혈 | aplastic anemia | |
| 저산소증 | hypoxia | |
| 저산소혈증 | hypoxemia | |
| 적혈구 침강 속도 | erythrocyte sedimentation rate | ESR |
| 적혈구생성인자 | erythropoietin | |
| 전산화단층촬영 | computed tomography | CT |
| 전이 | metastasis | |

| 전해질 | electrolytes | |
|---|---|---|
| 전혈검사 | complete blood count | CBC |
| 절단 | amputation | |
| 점상출혈 | petechiae | |
| 접촉주의 | contact precaution | |
| 정맥 신우조영술 | intravenous pyelography | IVP |
| 정맥류 | varices | |
| 정복 | reduction | |
| 정상 | normal | |
| 정상호흡 | eupnea | |
| 정수압 | hydrostatic pressure | |
| 정제 | tablet | tab |
| 제왕절개 | cesarean section | C-section |
| 조혈 | hematopoiesis | |
| 조혈모세포 | hematopoietic stem cell | |
| 조혈줄기세포이식 | hematopoietic stem cell transplantation | |
| 종양 | tumor | |
| 종양 혈관형성 | tumor angiogenesis | |
| 종양유전자 | tumor marker | |
| 좌상, 타박상 | contusion | |
| 주호소 | chief complaint | CC |
| 중심정맥압 | central venous pressure | CVP |
| 중탄산나트륨 | sodium bicarbonate | |
| 증상 | symptom | Sx |
| 증후군 | syndrome | |
| 지각이상 | paresthesia | |
| 지방간 | fatty liver | |
| 지주막하 출혈 | subarachnoid hemorrhage | SAH |
| 지혈, 울혈 | hemostasis | |
| 진단 | diagnosis | Dx |
| 진전 | tremor | |
| 질소혈증 | azotemia | |

| | | |
|---|---|---|
| 질식 | asphyxia | |
| 징후 | sign | |
| 착란 | confusion | |
| 처방/처방전 | Prescription | Rx |
| 척수 | spinal cord | |
| 척수마취 | spinal anesthesia | |
| 천식 | asthma | |
| 철결핍성 빈혈 | iron deficiency anemia | |
| 청색증 | cyanosis | |
| 체액 | body fluid | |
| 체액성 면역 | humoral immunity | |
| 체온 | temperature | T |
| 체중 | weight | Wt |
| 초여과 | ultrafiltration | |
| 초음파검사 | ultrasonography | USG |
| 추간원판 탈출증 | herniated intervertebral disc | HIVD |
| 출혈 | bleeding / hemorrhage | |
| 충수염 | appendicitis | |
| 치료 | treatment | Tx |
| 치매 | dementia | |
| 칼륨 | potassium | |
| 칼슘 | calcium | |
| 콩팥동맥조영술, 신동맥조영술 | renal arteriography | |
| 크레아티닌 청소율 | creatinine clearance | |
| 크레아티닌 | creatinine | |
| 탈수 | dehydration | |
| 탈장 | hernia | |
| 토혈 | hematemesis | |
| 통증 | pain | |
| 패혈증 | septicemia | |
| 폐결핵 | pulmonary tuberculosis | TB |
| 폐기능검사 | pulmonary function testing | PFT |
| 폐렴 | pneumonia | |

| 폐색전증 | pulmonary embolism | PE |
|---|---|---|
| 프로트롬빈시간 | prothrombin time | PT |
| 피부 | skin | |
| 피부염 | dermatitis | |
| 핍뇨 | oliguria | |
| 항상성 | homeostasis | |
| 항암화학요법 | chemotherapy | |
| 항원 | antigen | Ag |
| 항응고제 | anticoagulant | |
| 항이뇨호르몬 | antidiuretic hormone | ADH |
| 항체 | antibody | Ab |
| 항체미형성기 | window period | |
| 허약 | weakness | |
| 헤마토크릿 | hematocrit | Hct |
| 헤모글로빈 | hemoglobin | Hb |
| 현기증 | dizziness | |
| 혈관조영술 | angiography | |
| 혈구(혈액세포) | blood cells | |
| 혈뇨 | hematuria | |
| 혈당검사 | blood sugar test | BST |
| 혈량과다증 | hypervolemia | |
| 혈량저하증 | hypovolemia | |
| 혈변, 흑색변 | melena | |
| 혈색소 | hemoglobin | |
| 혈색소침착증 | hemochromatosis | |
| 혈소판 | platelet / thrombocyte | |
| 혈소판감소증 | thrombocytopenia | |
| 혈압 | blood pressure | BP |
| 혈액 | blood | |
| 혈액뇨질소 | blood urea nitrogen | BUN |
| 혈액배양 | blood culture | |
| 혈액투석 | hemodialysis | HD |
| 혈우병 | hemophilia | |

| 혈장 | plasma | |
|---|---|---|
| 혈전증 | thrombosis | |
| 혈종 | hematoma | |
| 혈청 | serum | |
| 혈흉 | hemothorax | |
| 협착증 | stenosis | |
| 호산구 | eosinophil | |
| 호염기구 | basophil | |
| 호중구 | neutrophil | |
| 호중구감소증 | neutropenia | |
| 호흡 | respiration | R |
| 호흡곤란 | dyspnea | |
| 호흡성 산증 | respiratory acidosis | |
| 호흡성 알칼리증 | respiratory alkalosis | |
| 혼수 | coma | |
| 화상 | burn | |
| 화학요법 | chemotherapy | |
| 확장 | dilation=dilatation | |
| 확장 및 소파술 | dilation & curettage | D&C |
| 활력징후 | vital signs | V/S |
| 활성 부분 트롬보플라스틴시간 | activated partial thromboplastin time | aPTT |
| 회복실 | recovery room | |
| 후천성 면역 결핍증 | acquired immuno deficiency syndrome | AIDS |
| 흉통 | chest pain | |
| 흡인 | aspiration[33] | |
| | suction[34] | |
| 히스타민 | histamine | |

33 ① 흡입 행위(예: 흡인성 폐렴의 aspiration), ② 바늘로 내용물 흡입(세침흡인)을 뜻한다. '기계적 흡인(suction)'을 포함하는 개념이다.

34 기계적 흡인(진공펌프·흡인기) 행위 자체를 지칭하는 용어이다. 의학 용어집에서는 일반적으로 'aspiration'을 표준 표제어로 사용하고, 'suction'은 세부 설명에 포함한다.

| 투약 경로에 관한 약어 | | |
|---|---|---|
| 경구투약 | *Per Os* | PO |
| 피하주사 | *Subcutaneous injection* | SC/SQ |
| 근육주사 | *Intramuscular injection* | IM |
| 정맥주사 | *Intravenous injection* | IV |
| 외용제 도포 | Topical | Top |
| 귀에 투약 | Otic administration | Otic |
| 안약, 눈에 투약 | Ophthalmic administration | Ophthalmic |
| 직장투약 | Rectal administration | Rectal |
| 흡입투약 | Inhalation | Inhalation |

| 투약 빈도 및 조건 관련 약어 | | |
|---|---|---|
| 하루에 한 번 | *semel in die* | sid |
| 하루에 두 번 | *bis in die* | bid |
| 하루에 세 번 | *ter in die* | tid |
| 하루에 네 번 | *quater in die* | qid |
| 매_시간마다 | *quaque + 시간(h)* | q_h (ex. q4h) |
| 이틀에 한 번 | *Every Other Day* | EOD |
| 식전 | *ante cibum* | ac |
| 식후 | *post cibum* | pc |
| 필요시 | *pro re nata* | PRN |

# 동물병원관련서식

## 진료신청서

ID

내원경로: 병원고객 소개, 타 병원 소개, 병원 광고(간판 포함), 방송, 인터넷, 신문, 잡지, 기타(　　)

보호자명:　　　　전화번호 :　　　　핸드폰:

주 소:

동물이름:　　　　품 종 :

성 별: 남 * 여　　　　중성화수술 : 유 * 무

생 일:　　년　　월　　일

희망진료과: 내과, 외과, 산과, 피부과, 소아과, 안과, 치과

내원사유 :

* 본원은 전화나 팩스를 통한 무분별한 스팸광고를 차단하고 처벌하기 위한 정보통신부의 옵트 인(Opt-in)제도 시행에 따라 제공하는 문자메시지(SMS) 정보서비스 제공(진료예약, 예방접종, 기타관련사항)에 대한 고객님의 희망의사를 확인합니다.

동의 (　)

보호자성함 :　　　　(인)

# 마취(검사□/수술□) 동의서

Seiral: No.

| | | | | | | |
|---|---|---|---|---|---|---|
| 고 객 | 이 름 | | 전화번호 | | 핸드폰 | |
| | 주 소 | | | | | |
| 동 물 | 이 름 | | 품 종 | | 털 색 | |
| | 종 | | 생년월일 | | 성 별 | |

▷ 본인은 위 동물에게 행해질 마취 및 검사/수술의 필요성, 내용, 예상되는 합병증과 후유증 등에 대한 설명을 수의사로부터 들었으며, 본 마취 및 검사/수술로서 불가항력적으로 야기될 수 있는 쇼크 및 약물 과민반응 또는 동물의 특이체질로 우발적 사고가 일어날 수도 있다는 것을 사전 설명으로 충분히 이해하였고, 마취 및 검사/수술에 협력할 것을 동의합니다.

읽었음( )

▷ 시술과 관련한 환자정보 (사진, 동영상 등)를 학술자료 또는 홈페이지 등에 활용할 수 있습니다.

읽었음( )

년 월 일

보호자 생년월일 :

보호자 이 름 : (인)

■ 수의사법 시행규칙 [별지 제11호서식]

# 수술등중대진료 동의서

| | | |
|---|---|---|
| **동물소유자등** | 성명 | 연락처 |
| | 주소 | |
| **수술등중대진료 대상** | 이름 | 성별 |
| | 특이사항(필요시) | |
| **수의사** | 동물병원명 | 면허번호 |
| | 성명 (서명 또는 인) | |

**설명 및 동의 사항**

동물에게 발생하거나 발생 가능한 증상의 진단명

2. 수술등중대진료의 필요성, 방법 및 내용

3. 수술등중대진료에 따라 전형적으로 발생이 예상되는 후유증 또는 부작용

4. 수술등중대진료 전후에 동물소유자등이 준수하여야 할 사항

「수의사법」 제13조의2 및 같은 법 시행규칙 제13조의3에 따라 위와 같이 수의사로부터 수술등중대진료에 관한 설명을 들었으며, 수술등중대진료 및 그 전후에 발생할 수 있는 어떤 일에 대해서도 일체의 민형사상 이의를 제기하지 않을 것을 서약하며, 수술등중대진료와 관련한 수의학적 처리를 담당 수의사에게 위임할 것을 서면으로 동의합니다. 또한 기타 내용이 발생한 경우 별지를 포함합니다.

년 월 일

동물소유자등 (서명 또는 인)

210mm x 297mm[백상지(60g/)]

# 마취 모니터링 차트

| Date. | D.V.M. | Operator. |
|---|---|---|
| Name. | Assist. | Monitoring. |
| Breed. | Weight. | ET tube. |

| Age. y m | SURGERY. | |
|---|---|---|
| Sex. □ M □ CM □ F □ SF | Cehpa / tra | Mida / Dia |
| 기왕력 | Induction | 유지약물 |
| 마취시간 ~ | 수술시간 ~ | |

| | | | 15 | 30 | 45 | 60 | 75 | 90 | 105 | 120 |
|---|---|---|---|---|---|---|---|---|---|---|
| 수액속도 | | | | | | | | | | |
| 마취값 | | | | | | | | | | |
| MAC값 | | | | | | | | | | |
| | 210 | | | | | | | | | |
| | 200 | | | | | | | | | |
| | 190 | | | | | | | | | |
| | 180 | | | | | | | | | |
| HR ○ | 170 | | | | | | | | | |
| | 160 | | | | | | | | | |
| | 150 | | | | | | | | | |
| Etco2 X | 140 | | | | | | | | | |
| | 130 | | | | | | | | | |
| | 120 | | | | | | | | | |
| BP ✓ | 110 | | | | | | | | | |
| | 100 | | | | | | | | | |
| | 90 | | | | | | | | | |
| | 80 | | | | | | | | | |
| SPO2 □ | 70 | | | | | | | | | |
| | 60 | | | | | | | | | |
| | 50 | | | | | | | | | |
| RR △ | 40 | | | | | | | | | |
| | 30 | | | | | | | | | |
| | 20 | | | | | | | | | |
| | 10 | | | | | | | | | |

| TIME | REMARK | COMENT |
|---|---|---|
| | | |
| | | |
| | | |
| | | |

# 업무평가서

| 소 속 | 성명 |
|---|---|
| | |

| 평가요소 | 평 가 기 준 | 평 가 |
|---|---|---|
| 용모 복장 | 머리손질이 단정히 되어 있는가? | 1 2 3 4 5 |
| | 화장은 안한듯 보이거나 요란하지는 않은가? | 1 2 3 4 5 |
| | 유니폼 상태가 어떠한가? | 1 2 3 4 5 |
| 업무지식 | 업무를 처리하는 데 필요한 지식, 기술의 정도는? | 1 2 3 4 5 |
| | 필요한 지식, 기술습득에 열성적이었는가? | 1 2 3 4 5 |
| 고객응대 | 맞이인사 시 다정다감한 환영분위기가 느껴지는가? | 1 2 3 4 5 |
| | 안내 시 고객을 적극적으로 유도하는가? | 1 2 3 4 5 |
| | 고객에게 배려와 관심을 기울이는가? | 1 2 3 4 5 |
| | 친근한 말투로 고객을 대하는가? | 1 2 3 4 5 |
| | 배웅인사는 잘 되는가? | 1 2 3 4 5 |
| 책 임 감 | 주어진 업무는 끝까지 해냈는가? | 1 2 3 4 5 |
| | 주어진 일들에 관해 책임회피를 하지 않았는가? | 1 2 3 4 5 |
| | 주어진 업무에 대해 마감시간을 지켰는가? | 1 2 3 4 5 |
| 적 극 성 | 항상 솔선하여 의욕적으로 일하는가? | 1 2 3 4 5 |
| | 직장의 사기향상에 도움이 되는가? | 1 2 3 4 5 |
| | 목적달성을 위해 노력하는 의욕이 강한가? | 1 2 3 4 5 |
| 관 계 성 | 직장 전체의 효율을 고려한 행동을 하는가? | 1 2 3 4 5 |
| | 동료와 적극적으로 협조하여 업무를 추진하는가? | 1 2 3 4 5 |
| | 자신의 이해관계와 감정에 사로잡히지 않았는가? | 1 2 3 4 5 |
| | 자신으로 인해 전체 분위기를 흐리지 않았는가? | 1 2 3 4 5 |
| 태 도 | 지각, 결근, 조퇴 등 근태관리의 정도는? | 1 2 3 4 5 |
| | 야근 · 특근을 마다하지 않고 열심히 하는가? | 1 2 3 4 5 |
| | 동료들과의 언행에 신경을 쓰는가? | 1 2 3 4 5 |
| | 항상 밝은 웃음과 태도로 근무하고 있는가? | 1 2 3 4 5 |
| | 청소, 기기/ 물품/비품 정리 등을 솔선수범 하는가? | 1 2 3 4 5 |
| 기 타 | 업무상의 보고, 연락을 신속 확실하게 했는가? | 1 2 3 4 5 |
| | 지시받은 일을 신속, 정확하게 처리했는가? | 1 2 3 4 5 |
| | 상사의 지시명령에 항상 긍정적으로 받아들이는가? | 1 2 3 4 5 |
| **합 계** | | |

# 간단체크문진표

간단한 건강체크

| 전신상태 | 피부/피모 | 귀/눈 | 구강 | 소화기/영양 |
|---|---|---|---|---|
| □ 정상 | □ 정상 | □ 정상 | □ 정상 | □ 사료명 |
| □ 마름(경, 중, 고도) | □ 건성지루 | □ 귀지(좌, 우) | □ 구취 | (　　　　　) |
| □ 비만(경, 중, 고도) | □ 유성지루 | □ 냄새(좌, 우) | □ 치열이상 | □ 사료량/횟수 |
| □ 가시점막 창백 | □ 악취 | □ 귀 발적(좌, 우) | □ 치아흔들림 | (　　　　　) |
| □ 호흡이상 | □ 탈모, 털빠짐 | □ 비후/협착(좌, 우) | □ 치은염 | □ 영양제 |
| □ 심박이상 | □ 종괴(mass) | □ 시력이상(좌, 우) | □ 치석 | (　　　　　) |
| □ 심잡음 | □ 외부기생충 | □ 안구충혈(좌, 우) | □ 구내염 | □ 식욕변화 |
| □ 잦은기침 | □ 피부색변화 | □ 눈물분비(좌, 우) | □ 궤양 | □ 구토 |
| □ | □ 지간, 패드이상 | □ 안구분비물(좌, 우) | □ 치주질환 | □ 설사 |

* 의견

예방접종(최근에 접종한 예방접종약의 접종일을 적어주세요)

| 종　합 | | 켄　넬 | | 인플루엔자 | | 내부기생충 | |
|---|---|---|---|---|---|---|---|
| 코로나 | | 광견병 | | 사이토포인트 | | 외부기생충 | |

◈ 다음은 기본 건강과 관련된 증상들입니다. 관련 증상에 V 표시해 주세요.

□ 예전과 같지 않음　□ 가족들과 잘 놀려 하지 않음　□ 반응이 떨어지고 덜 활기참

□ 행동 또는 활동 변화　□ 계단을 오를 때 힘들어 함　□ 뛰어 오를 때 힘들어 함

□ 다리를 절음　□ 전에 비해 물을 많이 마심　□ 전에 비해 소변을 많이 봄

□ 식욕이 변함　□ 현저한 체중 증가 또는 감소　□ 화장실을 가리지 못함

□ 수면 주기의 변화　□ 멍하거나 방향감각 상실　□ 모질, 모색의 변화

□ 피부에 종괴 발생　□ 피부를 좀 더 가려워 함　□ 입냄새가 심하거나 잇몸이 부음

□ 전신 떨림　□ ______________________

◈ 진료 전 사전 정보 제공

# 인지기능장애문진표

## 반려견 인지기능장애 척도(CCDR)

| 반려견 이름 | | 보호자 성함 | |
|---|---|---|---|
| 설문지 제출날짜 | | 제다큐어 복용기간 | |

| | 문항 | 1점 | 2점 | 3점 | 4점 | 5점 |
|---|---|---|---|---|---|---|
| 1 | 얼마나 자주 당신의 반려견이 왔다갔다 하거나, 원을 그리며 돌거나, 특정한 방향 또는 목적 없이 헤매나요? | 한번도 없음 ☐ | 한달에 1번 ☐ | 일주일에 1번 ☐ | 하루에 1번 ☐ | 하루에 여러번 ☐ |
| 2 | 얼마나 자주 당신의 반려견이 벽이나 바닥을 멍하니 응시하나요? | 한번도 없음 ☐ | 한달에 1번 ☐ | 일주일에 1번 ☐ | 하루에 1번 ☐ | 하루에 여러번 ☐ |
| 3 | 얼마나 자주 당신의 반려견이 가구 뒤에서 꼼짝 못하고 있고 돌아나오지 못하나요? | 한번도 없음 ☐ | 한달에 1번 ☐ | 일주일에 1번 ☐ | 하루에 1번 ☐ | 하루에 여러번 ☐ |
| 4 | 얼마나 자주 당신의 반려견이 친숙한 사람이나 동물을 알아보지 못하나요? | 한번도 없음 ☐ | 한달에 1번 ☐ | 일주일에 1번 ☐ | 하루에 1번 ☐ | 하루에 여러번 ☐ |
| 5 | 얼마나 자주 당신의 반려견이 벽이나 문을 향해 걸어가나요? | 한번도 없음 ☐ | 한달에 1번 ☐ | 일주일에 1번 ☐ | 하루에 1번 ☐ | 하루에 여러번 ☐ |
| 6 | 당신이 반려견을 쓰다듬을 때 얼마나 자주 반려견이 떠나버리거나 쓰다듬는 것을 피하나요? | 한번도 없음 ☐ | 한달에 1번 ☐ | 일주일에 1번 ☐ | 하루에 1번 ☐ | 하루에 여러번 ☐ |
| 7 | 얼마나 자주 당신의 반려견이 바닥에 떨어진 음식을 찾기 어려워하나요? | 해당 없음 ☐ | 1-30% ☐ | 31-60% ☐ | 61-99% ☐ | 항상 ☐ |
| 8 | 6개월 전과 비교하여 당신의 반려견이 왔다갔다 하거나, 원을 그리며 돌거나, 특정한 방향 또는 목적 없이 헤매나요? | 훨씬 덜함 ☐ | 약간 덜함 ☐ | 이전과 같음 ☐ | 약간 심함 ☐ | 훨씬 심함 ☐ |
| 9 | 6개월 전과 비교하여 당신의 반려견이 얼마나 더 벽이나 바닥을 멍하니 응시하나요? | 훨씬 덜함 ☐ | 약간 덜함 ☐ | 이전과 같음 ☐ | 약간 심함 ☐ | 훨씬 심함 ☐ |
| 10 | 6개월 전과 비교하여 당신의 반려견이 얼마나 더 대소변을 잘 못 가리나요? (지금껏 한 번도 대소변 실수를 한 적이 없다면 이전과 같음에 체크) | 훨씬 덜함 ☐ | 약간 덜함 ☐ | 이전과 같음 ☐ | 약간 심함 ☐ | 훨씬 심함 ☐ |
| 11 | 6개월 전과 비교하여 당신의 반려견이 얼마나 더 바닥에 떨어진 음식을 찾기 어려워하나요? (이 질문의 점수에는 2점을 곱해주세요.) | 훨씬 덜함 ☐ | 약간 덜함 ☐ | 이전과 같음 ☐ | 약간 심함 ☐ | 훨씬 심함 ☐ |
| 12 | 6개월 전과 비교하여 당신의 반려견이 얼마나 더 친숙한 사람이나 동물을 알아보지 못하나요? (이 질문의 점수에는 3점을 곱해주세요) | 훨씬 덜함 ☐ | 약간 덜함 ☐ | 동일 ☐ | 약간 심함 ☐ | 훨씬 심함 ☐ |
| 13 | 6개월 전과 비교하여 당신의 반려견이 얼마나 더 활발히 지내고 있나요? | 훨씬 많음 ☐ | 약간 많음 ☐ | 이전과 같음 ☐ | 약간 적음 ☐ | 훨씬 적음 ☐ |

**총점** ____ 39점 이하 **정상** 40-49점 **인지기능장애 위험군** 50점 이상 **인지기능장애 증후군**

# 건강검진문진표

**보호자 정보**

○ 이름: ○ 주소:

○ 연락처: ○ E-mail:

**환자 정보**

○ 이름: ○ 나이 or 생년월일:

○ 성별: ○ 동물종류 및 품종:

○ 중성화수술 유무: Y / N ○ 마이크로칩 유무: Y / N

1. 주거지내 다른 반려동물을 더 기르고 계신가요?
(기르고 계시다면 동물의 종류, 품종, 마리수를 적어주세요)

2. 급여하는 음식은 어떤 것입니까?

1) 시판되는 사료 → 문제3을 작성

2) 기타 ( ) → 문제4를 작성

3. 사료의 경우, 회사명과 제품명을 적어주세요.

4. 사료나 음식 일일 급여 횟수

1) 하루 한 번 2) 하루 두 번 3) 하루 세 번 이상 4) 자율배식

5. 하루에 얼마 정도의 사료나 음식을 급여하십니까?

6. 간식을 주십니까? 주신다면 어떤 간식을 어느 정도 주십니까?

7. 현재 복용중인 영양제와 보조제가 있다면 적어주세요.

# 건강검진문진표

8. 최근에 체중의 변화가 있었나요?
1) 체중 증가　2) 체중 감소　3) 변화 없음

9. 식욕의 변화가 있었나요?
1) 식욕증가　2) 식욕감소　3) 변화 없음

10. 최근 구토나 설사가 있었나요?
1) 구토가 있었음　2) 설사가 있었음　3) 구토나 설사가 없었음

11. 양치질은 어떻게 하십니까?
1) 식사 후 매번　2) 하루 한 번　3) 며칠에 한 번　4) 하지 않음

12. 스케일링은 언제 받으셨나요?
1) 1년 이내　2) 2년 이내　3) 3년 이내　4) 하지 않음

13. 목욕을 얼마나 자주 하시나요?
1) 1주일에 두 번 이상　2) 1주일에 한 번　3) 2주일에 한 번　4) 기타

14. 놀이나 운동은 얼마나 자주 시키시나요?
1) 주 3회 이상　2) 주 1~2회　3) 주 1회 미만

15. 최근에 접종한 예방접종약을 체크해 주시고, 접종일을 적어주세요.(예방접종 양식 활용)

16. 정기적으로 심장사상충 예방약을 투약하십니까?

17. 정기적으로 외부기생충 구제제를 사용하십니까?

# 신체검사표



## 07. 신체검사

### 신체검사 결과표

| 체중 | kg | 체온 | ℃ | 맥박 | /min | 호흡수 | /min |
|---|---|---|---|---|---|---|---|

| 전신상태 | 피모 / 피부 | 눈 | 귀 |
|---|---|---|---|
| □ 정 상 | □ 정 상 | □ 정 상 | □ 정 상 |
| □ 활력 소실 / 침울 | □ 건성 지루 | □ 시력이상 | □ 염증 / 감염 |
| □ 마름 | □ 유성 지루 | □ 분비물 | □ 비후 / 협착 |
| □ 비만(BCS 5) | □ 피모가 거침 | □ 적색(충혈) | □ 다량의 귀지 |
| □ 황달 | □ 탈모, 빠진 털 | □ 유루 | □ 귀 진드기 |
| □ 탈수 | □ 종괴(mass) | □ 백탁 | □ 종괴(mass) |
| □ CRT 이상 | □ 외부 기생충 | □ 백내장 | □ 소양감 |
| □ 가시점막창백 | □ 피부색 변화 | □ 안검 이상 | |
| | □ 소양감 | □ 종괴(mass) | |
| | □ 피진 | □ 안구돌출/침하 | |

| 구강 | 비강 / 인후/ 경부 | 근골격계 | 심장 |
|---|---|---|---|
| □ 정 상 | □ 정 상 | □ 정 상 | □ 정 상 |
| □ 구취 | □ 비 분비물 | □ 파행 | □ 경정맥 노장 |
| □ 치열이상 | □ 비강 협착 | □ 관절통 / 강직 | □ 심장촉진 이상 |
| □ 흔들리는 치아 | □ 안면 비대칭 / 변형 | □ 신경학적 이상 | □ 심박수 이상 |
| □ 치석 | □ 편도염 | □ 인대 손상 | □ 심음미약 |
| □ 치유염 | □ 인후염 | □ 발톱 이상 | □ 심잡음 |
| □ 구내염 / 궤양 | □ 기관압박 기침반사 | □ 지간 / 지단 이상 | □ 부정맥 |
| □ 잔존유치 | □ 하악림프절 종대 | □ 종괴(mass) | □ |
| □ 치주염 | □ 종괴(mass) | □ | □ |

| 호흡기 | 복부 | 소화기계 | 비뇨생식기계 |
|---|---|---|---|
| □ 정 상 | □ 정 상 | □ 정 상 | □ 정 상 |
| □ 이상호흡음 / 폐음 | □ 복부 팽대 | □ 연동음 이상 | □ 배뇨 이상 |
| □ 호흡 곤란 | □ 복부 긴장 | □ 설사 / 변비 | □ 외음부 종창 |
| □ 기침 | □ 압통 / 자발통 | □ 구토 / 구토동작 | □ 외음부 분비물 |
| □ 팬팅(빈호흡) | □ 복부 팽만 | □ 기생충 | □ 항문주위 이상 |
| □ 타진음 이상 | □ 복수 | □ 가스저류 | □ 잠복고환 |
| □ 촉진 시 동통 | □ 기관압박 기침반사 | □ | □ 혈뇨 |
| □ | □ 촉진 시 mass | □ | □ 다음/다뇨 |

| 림프절 | 신경계 | 기초 검사(Dog) | 기초 검사(Cat) |
|---|---|---|---|
| □ 정 상 | □ 정 상 | □ 분변 검사 | □ 분변 검사 |
| □ 종대(국소) | □ 침울 | □ 파보 장염 | □ FeLv |
| □ 전신성 종대 | □ 행동이상 | □ 디스템퍼(홍역) | □ FIV |
| □ | □ 발작 | □ 코로나 장염 | □ FIP |
| □ | □ 보행이상 | □ 심장 사상충 | □ 심장 사상충 |
| □ | □ 기타 | □ | □ |

**Comments :**

Date : ________ . ________ . ________ DVM ____________ Sig.

# 외이염 문진카드

Date. . . NO. 동물이름.

# 외이염 문진카드

문진표는 선생님께 드리고 잠시만 기다려 주세요.

| | |
|---|---|
| (1) | 외이염과 관련된 증상으로 현재 보이는 증상을 모두 표시해 주세요<br>○ 머리를 자주 흔듬 ○ 귀를 바닥에 비빔 ○ 귀를 긁음 ○ 귀를 만지면 아파함<br>○ 귀가 부어 있음 ○ 귀가 붉음 ○ 귀지가 심함 ○ 귀에서 분비물이 나옴<br>○ 귀에서 냄새가 남 ○ 기타( ) |
| (2) | 외이염과 관련된 피부증상 여부에 모두 표시해 주세요<br>○ 발을 핥음 ○ 얼굴을 비빔 ○ 등을 바닥에 비빔 ○ 엉덩이를 핥음<br>○ 팔꿈치나 무릎을 물어 뜯음 ○ 피부 냄새가 심함 ○ 전신에 피부병이 있음<br>○ 기타( ) |
| (3) | 현재 먹고 있는 음식들에 대해 모두 표시해 주세요. .<br>○ 일반건사료 ○ 캔/파우치 ○ 간식/껌 ○ 영양제 ○ 처방건사료 ○ 처방캔 |
| (4) | 이전에 귀치료를 받은 적이 있나요?<br>① 수년 전 ② 수개월 전 ③ 수주 전 ④ 며칠 전 ⑤ 없음 |
| (5) | 현재까지 받았던 치료 방법을 모두 고르세요.<br>① 먹는 약 ② 외용제 ③ 주사제 ④ 귀 청소 ⑤귀 수술 |
| (6) | 평소 귀청소 방법은 무엇인가요?<br>① 청소하지 않음 ② 면봉과 귀청소액을 이용 ③ 귀청소액 이용 |
| (7) | 귀청소는 어느정도 간격으로 진행하나요?<br>① 청소하지 않음 ② 한달에 한번 ③ 1~2주에 한번 ④ 1주일에 1회 이상 |

# 참/고/문/헌

김남중 외 13, 수의간호실무, ㈜코펫

김매자 외 9, FP 항암화학요법환자를 위한 표준진료지침서 및 간호기록지 개발: 일개 종합병원의 입원 환자를 대상으로, 성인간호학회지 제11권 4호, 1999

김양은, 표준화된 수술간호기록지를 이용한 수술실 간호사의 간호행위 분석, 석사학위, 부산가톨릭대학교 대학원, 2019

김유정 외 1, 기본간호실무, 도서출판전국간호

대한병원코디네이터협회, NCS 병원안내 기반 병원코디네이터, 계축문화사

박기흠 외 1, 환자와 의사소통하는 기술, 동국대학교 출판부

백충기 외 2, 반려동물병원의 고객만족경영 성공요인에 관한 연구, 한국임상수의학회지 제29권 제1호, 2012

변정은, 동물복지와 인간의 삶에 관한 소고, 석사학위, 호서대학교 문화복지상담대학원, 2017

송은정, 고객만족과 판매촉진 활동 및 재무적 성과에 대한 연구, 석사학위, 중앙대학교 대학원, 2017

조성민 외 1, 반려동물병원의 이용만족에 미치는 영향에 관한 연구, 한국콘텐츠학회논문지 제21권 제9호, 2021

조영대, 서비스학개론, 세림출판

천현주, 중환자실 간호사의 개인보호장구 제거 지침에 대한 지식과 이행 관찰, 석사학위, 울산대학교 산업대학원, 2017

행복한 CS 달인을 만드는 고객만족 클리닉(병원편)

CATS Report 2021 UK

e-Friends 매뉴얼

https://www.zendesk.kr/blog/customer-complaints-10-tips-manage-better/

Kendy Tzu-yun Teng, Life tables of annual life expectancy and mortality for companion dogs in the United Kingdom, Scientific Reports volume 12, 2022

NCS 병원행정

NCS 수의보조

NCS기반 병원고객관리 V1

* 본 책에 실려 있는 사진 이미지들은 로얄동물메디컬센터 강동, 24시아이동물메디컬센터, 24시팔용feel동물병원, VIP동물의료센터 청담점, 티플러스동물메디컬센터, N동물의료센터 노원점, 에코동물병원, 한국동물보건사협회에서 제공해주셨습니다.

## 저자 약력

### 김수연

현) 사단법인 한국동물보건사협회 회장
현) 로얄동물메디컬센터강동 간호부장
현) 연성대학교 겸임교수
현) 부천대학교 겸임교수
현) 한양여자대학교 겸임교수
전) 경복대학교 외래교수
전) 대구한의대학교 외래교수
전) 혜전대학교 외래교수
전) 칼빈대학교 외래교수
전) 서울연희실용전문학교 반려동물계열교수
전) 서울동물메디컬센터(강동) 사무장
전) 서울동물메디컬센터(오포) 총괄실장
전) 광진동물의료센터 동물간호실장

한국동물보건학회 부회장
한국동물보건대학교육협회 회원
NCS 동물보건 개선/집필 위원
건국대학교 응용수의학 석사
대구한의대 동물보건학 박사수료

### 김현주

현) 부천대학교 반려동물과 교수(학과장)
현) 사)한국동물보건사대학교육협회 교육이사
현) 한국동물매개심리치료 학회 상임이사
현) 동물보건사 자격시험위원회 위원
현) 경기도 창업지원사업 산학연협의체 전문가
현) ISO 국제표준화기획 반려동물분야 부단장
전) 쿨펫 동물병원 원장
전) 서정대학교 반려동물과 교수, 학과장

경상대학교 수의과대학 학사
서울대학교 수의과대학 석사
서울대학교 수의과대학 박사 수료

### 김향미

현) 디지털서울문화예술대학교 반려동물학과 전임교수
현) 한국동물보건사협회 감수위원
현) 한국동물매개심리치료학회 이사
현) 한국동물보건학회 부편집위원장
현) 인천시 기질평가위원회 위원
전) 호서직업전문학교 외래교수
전) 24시아이동물메디컬센터 수의사
전) 현대동물병원 수의사
전) 부부동물병원 수의사

대한수의사회 정회원
한국동물보건사협회 감수위원
한국동물매개심리치료학회 이사
한국동물보건학회 편집위원
전남대학교 수의과대학 학사
전남대학교 수의과대학 석사
서울대학교 수의과대학 동물보건과정 수료

# 동물병원실무


초판발행 2023년 9월 8일
제2판발행 2025년 9월 1일

지은이 김수연·김현주·김향미
펴낸이 노 현

편 집 김민경
기획/마케팅 김한유
표지디자인 BEN STORY
제 작 고철민·김원표

펴낸곳 ㈜피와이메이트
서울특별시 금천구 가산디지털2로 53, 210호(가산동, 한라시그마밸리)
등록 2014.2.12. 제2018-000080호
전 화 02)733-6771
f a x 02)736-4818
e-mail pys@pybook.co.kr
homepage www.pybook.co.kr
ISBN 979-11-7279-155-1 93520



copyright©김수연·김현주·김향미, 2025, Printed in Korea

*파본은 구입하신 곳에서 교환해드립니다. 본서의 무단복제행위를 금합니다.



정 가 33,000원



박영스토리는 박영사와 함께하는 브랜드입니다.